미디어의 건강정보 충돌 분석과 근거기반 건강증진 전략

Conflicts of Health Information in the Media and Evidence-Based Strategies for Health Promotion

정 민 수 著

계축문화사

차 례

머릿말

미디어를 통해 노출되는 건강정보가 서로 충돌하거나 상반된다면 대중들은 여기에 대해 혼란을 가질 것이고 건강행태에 대한 설득은 제대로 이루어지지 않을 것이다. 그러나 보건의료 분야에서 이에 대한 연구와 실천적 노력은 매우 제한적이었다. 따라서 본 저술은 미디어의 유형별로 건강정보가 충돌하는 사례를 파악하고 범주화하여 근거기반의 건강정보 메시지가 공공 커뮤니케이션 캠페인에 활용될 수 있도록 이론적인 고찰과 실증적인 분석을 수행하였다. 특히 본 연구는 모순된 메시지에 노출되었을 때 권고행동에 대한 반발에 이르는 직접적인 경로가 있는지 따져보고 다양한 미디어를 통해 나타난 건강정보의 충돌 사례를 통해 건강정보 충돌 메시지가 공중에게 미치는 효과에 대한 매커니즘을 제시하였다.

본 연구는 미디어를 통해 상반되는 건강정보에 노출되었을 때 이것을 이해하고 올바른 보건의료상의 의사결정으로 이어질 수 있도록 돕는 매커니즘을 도출한다. 모순된 메시지에 지속적으로 노출될 경우 부정적인 영향이나 반발이 점화효과를 통해 갈등이나 논란이 없는 일반적인 건강권고 행동에 대한 부정적인 감정으로 이어질 수 있다는 점에서 본 연구는 권고된 건강행동에 대한 실천을 강화하는 데 기여할 수 있다.

의료 소비자는 서로 상충하는 건강정보들 속에서 어느 것을 믿어야 할지 혼란스러워하며 그 결과 건강행동을 실천하려는 의도는 약화될 수 있다. 실제로 건강정보의 충돌은 심리적 불안을 가중시키고 정보의 출처에 대한 신뢰성을 평가하는 능력을 저하시키며 약물 순응도를 떨어뜨린다. 게다가 이러한 인지적 모호성은 궁극적으로 보건의료 분야의 권고행동에 대한 반발로 이어질 것이다. 특히 건강 문해력이 낮고 정보 격차에서 불이익을 받는 집단에서 이 문제가 더욱 심각해질 가능성이 높다. 따라서 오늘날처럼 정보가 과잉된 미디어 사회에서 건강정보의 충돌 문제는 커뮤니케이션 불평등을 통해 궁극적으로 건강 불평등을 확대·재생산할 수 있다. 사회경제적 지위 등에 따라 충돌하는 건강정보를 제대로 이해하거나 처리하지 못하여 집단 간 건강 격차가 더 심화될 수 있는 것이다. 본 연구는 모순된 메시지에 노출되었을 때 권고행동에 대한 반발에 이르는 직접적인 경로가 있는지에 대해서 실증적인 분석을 수행하였다. 동시에 미디어 유형별로 건강정보가 충돌하는 사례를 파악하고 범주화하여 근거기반의 건강정보 메시지가 공공 커뮤니케이션 캠페인에 활용될 수 있도록 한다. 이 책의 출간을 위해 애써주신 분들께 깊이 감사드린다.

※ 이 저서는 2020년 대한민국 교육부와 한국연구재단의 저술출판지원사업의 지원을 받아 수행된 연구임(NRF-2020S1A6A4041276).

들어가기에 앞서

1. 연구배경

오늘날 이른바 건강정보의 충돌(conflicting health information) 문제는 보건학에서 매우 중요하게 대두되었다. 대중에게 올바른 건강정보를 제공하고 이를 바탕으로 권고된 행동을 실천하도록 설득해야 하는 바, 건강정보가 서로 충돌하거나 상반된다면 대중들은 여기에 대해 혼란을 가질 것이고 건강행태에 대한 설득은 제대로 이루어지지 않을 것이기 때문이다. 이런 문제가 예방접종의 위험과 혜택 사이의 정보 상충 문제로 이어진다면 건강정보의 충돌은 집단 면역(herd immunity)을 성취하지 못하는 사회적 문제로까지 확대될 수 있다. 따라서 우리는 건강과 관련한 의사결정을 돕기 위하여 건강정보의 충돌 문제에 관심을 가져야 함에도 이에 대한 연구는 부족한 실정이다.

커뮤니케이션 연구자들은 건강, 과학, 정치적 문제와 관련하여 모순되거나 상반되는 정보를 대중에게 방송하는 미디어 메시지가 급증했으며 이러한 메시지가 대중의 인식, 영향, 행동에 부정적인 영향을 미칠 수 있다고 우려하고 있다. 그러나 그러한 우려를 입증할 만한 자료가 일부 있기는 하지만 근거는 여전히 희박하다. 그리고 일부 정치 이슈들은 사실 확인(fact check)의 형태로 검증되고 있으나 보건의료 이슈에서는 그러한 노력이 매우 제한적이다. 연구자들은 미디어에서 기후 변화[1], 암[2], 영양[3]과 같은 주제에

1) Nisbet EC, Hart PS, Myers T, Ellithorpe M. Attitude change in competitive framing environments? Open-/closed-mindedness, framing effects, and climate change. Journal of Communication. 2013; 63: 766-785.

2) Clarke JN, Everest MM. Cancer in the mass print media: Fear, uncertainty and the medical model. Social Science & Medicine. 2006; 62: 2591-2600.

3) Houn F, Bober MA, Huerta EE, Hursting SD, Lemon S, Weed DL. The association between alcohol and breast cancer: Popular press coverage of research. American Journal of Public Health. 1995; 85: 1082-1086.

대한 모순된 정보를 확인했다. 양적 및 질적 연구 모두 사람들이 이러한 주제에 대한 갈등을 인식하고 있으며[4] 이는 그들의 의사결정과 행동에 영향을 미칠 수 있다.[5] 그러나 모순된 정보에 대한 미디어 노출을 명시적으로 평가한 연구는 거의 없으며[6], 이러한 미디어 노출의 영향을 조사하는 연구는 제한적이다.[7]

보건 연구자들과 임상 의사들은 모순된 건강 메시지가 뉴스 미디어에 존재하며[8] 이러한 메시지에 노출되는 것이 건강행동에 부정적인 영향을 미칠 수 있다고 지적했다. 특히 충돌하는 건강정보에 대한 노출이 대중의 인지적 혼란 증가, 건강행동 권고에 대한 신뢰 감소, 건강행동에 대한 참여 저하를 낳을 수 있다고 보았다.[9] 모순되는 건강정보가 급증하고 있지만 그러한 내용에 대한 미디어 노출을 포착하려는 노력은 거의 없었다. 그러나 정보 노출이 설득 과정의 가장 중요한 첫 번째 단계이고 미디어 효과 연구의 기초가 되기 때문에 대중들이 상반되는 정보에 얼마나 노출되고 이를 어떻게 인지하는지 평가하는

4) Vardeman JE, Aldoory L. A qualitative study of how women make meaning of contradictory media messages about the risks of eating fish. Health Communication. 2008; 23: 282-291.
5) Weeks BE, Friedenberg LM, Southwell BG, Slater JS. Behavioral consequences of conflict-oriented health news coverage: The 2009 mammography guideline controversy and online information seeking. Health Communication. 2012; 27: 158-166.
6) Nagler RH, Hornik RC. Measuring media exposure to contradictory health information: A comparative analysis of four potential measures. Communication Methods and Measures. 2012; 6: 56-75; Tan ASL, Lee C-J, Bigman CA. Public support for selected e-cigarette regulations and associations with exposure to contradictory information about e-cigarettes: Findings from a national survey of U.S. adults. Preventive Medicine. 2015; 81: 268-274.
7) Chang C. Men's and women's responses to two-sided health news coverage: A moderated mediation model. Journal of Health Communication. 2013; 18: 1326-1344; Jensen JD, Hurley RJ. Conflicting stories about public scientific controversies: Effects of news convergence and divergence on scientists' credibility. Public Understanding of Science. 2012; 21: 689-704.
8) Boyle P, Boffetta P, Autier P. Diet, nutrition and cancer: Public, media and scientific confusion. Annals of Oncology. 2008; 19: 1665-1667; Fineberg HV, Rowe S. Improving public understanding: Guidelines for communicating emerging science on nutrition, food safety, and health. Journal of the National Cancer Institute. 1998; 90: 194-199.
9) Department of Health and Human Services. Funding Opportunity Announcement: Impact of health communication strategies on dietary behaviors (R21). 2008. Retrieved from http://grants.nih.gov/grants/guide/pa-files/PA-08-240. html; Drummond S. Bringing the sense back into healthy eating advice. Journal of Family Health Care. 2006; 16: 143-145; Goldberg JP, Hellwig JP. Nutrition research in the media: The challenge facing scientists. Journal of the American College of Nutrition. 1997; 16: 544-550; Johnson-Taylor WL, Yaroch AL, Krebs-Smith SM, Rodgers AB. What can communication science tell us about promoting optimal dietary behavior? Journal of Nutrition Education and Behavior. 2007; 39(Suppl.1): S1-S4.

것은 중요하다.[10)]

상충하는 건강정보는 몇 가지 유형으로 분류할 수 있다. 첫째, 상반되는 주제가 무엇인가? 사람들은 예방접종 일정과 같은 문제보다 예방접종의 위험성과 같은 문제에 대해 더 심각한 반응을 보인다. 둘째, 상반되는 정보의 출처가 몇 개인가? 정보원이 다양하고 출처가 많을수록 정보의 충돌에 대한 태도는 부정적이 될 수 있다. 셋째, 얼마나 이질적인 증거인가? 이웃의 증언이나 환자 개인의 경험담보다 과학 저널이나 학술 논문에서 제기하는 정보에 대해 더 많은 신뢰성을 부여할 수 있다. 넷째, 충돌하는 정보는 얼마나 시간적으로 불일치하는가? 최신 증거들은 기존의 관념이나 명제들을 뒤엎을 수 있다. 과학적 지식은 진보하며 증거 수준이 낮은 관측 연구들은 증거 수준이 높은 무작위 통제 실험(Randomized Controlled Trial; RCT)으로 대체되어 간다. 그러나 서로 양립할 수 없는 명제가 동시간에 존재한다면 대중들의 부정적 태도는 커질 것이다. MMR 예방접종과 관련된 건강정보 충돌 사례는 [표 1]과 같다.

[표 1] 홍역, 유행성 이하선염, 풍진(MMR) 예방접종과 관련된 상반되는 명제들

차원	정의	사례	충돌하는 건강정보의 사례: 자녀에 대한 백신접종의 경우
갈등 주제	상반되는 정보가 존재하는 특정 건강 주제(예: 진단, 예후, 원인, 치료)	백신 안전 vs 백신 위험	–
다원성	건강 문제에 대한 상반된 정보를 제공하는 출처의 수		
	단일 출처: 동일한 출처 내에 상반되는 정보가 있음	아마존 토론 포럼에는 상반되는 정보가 존재함	아마존 토론 포럼: MMR 예방접종이 자폐증의 원인인가에 대한 상반되는 정보
	다중 출처: 둘 이상의 출처 간에 상반되는 정보가 존재	MMR 예방접종에 대한 정부 기관과 의사의 서로 다른 권고	ACIP의 권고사항: MMR 예방접종은 12개월 이상 아이에게 권장 Dr. Tenpenny의 권고사항: 백신접종 여부를 결정하는 것은 중요하고 복잡하므로 부모가 교육을 통해 정보에 근거한 결정을 내리도록 충분한 정보를 찾을 책임이 있음

10) Slater MD. Operationalizing and analyzing exposure: The foundation of media effects research. Journalism and Mass Communication Quarterly. 2004; 81: 168-183; Nagler RH, Fowler EF, Gollust SE. Covering controversy: What are the implications for women's health? Women's Health Issues. 2015; 25: 318-321.

증거의 이질성	서로 상반되는 정보가 유사하거나 다른 증거 유형에서 발견되는 정도		
	동질적인: 유사한 증거 유형의 상반되는 정보	두 저널의 기사는 MMR 예방접종과 자폐증 사이의 연관성에 대한 다른 발견을 보도함	The Lancet(1998): '진행성 발달 장애' 의 시작은 부모나 아이의 주치의의 MMR 예방접종과 연관됨 The Lancet(1999): MMR 백신과 자폐증 사이의 인과관계를 지지하지 않음
	이질적인: 서로 다른 증거 유형과 상충되는 정보	타블로이드 신문 및 저널 기사와 충돌하는 백신 정보	Daily Mail(타블로이드 신문, 2006): 새로운 미국의 연구결과에 따르면 논란이 되고 있는 MMR 3가 백신과 어린이들의 자폐증 및 장 질환 사이에 연관성이 있을 수 있음 미국공중보건학회지(저널 기사, 2004): GACVS는 MMR 백신과 자폐증 또는 자폐증 스펙트럼 장애 사이의 인과관계에 대한 증거가 없다고 결론을 내렸음
시간 불일치	문제에 대한 상반되는 명제가 동일한 시점에 존재하는지 또는 다른 시점에 존재하는지 여부		
	동시 발생적: 동일한 시점에 존재하는 충돌하는 제안	ACIP와 NACI가 발표한 예방접종 일정에 대한 기존 임상 실무 지침의 차이	ACIP의 권고사항: 현재 ACIP는 12~15개월에 1회 투여하고 4~6세 이전에 2회 투여하는 MMR 백신을 일상적으로 권장함 NACI의 권고사항: NACI는 첫 번째 MMRV 선량은 생후 12~15개월, 두 번째 선량은 18개월 또는 4~6세(미취학)에 투여할 것을 권고함
	비동시 발생적: 이전 명제와 새로운 명제 간의 충돌	1987년 ACIP 진술과 비교한 1989년 ACIP 진술	1989년 12월 29일: ACIP는 1회성이었던 1987년 복합 MMR 백신을 2회성으로 홍역 예방에 대한 권고안을 개정하였음

* Source: Carpenter DM, Geryk LL, Chen AT, Nagler RH, Dieckmann NF, Han PK. Conflicting health information: A critical research need. Health Expectations. 2016; 19(6): 1173-1182.

선행 연구들은 모순된 건강정보에 대한 자기보고된 미디어 노출이 상당량 있다는 것을 지적하였다.[11] 그러나 이러한 연구는 미디어 출처를 구분하지 않았으며 일부 출처가 모순된 정보 노출의 특별히 중요한 수단일 수 있다고 믿을 만한 근거가 있음에도 불구하고 대인관계나 의학적인 출처에 대해서도 묻지 않아서 한계가 있었다.[12]

상충하는 건강정보는 논박적 양면 메시지(two-sided refutation message)인 경우가 많다.[13] 이때 양면의 범위는 특정 이슈 또는 연구결과에 대한 긍정적인 지지 정보와 부정적인 반대 정보를 모두 제공한다. 예를 들어 HPV 백신에 대해 유튜브와 같은 사용자 생성 블로그를 대상으로 발견되는 정보를 통해 백신 효능과 안전에 대한 인지된 효과를 조사한 결과에 따르면 상반되는 정보에 대한 노출이 인지적 불확실성과 신뢰도에 영향을 미치는 것으로 나타났다.[14] 마찬가지로 식품 또는 영양보충제와 관련된 긍정적인 정보와 부정적인 정보를 제공한 연구에서 양면 메시지에 노출되는 것이 메시지에 대한 인지적 불확실성을 증가시키고 뉴스에 대한 신뢰도를 낮춘다는 것이 보고되었다.[15] 게다가 미디어에서는 종종 충돌하는 정보에 대한 허위 균형(false balance)을 통해 논란을 야기하기도 한다. 예를 들어 균형 잡힌 양면적인 메시지에서는 다루지 않는 백신과 자폐증의 연관성을 믿도록 하는 것이 그러하다.[16]

결국 미디어를 통해 노출되는 건강정보가 서로 충돌하거나 상반된다면 대중들은 여기에 대해 혼란을 가질 것이고 건강행태에 대한 설득은 제대로 이루어지지 않을 것이다.

---

11) Nagler RH. Adverse outcomes associated with media exposure to contradictory nutrition messages. Journal of Health Communication. 2014; 19: 24-40.

12) Lee C-J, Niederdeppe J. Genre-specific cultivation effects: Lagged associations between overall TV viewing, local TV news viewing, and fatalistic beliefs about cancer prevention. Communication Research. 2011; 38: 731-753; Niederdeppe J, Gollust SE, Barry CL. Innoculation in competitive framing: Examining message effects on policy preferences. Public Opinion Quarterly. 2014; 78: 634-655.

13) Lee CJ, Nagler RH, Wang N. Source-specific exposure to contradictory nutrition information: Documenting prevalence and effects on adverse cognitive and behavioral outcomes. Health Communication. 2018; 33: 453-461.

14) Nan X, Daily K. Biased assimilation and need for closure: Examining the effects of mixed blogs on vaccine-related beliefs. Journal of Health Communication. 20; 2015: 462-471.

15) Chang C. Motivated processing: How people perceive news covering novel or contradictory health research findings. Science Communication. 2015; 37: 602-634.

16) Dixon GN, Clarke CE. Heightening uncertainty around certain science: Media coverage, false balance, and the autism-vaccine controversy. Science Communication. 2012; 35: 358-382.

그러나 보건의료 분야에서 이에 대한 연구와 실천적 노력은 매우 제한적이었다. 따라서 본 저술은 미디어 유형별로 건강정보가 충돌하는 사례를 파악하고 범주화하여 근거기반의 건강정보 메시지가 공공 커뮤니케이션 캠페인에 활용될 수 있도록 이론적인 고찰과 실증적인 분석을 수행한다. 특히 본 저술은 모순된 메시지에 노출되었을 때 권고행동에 대한 반발에 이르는 직접적인 경로가 있는지 따져보고 다양한 미디어를 통해 나타난 건강정보의 충돌 사례를 통해 건강정보 충돌 메시지가 공중에게 미치는 효과에 대한 매커니즘을 제시하고자 한다.

2. 저술내용

급속하게 발달한 매스 미디어와 대중 매체들은 충분히 검증되지 않은 다양한 건강정보를 쏟아내면서 대중들을 혼란스럽게 하고 있다. 이른바 사용자 제공 미디어(user-generated new media)가 급속하게 확산됨에 따라 상충하는 정보의 양이 급증하였고 정보의 충돌이나 갈등 역시 눈에 띄게 증가하였다.[17] 이는 의료 전문가가 환자의 임상적인 의사결정을 돕는 것과 달리 무분별하고 어떠한 조력 없이 일반인에게 맡겨져 문제를 확산시킨다.[18] 즉, 미디어를 통해 상반되는 건강정보에 노출되었을 때 이것을 이해하고 올바른 보건의료상의 의사결정으로 이어질 수 있도록 돕는 매커니즘이 부족한 것이다. 미국의 암 생존자의 경우 최대 80%에 달하는 환자들이 상반되는 약물 정보를 제공받지만[19] 절반 정도의 환자와 의료 제공자만이 이를 인지할 뿐이다.[20]

17) Nagler RH, Fowler EF, Gollust SE. Covering controversy: What are the implications for women's health? Women's Health Issues. 2015; 25: 318-321.

18) Carpenter DM, Geryk LL, Chen AT, Nagler RH, Dieckmann NF, Han PK. Conflicting health information: A critical research need. Health Expectations. 2016; 19: 1173-1182.

19) Carpenter DM, DeVellis RF, Fisher EB, et al. The effect of conflicting medication information and physician support on medication adherence for chronically ill patients. Patient Education and Counseling. 2010; 81: 169-176; Blendon RJ, Schoen C, DesRoches C, Osborn R, Zapert K. Common concerns amid diverse systems: Health care experiences in five countries. Health Affairs. 2003; 22: 106-121; Lim AYN, Ellis C, Brooksby A, Gaffney K. Patient satisfaction with rheumatology practitioner clinics: Can we achieve concordance by meeting patients' information needs and encouraging participatory decision making? Annals of the Academy of Medicine Singapore. 2007; 36: 110-114; Hämeen-Anttils K, Nordeng H, Kokki E, et al.

[그림 1] 연구모형: 미디어의 건강정보 충돌이 가져올 수 있는 보건학적 매커니즘

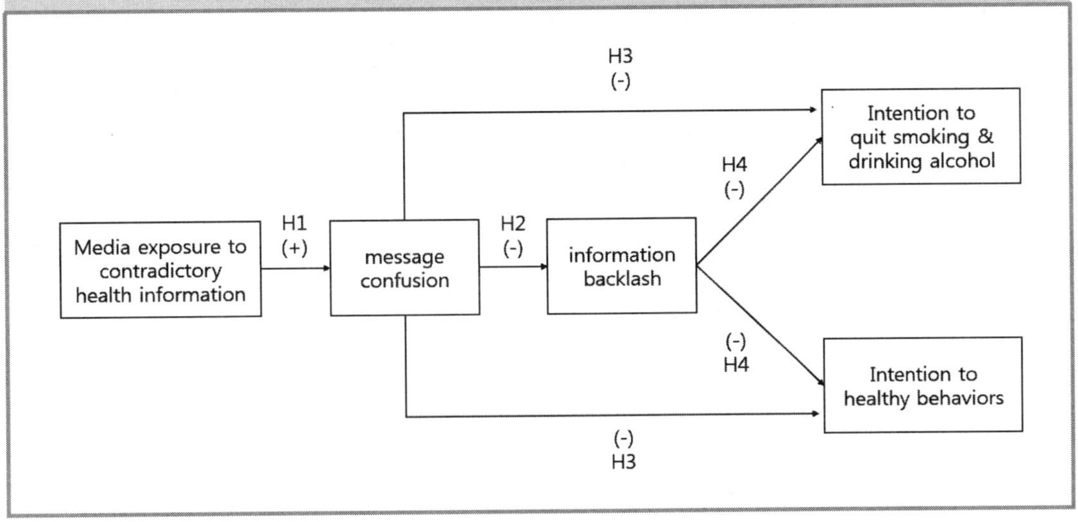

오늘날과 같은 미디어 환경에서 대중들은 직·간접적으로 다양한 건강정보에 노출될 수밖에 없다.[21] 이들은 인터넷 기사, 블로그, 유튜브, 사회연결망계정, 그리고 각종 웹 문서 등 공신력과는 거리가 있는 출처와 소셜 미디어에서 양산되며[22], 건강검진 가이드

Multiple information sources and consequences of conflicting information about medicine use during pregnancy: A multinational Internet-based survey. Journal of Medical Internet Research. 2014; 16: e60.

20) Squiers LB, Holden DJ, Dolina SE, Kim AE, Bann CM, Renaud JM. The public's response to the U.S. preventive services task force's 2009 recommendations on mammography screening. American Journal of Preventive Medicine. 2011; 40: 497-504; Taplin SH, Urban N, Taylor VM, Savarino J. Conflicting national recommendations and the use of screening mammography: Does the physician's recommendation matter? The Journal of the American Board of Family Practice. 1997; 10: 88-95; Niederdeppe J, Levy AG. Fatalistic beliefs about cancer prevention and three prevention behaviors. Cancer Epidemiology Biomarkers & Prevention. 2007; 16: 998-1003; Han PK, Klabunde CN, Breen N, et al. Multiple clinical practice guidelines for breast and cervical cancer screening: Perceptions of US primary care physicians. Medical Care. 2011; 49: 139-148.

21) Eysenbach G. The impact of the Internet on cancer outcomes. A Cancer Journal for Clinicians. 2003; 53: 356-371; Elstad E, Carpenter DM, Devellis RF, Blalock SJ. Patient decision making in the face of conflicting medication information. International Journal of Qualitative Studies on Health and Well-Being. 2012; 7: 1-11.

22) Hwang KO, Farheen K, Johnson CW, et al. Quality of weight loss advice on internet forums. The American Journal of Medicine. 2007; 120: 604-609; Hilton S, PetticrewM, Hunt K. Parents' champions vs. vested interests: Who do parents believe about MMR? A qualitative study. BMC Public Health. 2007; 7: 42.

라인부터 예방접종까지 아우르는 수많은 건강 이슈에 대해 상반되는 정보로 점철되어 있다.[23] 이른바 정보의 과잉(information overload)이다. 의료 소비자는 서로 상충하는 건강정보들 속에서 어느 것을 믿어야 할지 혼란스러워 하며, 그 결과 건강행동을 실천하려는 의도는 약화될 수 있다. 실제로 건강정보의 충돌은 심리적 불안을 가중시키고[24], 정보의 출처에 대한 신뢰성을 평가하는 능력을 저하시키며[25] 약물 순응도를 떨어뜨린다.[26] 따라서 본 저술의 모형은 [그림 1]과 같다.

대중들은 상충하는 건강정보에 노출될 경우 잘못된 정보를 걸러 내거나 추가적인 정보를 찾아서 인지적인 정합성(cognitive balance)을 유지하려고 노력한다.[27] 예를 들어 상충되는 정보의 출처가 다양할 경우 의료인의 조언처럼 한 가지 정보 출처에 초점을 맞추거나 공신력 같은 나름의 기준을 삼아 정보의 우위를 평가한다.[28] 그러나 이 과정에는 인지적인 노력이 수반되며 때로는 노력에도 불구하고 제대로 된 결론을 내리기 어려워 판단에 오류가 생기거나 판단을 지연하게 된다.[29] 그래서 종종 믿고 싶은 것을 믿어버리

---

23) Mashiach R, Seidman GI, Seidman DS. Use of mifepristone as an example of conflicting and misleading medical information on the internet. An International Journal of Obstetrics and Gynaecology. 2002; 109: 437-442; Vidal L, Shavit M, Fraser A, Paul M, Lleibovici L. Systematic comparison of four sources of drug information regarding adjustment of dose for renal function. BMJ. 2005; 331: 263-265.

24) Pollock K, Grime J, Baker E, Mantala K. Meeting the information needs of psychiatric inpatients: Staff and patient perspectives. Journal of Mental Health. 2004; 13: 389-401.

25) McIntosh A, Shaw CF. Barriers to patient information provision in primary care: Patients' and general practitioners' experiences and expectations of information for low back pain. Health Expectations. 2003; 6: 19-29.

26) Carpenter DM, Elstad EA, Blalock SJ, DeVellis RF. Conflicting medication information: Prevalence, sources, and relationship to medication adherence. Journal of Health Communication. 2014; 19: 67-81.

27) Given LM, Ruecker S, Simpson H, Sadler EB, Ruskin A. Inclusive interface design for seniors: Image-browsing for a health information context. Journal of the American Society for Information Science and Technology. 2007; 58: 1610-1617; Kienhues D, Stadtler M, Bromme R. Dealing with conflicting or consistent medical information on the Web: When expert information breeds laypersons' doubts about experts. Learning and Instruction. 2011; 21: 193-204.

28) Tversky A, Sattath S, Slovic P. Contingent weighting in judgment and choice. Psychological Review. 1998; 95: 371; Hsee CK. Elastic justification: How tempting but task-irrelevant factors influence decisions. Organizational Behavior and Human Decision Processes. 1995; 62: 330-337; Han PK. Conceptual, methodological, and ethical problems in communicating uncertainty in clinical evidence. Medical Care Research and Review. 2013; 70: 14-36.

29) Hibbard JH, Slovic P, Jewett JJ. Informing consumer decisions in health care: Implications from decision-making research. The Milbank Quarterly. 1997; 75: 395-414.

는 관성의 법칙을 따르기도 한다.30) 예를 들어 화학요법을 선호하는 유방암 환자들에게 그것의 제한점이나 다른 대안이 의료적으로 더 우수할 수 있음을 제시하여도 화학요법에 대한 선호도는 달라지지 않았다.31) 그러나 이것은 의사결정 마비(decision paralysis)의 한 유형으로 현상 유지 편향(status quo bias)이라고 알려진 의사결정 오류의 하나에 다름 아니다.32)

의사결정 연구 분야의 모호성 개념이 보건의료 분야에 활용될 필요가 있다. 정보의 양은 충분하면서 신뢰성이 높고 원본에서 강조되는 상반되는 의견과 다른 증거가 있을 때 모호성이 높아지는 경향이 있다. Han과 동료들은 암 예방 권고에 대한 인지된 모호성이 다른 암 관련 인식과 행동에 미치는 영향을 탐구했다.33) 의사결정 연구와 마찬가지로 위 연구들은 대부분의 사람들이 암 예방 권고사항에 있어서 모호성을 싫어하며 암 예방가능성에 대한 비관적인 해석(즉, 예방가능성이 낮다는 믿음)을 통해 정보충돌에 대한 혐오감이 증가할 수 있다고 보았다.34) 즉, 인지된 모호성을 많이 갖고 있는 사람들은 건강행동을 통한 예방가능성에 있어서 믿음이 더 낮고 검진행동 역시 덜 실천할 수 있다. 그리고 인지적 모호성은 궁극적으로 보건의료 분야의 권고행동에 대한 반발(backlash)로 이어질 것이다. 모호성에 대한 Ellsberg의 이론은 '노출과 혼동'(H1)과 '혼동과 반발'(H2) 사이의 가설적인 경로를 제시한다.35) 그러나 모순된 메시지에 노출되었을 때 권고행동에 대한 반발에 이르는 직접적인 경로가 있는지에 대해서는 더 많은 연구가 필요하다.

---

30) Kunda Z. The case for motivated reasoning. Psychological Bulletin. 1990; 108: 480-498; Keselman A, Browne AC, Kaufman DR. Consumer health information seeking as hypothesis testing. Journal of the American Medical Informatics Association. 2008; 15: 484-495.

31) Brewer NT, Edwards AS, O'Neill SC, et al. When genomic and standard test results diverge: Implications for breast cancer patients' preference for chemotherapy. Breast Cancer Research and Treatment. 2009; 117: 25-29.

32) Samuelson W, Zeckhauser R. Status quo bias in decision making. Journal of Risk and Uncertainty. 1988; 1: 7-59.

33) Han PKJ, Moser RP, Klein WMP. Perceived ambiguity about cancer prevention recom-mendations: Associations with cancer-related perceptions and behaviors in a U.S. population survey. Health Expectations. 2007; 10: 321-336.

34) Han PKJ, Moser RP, Klein WMP. Perceived ambiguity about cancer prevention recom-mendations: Relationship to cancer preventability, risk, and worry. Journal of Health Communication. 2006; 11: 51-69.

35) Ellsberg D. Risk, ambiguity, and the savage axioms. Quarterly Journal of Economics. 1961; 75: 643-669.

이는 이월효과(carryover effects; 잔류효과)나 파급효과(downstream effects)의 측면에서 접근하는 것이 필요하다. 사람들이 건강 권고사항에 대한 불확실성을 인식하고 그러한 권고사항에 대한 신뢰도가 낮아졌다면 그들은 후속 건강 권고사항(과일/채소 소비 및 운동과 같은 상반되는 정보가 거의 없는 것들)을 따를 가능성이 더 적을 수 있다.[36)] 이월 또는 파급효과로 불리는 이 가능성에 대해 더욱 심도 있는 연구가 필요하다.[37)] 이 경우 마케팅 분야의 자극 전이(irrigation transfer) 효과를 검토하는 것이 도움이 될 수 있다.[38)] 모순된 메시지에 지속적으로 노출될 경우 부정적인 영향이나 반발이 프라이밍(priming, 점화효과)을 통해 갈등이나 논란이 없는 일반적인 건강권고 행동(예: 운동)에 대한 부정적인 감정으로 이어질 수 있다는 점에서 중요한 것이다.[39)] 실제로 Han과 동료들은 암 예방 권고사항에 대한 인지된 모호성이 시간이 지남에 따라 유방조영술 활용을 감소시켰을 뿐만 아니라 대장암 검사와 자외선 차단제 사용 역시 저하시켰다고 보고하였다.[40)] 국내 미디어에서 나타난 건강정보의 충돌 사례는 [표 2]와 같다.

[표 2] 미디어에서 나타난 건강정보 충돌의 사례

	주제	충돌하는 건강정보 메시지	근거
1	전자담배	전자담배 금연효과 있다 vs 없다	– "담배 무조건 끊어라? 덜 유해한 대체품으로 유도하는 게 효과적"(동아일보/a24면1단/190905) – "전자담배, 유해성 90% 적어"(서울경제/18면2단/191013) – 美 FDA·英 "전자담배, 일반담배보다 덜 해로워" 검증(문화일보/14면1단/190904) – 덜 해로운 전자담배? … 금연 가로막는 '건강의 적' 될 수도(문화일보/22면top/190605)

36) Lee CJ, Nagler RH, Wang N. op. cit. 2018.
37) Gollust SE, Dempsey AF, Lantz PM, Ubel PA, Fowler EF. Controversy undermines support for state mandates on the human papillomavirus vaccine. Health Affairs. 2010; 29; 2041-2046.
38) Fennis BM, Bakker AB. Stay tuned—we will be back right after these messages: Need to evaluate moderates the transfer of irritation in advertising. Journal of Advertising. 2001; 30: 15-25.
39) Roskos-Ewoldsen DR, Roskos-Ewoldsen B, Dillman Carpentier F. Media priming: An updated synthesis. In: Bryant J, Oliver MB (eds.). Media Effects: Advances in Theory and Research. New York, NY: Taylor & Francis, 2009: pp. 74-93.
40) Han PKJ, Kobrin SC, Klein WMP, Davis WW, Stefanek M, Taplin SH. Perceived ambiguity about screening mammography recommendations: Association with future mammography uptake and perceptions. Cancer Epidemiology, Biomarkers & Prevention. 2007; 16: 458-466.

2	계란의 콜레스테롤	계란의 콜레스테롤은 인체에 유해하다 vs 무해하다	– '슈퍼푸드' 계란 노른자의 배신?(매일경제/A2면1단/190316) – "계란 섭취, 콜레스테롤 수치와 무관하다"(아시아경제/25면3단/160718) – 식이 콜레스테롤 섭취와 지질농도: 달걀은 마음껏 먹어도 되나?(이은정. 2016. 당뇨병(JKD). 17(2). 73-78)
3	식사 도중 물 섭취	식사 도중 물 섭취 정말 나쁜가?	– 한시간에 한 잔… 1일 물 섭취량 '체중×30'이 적당(조선일보/D7/140604) – "물 하루에 2L 이상 마셔라 VS 많이 마시면 해롭다(조선일보/D2/080903)
4	식이섬유와 장 건강	식이섬유, 장 건강에 도움이 되는가?	– 식사 규칙적으로 하고, 식이섬유 충분히 먹어야 배변 원활(헬스조선/55면D7/170411) – 추울수록 심해지는 '겨울변비' 식이섬유로 부피늘려 탈출(헬스조선/55면C7/190114) – 변비엔 식이섬유? 만능 해결책 아니다.(헬스조선/38면B6/180608) – 식이섬유의 배신, 腸안좋은사람 조심해야.(헬스조선/190320)
5	저염식 식사	저염식 과연 좋은 것인가?	– 소금을 덜 먹자(동아일보/C05면 문화/120406) – "심장병 환자, 저염식하면 심근경색·뇌졸중 위험 높아진다"(조선일보/건강D면/150513)
6	MSG	MSG, 건강에 유해한가?	– "라면도 이젠 건강식"(조선일보/경제B4면/070209) – 암·심장병 유발 논란(조선일보/건강D2면/060426) – 인공 식품첨가제 하루 30가지 먹는다(조선일보/종합A6면/070211) – 다들 "우린 인공조미료 안 쓴다"는데…판매는 늘었다(조선일보/why B3면/101016) – 내가 유해물질? MSG도 할 말 있다(조선일보/why B5면/071027) – "MSG, 소금만큼 안전"(조선일보/사회 A10면/100605)
7	양치질	양치질은 언제하는 것이 좋을까?	– "칫솔질 하루 3번이면 충분? 음식 먹고 바로 하세요"(동아일보/A26면 1단/190718) – 잇몸 붓고 피나면 치주염 '의심'… 주기적으로 스케일링 꼭 받아야(한국경제/A21면/180608) – 식사 직후 양치질 금물? 뜻밖의 건강 상식(통일신문/7면/151026)
8	땀 배출 후 소금 섭취	땀을 많이 흘리면 소금을 먹어야 할까?	– 온열질환 벌써 '비상'… 탈진땐 소금물 '효과'(문화일보/21면/190702) – "땀 많이 흘리면 소금 먹어야 한다? 잘못된 편견일 뿐"(한국일보/22면/190709)

9	흰 쌀밥	흰 쌀밥이 건강에 좋을까?	– '흰 쌀밥이 건강에 좋지 않다'는 오해(조선일보/A33/140612) – 쌀이 보약(조선일보/D1/091028) – 우리나라 청소년의 고탄수화물 식사와 고지방 식사가 대사증후군 위험요인에 미치는 영향: 1998~2009년 국민건강영양조사 자료를 이용하여(Journal of Nutrition and Health, 17(3), 2014.6)

3. 기대효과

상반되는 정보를 평가하는 것은 매우 중요하며 일부 조치들은 개발되어 있다.[41] 그리고 인공지능 분야의 이론들은 상반되는 정보를 처리하고 통합하는 것에 대한 유용한 통찰력을 제공한다.[42] 그러나 우리는 상반되는 정보의 객관적 존재보다 상반되는 정보의 인식이 사람들의 행동 반응의 중요한 결정요소라는 것을 인식해야 한다. 예를 들어 '커피는 심장에 해롭다'와 '커피는 심장에 해롭지 않다'와 같이 서로 직접적으로 상충되는 건강 명제는 쉽게 인지할 수 있지만 '커피는 심장에 해롭다'와 '커피는 하루에 한잔 이상 마시면 심장에 해롭다'라는 명제에서는 정보의 상충성을 쉽게 간파하지 못할 수도 있다. 한편 '커피는 심장에 해롭다'와 '커피는 제2형 당뇨병을 예방한다'는 메시지에 노출된 사람은 커피를 마시는 행위에 초점을 맞춘다는 점에서 의사 결정의 차원에서 정보의 충돌을 고민한다. 따라서 상충하는 건강정보의 문제는 정보적 갈등(information discord)의 문제로 확장될 수 있다. 예를 들어 한 뉴스는 심장마비 예방과 같은 복용 결과에 초점을 맞추며 약물의 상당한 이점을 보고하는 반면에 다른 뉴스는 심혈관 질환 사망률에 초점을

41) Nagler RH, Hornik RC. Measuring media exposure to contradictory health information: A comparative analysis of four potential measures. Communication Methods and Measures. 2012; 6: 56-75; Han PK, Reeve BB, Moser RP, Klein WM. Aversion to ambiguity regarding medical tests and treatments: Measurement, prevalence, and relationship to socio-demographic factors. Journal of Health Communication. 2009; 14: 556-572.

42) Benferhat S, Kaci S, Le Berre D, Williams MA. Weakening conflicting information for iterated revision and knowledge integration. Artificial Intelligence. 2004; 153: 339-371; Lin J. Integration of weighted knowledge bases. Artificial Intelligence. 1996; 83: 363-378; Cantwell J. Resolving conflicting information. Journal of Logic, Language and Information. 1998; 7: 191-220.

맞추고 아무런 이점을 보고하지 않을 수 있다. 게다가 일반 대중과 달리 연구자들은 과학적 증거의 우선순위에 대해 알고 있어서 횡단면 연구의 결과와 RCT 연구의 결과가 서로 반대될 때는 RCT 결과를 우선하며 이는 상충되는 정보가 아니라고 판단한다. 그러나 과학적 문해력이 낮을 경우에는 과학적 증거의 계층구조나 상관관계와 인과관계의 차이를 알지 못하여 더 많은 사례들을 명제의 불일치라고 인식할 가능성이 높다. 예를 들어 대중은 50,000명의 사람들을 대상으로 커피가 심장질환의 위험을 낮춘다고 보고한 단면조사와 2,500명을 대상으로 둘 간에는 아무런 연관성이 없다고 보고한 RCT 연구 사이에는 명제가 충돌한다고 느낄 수 있다. 그러나 훈련 받은 역학자들은 이것을 증거의 관점에서 비교하여 RCT 연구결과만을 채택할 것이다. 이는 증거의 우선순위라는 측면에서 대중들에게 건강정보의 충돌 문제를 해결하게 만드는 한 방법일 수 있다.[43] 그러나 잘 알려진 것처럼 1998년 Wakefield와 그의 동료들은 MMR 예방접종과 자폐증이 관련 있다고 발표했으며 2010년에 윤리적 위법행위와 자료의 위조로 인하여 공식적으로 철회되었다.[44] 그리고 그 이듬해 자폐증과 MMR 예방접종 사이에 연관성에 대한 연구결과가 부정확한 이유에 대한 논문이 BMJ에 발표되었다.[45] 그러나 불행하게도 논문이 철회되기 전까지 12년 동안 Wakefield의 연구결과는 미디어와 온라인에 전파되었고 예방접종 반대운동(antivaccination)에 기초가 되었다.[46]

영양학자들과 임상의사들은 모순된 보건영양 메시지가 뉴스 매체에 다양하게 존재하며[47] 이러한 메시지의 노출이 대중의 의사결정과 건강행동에 부정적인 영향을 미친다고 보고했다.[48] 그럼에도 불구하고 모순된 건강 메시지에 대한 노출을 포착하고 그것의 잠

43) Kahan DM. A risky science communication environment for vaccines. Science. 2013; 342: 53-54.

44) Caplan AL. Retraction: ileal-lymphoid-nodular hyperplasia, non-specific colitis, and pervasive developmental disorder in children. The Weekly Epidemiological Record. 2009; 84: 301-308.

45) Deer B. How the case against the MMR vaccine was fixed. BMJ. 2011; 342: c5347.

46) Kata A. A post-modern Pandora's box: Antivaccination misinformation on the Internet. Vaccine. 2010; 28: 1709-1716.

47) Angell M, Kassirer JP. Clinical research: What should the public believe? NEJM. 1994; 331: 189-190.

48) American Dietetic Association. Position of the American Dietetic Association: Total diet approach to communicating food and nutrition information. Journal of the American Dietetic Association. 2007; 107: 1224-1232; Goldberg JP, Hellwig JP. Nutrition research in the media: The challenge facing scientists. Journal of the American College of Nutrition. 1997; 16: 544-550.

재적 영향을 평가하려는 노력은 매우 부족하였다.[49] Nagler는 Annenberg National Health Communication Survey의 데이터를 사용하여 와인, 생선, 커피 소비와 같은 것들에 대한 상반되는 건강정보에 노출될 경우 이들에 대한 믿음과 소비가 달라진다는 점을 보고했다.[50] 상충되는 건강정보는 해당 제품들의 영양학적인 이득과 위험을 평가하기 어렵게 만들며 과일/야채의 소비나 운동과 같이 잘 정립된 건강 권고행동을 의심하게 만드는 데까지 영향을 미친다. 오늘날과 같은 미디어 환경에서 상충되는 건강정보에 지속적으로 노출된다면 이는 단순히 명제들에 대한 인지된 모호성이 증가하는 것에 그치지 않고 궁극적으로 권고된 건강행동에 참여하는 의도까지 낮추거나 제시된 권고행동에 대한 부정적 믿음과 같은 역효과(backlash)까지 야기할 수 있다.

모순되거나 상충하는 건강정보에 대한 증거는 다양하게 존재한다. 예를 들어 어느 날 누군가가 레드와인 소비량과 심장 건강 개선 사이에 연관성을 발견한 최근 연구를 요약한 뉴스 기사를 볼 수도 있지만(결과 #1) 몇 주 후에 레드와인과 여타 주류의 소비량 증가와 유방암 위험 증가 간에 연관성이 있다는 다른 뉴스 기사를 발견할 수 있다(결과 #2). 만약 두 개의 메시지에 모두 노출되었다면 그는 레드와인을 마셔야 하는지, 그렇다면 얼마나 마셔야 하는지 궁금할 것이다. 영양 역학적인 관점에서 이러한 메시지는 그 자체로 모순되지 않을 수도 있다. 예를 들어 레드와인과 다른 술의 경우 소비량이 심혈관 건강에 기여할 수 있고 동시에 유방암의 위험을 증가시킬 수도 있다. 이는 특정 연구 설계가 겉보기에는 상반된 결과를 만들 수 있기 때문에 발생한다. 연구자들과 임사의사는 영양과학이 진화한다는 것을 알고 있다.[51] 그래서 베타 카로틴에 대한 RCT 실험은 이전의 관찰 연구와는 다른 결론에 도달할 수 있다. 그러나 일반 대중들은 과학적 연구에 대한 완전한 이해가 부족하기 때문에 그러한 결과를 받아들이기 어렵다.[52] 게다가 이런 종류의 뉴스 보도는 종종 방법론적이거나 문맥적인 정보를 생략한다.[53] 그래서 이러

---

49) Nagler RH, Hornik RC. op. cit. 2012.
50) Nagler RH. op. cit. 2014.
51) Goldberg JP, Sliwa SA. Communicating actionable nutrition messages: Challenges and opportunities. Proceedings of the Nutrition Society. 2011; 70: 26-37; Taubes G. Do we really know what makes us healthy? The New York Times Magazine. September 16. 2007 Retrieved from http://www.nytimes.com
52) Miller JD. Public understanding of, and attitudes toward, scientific research: What we know and what we need to know. Public Understanding of Science. 2004; 13: 273-294.
53) Evans WA, Krippendorf M, Yoon JH, Posluszny P, Thomas S. Science in the prestige and

한 생략은 사람들이 미디어에서 모순되는 건강정보를 인식하는 정도에 영향을 미칠 수 있다.[54)]

오늘날의 미디어 환경에서 상충하는 정보는 더욱 확산되지만 개인마다 의사결정 역량이 다르기 때문에 이 문제는 커뮤니케이션 불평등(communication inequality)으로 심화될 수 있다. 특히 건강 문해력(health literacy)이 낮고 정보 격차(digital divide)에서 불이익을 받는 집단에서 이 문제가 더욱 심각해질 가능성이 높다. 따라서 우리는 상충하는 건강정보를 모으고 정리하여 참과 거짓을 가려내고 올바른 건강행동을 권고할 수 있도록 노력할 필요가 있다. 이는 논리적으로 서로 모순되는 두 개 이상의 건강과 관련된 명제로 재구성될 필요가 있다. '상반(conflicting)'이라는 용어는 '양립할 수 없는' 명제이기 때문에 한 사람이 동시에 두 명제를 모두 논리적으로 믿을 수 없다.[55)] 대개 명제는 다양한 출처로부터 도출되는데 개인이 적극적으로 탐색하여 알아냈거나(예: 커피가 심장에 나쁜 영향을 미치는지 인터넷 검색을 통해) 미디어를 통해 노출되어 알게 될 수 있다(예: 커피와 심장병의 연관성에 대한 뉴스 보도를 통해). 이때 명제들이 충돌한다는 의미는 커피가 심장에 해로운지 아니면 해롭지 않거나 오히려 유익한지 여부가 여러 출처에서 다양한 형태의 명제로 제기되었을 때 발생한다. 즉, 커피는 심장에 유익하면서 동시에 해로울 수는 없기 때문에 개인은 혼란에 빠질 수 있다. 그리고 이를 통해 커피를 마셔야 하는지에 대해 과학적 근거에 기반한 판단이나 결정을 내릴 수 없게 된다. 마찬가지로 유방암 조기발견을 위한 조영술 검진을 40세에 하는 것이 옳은지 50세에 하는 것이 옳은지 여부도 서로 충돌하는 건강정보가 될 수 있다.

최근 20여 년 동안 미국예방서비스태스크포스(the U.S. Preventive Services Task Force; USPSTF), 미국암협회(American Cancer Society; ACS), 미국방사선과대학협의회(American College of Radiology; ACR), 미국산부인과대학협의회(American

---

national tabloid presses. Social Science Quarterly. 1990; 71: 105-117; Nelkin D. Selling science: How the press covers science and technology. New York, NY: W. H. Freeman, 1995; Pellechia MG. Trends in science coverage: A content analysis of three U.S. newspapers. Public Understanding of Science. 1997; 6: 49-68.

54) Jensen JD, Carcioppolo N, King AJ, Bernat JK, Davis L, Yale R. Including limitations in news coverage of cancer research: Effects of news hedging on fatalism, medical skepticism, patient trust, and backlash. Journal of Health Communication. 2011; 16: 486-503.

55) Merriam-Webster.com. conflicting. In Merriam-Webster.com. Retrieved July 4, 2019, from http://www.merriam-webster.com/dictionary/conflicting

College of Obstetricians and Gynecologists; ACOG) 등을 포함한 전문 기관들이 여성이 암 검진을 받아야 하는 나이와 횟수에 대하여 상반되는 권고사항을 발표하면서 불화가 격화되었다.[56] 2016년 1월 USPSTF는 2009년 입장을 재확인하고[57] 50세가 되는 해부터 2년마다 정기 검사를 시작할 것을 권고했다.[58] 이와는 대조적으로 오랜 동안 40세부터 정기 검진을 할 것을 권고해온 ACS는 2015년 10월에 지침을 업데이트하여 여성이 45세가 되면 격년으로 정기 검진을 받기 시작할 것을 권고하였다.[59] 한편 ACOG는 40대 여성에게 검진을 시작할 수 있는 선택권이 있다고 권고하였고[60] ACR은 40세부터 매년 정기적인 검진을 받을 것을 계속 권고하고 있다.[61]

새로운 권고사항이 미디어의 광범위한 관심을 끌기 때문에[62] 유방조영술에 대한 의견 불일치는 일부 국가에 국한되지 않는다. 각 나라마다 권고사항에 대한 전문가의 의견 불일치나 이전의 발견들이 최근의 연구와 어떻게 충돌하는지를 대중에게 상기시키면서 미디어를 통한 논쟁 프레임이 번지고 있다.[63] 이러한 미디어 보도의 폭과 강도를 고려할

---

56) Nagler RH, Yzer MC, Rothman AJ. Effects of media exposure to conflicting information about mammography: Results from a population-based survey experiment. Annals of Behavioral Medicine. 2019; 53: 896-908.

57) Calonge N, Petitti DB, DeWitt TG, et al. Screening for breast cancer: US preventive services task force recommendation statement. Annals of Internal Medicine. 2009; 151: 716-726.

58) Siu AL, U.S. Preventive Services Task Force. Screening for breast cancer: U.S. preventive services task force recommendation statement. Annals of Internal Medicine. 2016; 164: 279-296.

59) Oeffinger KC, Fontham ET, Etzioni R, et al. Breast cancer screening for women at average risk: 2015 guideline update from the American Cancer Society. JAMA. 2015; 314: 1599-1614.

60) American College of Obstetricians and Gynecologists. Breast cancer risk assessment and screening in average-risk women. ACOG Practice Bulletin: Clinical management guidelines for obstetrician-gynecologists. 2017.

61) American College of Radiology. ACR and SBI: Draft USPSTF breast cancer screening recommendations would cost thousands of lives and could eliminate mammography insurance coverage for millions of women. 2015.

62) Schwartz LM, Woloshin S. News media coverage of screening mammography for women in their 40s and tamoxifen for primary prevention of breast cancer. JAMA. 2002; 287: 3136-3142; Holmes-Rovner M, Charles S. The mammography screening controversy: Who and what is heard in the press? Patient Education and Counseling. 2003; 51: 75-81.

63) Nagler RH, Fowler EF, Marino NM, Mentzer KM, Gollust SE. The evolution of mammography controversy in the news media: A content analysis of four publicized screening recommendations, 2009 to 2016. Women's Health Issues. 2019; 29: 87-95; Young Lin LL, Rosenkrantz AB. The U.S. online news coverage of mammography based on a google news search. Academic Radiology. 2017; 24: 1612-1615.

때 미국 일반 여성 인구의 1/3에서 1/2이 유방조영술에 대한 갈등과 논쟁을 인지하는 것은 놀라운 일이 아니다.[64] 중년 여성들의 유방조영술 권고사항에 대한 인지적 혼란은 여러 양적・질적 조사결과를 통해 확인되고 있다.[65] 이는 부정적인 자극 전달의 파급을 설명하는 이월 효과를 통해 다른 예방적 건강검진(예: 대장암 조기검진)이나 건강행태 일반(예: 운동)의 권고행동을 따르는 것에 균열된 믿음을 야기하거나 저조한 실천으로 이어질 수 있다.[66] 프레임으로서의 감정(emotion-as-frame) 모형은 그러한 효과를 예상할 수 있는 추가적인 이론적 근거를 제공한다.[67] 이 모델은 상충하는 메시지들이 두려움, 분노, 희망과 같은 별개의 감정을 불러일으킬 때, 결국 이러한 것들은 다시 위험 인식, 태도 및 행동에 영향을 미치는 인지적 효과를 낳는다는 점에 주목한다. 건강 문제에 대한 미디어의 보도라는 맥락에서 위협의 관점에서 주제를 제시하는 뉴스 스토리는 대중들 사이에서 두려움을 불러일으킬 가능성이 높고 기존의 건강 문제에 대한 새로운 해결책을 제시하는 주제를 제시하는 이야기는 희망을 불러일으킬 가능성이 있다.[68] 그러므로 갈등과 논쟁의 관점에서 건강 문제를 제시하는 뉴스 스토리는 대중들 사이에서 분노(예: 좌절, 짜증)나 괴로움을 불러일으킬 수 있다.

---

64) Meissner HI, Rimer BK, Davis WW, Eisner EJ, Siegler IC. Another round in the mammography controversy. Journal of Women's Health. 2003; 12: 261-276; Kiviniemi MT, Hay JL. Awareness of the 2009 US preventive services task force recommended changes in mammography screening guidelines, accuracy of awareness, sources of knowledge about recommendations, and attitudes about updated screening guidelines in women ages 40-49 and 50+. BMC Public Health. 2012; 12: 899.

65) Allen JD, Bluethmann SM, Sheets M, et al. Women's responses to changes in U.S. Preventive Task Force's mammography screening guidelines: Results of focus groups with ethnically diverse women. BMC Public Health. 2013; 13: 1169; Allen SV, Solberg Nes L, Marnach ML, et al. Patient understanding of the revised USPSTF screening mammogram guidelines: Need for development of patient decision aids. BMC Women's Health. 2012; 12: 36.

66) Zillmann D. Transfer of excitation in emotional behavior. In: Petty RE, Cacioppo JT (eds.). Social Psychophysiology: A Source book. New York, NY: Guilford Press, 1983: pp. 215-240.

67) Nabi RL. Exploring the framing effects of emotion: Do discrete emotions differentially influence information accessibility, information seeking, and policy preference? Communication Research. 2003; 30: 224-247; Nabi RL. Emotion and persuasion: A social cognitive perspective. In: Roskos-Ewoldsen DR, Monahan J (eds.). Social Cognition and Persuasion: Theories and Methods. Mahwah, NJ: Lawrence Erlbaum Associates, 2007: pp. 377-398.

68) Nabi RL, Prestin A. Unrealistic hope and unnecessary fear: Exploring how sensationalistic news stories influence health behavior motivation. Health Communication. 2016; 31: 1115-1126.

갈등적인 메시지에 대한 노출의 영향은 사회경제적 지위가 낮은 사람들에게서 더 강하게 나타날 수 있다. 이러한 가능성은 정보에 접근, 처리, 보유 및 행동할 수 있는 사회적 집단의 능력의 차이를 지칭하는 커뮤니케이션 불평등 관점과 일치한다.[69] Viswanath는 낮은 사회경제적 지위에 있는 개인이 복잡한 건강 메시지를 분류하고 상반되는 메시지를 조정하기가 더 어려울 수 있다고 지적한다.[70] 그리고 암 예방 권고사항에 있어서 좌절과 혼동을 더 많이 겪을 수 있다고 가정했다. 프레이밍 효과 연구는 미디어가 특정 사건에 대한 기존의 인식과 일치하는 특정한 방식으로 정보를 해석하도록 청중에게 권할 수 있다는 것을 보여준다.[71] 이번 저술은 미디어를 통해 상반되는 건강정보에 노출되었을 때 이것을 이해하고 올바른 보건의료상의 의사결정으로 이어질 수 있도록 돕는 매커니즘을 다룬다. 모순된 메시지에 지속적으로 노출될 경우 부정적인 영향이나 반발이 점화효과를 통해 갈등이나 논란이 없는 일반적인 건강권고 행동에 대한 부정적인 감정으로 이어질 수 있다는 점에서 본 연구는 권고된 건강행동에 대한 실천을 강화하는데 기여할 수 있다.

---

69) Viswanath K, Nagler RH, Bigman-Galimore CA, McCauley MP, Jung M, Ramanadhan S. The communications revolution and health inequalities in the 21st century: Implications for cancer control. Cancer Epidemiology, Biomarkers & Prevention. 2012; 21: 1701-1708.

70) Viswanath K, Emmons KM. Message effects and social determinants of health: Its application to cancer disparities. Journal of Communication. 2006; 56: S238-S264.

71) Scheufele DA. Framing as a theory of media effects. Journal of Communication. 1999; 49: 103-122; Entman RM. Framing: Toward clarification of a fractured paradigm. Journal of Communication. 1993; 43: 51-58.

제1장 보건과학과 보건교육

제1절 행동과학의 보건학적 모형들

제2절 개인수준 접근

제3절 개인간 접근

제4절 지역사회 접근

제1절

행동과학의 보건학적 모형들

1. 건강에 대한 행동과학적 접근

오늘날 건강과 관련된 행동과학은 많은 도전과 변화에 직면해 있다. 그러나 이론과 연구, 그리고 실천이 서로 상호작용하는 행동의학 모형은 구현하기가 쉽지 않고 종종 예측을 빗나가기도 한다. 그래서 보건 분야의 행동과학 연구들은 더욱더 다학제적인 방향으로 진화하고 있으며 다양한 인구집단에 맞는 근거 기반의 중재 전략을 수립하고자 한다.[72] 보건학의 최근 관심은 한편으로 예방가능한 사망이나 부상을 막고 다른 한편으로 새로운 감염성 질환에 대응하는 것이다. 이들은 한 국가의 공공 보건의료 시스템 안에서 얼마나 효과적으로 대처했느냐에 따라서 그 결과가 달라진다. 다시 말해 건강의 행동과학은 개인의 차원에서 발현하지만 사실상 그 매커니즘은 훨씬 더 복잡하고 다층적으로 결정된다. 이른바 생태학적 설명이 요구되는 것이 개인의 행동이며 건강 행태도 예외가 아니다. 그래서 2000년대 이후 보건 연구자들은 건강 행동을 중층적으로 결정하는 사회적 맥락 요인에 대해 계속 고민하고 이들을 공공 정책에 반영하고자 노력했다. 그 결과 심혈관 질환이나 암과 같은 만성병은 선진국들의 역학적 변이 과정에 맞춰 적절하게 성과도 내었다. 통제가능한 범위 내에서 혈압이 관리되고 혈중 콜레스테롤 수치는 효과적으로 감소했다. 흡연을 하는 성인은 감소한 반면 운동 실천율은 증가했다. 그리고 건강하고 균형잡힌 식단을 받아들이는 인구도 상당히 증가했다.[73]

72) Rimer BK, Glanz K, Rasband G. Searching for evidence about health education and health behavior interventions. Health Education and Behavior. 2001; 28: 231-248.

73) https://www.cdc.gov/nchs/index.htm

보건과학이 인간의 복잡한 건강 행태를 연구하는 궁극적인 이유는 건강 불평등(health inequality)을 감소시키는 것과 긴밀하게 연결된다. 이는 이론과 실천이 교차하며 사실을 바탕으로 당위를 끌어내는 보건학의 특수성에 기반한다. 즉, 사회집단 간에 질병과 사망에 있어서 체계적으로 불평등한 양상이 나타난다면 이를 마땅히 완화하고 형평성 있게 바꿔야 한다는 가치적 판단이 개입하는 것이다. 그래서 건강 불평등을 야기하는 원인들을 제거하기 위한 노력들은 종종 법제화되기도 한다. 그럼에도 불구하고 건강 불평등은 계속 잔존해 왔다.[74] 그래서 공중보건 시스템은 보건교육을 통해 새로운 지원과 기회를 제공하고자 했다. 이른바 보건과학 모형에 기초한 예방과 행동적 개입은 그 방향과 정당성에 있어서 오늘날의 보건학 이론들과 너무 잘 어울렸다. 특히 정보통신 혁명이 가속화된 사회에서 새로운 커뮤니케이션 기술을 통해 이러한 개입 전략을 마련하는 것은 매우 매력적인 보건사업의 선택지이다.[75] 그럼에도 불구하고 이와 관련한 명암이 존재한다. 특히 미디어가 재현하는 사회에서 나타나는 건강정보의 충돌과 거짓정보의 문제가 그러하다. 이는 보건교육의 성과를 갉아먹고 때로는 악용되기도 한다.

인간의 건강 행태를 연구하는 보건교육 분야는 당초 개인의 행동에 영향을 미치는 사회적 결정요인에 대한 관심이 부족하였다. 그러나 지금은 건강 행동을 둘러싼 정치적, 경제적, 사회적 맥락에 대해 깊은 이해를 추구하고 있다. 즉, 개인의 지식, 태도, 인식은 권력 구조, 제도, 문화 등 다양한 사회적 조건에 배태되어 있다는 사실에 공감한다.[76] 그래서 개인이 아닌 최적의 건강실천을 이룩하려는 집단의 노력을 강조한다. 그 노력은 종종 건강에 유익한 행동을 취하려는 개인의 자발적 노력과 학습 경험에서 시작하지만 때로는 매스 미디어와 지역사회의 접근을 통해 수행된다. 문제는 행동변화를 촉진할 유익한 건강정보가 잘 유통되고 있는지 여부이다. 이것이 잘 유통될 수 있는 미디어 플랫폼이나 생태 환경을 만들어준다면 그 자체로 건강 행태를 촉진하는 상호적 인과관계

---

74) House JS, Williams DR. Understanding and reducing socioeconomic and racial/ethnic disparities in health. In: Smedley BD, Syme SL (eds.). Promoting Health: Intervention Strategies from Social and Behavioral Research. Washington, D.C.: National Academy Press, 2000.

75) Fotheringham MJ, Owies D, Leslie E, Owen N. Interactive health communication in preventive medicine: Internet-based strategies in teaching and research. American Journal of Preventive Medicine. 2000; 19: 113-120.

76) Smedley BD, Syme SL (eds.). Promoting Health: Intervention Strategies from Social and Behavioral Research. Washington, D.C.: National Academy Press, 2000.

(reciprocal causation)를 기대할 수 있다.[77]

보건교육은 건강증진의 관점에서 인구집단의 건강행태를 추구한다. 만성질환으로 인한 회피 가능한 사망과 피해를 막기 위해서는 질병을 일으킬 수 있는 위험한 행동들(예: 흡연과 음주)을 교정하는 것이 가장 비용효과적인 전략이 된다. 따라서 공동체를 구성하는 다양한 사회집단 중에서 어떤 동질적인 특성을 가진 이들이 건강행태를 실천하는지 그 여부를 파악할 필요가 있다. 행동변화 전략을 통해 우리는 주요한 만성병의 사망률과 유병률의 감소를 합리적으로 기대할 수 있기 때문에 많은 행동과학 연구에서 건강행태는 종속변수가 된다. 문제는 행동을 변화시키는 것이 무척 어렵다는 점이다. 건강증진(health promotion)이란 개인의 건강에 유익한 개인 차원, 집단 차원, 그리고 지역사회 차원의 조직적, 경제적, 환경적 지지가 결합된 것이다.[78] 즉, 건강을 실천하도록 돕는 지지적인 환경은 매우 복잡하게 구성된다. 그 환경이 추구하는 것은 개인이 스스로 통제력을 갖도록 돕는데 있다. 예를 들어, 흡연과 음주를 통해 얻는 쾌감은 지금 당장 내 손에 쥐어지는 것이지만 금연과 절주를 통해 얻을 수 있는 건강증진은 미래의 것이고 불확실하다. 각자의 수명을 모르기 때문에 이러한 건강행동을 통해 어떤 구체적인 혜택을 얻을 수 있는지는 사실상 계산될 수 있는 성질의 것이 아니다. 따라서 금연과 절주로의 행동 변화를 유도하기 위해서는 언제, 어떤 편익을 얻게 될 것인지에 무게를 둬서는 안 된다. 오히려 질병과 죽음의 가능성에 맞서 내 삶을 내가 더 많이 통제할 수 있는 방법이 건강행태를 실천하는 것이라고 설득할 필요가 있다. 숙지된 의사결정(informed decision making)이 의학적 불확실성의 문제를 해결할 수 있는 최선의 방책이듯이 개인에게 스스로의 의지로 행동변화에 나설 필요가 있음을 강조하면 결정에 따른 책임이 수반되어 행동을 통제할 가능성이 커진다.[79]

인구집단의 건강행동을 이해하고 개선하는 것은 오늘날 보건의료 분야의 중심 과제이면서 가장 까다로운 문제이다. 그럼에도 이것은 질병을 예방하고 건강 불평등을 완화하며 전반적인 수명 연장을 위해 검증된 올바른 방향이기도 하다.[80] 문제는 근거에 기반한

77) Stokols D. Establishing and maintaining health environments: Toward a social ecology of health promotion. American Psychologist, 1992; 47: 6-22.
78) Green LW, Kreuter MW. Health Promotion Planning: An Educational and Environmental Approach (2nd ed.). Mountain View, CA: Mayfield, 1991.
79) Frosch DL, Kaplan RM. Shared decision making in clinical medicine: Past research and future directions. American Journal of Preventive Medicine. 1999; 17: 285-294.

접근(evidence-based approach)이 이제 학계에서는 당연한 것으로 자리 잡았으나[81] 미디어 환경은 이와 반대로 움직이고 있다는 사실이다. 학자들은 인터넷 환경을 통해 팩트를 검증하고 지식을 전파하는 것이 용이해졌으나 일반인들에게는 소셜 미디어 환경이 진실과 거짓을 구분하기 어렵게 만들고 있다. 고전 미디어 환경에서는 소수의 언론이 일방향으로 보도 내용을 결정했지만 취재 내용에 대한 팩트 체크가 어느 정도는 데스크 선에서 이루어졌다. 일방향 미디어 환경이기 때문에 오히려 그 파급력과 사회적 책임을 고려해서 사실 확인에 보다 적극적이었던 것이다. 그러나 오늘날과 같은 양방향의 뉴 미디어 환경에서는 정보에 대한 전반적인 신뢰도가 크게 낮아졌다. 그 이유는 전통적인 매스 미디어 때문이 아니라 사용자가 정보를 생성하는(user-generated) 소셜 미디어들이 폭발적으로 증가했기 때문이다. 예를 들어, 구글이 서비스하는 동영상 공유 플랫폼인 유튜브(YouTube)는 이용자가 영상을 시청・업로드・공유할 수 있다. 그러나 콘텐츠의 진위 여부에 대해서는 관리・감독할 기구가 사실상 없다. 게다가 유튜브에 동영상을 업로드하여 사람들이 이를 시청하면 광고가 노출되게 함으로써 영상 업로더가 수익을 얻을 수 있다.[82] 따라서 자극적이고 검증되지 않았거나 정치적인 내용들이 넘쳐 난다. 문제는 이러한 유튜브 콘텐츠를 시청하거나 구독하는 사람들이 기존의 고전 미디어와 다른 차별성 때문에 이를 꾸준히 소비하고 믿는다는 것이다.

2. 건강행동의 이론과 패러다임

과학자들이 이론을 정립하는 이유는 현상의 변화에서 규칙을 찾아내어 미래를 예측하기 위함이다. 그런데 변화의 대상이 인간의 행동이라면 규칙성을 발견하는 것이 훨씬 어려워진다. 왜냐하면 자연 현상과 달리 인간의 행동에는 태도, 신념, 의도, 욕망, 가치 등 다양한 내면들이 반영되기 때문이다. 물리계 안에서 사물의 질서는 겉과 속이 같지만 인간의 행동은 그렇지 않다. 외부적인 조건변수들이 모두 동일한 상황에서도 행동 결과는

80) Smedley, Syme. op. cit., 2000.
81) Rimer, Glanz, Rasband. op. cit., 2001.
82) 채널의 구독자 수가 천 명이 넘고 1년 동안 총 시청 시간이 4천 시간을 넘는 유튜버일 경우에 한함.

달라질 수 있다. 그래서 행동과학 이론들은 경험적 지식습득(experimental knowing)을 추구한다.[83] 다양한 경험 과정을 통해서 행동의 규칙과 연속성을 찾는 것이 물리계 안에서 사유(思惟)하는 인간에게 질서를 부여할 수 있는 유일한 방법이기 때문이다. 마치 처음 보는 사람의 행동은 그 속마음을 모르기 때문에 종잡을 수 없지만 오랜 기간 마음을 터놓고 지낸 친구의 경우에는 생각과 행동을 대충 예측할 수 있는 것과 같은 이치이다. 특정 상황에서 보편적인 행동 규칙을 도출해 낼 수 있다면 행동과학에서 연구와 실천은 하나로 수렴하게 된다. 즉, 보건과학에서 개입이나 중재(intervention)가 작동할 수 있는 근거기반의 터전이 마련된다.[84] 건강증진을 위한 프로그램을 개발하고 인구집단에 적용하는 것은 개인이나 집단, 지역사회 수준에서 바람직한 방향으로 행동 변화가 나타나는 것을 확인하고 이론을 검증하기 위함이다. 이것은 나선형의 과정으로 발전하며 중재의 효과가 구체적으로 측정된다면 삶의 질이나 유병률과 사망률을 개선하는 결과로 이어진다. 따라서 보건교육 분야에서 오랜 기간 검증되었던 사회인지이론(social cognitive theory; SCT)이나 범이론모형(transtheoretical model; TTM)을 활용하는 것은 건강행동을 연구할 때 훌륭한 길라잡이가 된다.

이론은 변수들 간의 관계를 통해 현상을 구체화하고 변화를 예측할 수 있도록 돕는 개념구성체(constructs)이다.[85] 이때 특정 상황에 의존적이지 않아야 하며 현상을 일반적으로 설명할 수 있으면서 검증 가능해야 한다. 특히 행동과학에서 이론은 특정 행동이 왜 일어나며 그것을 이해하도록 돕는다. 신념, 태도, 지식, 의도, 그리고 다양한 상황변수를 통해 행동 간의 인과적 연결고리를 제시하며 앞으로의 변화 방향도 제시한다. 이론들은 개념구성체와 변수로 이루어진다. 개념구성체는 인간 내면의 행동변화 매커니즘을 드러내기 위한 개념적 요소이며 변수는 이것을 조작적으로 정의한 형상이다. 그래서 개념구성체는 추상적이고 이론적이지만 변수는 구체적이고 측정 가능하다. 예를 들어, 건강신념모형(health belief model; HBM)에서 지각된 취약성(perceived susceptibility)이나 합리적 행위이론(theory of reasoned action; TRA)에서 주관적 규범(subjective

83) Bernstein R. Praxis and Action. Philadelphia, PA: University of Pennsylvania Press, 1971.
84) Sallis JF, Owen N, Fotheringham MJ. Behavioral epidemiology: A systematic framework to classify phases of research on health promotion and disease prevention. Annals of Behavioral Medicine. 2000; 22: 294–298.
85) Kerlinger FN. Foundations of Behavioral Research (3rd ed.). New York, NY: Holt, Rinehart and Winston, 1986.

norm)은 개념구성체이며 이를 측정하기 위한 설문 문항들은 변수가 된다. 한편 모형은 이론을 보다 제한된 맥락에서 적용할 수 있도록 돕는다. 그래서 대개의 경험적 연구들은 모형을 다양한 방식으로 검증하고 보완하기 위해 수행된다. 장기간에 걸쳐 모형이 검토되고 다양한 세팅에서 작동하는 것으로 확인이 된다면 그것은 이론의 지위를 얻기도 한다.

그런데 사회과학에서 이론은 반드시 하나가 아니다. 자연과학에서는 물리계 안에서의 다양한 이론들이 경쟁 과정을 통해 하나의 법칙으로 수렴된다. 그러나 사회과학에서는 사회현상의 여러 측면들을 파악하고 이해하기 위하여 양립가능한 이론들이 존재하며 그것이 용인된다. 즉, 이론들이 상호 경쟁하는 것이 아니라 서로 보완하여 사회현상을 설명하는 것이다. 그래서 당대의 지배적인 패러다임을 받아들여야 이론을 해석할 수 있다. 20세기 시작된 건강행동 연구의 뿌리는 두 가지이다. 하나는 비엔나 학파에 의해 만들어진 논리실증주의(logical empiricism)이다. 이는 연역적인 방식으로 가설을 도출한 다음 경험에 기초한 귀납적이고 실증적인 방법으로 이를 검증한다. 다른 하나는 인간이 자신의 경험으로부터 지식과 의미를 구성해낸다는 구성주의(constructivism)이다.[86] 이는 인간이 선험적인 개념적 범주가 아닌 현상에 대한 경험을 통해 실체를 구성적으로 파악한다고 본다. 주로 근거이론, 민족지학, 현상학에서 구성주의적 패러다임을 사용한다.[87] 이외에도 사회심리학에 기초를 두고 있는 레윈(K. Lewin)의 메타이론도 건강행태 이론에 영향을 주었다.[88] 이는 행위자의 내적 경험을 구성적 방법에 의해 개념화하기 때문에 유용하다. 인간으로 구성된 사회를 물리적 세계의 결정론적 접근으로 설명하기 어려운 이유는 자유의지 때문이다. 인간의 주관적인 지각, 신념, 의도가 건강 행동에 대한 설명을 매우 복잡하게 만들기 때문에 우리는 몇 가지의 제한된 건강 결정요인으로는 행위 전체를 이해할 수 없다.[89]

지난 50년 동안 보건교육 분야에서 가장 많이 언급된 건강행태 이론들은 다음과 같다: 건강신념모형(HBM), 합리적 행위이론(TRA), 사회인지이론(SCT), 사회학습이론(social

86) Runes D. Dictionary of Philosophy. Totawa, NJ: Rowman and Allanheld, 1984.
87) Strauss AL. Qualitative Analysis for Social Scientists. Cambridge, England: Cambridge University Press, 1987.
88) Rosenstock IM. The past, present, and future of health education. In: Glanz K, Lewis FM, Rimer BK(eds.). Health Behavior and Health Education: Theory, Research, and Practice. San Francisco, CA: Jossey-Boss, 1990.
89) Smedley, Syme. op. cit., 2000.

learning theory; SLT), 계획된 행위이론(theory of planned behavior; TPB), 자기효능감(self-efficacy) 이론, 범이론모형(TTM)[90], 사회적 지지와 연결망(social support and social network), 그리고 혁신확산이론(innovation diffusion theory) 등이 었다.[91] 이들은 공통적으로 개인의 행동변화 과정에 개입되는 주관적인 지각, 태도, 신념, 그리고 동기와 의도를 핵심적인 개념구성체로 전제하고 있다. 물론 각각의 이론들은 만들어진 이유가 다르기 때문에 현상을 설명할 수 있는 가장 적합한 분야가 나뉘어 있다. 예를 들어, 금연의 성공이나 실패에 대해 설명하려면 TTM 모형이 유용하다. 그러나 건강검진을 주저하는 현상을 설명하려면 HBM이 적절하다. 또는 예방채택과정모형(precaution adoption process model; PAPM)이 대안이 된다. 때로는 어떤 행동을 어떻게 변화시킬 것인지와 같은 실천 전략의 수준에서 이론이나 모형을 결정하기도 한다. 그래서 이들을 개인, 집단, 조직과 같은 다수준 체계로 분류하기도 한다.[92]

보건학에서 행동과학 이론의 패러다임 변화는 현장을 통해 그 필요성이 수렴되는 경우가 많다. 물론 이론은 그 자체로 적합성을 보유해야 한다. 과학적으로 검증 가능하면서 내적 일관성을 지녀야 하며 원인적 연관성을 잘 설명해야 한다.[93] 게다가 해당 분야의 지배적인 주류 이론들과도 호응해야 한다. 그러나 보건학에서는 여기에 더하여 해당 이론이 얼마나 실용적인지 그리고 일상적인 관찰 내용과 일치하는지 역시 고려한다. 이론이 실천을 통해서 현장을 변화시킬 수 있어야 하기 때문에 이른바 생태학적 타당성(ecological feasibility)을 따지는 것이다.[94] 경험적으로 검증되지 않는다면 추상적인 관념의 산물에 그친다. 따라서 보건학에서는 행동의 변화를 증명할 수 있는 이론이 주류가 되며 패러다임을 바꾼다. 그리고 더 많은 환경에서 이론에 기반한 개입과 중재의 효과가 확인될 때 그 이론은 견고한 지위를 얻게 된다. 지금까지 우리는 보건학에서 건강

90) TTM은 변화단계모형(stages of change model)으로 불리기도 한다.

91) Glanz K, Rimer B, Viswanath K. Health Behavior and Health Education: Theory, Research, and Practice (5th ed.). San Francisco, CA: Jossey-Boss, 2015.

92) Sussman S, Sussman AN. Praxis in health behavior program development. In: Sussman S (ed.). Handbook of Program Development for Health Behavior Research and Practice. Thousand Oaks, CA: Sage, 2001.

93) 이때 자주 거론되는 것이 역학적 인과성의 판단 기준이다. 다음의 저술을 참고할 수 있다. Jung, M. An Investigation of the Causal Inference between Epidemiology and Jurisprudence. Berlin: Springer, 2018.

94) Glanz K, Rimer BK. Theory at a Glance: A Guide for Health Promotion Prectice. Bethesda, MD: National Cancer Institute, NIH Publication No. 95-3896, 1995.

행동 이론이 무엇인지에 대해 다양한 측면에서 고찰하였다. 본서에서 이 주제를 책의 서론에서 가장 먼저 다루는 이유는 결국 미디어에서의 건강정보 충돌이 갖는 의미를 맥락화(contextualisation)하는 것은 이론과 모형에 달려 있기 때문이다. 여러 단편적인 정보 충돌의 사례들을 열거하는 것은 무의미하며 팩트체크 이상의 방법이 없다. 본질적인 문제는 오늘날과 같은 미디어 환경에서 허위이거나 거짓인 정보는 계속 존재할 수밖에 없다는 점이다. 따라서 이 책의 목적은 건강정보가 충돌하는 사례들을 열거하는 것에 있지 않고 오히려 다양한 예시들을 통해 이러한 미디어 환경에서 건강 소비자가 어떻게 행동할 것인지를 알고 싶은 것이다. 예컨대, 인터넷 환경이 지배적이 되면서 개인이 건강정보를 찾는 행위는 매우 촉진되고 있다. 물론 사회계층에 따라 차이는 존재하지만 이른바 건강정보 탐색행동(health information seeking behavior; HISB)이 보편화되고 있다. 그럼에도 불구하고 어떤 사람들은 특정한 상황에서 정보를 회피하며 스마트폰을 멀리한다. 예를 들어, 암 환자로 선고를 받았다면 그 충격 때문에 그럴 것이다. 마찬가지로 정보는 차고 넘치지만 거짓 정보가 판을 친다면 어떻게 반응할까? 그리고 일련의 반응들을 어떤 이론으로 설명할 수 있을까? 이것을 포괄적으로 설명할 수 있다면 아마 우리는 21세기에 걸맞는 새로운 보건학의 건강행동 패러다임을 제시할 수 있을 것이다. 알려진 바로는 아직까지 이것을 설명할 수 있는 이론은 존재하지 않는다. 그래서 언제 어디서나 미디어에 접근할 수 있는 정보의 홍수 시대에도 실체적 진실보다는 자신이 옳다고 믿는 정보만 수집하는 확증편향(confirmation bias)적 개인들이 증가하는 것이다. 이런 경우에 지금까지의 중재 전략으로는 설득이나 행동 변화를 유도하기가 쉽지 않다. 따라서 오늘날 건강정보의 충돌 문제는 변화된 미디어 환경에서 새로운 건강증진 전략을 도출하기 위해 필수적인 과제이다.

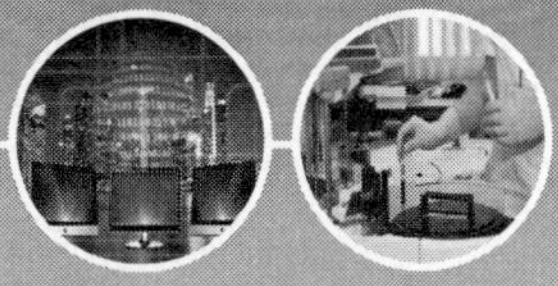

제2절

개인수준 접근

1. 서언

건강증진은 1980년 이후 개인의 건강권을 실천하는 학문으로 등장하였다. 그 배경은 1970년 이후에 서구 사회에서 국민의료비(national medical expenditure)가 증대되고 이로 인하여 가계 부담이 커진 것에 기인한다. 익히 아는 것처럼 질병에 걸리고 난 이후에 치료하는 것보다 건강할 때 질병을 사전에 예방하는 것이 예후도 더 좋고 비용도 훨씬 저렴하다. 따라서 건강에 유익한 생활양식의 증진, 질병 예방, 건강보호를 추구하는 경향이 나타나고 보건교육(health education)이라는 분과학문이 체계를 갖추게 된다. 건강증진을 위해 가장 기본적인 사항은 어떻게 하면 건강을 유지하고 질병을 예방할 수 있는가에 대한 보건지식이며 이를 위해 관련 이론을 전달하는 보건교육이 중요한 분야로 대두된 것이다. 그리고 보건교육이 실제로 현장에서 전파되면서 구체적인 보건행태에 대한 연구와 실천이 활성화되었다. 이는 사람들이 건강과 관련한 행위를 지속적으로 유지하는 이유나 근거를 찾고 어떤 계기로 기존 행위 및 습관을 바꾸는지에 대한 정확한 원인을 규명하여 적절한 건강증진 정책을 수립하기 위해서였다. 오늘날 건강증진과 보건교육의 원칙은 사람들을 강제하는 것이 아니라 그들의 행동변화를 막는 장애물들을 제거하여 변혁을 유도하는 것인데 그렇게 할 경우 효과적이고 유용한 헬스 커뮤니케이션이 이루어진다. 이를 요약하면 사람들이 행동을 바꾸도록 밀어붙이는 것에서 변화에 대한 제약을 감소시키는 것으로 보건교육의 패러다임이 바뀐 것이다.[95] 다시 말해 불건강 행동

95) 개인의 변화를 강제하던 방식에서 왜 행동 변화에 성공하지 못하는지 그 장애요인을 제거하는 방식

을 실천하는 사람들을 나쁜 사람으로 몰지 않고 그들이 왜 건강 행동을 실천하지 못하는지 이해하고 제약 요건들을 제거하는 방향으로 관점을 바꾼 것이다. 그러한 맥락에서 건강행태 이론은 이를 돕는 제반 지식이며 훌륭한 커뮤니케이션 도구이다.

건강행동은 내적으로는 개인의 심리가 외적으로는 개인이 속한 조직과 지역사회가 영향을 주기 때문에 중층적으로 결정된다. 그래서 보건교육에서는 건강행동을 개인, 집단, 그리고 지역사회 수준으로 계층화하여 이론을 구분한다. 이 중에서 개인수준의 접근은 가장 오래된 패러다임이다. 흡연의 경우를 예로 들면 흡연행동은 여러 가지 사회적 맥락 속에 배태되어 나타난 결과임에도 불구하고 결국은 흡연자의 자유의지에 따른 것으로 받아들여 왔다. 그래서 담배를 끊지 못하는 제약요인에 대한 이해보다는 담배를 계속 피는 행위를 비난하고 당사자의 의지가 부족한 것으로 프레임을 만들었다. 그러나 레윈(K. Lewin)이 장 이론(field theory)을 통해 주장한 것처럼 행동변화의 촉진요인과 장애요인을 이해하지 못하면 행동변화를 기대하기 어렵다.[96] 그래서 등장한 것이 HBM, 즉 건강신념모형이다. 그리고 이후 나타난 TRA/TPB, 즉 합리적/계획적 행동이론과 같은 심리학 기반의 가치기대 이론들(value expectancy theory)이 위와 같은 개인수준의 패러다임을 반영한 결과물들이다. 이들은 수많은 보건교육 프로그램의 중재 모형에 개념적 기초를 제공하였고 질병예방과 건강증진을 위해 다양하게 활용되었다.[97] 뿐만 아니라 이를 계기로 후속 모형들은 점차 더 많은 차원들을 고려하는 열린 체계의 이론을 지향했다. TTM으로 불리는 범이론모형이 예방채택과정모형, 즉 PAPM으로 발전한 것이 그러한 예이다.

건강의 행동과학적 모형에서 가장 먼저 발전한 개인수준의 접근들은 의사결정을 둘러싼 내재적 매커니즘을 규명한다. 예를 들어, HIV/AIDS의 감염에 취약한 고위험 성행태를 반복하는 개인들이 왜 예방적 검진서비스를 스스로 받지 않는지를 이해하기 위해 심리적 개념구성체를 해부한다. 이때 주류적 흐름이었던 가치기대 이론 중 하나인 TRA는 구체적인 행동은 행동의도로부터 발현되며 이것은 다시 주관적 규범과 태도로 구성된다

으로 패러다임이 변화한 것이다.

96) Rosenstock IM. Historical origins of the health belief model. Health Education Monographs. 1974; 2: 328-335.

97) Janz NK, Becker MH. The health belief model: A decade later. Health Education Quarterly. 1984; 11: 1-47.

고 가정했다.[98] 그리고 TPB는 이를 확장하여 지각된 행위통제(perceived behavioral control)라는 개념구성체를 추가하였다.[99] TRA/TPB는 성병 예방을 위한 콘돔 사용은 물론 유방암 검사, 금연 등 보건학적 중재에 다양하게 활용되었다. 그러나 이들은 인간의 행동변화를 너무 단선적으로 설명했고 그래서 행동의 변화단계가 얼마나 역동적인지를 고려한 TTM이 등장했다.[100] 이는 또다른 계층적 모형인 PAPM과 함께 인간이 얼마나 쉽게 좌절하고 비일관적으로 행동하는지 이해하는데 도움을 주었다. 흥미로운 점은 다양한 개인수준의 접근 모형이 존재하지만 독점적인 지위를 갖는 것은 없다는 사실이다. 수많은 건강 현상들을 설명하기 위해 각각의 모형들은 서로 상호보완적으로 활용된다.

2. 건강신념모형

건강신념모형, 즉 HBM은 1950년대에 개발된 가장 오래된 건강행동의 설명틀로 개인이 어떻게 건강과 관련된 행동을 유지하거나 바꾸는지를 이해하는데 큰 도움을 준다. 이는 원래 암 예방을 위한 검진서비스에 사람들이 참여하지 않는 이유를 설명하기 위해 고안되었다.[101] 그러나 이후에는 다양한 건강반응 행동을 설명하는 범용 모형으로 발전했다.[102] 이것이 가능했던 이유는 HBM이 가치기대 이론을 바탕으로 했기 때문인데 이 이론에 따르면 인간은 행동 결과에 대한 주관적 가치와 그것을 달성할 수 있는지에 대한 확률적 기대함수로 행동을 결정한다. 여기서 주관적 가치(subjective value)란 건강행동의 맥락에서 질병을 치료하거나 예방하는 것에 개인이 부과하는 욕망의 정도이며 확률적 기대(probabilistic expectation)란 특정 건강행동이 그러한 가치를 달성하는데 얼마나

98) Fishbein M, Ajzen I. Belief, Attitude, Intention, and Behavior: An Introduction to Theory and Research. Reading, MA: Addison-Wesley, 1975.
99) Ajzen I, Fishbein M. Understanding Attitudes and Predicting Social Behavior. Englewood Cliff, NJ: Prentice Hall, 1980.
100) Prochaska JO, DiClemente CC, Velicer WF, Rossi JS. Standardized, individualized, interactive, and personalized self-help programs for smoking cessation. Health Psychology. 1993; 12: 399-405.
101) Hochbaum GM. Public Participation in Medical Screening Programs: A Socio-psychological study. PHS publication no. 572. Washington, D.C.: Government Printing Office, 1958.
102) Becker MH. The health belief model and personal health behavior. Health Education Monographs, 1974: 2.

유용한지 믿는 신념의 정도이다. 이러한 두 가지 개념구성체는 HBM에서 개인이 지각하는 민감성, 심각성, 유익과 장애 같은 변수를 통해 구현된다. 쉽게 말하면 특정 질병 X에 자신이 걸릴 것 같다고 지각하면서 동시에 어떠한 예방 행위가 이에 대처하는데 적정한 방법이라고 믿는다면 실제 그러한 예방 행동을 취한다는 말이다.

[표 1-1] HBM의 개념구성체

개념	정의
Perceived susceptibility (지각된 민감성)	One's belief regarding the chance of getting a condition(어떤 건강상태가 될 것이라는 가능성)
Perceived severity (지각된 심각성)	One's belief of how serious a condition and its consequence are (질병에 걸렸을 경우 얼마나 심각함)
Perceived benefits (지각된 유익성)	One's belief in the efficacy of the advised action to reduce risk or seriousness of impact(행동의 혜택)
Perceived barriers (지각된 장애성)	One's belief about the tangible and psychological costs of the advised action(건강행위의 부정적 요소)
Cues to action (행동계기)	Strategies to activate one's "readiness"
Self-efficacy (자기효능)	One's confidence in one's ability to take action (주어진 행위가 어떤 성과를 이끌어 낼 것이라는 기대)

건강신념모형의 여섯 가지 구성요소는 [표 1-1]과 같다. 우선 지각된 민감성(perceived susceptibility)은 어떤 건강상태가 될 것이라는 가능성이며 지각된 심각성(perceived severity)은 질병에 걸렸을 경우 얼마나 심각한지 여부이다. 지각된 유익성(perceived benefits)은 권고된 건강행동을 따를 때의 혜택이며 지각된 장애성(perceived barriers)은 건강행위의 부정적 요소이다. 그리고 행동 계기(cues to action)는 개인이 어떤 행동을 실행할 단서이며 자기효능(self-efficacy)은 주어진 행위가 어떤 성과를 이끌어 낼 것이라는 기대이다. 이를 도식으로 정리하면 [그림 1-1]과 같은데 지각된 위협(perceived threat)이 일종의 조절 요인으로 관여하여 행동변화의 가능성을 결정하게 되며 미디어나 보건교육을 통한 정보 습득이 행동계기의 역할을 한다. 그리고 실제 행동변화는 이것만으로는 불충분하며 지각된 혜택과 지각된 장애를 합산하여 장애보다 혜택이 크다고 판단될 때[즉, 양수(+)가 될 때] 행동변화가 일어나게 된다. 물론 자기효능감도 적절하게 높

[그림 1-1] 건강신념모형의 도식

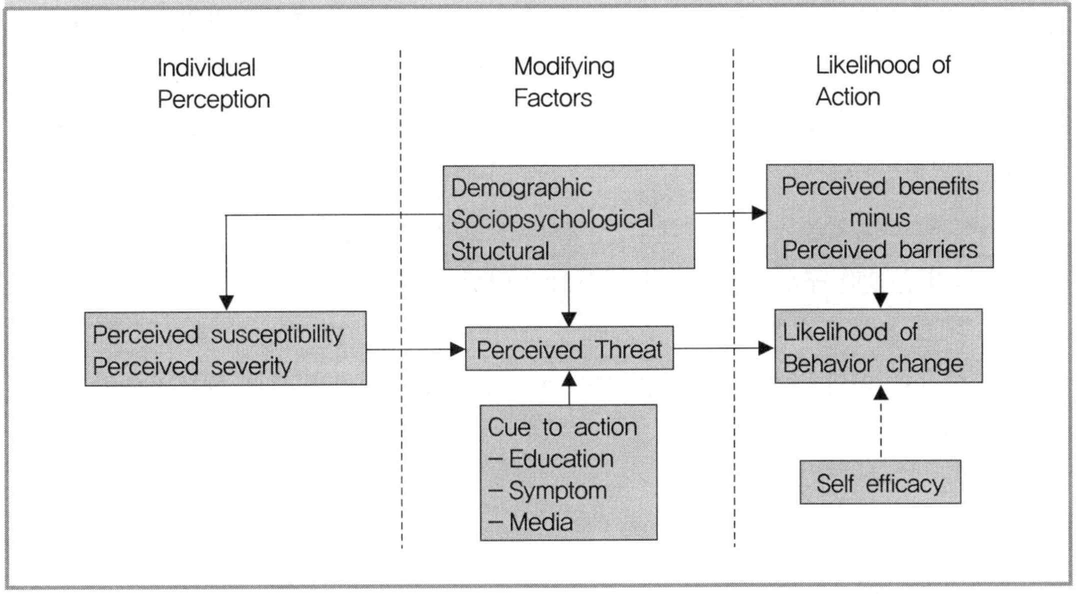

아야 한다.

HBM의 구성요소를 보다 구체적으로 살펴보면 다음과 같다. 첫째 지각된 민감성은 특정한 질병 상태를 갖게 될 가능성에 대한 주관적 인식이자 신념이다. X라는 질병에 취약한 위험 집단을 규정하고 내가 그러한 위험 집단에 속할 가능성이 얼마나 높은지를 평가한다. 둘째 지각된 심각성은 질병에 걸렸거나 치료되지 못하고 방치되었을 때 얼마나 심각한 건강 결과를 낳는지에 대한 인식이다. 이는 비단 사망과 장애 같은 임상적 결과뿐 아니라 직장이나 가족을 둘러싼 사회적 평가를 포함한다. 지각된 민감성과 심각성을 합쳐 지각된 위협(perceived threat)이라고 부른다.[103] 셋째 지각된 유익성은 권고된 건강행동을 취했을 경우 얻을 수 있는 이득이다. 여기에는 X라는 질병의 심각성을 감소할 수 있는 직접 효과뿐 아니라 사회심리적 간접 효과도 포함된다. 예를 들어 금연을 할 경우 흡연관련 질환에 걸릴 가능성을 줄이면서 동시에 금전적 절약이나 가족의 지지와 같

103) 지각된 위협은 사실 보호동기이론(protection motivation theory)에 영향을 받았다. 헬스 커뮤니케이션 분야에서 익히 알려진 것처럼 건강과 관련된 인식 변화를 이끌어내기 위해서 미디어를 통해 공포 소구(fear appeal) 메시지를 종종 활용해 왔는데 위협적인 메시지가 반응 효과성을 높이기 때문이다. 효과적인 설득 커뮤니케이션은 적절한 위협과 상응하는 효능감이 존재할 때 이루어질 수 있다.

은 부수적인 혜택도 얻을 수 있다. 넷째 지각된 장애성은 권고된 행동을 실천할 경우 당면하게 될 유·무형의 비용이다. 금연의 경우 금단 증상이나 동료들과의 네트워크에서 배제되는 문제 등이 해당될 수 있다. 그래서 개인은 행동의 계기로 나아가기 전에 권고된 건강행동에 대한 일종의 비용–편익 분석을 실시하여 어느 행동을 취하는 것이 합리적인지 평가한다. 다섯째 자기효능감은 행동변화에 대한 주관적 확신으로 결과를 이끌어내기 위해 필요한 행동을 성공적으로 이행할 수 있다는 판단이다.[104] 이는 초기 HBM에는 포함되지 않았던 구성요인이지만 일회성이 아닌 장기간의 변화를 필요로 하는 건강행동의 경우 그 유용성이 확인되어 추가된 요소이다.[105] 여섯째 행동의 계기는 행동을 취할 준비 단계로 위의 다섯 가지가 준비된 경우 우발적인 계기를 통해 행동변화를 실천에 옮기게 된다.

3. 건강신념모형의 적용과 평가

HBM은 인간의 태도와 행태에 초점을 두는 심리학적 모형이다. 1950년대에 사회심리학의 자극 반응 이론과 인지이론을 바탕으로 개발된 이 모형은 결핵 검진 프로그램 등과 같은 각종 건강 선별 검사, 콘돔 사용, 안전벨트, 의료 순응에 적용되었다.[106] 이후 HBM은 장, 단기 건강 행동을 탐구하는 방법으로 활용되었는데 성 위험 행동과 HIV/AIDS의 전파 측면에서 성병에 취약한 집단인 FSWs(Female Sex Workers; 성매매 여성)와 MSM(Men who have Sex with Men; 남성 동성애자)에 HBM 모형을 적용할 수 있다.

HBM은 지금까지 주로 세 가지 영역에 적용되어 왔다. 첫째는 피임이나 백신접종, 건강 증진(다이어트와 운동)이나 건강 위험행동(흡연)과 같은 예방 관련 영역이고, 둘째는 보건사회학적 관점에서 의사의 처방에 순응하는 환자 역할 행동이며, 셋째 다양한 이유

104) Bandura A. Self–efficacy: Toward a unifying theory of behavioral change. Psychological Review. 1977; 84: 191–215.

105) Rosenstock IM, Strecher VJ, Becker MH. Social learning theory and the health belief model. Health Education Quarterly. 1988; 15: 175–183.

106) Glanz K, Rimer BK, Lewis FM. Health Behavior and Health Education: Theory, Research and Practice. San Francisco, CA: Wiley & Sons, 2002.

로 의사를 만나려고 하는 의료 이용 부분이었다.[107] 그러나 보건교육과 관련하여 HBM을 적용할 경우에는 각종 암에 대한 자가검진, 흡연, 비행, 그리고 성병과 HIV가 주된 사례였다.

이 중에서 특히 콘돔 사용과 같이 건강 관련 행동을 하는 사람의 심리적 맥락을 설명할 경우 HBM은 유용하다. 예를 들어, 그/그녀가 HIV와 STDs(Sexual Transmitted Diseases; 성병)는 조심해야 한다고 느끼고 이를 위해 콘돔을 사용하는 것과 같이 가능한 예방 행동을 취하며 그러한 행동을 충분한 지식과 자신감을 가지고 성공적으로 수행할 수 있다고 믿는 경우를 말한다. 특히 AIDS와 성병은 여타의 건강 문제보다 개인에게 그 위험이 지각되는 정도가 크고 예방법이 확실하기 때문에 높은 보건학적 효과를 얻을 수 있다.

HBM 이론의 구성요인은 지각된 민감성, 지각된 심각성, 지각된 유의성, 그리고 지각된 장애성이라는 네 가지이다. 이러한 개념들은 사람들이 어떤 보건 문제에 대해 바로 행동을 취할 수 있는 준비성이 어느 정도인지를 파악하기 위한 도구들이다. 개인의 지각이 행위 가능성으로 전환되는 것은 행동 계기(cues to action)를 통해 이루어진다. 오늘날의 HBM은 이러한 틀에 자기 효능감(self-efficacy)이라는 개념을 추가하였는데[108], 이것은 한 개인이 어떤 행동을 성공적으로 수행할 수 있는 능력이자 자신감이다. 이것은 일련의 건강 위해 행동을 변화시키는 계기가 어떻게 HBM에서 생기는지를 설명하는데 유용하다.[109]

HBM의 구성요인에 맞춰 이러한 전략은 효과적일 수 있다. 우선 지각된 민감성은 어떤 건강상태가 될 것이라는 가능성 또는 어떤 질병에 걸릴 위험이 있다는 것에 대한 생각이고 지각된 심각성은 질병에 걸렸으나 치료하지 않을 경우 어느 정도 심각한 상태에 놓일 것인지에 대한 지각이다. 사회적 낙인과 같은 설명은 별론으로 하더라도 HIV/AIDS가 질병으로써 갖는 민감성과 심각성은 상당하며 성병 역시 성 노동자나 동성애자와 긴밀히 결부된다는 점에서 지각된 위협의 정도가 높다.

---

107) Conner M, Norman P. Predicting Health Behavior: Search and Practice with Social Cognition Models. Open University Press, NW: Buckingham, 1996.
108) Bandura A. Self-efficacy mechanism in human agency. American Psychology. 1982; 37: 122-147.
109) Rosenstock IM, Strecher VJ, Becker MH. Social learning theory and the health belief model. Health Education and Behavior. 1988; 15: 175-183.

다음으로 지각된 유익성은 STDs와 HIV 검사를 통해 얻게 되는 이득이다. 집단의 성행태 특성상 고도의 감염 가능성에 놓이는 FSWs와 MSM은 이러한 이득을 충분히 인지하며 따라서 정기적인 검사에 대한 강한 동기를 가진다.

셋째는 지각된 장애성이다. 이것은 비용이나 부작용, 불편과 같은 여타 사례의 장벽과 달리 병원 검진 시에 자신의 신분이 노출될 가능성이 가장 문제가 된다. 실제로 FSWs는 이러한 취약성으로 인해 보건소에 직접 방문하는 경우는 거의 없고, 사비를 들여 개인 병원을 찾는다. 마찬가지로 동성애자는 익명이 보장되는 i-Shop을 이용한다.

넷째는 행동 계기이다. STDs나 HIV의 경우 정기검진을 유도하는 계기는 많은데, 청소년의 경우에는 "Got sex? Get tested!"와 같은 슬로건이라든지 성관계를 가진 또래들의 25%가 성병에 감염되었다는 문구가 효과적이다. 우리나라의 경우 성 노동자들을 설문조사한 결과 이 일을 시작한 이후 급격히 높아지는 성병에 대한 두려움과 자각 증세가 검진을 받는 행동 계기가 되었으며, 마찬가지로 동성애자를 조사한 결과 중첩적 성관계(concurrent sex partnership)[110]를 갖는 핵심 MSM의 경우 HIV에 대한 위험을 인지하여 콘돔을 사용하고 "Safe Sex"에 대한 분명한 신념을 갖고 있었다. 즉, 이들 집단은 자기 효능감을 형성하고 있는 경우가 많았다.

HBM이 이들 집단에 적용될 경우 장점은 그들의 성 위험 행동을 스스로 인지시켜 건강한 성행위를 유도하고 정기적인 검진을 꾀할 수 있다는 점이다. 즉, 비용 대비 효과가 큰 방법이라 하겠다. 그러나 HBM의 구성인자들은 실제 행동과 의도 사이에 비약을 낳을 수 있으며 측정도구가 다소 불명료하다는 제한점이 있다. 그러므로 STDs와 HIV에 대한 취약 집단에게 반드시 HBM만이 유용한 것은 아니다. 각 개인들의 건강행동을 유도하기 위해서는 장점이 있으나 공중보건의 측면에서 이들 질환의 확산을 막고자 한다면 사회 연결망 이론이 더 유리하다. 이것은 이들 집단의 성관계 유형을 분석하고 여기에 직접 중재를 가하기 때문이다.

결국 건강신념모형은 완벽하지는 않더라도 상당한 양의 경험적 연구를 통해 지지를 받고 있다. 예를 들어, 지난 20년 동안 이 모형은 여성의 유방 엑스선 검사에서 지각된 민감성과 지각된 장애성, 그리고 지각된 유익성과 같은 개념구성체들을 통해 그 예측력을

110) Jung M. Partnering patterns and sexual behavior among Korean men who have sex with men. Open AIDS Journal. 2016; 10: 104-112.

잘 검증・발전해왔다.[111] 유방 엑스선 검사에 대한 권고를 수용하는지 여부에 따라 민감성과 장애성에 대한 지각은 차이가 존재하며 이는 소득수준이 낮거나 소수인종일 경우 더욱 두드러졌다. 따라서 이를 잘 활용하여 검진 수용률을 높이는 개입 전략을 수립한다면 유방 엑스선 검사가 필요한 여성들에 있어서 궁극적으로 건강 불평등 양상을 완화하는 효과를 기대할 수 있다. 이는 개인의 건강신념에 따른 맞춤형 메시지를 고안한 덕분이다. 상술한 것처럼 건강검진을 받는다고 할 때 비용과 시간, 나쁜 검진결과에 대한 걱정 등은 당장 주어질 장애성이지만 검진을 통한 조기발견의 효과(수명연장)나 걱정을 더는 것은 보다 먼 미래의 유익성이다. 그런데 사회경제적 지위가 낮을수록 유익성보다 장애성을 더 크게 지각하는 경향이 있다.[112] 따라서 HBM을 통해 캠페인 대상 집단의 심리기제나 행동기제를 이해한다면 분명히 권고행동의 수용률을 높이는 효과를 낳을 수 있을 것이다.

그러나 행동과학적으로 예측하는 모형들은 주어진 상황을 단순하게 가정하고 일반화하기 때문에 여러 가지 예외에 대해서는 부연설명을 수반된다. 이른바 자연과학적 모형과는 다른 상황의존적인 경우가 발생하는 것이다. 특히 HBM을 필두로 하는 건강증진 모형들은 대개 설문지를 통해 개인의 심리기제를 측정・평가하기 때문에 다양한 오차들이 끼어들 여지가 많다. 그래서 우수한 모형일수록 모형을 적용할 때 발생한 체계적인 오차들을 분석하여 수정되거나 확장된 모형으로 업그레이드한다. 이는 혈압이나 심박수와 같은 생리지표들도 마찬가지이다. 인간이라는 종(種)이 갖는 혈압과 심박수의 주어진 범위가 있지만 개인들 간의 편차도 존재하는 것이다. 따라서 가능한 균일한 조건에서 동일한 방식으로 측정을 해야 한다. 성병을 예방하기 위한 공중보건 캠페인을 진행한다고 했을 때 권고행동이 콘돔 사용이라면 성병에 대한 지각된 민감성부터 엄밀하게 측정해야 하는 것이다. 성병에 대한 감염 우려가 있는 상황에서 콘돔을 항상 사용할 수 있도록 역량을 키우는 것은 결국 성관계를 거절하는 것을 포함하여 안전한 성(safe sex)을 추구하는 방법을 훈련시키는 것이다. 예를 들어, 청소년의 경우 성병에 많이 감염된 집단은 결

111) Champion VL, Skinner C, Foster J. The effects of standard care counseling or telephone/in-person counseling on beliefs, knowledge and behavior related to mammography screening. Oncology Nursing Forum. 2000; 27: 1565–1571.

112) Champion VL, Ray D, Heilman D, Springston J. A tailored intervention for mammography among low-income African-American women. Journal of Psychosocial Oncology. 2000; 18: 1–13.

국 안전한 성을 추구하는 데 실패했고 마약이나 가출 등 상호관련성이 많은 상황과 엮여 있을 가능성이 높다. 그리고 HIV/AIDS의 감염에도 취약할 가능성이 높다. 이러한 경우 HBM은 HIV/AIDS를 포함한 성병 예방행동에 대한 청소년의 행동 결정이 지각된 유익성과 장애성의 함수라고 본다. 따라서 이익성을 강조하고 그 가치를 부각한다면(예를 들어, 원치 않는 임신의 방지) 일반적으로 지각된 민감성이나 심각성이 높지 않은 청소년들의 성병 예방에 효과적인 중재를 할 수 있다. 만약 남성 동성애자들(MSMs)이라면 AIDS 예방 행동을 수용하고 유지하기 위한 전략으로 반응 효능감(response efficacy)을 높이는 것도 유용할 수 있다. 이들은 콘돔 사용을 통해 얻는 이익에 대해서는 잘 지각하고 있지만 안전한 성에 대한 실천율은 낮은 편이다.[113] 콘돔 사용이 성적 흥분이나 만족도를 떨어뜨리고 파트너를 불신한다는 의미를 낳을 수 있기 때문이다. 따라서 반응 효능감을 강화하는 캠페인을 통해 상황에 잘 대처할 수 있도록 만드는 것이 성병 감염률을 낮출 수 있는 방법이 된다.

결국 건강신념모형은 비록 척도의 타당도와 신뢰도에서 지속적인 검증이 필요하지만 다변량 분석을 통해 각 개념구성체의 직・간접 효과는 확인이 되었다. 그러나 시간에 따른 효과라든지 다양한 문화와 인종에 두루 적용이 가능한지는 아직 과제로 남아 있다. 특히 건강증진 개입을 위해 HBM을 다문화 환경에서 적용한 시도들이 많았는데 연구자들은 HBM의 개념구성체들이 특정 문화에 의존적이라는 점을 발견했다.[114] 문화나 인종에 따라 더 중요하게 자각하는 요인들이 있었으며 그것들이 행동계기에 장애요인으로 작동했다. 그래서 아예 문화적 요소들을 별도의 지각된 장애성으로 측정해야 한다는 연구도 등장했다.[115] 여하튼 문화라는 것은 건강과 질병에 대하여 오랜 기간 사회적으로 내재된 가치이자 신념이기 때문에 연구모형이 표적집단의 문화적 신념과 일치하는지 먼저 고려하는 것은 매우 중요하다고 할 수 있다. 물론 이것은 HBM이 '민감성과 심각성' 그리고 '유익성과 장애성'이라는 두 가지 함수의 지각된 결과라는 틀 속에 있다. 특히 지각

113) Wulfert E, Wan CK, Backus CA. Gay men's safe sex behavior: An integration of three models. Journal of Behavioral Medicine, 1996; 19: 345–366.

114) Lee MC. Knowledge, barriers, and motivators related to cervical cancer screening among Korean-American women: A focus group approach. Cancer Nursing. 2000; 23: 168–175.

115) Tang TS, Solomon LJ, McCracken LM. Cultural barriers to mammography, clinical breast exam, and breast self-exam among Chinese-American Women 60 and older. Preventive Medicine, 2000; 31: 575–583.

된 민감성과 심각성이 클수록 지각된 위협이 증가하는데 이때 자기효능감이 충분하다면 행동의 계기로 이어질 수 있는 것이다.

정보가 빠르게 확산되는 매스 미디어 시대에 허위 건강정보의 확산은 만연해 건강과 관련된 대중의 인식과 의사결정에 영향을 미치고 있다. 잘 정립된 건강행동 이론 프레임워크인 HBM은 개인이 비판적으로 분석하고 잘못된 주장과 실제 건강 정보를 식별하는 렌즈를 제공할 수 있다. HBM은 건강 관련 행동을 채택하기로 한 개인의 결정은 심각도, 민감성, 이점, 장벽, 행동 단서 및 자기 효능에 대한 인식에 의해 영향을 받는다고 가정한다. 이를 가짜뉴스에 적용하면 인지된 민감성은 가짜 건강 정보를 접할 가능성에 대한 개인의 믿음이다. 미디어에서 가짜 건강 뉴스가 널리 퍼져 있다는 사실을 개인에게 교육하면 인지된 민감도가 높아지고 그러한 정보에 대한 경계심을 높일 수 있다. 인지된 심각도는 가짜 건강 정보에 따른 잠재적인 피해를 이해하는 것이다. 잘못된 건강 주장을 믿고 그에 따라 행동했을 때의 결과를 강조하면 인지된 심각도가 높아질 수 있다. 인지된 이점은 진짜 건강 정보와 거짓 정보를 분별할 수 있는 장점을 인식하는 것이다. 건강 결과 개선 및 위험 감소와 같은 신뢰할 수 있는 건강 조언에 접근하고 이를 따르는 것의 이점에 대해 개인을 교육함으로써 신뢰할 수 있는 출처를 찾도록 동기를 부여할 수 있다. 인지된 장벽은 가짜 건강 정보를 식별하는 데 있어 장애물을 이해하고 해결하는 것이다. 이때 개인에게 유효한 건강 주장과 유효하지 않은 건강 주장을 구별할 수 있는 도구, 기술 및 자원을 제공하여 장벽을 줄이는 것이 중요하다. 행동 단서는 개인에게 건강 정보를 확인하도록 촉구하는 외부 요인이다. 팩트를 확인하는 문화를 장려하고 팩트체킹 웹사이트를 개발하거나 잠재적으로 가짜 정보를 표시할 수 있는 소셜 미디어 플랫폼에 대해 조치를 취하는 것이 적용될 수 있다. 자기 효능감은 실제 건강 정보와 가짜 정보를 식별할 수 있는 능력에 대한 자신감이다. 훈련 프로그램, 워크숍 또는 교육 캠페인은 가짜 건강 정보를 인식하고 거부할 수 있는 능력에 대한 개인의 자신감을 높일 수 있다.

오늘날의 매체 환경은 정보의 급속한 확산, 반향실, 더 높은 참여를 위해 선정적이거나 거짓 뉴스를 우선시할 수 있는 알고리즘과 같은 고유한 문제들을 야기한다.[116] 이러한 맥락에서 HBM의 적용은 이러한 과제에 효과적으로 대처하기 위해 적응력이 뛰어나

116) Allcott H, Gentzkow M. Social media and fake news in the 2016 Election. Journal of Economic Perspectives, 2017; 31: 211–236.

고 다면적이며 기술 통합적이어야 하겠다. HMB은 매스 미디어 환경에 널리 퍼져 있는 가짜 건강정보 문제를 해결하기 위한 구조화된 접근 방식을 제공한다. HBM의 구성요소를 이해하고 활용함으로써 공중 보건 전문가, 교육자 및 정책 입안자는 개인이 건강 정보를 비판적으로 평가할 수 있도록 지원하는 개입을 설계하여 정확하고 신뢰할 수 있는 정보를 기반으로 건강 결정을 내릴 수 있다.

4. 합리적 행위이론과 계획적 행위이론

합리적 행위이론, 즉 TRA는 사람들의 태도와 행위 간의 관계를 규명하기 시작하면서 제안되었다.[117] TRA 이론의 전제는 행위에 대한 태도가 대상에 대한 태도보다 모형 예측력이 높다는 것이다. 익히 알려진 것처럼 사람들은 공화당 지지자인지 민주당 지지자인지에 대한 태도보다 김치찌개를 좋아하는지 된장찌개를 좋아하는지에 대한 행위의 태도가 더 일관되기 때문이다. 한편 TRA는 인간이 어떤 특정한 행동을 선택할 때 행동의 결과로 야기될 수 있는 것들 중에서 좋은 것을 최대로 하고 나쁜 것을 최소로 하기 때문에 기대되는 행동을 선택한다는 이론인 기대가치이론(value expectancy theory)에 근거하고 있다. 다시 말해 의사결정이 효용극대화의 원리를 통해서 이성적으로 결정된다고 보는 것이다. 이는 인간은 합리적이며 이용가능한 정보를 통해 행동을 결정한다는 의미와 같다. TRA 이론의 구성요소는 '의도=태도+주관적 규범'으로 정리할 수 있는데 태도는 개인이 그 행동을 수행한 결과 생길 수 있는 것으로 '흡연하면 어른 같다'는 것이다. 반면 주관적 규범은 의미 있는 타자들(significant others)이 옳다고 여기는 것에 대한 개인들의 인식이다.

TRA 이론은 계획적 행위이론, 즉 TPB로 확장된다.[118] 1990년대에 자기효능감과 관련된 개념인 지각된 행위통제 개념이 등장하면서 합리적 행위이론에 이를 보충하여 TPB가 TRA를 대체하게 된다. 여기서 이론적 전제는 개인의 태도는 행위신념과 결과평가가

117) McKenzie, Neiger, Thackeray. Planning, Implementing & Evaluating Health Promotion Programs. San Francisco, CA: Pearson Benjamin Cummings, 2009: pp. 168-169.

118) Ajzen I. The theory of planned behavior. Organizational Behavior and Human Decision Processes. 1991; 50: 179-211.

반영된 것이며 주관적 규범은 규범적 신념과 순응동기의 곱이라는 점이다. 이때 태도는 특정행위의 결과에 대해 갖는 신념인 행위 신념과 그 결과에 관련된 가치인 결과평가에 따라 결정된다. 그리고 주관적 규범은 개인이 특정 행위의 수행 여부에 대해 특정인들로부터 사회적 압력을 느끼는 정도인 규범적 신념과 특정 준거(reference group)를 따르려는 정도인 순응동기에 따라 결정된다. 이러한 구성요소들은 TRA와 다르지 않다. 그러나 TPB는 지각된 행위통제라는 개념을 등장시키는데 이는 행위 수행의 용이성 및 행위 관련 자원과 장애에 관한 신념인 통제신념, 즉 행위수행의 용이성 및 어려움에 대한 지각, 과거경험 및 수행의지에 따라 결정된다. 결국 지각된 행위통제는 통제신념과 지각된 영향력에 따라 정해지는 것이며 이때 개인의 인지적 행동통제가 중요해진다.[119]

[그림 1-2] 계획적 행위이론(TPB)의 도식

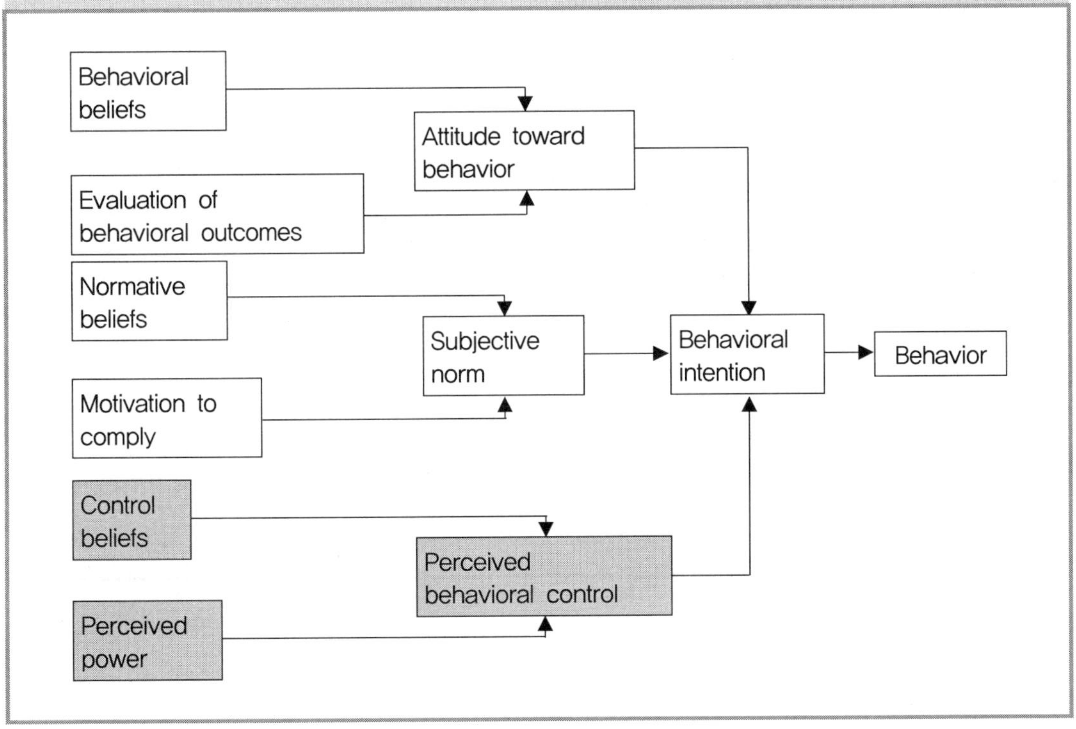

119) Rutter D, Quine L. Changing Health Behaviour. Buckingham, England: Open University Press, 2002.

결국 TPB 이론은 위의 그림처럼 정리할 수 있다. 여기서 음영이 들어가지 않은 부분은 TRA의 구성요소들인데 행위에 대한 태도와 주관적 규범을 통해서 행위 의도(behavioral intention)가 결정되며 그것이 행동으로 이어진다는 것이다.[120] 반면 TPB는 이러한 기존 모형에 지각된 행위통제(음영 부분)를 구성요소로 추가한다. 이는 통제신념(control beliefs)과 지각된 영향력(perceived power)으로 구성되는데 본인의 행위를 스스로 얼마나 통제할 수 있는지를 반영한다.

[표 1-2] TRA와 TPB의 개념구성체

개념구성체	정의	측정
행위의도	행동에 옮길 가능성에 대한 인식	이분형 척도
행위에 대한 태도		
직접 측정	행동 전반에 대한 평가	어의차이 척도(좋다/나쁘다)
간접 측정	행동이 특정 속성과 관련 있다는 신념	
행동신념	행동결과를 나타내는 값	3점 양극 척도(있다/없다)
평가		3점 양극 척도(있다/없다)
주관적 규범		
직접 측정	행동에 대해 사람들의 찬반 신념	이분형 척도(동의/비동의)
간접 측정	지시대상자가 행동에 따를지에 대한 신념	
준거신념	준거집단의 기대에 부응하려는 동기부여	3점 양극 척도(동의/비동의)
기대부응		7점 양극 척도(가능성)
동기부여		
지각된 행위 통제		
직접 측정	행동통제 인식 전반에 대한 측정	어의차이 척도(효능감)
간접 측정	환경의 촉진/저해 가능성에 대한 인식	3점 양극 척도(가능성)
통제신념	행동이행에 영향을 미치는 조건의 인식	
영향력		3점 양극 척도(난이도)

120) Jackson C, Lawton R, Knapp P, Raynor DK, Connor M, Lowe C, Closs SJ. Beyond intention: Do specific plans increase health behaviours in patients in primary care? A study of fruit and vegetable consumption. Social Science and Medicine. 2005; 60: 2283-2381; Lavin D, Groarke A. Dental-floss behaviour: A test of the predictive utility of the theory of planned behaviour and the effects of making implementation intervention. Psychology, Health and Medicine. 2005; 10: 243-252.

TRA/TPB 이론은 몇 가지 장점을 가지고 있다. 특히 행동에 대한 개인의 태도만이 아니라 사회적 인지와 지각된 행위통제 개념을 포함함으로서 행동변화에 보다 장기적인 시간을 요구하고 목표지향적인 행위의 의도를 예측하고 이에 영향을 미치는 요인을 분석하는데 유용하게 활용될 수 있다. 그러나 제한점도 있는데 주관적 규범과 현실적 규범이 차이가 있을 경우에는 보건교육을 통해 현실적으로 규범을 인식할 수 있도록 하여야 하며 합리적 행위이론은 근본적으로 기대가치이론에 기반하고 있기 때문에 인간의 가치나 기대가 시간에 따라 변화할 수 있다는 점을 간과하고 있다. 따라서 행위의 시작뿐 아니라 유지도 중요한 문제이므로 이에 대한 변수를 더 첨가하는 것이 필요하다. 아울러 이 이론은 인간이 합리적 동물이라는 전제를 깔고 있다는 점에서 충동적이고 비합리적인 사례는 예측하기 어렵다.

5. 합리적 행위이론과 계획적 행위이론의 적용과 평가

합리적 행위이론과 계획적 행위이론, 즉 TRA와 TPB는 개인의 태도와 사회규범에 대한 인식을 통해 행동에 대한 의도가 좌우된다고 본다. 그래서 특정 건강행동을 할 가능성에 대한 개인의 동기부여 요인에 기반한 개념구성체로 구성된다. TPB는 TRA를 확장한 것으로 TRA의 개념구성체에 지각된 통제 요인이 추가된 것이다. 처음 등장한지 50년이 넘은 TRA는 HBM만큼 오래된 견고한 모형이다. 이는 태도, 신념, 의도의 관계를 통해 행동을 예측하고자 한다.[121] 당초 이 모형은 인간의 태도가 대상에 대한 것과 그 대상에 대한 행동으로 구분된다는 전제에서 출발했다. 예를 들어, 폐암의 경우 폐암 그 자체와 폐암 검진을 받는 행동에 대한 태도는 다르다는 것이다. 기존 연구들은 대상(폐암)에 대한 태도와 그 대상에 대한 행동(폐암 검진) 간의 연관성을 규명해왔는데 TRA는 어떤 행동에 대한 태도가 대상 그 자체보다 그 행동에 대한 더 좋은 예측지표라는 점을 지적했다.[122] 따라서 이 둘을 구분하여 신념-태도-의도-행동으로 이어지는 개념구성체

121) Fishbein M (ed.). Reading in Attitude Theory and Measurement. New York, NY: Wiley, 1967.
122) Fishbein, Ajzen. op. cit., 1975.

의 일관성에 주목하는 것이 필요하다. 이것이 바로 기대가치 이론에 입각한 설명이다.

개인의 행위의도에 직접적으로 영향을 미치는 것은 행위에 대한 태도와 주관적 규범이다. 이는 행동을 이행한 결과가 긍정적인지 부정적인지에 따라 행동에 대한 태도를 다르게 형성하며 마찬가지로 준거집단이 이 행동을 어떻게 판단하는지에 따라 개인의 주관적 규범이 형성되어 행위에 영향을 미친다고 본다. 따라서 준거집단이 해당 행동을 이행하는 것이 필요하다고 생각하면 준거집단의 기대에 부응하기 위하여 긍정적인 행위의도가 형성될 가능성이 높다. 행위에 대한 개인의 태도는 행동에 대한 신념과 행동의 결과에 대해 개인이 매긴 평가 점수를 곱해 점수를 구한다. 예를 들어, −3에서 +3까지의 값으로 특정 행동이 부정적인 결과를 초래하지 않을 것이라는 신념이 개인의 태도에 긍정적으로 작용한다는 이중부정의 심리 기제가 발현되는 것이다. 반면 준거집단에 일치하려는 개인의 동기는 1~7까지의 단측 척도로 측정된다. TRA의 각 개념구성체를 어떻게 측정하고 계산하는지는 매우 체계적으로 정리되어 있다.[123] 그리고 일련의 경험적 연구들은 개인의 신념을 측정하여 행위태도와 준거 및 규범으로 이루어진 그 신념의 복합체가 TRA를 구성하는 적절한 척도라는 점을 제시한다. 행위신념(behavioral beliefs)과 규범신념(normative beliefs)을 파악하면 그 신념에 부여된 가치를 변화시키는 개입 전략을 통해 대상집단의 의도와 행동변화를 꾀할 수 있다는 것이 TRA의 핵심 주장이다. 그래서 TRA는 흡연과 음주는 물론 운동, 성병검사, 암검진, 모유 수유, 피임, 약물관리 등 다양한 분야에서 행동을 모델링하고 개입전략을 도출하는 데 활용되었다.[124]

결과적으로 개인의 행위태도, 주관적 규범, 행위의도와 실제 행동 간의 진행적인 연관성은 개념구성체들 간의 관계가 얼마나 행동을 잘 예측할 수 있는지를 좌우한다.[125] 그러나 TRA는 개인이 일련의 정보처리 과정을 통해 동기부여된 결과에 따라 행동한다고 보기 때문에 합리적 행위자를 가정한다. 따라서 개인의 건강행동을 이해할 수 있는 사고틀을 제시할 뿐이다. 그런 점에서 행위의도에 대한 설명력이 부족했다. 그래서 TPB는 개인이 특정한 행위에 대하여 얼마나 통제력을 행사할 수 있는지가 모형에 추가되어야

123) Fishbein, Ajzen. op. cit., 1975.
124) Glanz K, Rimer BK, Viswanath K. Health Behavior and Health Education: Theory, Research, and Practice (4th ed.). San Francisco, CA: Jossey-Bass, 2015.
125) Fishbein M, von Haeften I, Appleyard J. The role of theory in developing effective interventions: Implications from project SAFER. Psychology, Health & Medicine. 2001; 6: 223-238.

한다고 보았고 그 결과 자발적 통제(volitional control)가 모형의 개념구성체에 새롭게 반영되었다. 이는 아무리 동기부여가 높다 하더라도 환경이나 조건으로 인해 행동을 이행하지 못하는 경우를 고려한 것이다. 다만 이것은 통제신념(control beliefs)과 지각된 영향력(perceived power)로 구성된 행위통제의 지각적 측면이다. 즉, 행위, 규범, 통제라는 세 가지 측면의 신념이 결국 TPB에서 말하는 행위의도를 결정한다. 이는 익히 알려진 것처럼 자기효능감(self-efficacy)과 유사한 개념구성체이다. 다만 TPB는 행위통제가 행위의도를 얼마나 촉진하는지 영향을 주는 요소라고 본다. 결과적으로 TRA는 행동에 대한 동기라고 할 수 있는 행위의도를 결정하는 신념과 가치(행위태도와 규범)에 주목했고 TPB는 통제신념에 기반하여 모형을 확장했다. 그래서 TRA가 여러 상황조건에서 설명력을 높일 수 있도록 보다 유연하게 발전시켰다. 그러나 행위의도에 영향을 미치는 다른 차원의 신념들도 존재할 수 있다. 물론 이는 검약성 원칙(principle of parsimony)에 따른 것이겠지만 보건교육을 통해 인구집단에 개입하려는 전략을 마련할 때는 문제가 될 수 있다. 서로 양립불가능한 신념들로 인하여 행동변화를 위한 중재전략의 효과가 상쇄될 수도 있기 때문이다.

디지털 시대에 대중 매체가 계속 번성함에 따라 실제 건강 정보와 허위 정보를 분별하는 것이 점점 더 중요해지고 있다. 널리 받아들여지는 심리학적 틀인 TPB는 행동 변화를 이해하고 촉진하기 위한 효과적인 접근 방식을 제공한다. TPB는 특정 행동에 참여하려는 개인의 의도가 실제 행동의 주요 결정요인이라고 가정한다. 이러한 의도는 행동에 대한 태도, 주관적 규범, 인지된 행동 통제라는 세 가지 주요 구성 요소에 의해 영향을 받는다. 가짜 건강정보에 대한 TPB의 구성요소는 다음과 같이 상정할 수 있다. 행동에 대한 태도는 건강 정보 확인과 관련된 결과에 대한 개인의 평가이다. 개입은 정보에 입각한 건강 선택 및 잠재적인 피해 방지와 같은 사실 확인의 긍정적인 결과를 강조할 수 있다. 반대로 가짜 건강 뉴스를 믿는 것의 부정적인 영향을 강조할 수도 있다. 주관적 규범은 건강 정보 확인과 관련된 행동에 참여하거나 참여하지 않도록 인지된 사회적 압력이다. 확인되지 않은 주장에 대한 사실 확인과 회의론을 장려하는 것이 도움이 될 수 있다. 유명인, 영향력 있는 사람 또는 지역사회 지도자를 활용하여 건강 정보 인증의 중요성을 옹호할 수 있다. 인지된 행동 통제는 건강 정보를 확인하는 행동을 수행하는 능력에 대한 개인의 인식이다. 결국 자기효능감을 높이는 것이 중요한데 이는 개인이 진짜 건강 정보와 가짜 건강 정보를 효율적으로 구별할 수 있는 리소스, 도구 또는 교육을 제공함으로써 달성될 수 있다. 알고리즘 기반의 콘텐츠 추천과 반향실을 특징으로 하는 현대 미디어 생태계는 의도치 않게 가짜 뉴스를 증폭시킬 수 있다. 그러나 이러한 환경은 비교할 수 없는 기회도 제공한다. 예를 들어, 알고리즘 개입은 신뢰할 수 있는 소스의 콘텐츠에 우선순위를 부여하거나 사실 확인을 장려하는 단서를 제공할 수 있다.[126] TPB는 건강정보의 수용 또는 거부와 관련된 행동을 이해하고 개입하기 위한 강력한 프레임워크를 제공한다. 태도, 주관적 규범, 인지된 행동 통제에 대한 개입을 조정함으로써 오늘날의 미디어 포화 환경에서 건강정보를 비판적으로 평가하는 데 필요한 기술과 동기를 개인에게 갖추는 것이 가능하므로 이에 적극 대응할 필요가 있다.

6. 변화단계이론

범이론모형으로도 불리는 변화단계이론, 즉 TTM은 건강과 관련된 문제 행동들이 역동적인 변화의 과정을 거쳐서 바뀐다고 본다. 기본가정은 개인행동의 변화과정이 예측가능한 다섯 개의 단계(stage)와 열 개의 과정(process)으로 구성된다는 것이다.[127] 우선 다섯 개의 단계들은 다음과 같다. 계획이전 단계(pre-contemplation)는 향후 6개월 이내에 행동 변화 의향이 전혀 없는 것이다. 계획 단계(contemplation)는 6개월 이내에 행동변화를 잠정적으로 고려하고 있는 것이다. 준비 단계(preparation)는 30일 이내에 구체적으로 행동 변화를 실행에 옮기려고 하는 단계이다. 행동 단계(action)는 권고행동을 취하여 실천하고 있는 것이지만 6개월 미만인 경우이다. 마지막으로 유지 단계(maintenance)는 권고 행동을 실천한지 6개월이 넘어서 안정적으로 건강행태를 실천한 것으로 금연이나 절주에 완전히 성공한 경우를 말한다. 이를 도식화하면 다음과 같다(그림 1-3). 이때 핵심은 행동변화가 종종 좌절-회귀의 과정을 겪기 때문에 나선형이라는 점이다. 마치 흡연자가 금연을 시도했다가 실패하며 다시 시도하는 것과 유사한 것이다.

---

126) Pennycook G, Rand DG. The implied truth effect: Attaching warnings to a subset of fake news stories increases perceived accuracy of stories without warnings. Management Science, 2018; 66(11): 4944-4957.

127) McKenzie, Neiger, Thackeray. op. cit., 2009.

[그림 1-3] 변화단계이론의 다섯 단계

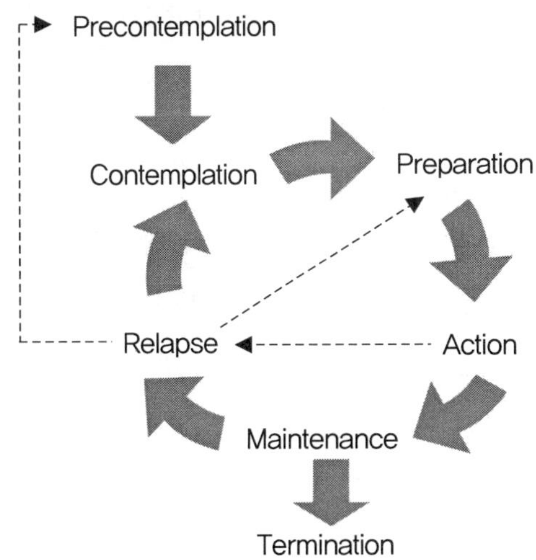

TTM의 열 가지 과정은 다음과 같다.[128)]

[표 1-3] 변화단계이론(TTM)의 열 가지 과정

Constructs	Description
Consciousness raising (의식고취)	Finding and learning new facts, ideas, and tips that support the healthy behavior change (= Increasing awareness) 건강한 행동 변화를 지지하는 새로운 사실, 생각, 조언을 찾고 배우기
Dramatic relief (극적 완화)	Experiencing the negative emotions (fear, anxiety, worry) that go along with unhealthy behavioral risks (= Emotional arousal) 건강하지 않은 위험 행동에 수반되는 부정적인 감정을 경험하기
Environmental reevaluation (환경 재평가)	Realizing the negative impact of the unhealthy behavior or the positive impact of the healthy behavior on one's proximal social and physical environment 가까운 사회 환경과 신체 환경에 대한 불건강 행동의 부정적 결과와 건강 행동의 긍정적 결과를 깨닫기

128) Prochaska JO, Diclemente CC. Stage and processes of self-change in smoking: Toward an integrative model of change. Journal of Consulting and Clinical Psychology. 1983; 51: 390-395.

Self-reevaluation (자기 재평가)	Realizing that the behavior change is an important part of one's identity as a person 행동 변화가 개인의 주체성에 중요한 부분이라는 점을 깨닫기
Self-liberation (자기 선언)	Making a firm commitment to change (= Commitment) 변화를 굳건하게 실천에 옮기기
Counter conditioning (역조건화)	Substituting healthier alternative behaviors and cognitions for the unhealthy behavior (= Substituting) 불건강 행동에 대한 인식을 더 건강한 대안적 행동으로 바꾸기
Helping relationships (협조관계)	Seeking and using social support for the healthy behavior change (= Support) 건강 행동의 변화를 위해서 사회적 지지를 구하고 이용하기
Reinforcement management (강화 관리)	Increasing the rewards for the positive behavior change and decreasing the rewards of the unhealthy behavior (= Rewarding) 긍정적인 행동 변화에 대한 보상을 늘리고 불건강 행동에 대한 보상은 줄이기
Stimulus control (자극통제)	Removing reminders or cues to engage in the unhealthy behavior and adding cues or reminders to engage in the healthy behavior (= Re-engineering) 불건강 행동을 자극하는 조건을 제거하고 건강 행동을 돕는 조건을 더하기
Social liberation (사회적 개선)	Realizing that the social norms are changing in the irection of supporting the healthy behavior change 사회 기준이 건강 행동을 지지하는 방향으로 바뀌고 있다는 것을 깨닫기

TTM의 열 가지 과정을 금연 프로그램에 적용하여 설명해보자.[129] 의식고취(consciousness raising)는 정확한 정보를 접하고 의식을 키우는 과정으로 흡연과 관련된 올바른 정보들을 찾는 행위가 해당된다. 극적 완화(dramatic relief)는 행동과 관련된 감정과 느낌을 경험하는 것인데 간접흡연으로 인한 폐암 환자의 사망 소식을 접하니 화가 나고 실망스러운 경험이다. 환경 재평가(environmental reevaluation)는 건강문제를 주위 환경과 연결시켜 재조명하는 것인데 좀 더 많은 사람이 금연하면 깨끗하고 살기 좋은 환경이 된다고 자각하는 것이다. 자기 재평가(self-reevaluation)는 문제를 자기 자신과 연결하여 인지적 측면에서 재조명하는 것으로 한 집의 가장으로 흡연은 무책임한 행동이라고 인지하는 것이다. 자기 선언(self-liberation)은 스스로가 변화할 수 있다는 믿음을 갖고 그 믿음을 실행하여 나가는 것으로 아침에 일어나서 담배를 피우지 않겠다고 선

129) 김영임, 정혜선, 배경희. 〈건강증진 이론과 적용〉. 에피스테메, 2007를 일부 수정하여 인용함.

언하는 행동이다. 역조건화(counter conditioning)는 건강에 위해한 행동 대신 다른 행동들로 대체하는 것이다. 예를 들어, 흡연이 잦아지는 술자리나 저녁회식 대신 사내에서 모임을 갖는다든지 가족 동반 야유회를 개최하는 것이다. 협조관계(helping relation-ships)는 신뢰할 수 있고 터놓고 이야기 할 수 있으며 도움을 받을 수 있는 관계를 정립하는 것인데 흡연에 대하여 터놓고 말할 수 있는 대상이 있다면 충족된다. 강화 관리(reinforcement management)는 긍정적이고 건강에 유익한 행동은 강화하고 건강에 위해한 행동은 제재를 가하는 것이다. 예를 들어, 금연을 지속한다면 가족들이 칭찬을 하고 흡연을 계속한다면 잔소리를 할 경우가 해당된다. 자극 통제(stimulus control)는 주위 환경 및 경험 등을 조정하고 준비하여 문제 유발의 가능성을 줄이는 것이다. 흡연이 가능하지 않도록 재떨이, 담배, 라이터를 없애는 것이 그러하다. 사회적 개선(social liberation)은 개인의 변화에 도움을 주는 사회적 변화 마련에 노력하는 것이다. 금연을 도와주는 사회적 규제 및 변화(예: 금연 빌딩, 학교 근처에 담배 자판기 설치금지 등)를 도모하면 된다.

TTM은 행동변화의 과정과 원리를 통합하기 위해 자발적 금연자와 치료중인 흡연자에

[그림 1-4] TTM에서 의사결정균형

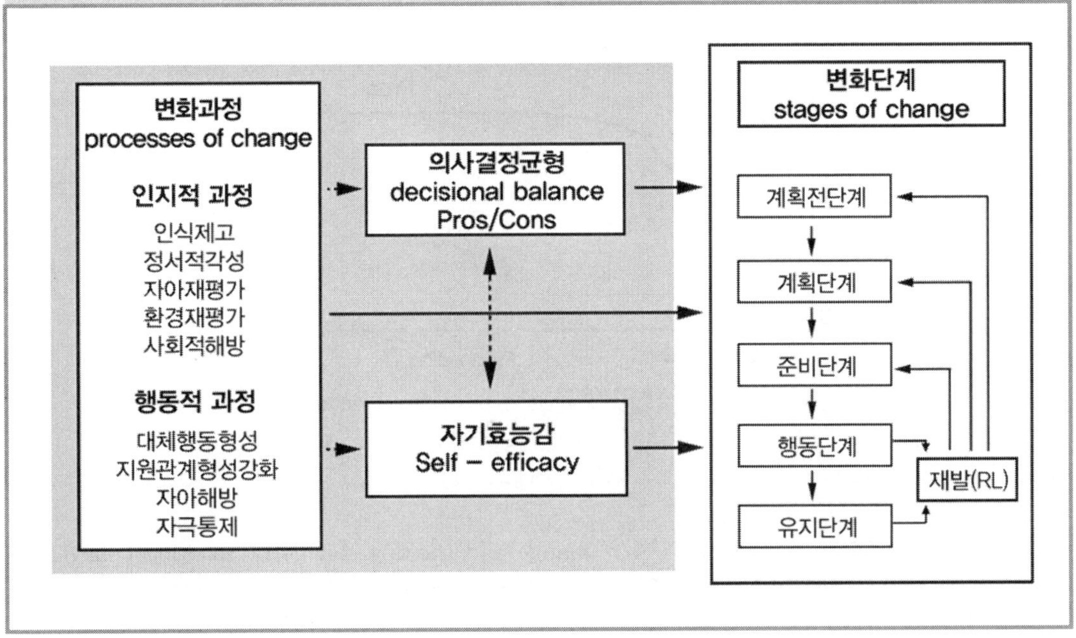

대한 분석을 통해 행동변화가 이루어지는 단계를 심리학을 기반으로 분석했다.[130] 그래서 TTM은 음주, 약물남용, 식이조절, 불안증, 섭식장애, 건강검진 등 다양한 영역에서 경험적 토대를 넓혀갔다. 이처럼 성공적으로 입지를 다질 수 있었던 배경에는 TTM이 '변화의 단계'와 '변화의 과정'을 하나의 개념구성체로 잘 엮었기 때문이다. 이를 의사결정균형(decision balance)으로 개념화한다.

우선 변화의 단계는 계획이전 단계(사전 숙고), 계획 단계(숙고), 준비 단계, 행동 단계, 유지 단계로 나뉘진다. TTM은 행동변화가 시간의 흐름에 따라 생기는 현상이라는 점에서 발전과 퇴행을 오가는 역동적인 과정을 포착하는 것이 중요하다고 본다. 계획이전 단계에서는 6개월 정도의 가까운 미래에 어떤 행동을 취하지 않을 것이라고 가정한다. 이 단계에서는 정보나 동기가 없거나 또는 자기효능감이 부족하며 개인은 행동변화를 받아들일 준비가 되어 있지 않다. 계획 단계에서는 6개월 이내의 가까운 미래에 행동변화를 받아들일 마음이 생긴 상태이다. 변화의 혜택과 비용을 따져서 이득이 무엇인지 계산을 하느라 종종 행동지연이 생겨서 장기간 이 상태에 머무를 수도 있다. 준비 단계에서는 30일 이내에 행동 변화를 취할 구체적인 계획을 세운 단계이다. 이 단계에 진입

[그림 1-5] TTM에서 변화단계와 의사결정균형과의 관계

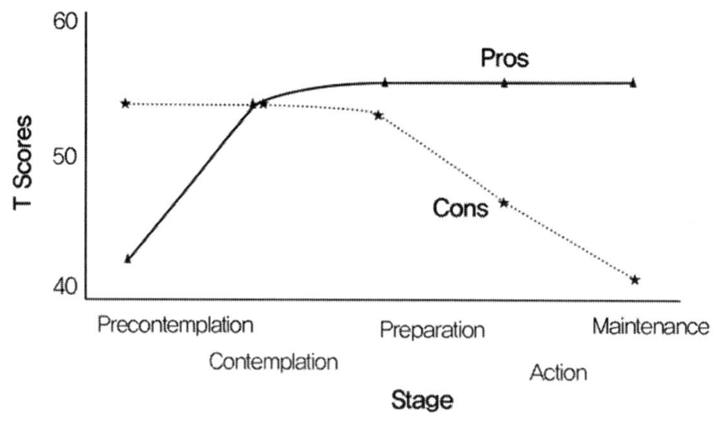

130) DiClemente CC, Prochaska JO. Self-change and therapy change of smoking behavior: A comparison of processes of change in cessation and maintenance. Addictive Behavior. 1982; 7: 133-142.

한 사람들은 대개 상담이나 교육에 참여했으며 스스로 정보를 찾고 있다. 보건 프로그램을 통해 대상자를 모집할 경우 준비 단계에 있는 사람들을 명단에 올려야 한다. 행동 단계에서는 지난 6개월 동안 생활방식과 행동을 분명하게 수정한 상태이다. 이때 변화된 구체적인 행동은 금연이나 절주처럼 질병 위험을 감소시키는 것이어야 한다. 유지 단계는 위의 행동 변화가 6개월 이상 지속된 상태이다. 그래서 과거의 행동으로 회귀할 가능성이 적고 변화된 행동에 대해 자신감을 가지고 있다.

물론 6개월이 절대적 기준은 아니며 1년이 지나서도 다시 과거의 행동으로 되돌아오기도 한다. 우리는 실제로 주변에서 한동안 금연을 하다가 다시 흡연을 하는 경우도 자주 목격한다. 그래서 유지 단계에 접어들었다 하더라도 과거의 행동으로 회귀할 가능성은 잔존하며 그 비율은 5년까지 점진적으로 떨어진다. 마지막으로 종료 단계는 행동변화가 완료된 상태로 문제의 건강행동을 애초에 시작하지 않는 것과 같은 것으로 본다. 그래서 이 단계에 이르면 과거의 위험한 건강행태로 돌아갈 가능성이 전혀 없고 최고의 자기효능감 상태를 유지한다. 다섯 단계에서 의사결정균형은 다음의 그림처럼 역동적으로 변화한다.

[그림 1-6] TTM에서 변화의 단계와 과정

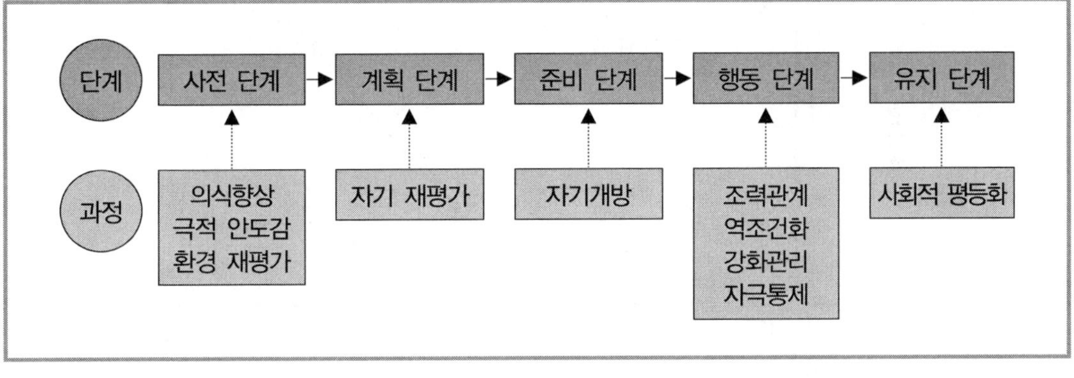

다음으로 변화의 과정은 의식고취, 극적완화, 환경 재평가, 자기 재평가, 자기 선언, 역조건화, 협조관계, 강화 관리, 자극통제, 사회적 개선으로 나뉘어진다. 의식고취는 특정한 건강행동과 관련하여 전반적인 자각이 고취되는 것을 말한다. 예컨대, 캠페인에 노출되어 원인, 결과, 치료에 대해 학습을 한 상황이다. 극적완화는 불건강 행동을 유지할 경우 뒤따르는 두려움, 불안, 걱정으로 부정적인 감정 경험을 통해 변화의 계기를 마련하는 데 도움을 준다. 환경 재평가와 자기 재평가는 불건강한 행동을 하는 스스로의 모습과 그로 인한 환경에의 영향을 반추하는 것이다. 종종 역할극을 통해 문제 행동을 객관적으로 평가할 수 있다. 자기 선언은 스스로가 변화할 수 있다는 신념과 그에 대한 몰입을 말한다. 역조건화는 불건강 행동을 대체할 수 있는 대안들을 살펴보는 것이다. 협조관계는 건강 행동을 유지하는 데 도움을 줄 수 있는 사회적지지 자원을 확보하는 것이다. 강화 관리는 처벌이나 보상을 통해 문제 행동을 교정하는 과정이다. 자극통제는 불건강 행동을 유발하는 원인을 제거하는 것이며 사회적 개선은 역량 강화나 옹호 전략 등을 통해 규범과 제도를 전반적으로 변화시키고자 하는 노력이다. 지금까지 살펴본 변화의 단계와 과정을 하나의 도식으로 결합하여 제시하면 다음과 같다.[131)]

모든 과정을 통해 변화단계가 안정화되면 자기효능감은 결국 아래 그림과 같이 최고치에 이르게 된다.

[그림 1-7] TTM에서 변화단계와 자기효능감

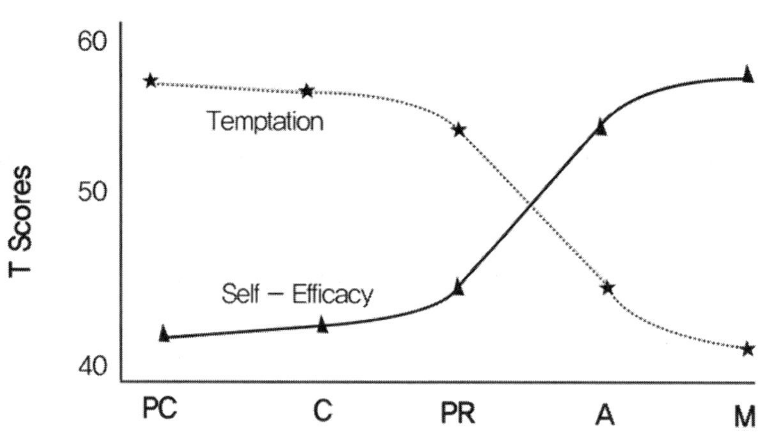

131) Prochaska JO, DiClemente CC, Norcross JC. In search of how people change: Applications to the addictive behaviors. American Psychologist. 1992; 47: 1102-1114.

7. 변화단계이론의 적용과 평가

보건행태 이론은 사람들이 건강과 관련한 행위를 지속, 유지하는 이유나 근거, 또는 어떤 계기로 인해 기존 행위 및 습관을 바꾸는지에 대한 정확한 원인 및 패턴을 구명하여 적절한 건강증진 정책을 수립하기 위한 것이다. 보건과학과 보건교육은 이러한 정책 수립의 구체적인 실천 수단으로 보건행태 이론에 대한 이해를 필요로 한다. 건강신념모형(HBM)은 질병을 피하거나 건강해지려는 욕망과 사람에게 접근 가능한 특별한 건강행위가 질병을 예방하거나 완화시킨다는 신념으로 구성되는 가치기대적 이론이다. 합리적 행위이론(TRA)은 인간의 의도가 개인이 그 행동을 수행한 결과 생길 수 있는 태도와 의미 있는 타자들이 옳다고 여기는 것에 대한 개인 인식인 주관적 규범으로 구성된다고 보는 이론이다. 반면에 계획적 행위이론(TPB)은 자기효능감과 관련된 개념인 지각된 행위 통제 개념을 합리적 행위이론 개념에 보충하면서 나타난 발전된 이론이다. 변화단계이론(TTM)이란 문제행위들이 역동적인 변화의 과정을 거쳐서 바뀐다는 가정에 의거하여 개인행동의 변화과정이 다섯 개의 단계와 열 개의 과정으로 나뉘어 변화된다고 본다.

물론 신념과 태도, 가치는 변화될 수 있으며 때로는 행동을 정확하게 예측하지 못하는 경우도 있다. 신념은 인지적 구성물이라 행동을 통해 추론될 수밖에 없으며 그 결과 개인의 핵심적 신념체계가 행동으로 표출되지 않을 경우 우리는 그 연결고리를 제대로 알지 못할 수도 있다.[132] 예를 들어, 자궁경부암에 취약한 젊은 히스패닉 여성들은 자궁경부암 조기 검진이 유용하다는 신념을 갖고 있지만 그들의 자궁경부암 검진율 자체는 같은 조건의 다른 인종보다 낮은 편으로 보고되고 있다.[133] 가치 역시 태도를 결정하는 핵심 요인이며 이를 통해 행동을 추동하지만 유동적이고 비일관된 경우도 많다.

그럼에도 불구하고 건강행태 이론이 갖는 의의는 크다. 건강신념모형은 행동에 대한 취약성(vulnerability)을 통해 개인이 지각하는 질병에 대한 위험과 결과의 심각성을 파악하고자 했다는 점에서 행동에 대한 비용과 혜택을 평가하는 과정이다.[134] 건강신념모

132) Robinson L. Beliefs, values and intercultural communication. In: Robb M, Barrett S, Komaromy C, Rogers A (eds.). Communication, Relationships and Care: A reader. London, England: Routledge, 2004: pp. 110–120; Tones K, Green J. Health Promotion: Planning and strategy. London, England: Sage, 2004.

133) Byrd TL, Peterson SK, Chavez R, Heckert A. Cervical cancer screening beliefs among young Hispanic women. Preventive Medicine. 2004; 38: 192–197.

형에 따르면 개인은 현재의 행동이 위험하다고 느끼고 이를 변화시킬 동기를 행동변화가 낳는 어려움보다 혜택이 많다는 평가를 통해 끌어낸다. 그리고 자기효능감을 바탕으로 이러한 변화를 실천하게 된다. 반면 계획된 행동이론은 권고된 행동을 수행했을 때의 보상과 위험을 판단하고 가족이나 동료, 미디어를 통한 주관적인 규범을 고려하여 어떤 행동을 하려는 의도를 갖게 된다고 본다. 이때 개인이 지각하는 행위 통제감도 영향을 미친다.[135] 이러한 인지이론들은 건강증진을 위한 예방 행동을 예측하는데 다양하게 활용되었다.[136] 성 위험 행태[137], SARS[138], 백신 접종[139], 식생활과 라이프스타일[140] 등이 그러한 예이다. 그러나 인지이론에는 문화적 민감성(cultural sensitivity)이 부족하고 행동이 반드시 태도에 의해 예측되는 것은 아니라는 점에서 비판점도 제기되었다.[141] 변화단계모형은 인지이론과 달리 건강증진을 위한 개입 전략의 장기적인 효과와 효능을 파악하기에 용이하며 실용적이다.[142] 그리고 금연 캠페인 모형뿐 아니라 인구집단의 사고 예방[143], 운동 프로그램 설계[144], 균형 잡힌 식단[145] 같은 다양한 캠페인에도 활용되었

134) Naidoo J, Wills J. Health Promotion: Foundations for Practice (2nd ed.). London, England: Barillere Tindall and RCN, 2000.
135) Lavin D, Groarke A. Dental-floss behaviour: A test of the predictive utility of the theory of planned behaviour and the effects of making implementation intervention. Psychology, Health and Medicine. 2005; 10: 243-252.
136) Janz NK, Becker MH. op. cit., 1984.
137) Lin P, Simoni JM, Zemon V. The health belief model, sexual behaviours, and HIV risk among Taiwanese immigrants. AIDS Education and Research. 2005; 17: 469-483.
138) Wong C, Tang CS. Practice of habitual and volitional health behaviours to prevent severe acute respiratory syndrome among Chinese adolescents in Hong Kong. Journal of Adolescent Health. 2005; 36: 193-200.
139) De Wit JBF, Vef R, Schutten M, Van Steenbergen J. Social-cognitive determinants of vaccination behaviour against hepatitis B: An assessment among men who have sex with men. Preventive Medicine. 2005; 40: 795-802.
140) Weitkunat R, Pottgiesser C, Meyer N, Crispin A, Fischer R, Scotten K, Keir J, Uberla K. Perceived risk of bovine spongi-form encephalopathy and dietary behaviour. Journal of Health Psychology. 2003; 8: 373-381.
141) Naidoo, Wills. op. cit., 2000.
142) Brug J, Conner M, Harre N, Kremers S, Mckeller S, Whitelaw S. The transtheoretical model of change: A critique. Health Education Research. 2005; 20: 244-258.
143) Kidd P, Reed D, Weaver L, Westnear S, Rayens MK. The transtheoretical model of change in adolescents: Implications for injury prevention. Journal of Safety Research. 2003; 34: 281-288.
144) Marshall SJ, Biddle SJH. The transtheoretial model of behaviour change: A meta-analysis of applications to physical activity and exercise. Annals of Behavioural Medicine. 2001; 23: 229-246.

다. 그러나 단계와 과정을 개인들에게서 정확하게 구분해 내기 어려운 측면이나 각 단계에서 장애 요인이 동일하게 전제된다는 점 등이 비판을 받아 왔다.[146] 그런 점에서 커뮤니케이션 설득 과정에 대한 더욱 통합적인 모형과 이론이 계속 논의되었는데 인간이 이성적 동물이라 하더라도 메시지에 대한 반응이 반드시 선형적으로 처리된다고 볼 수는 없기 때문이다. 오히려 개인이 지각하는 장애 요인을 파악하고 이를 제거하는 방향으로 캠페인을 펼치는 것이 행동변화를 유도하는 더 좋은 개입이라는 주장도 나오게 되었다.[147] 그러므로 건강과 관련된 행동과학의 측면에서 건강정보의 충돌 문제를 이해하기 위해서는 개인수준의 접근뿐 아니라 개인간 접근에 대한 고찰도 필요하다.

그럼에도 불구하고 개인의 행동변화 과정을 통합적으로 구조화한 TTM의 설명력과 활용 가능성은 기대 이상이었다. 예를 들어, 조기 암검진의 사례로 유방암을 생각해보자. 알려진 것처럼 유방암을 예방하고 이로 인한 사망률을 나출 수 있는 비용-효과적인 방법은 유방 엑스선 검사이다. 그래서 수검률을 높이기 위한 보건 프로그램들이 개발되었고 대상 여성들이 어떻게 검진을 받게 되는지 그 변화단계를 이해하는 데 TTM이 널리 활용되었다.[148] 계획이전 단계는 유방 엑스선 검사를 전혀 받아본 적이 없고 향후 2년 이내에 받을 계획이 없는 경우로 상정하였다. 계획 단계는 유방 엑스선 검사를 받아본 적이 없지만 앞으로 2년 이내에 받을 계획이 있는 경우로 분류했다. 준비 단계는 검진 예약이 잡혀 있는 상태이며 행동 단계는 예정대로 유방 엑스선 검사를 받은 상태로 정의했다. 유지 단계는 최소 2회 이상의 유방 엑스선 검사를 예정대로 받은 경우이다. 그리고 퇴행 단계는 유방 엑스선 검사를 받은 적이 있으나 앞으로 2년 이내에는 다시 받을 생각이 없는 경우이다. 이는 새롭게 추가된 단계이다. 여러 연구들을 통해 TTM 모형의 타당성이 확인되었고 대상자들의 행동변화와 결정과정이 보다 심도 있게 밝혀졌다.

145) Rudd JS, Betts N, Kritch K, Nitzke S, Lohse B, Boeckner L. Acceptability of stage-tailored newsletters about fruit and vegetables by young adults. Journal of the American Dietetic Association. 2005; 105: 1774-1778.

146) Rutter D, Quine L. op. cit., 2002.

147) Lajunen T, Rasanen M. Can social psychological models be used to promote bicycle helmet use among teenagers? A comparison of the health belief model, theory of planned behaviour and the locus of control. Journal of Safety Research. 2004; 35: 115-123.

148) Rakowski W, Ehrich B, Dubé CE, Pearlman DN, Goldstein MG, Peterson KK, Rimer BK, Woolverton H. Screening mammography and constructs from the transtheoretical model: Associations using two definitions of the stages-of-adoption. Annals of Behavioral Medicine. 1996; 18: 91-100.

그러나 특정 행동을 취할 때 기대되는 혜택과 비용의 단일 함수를 가지고 인간의 행동을 설명하려고 시도할 때 예측력은 높지 않다. 다양한 조건과 상황 변수들이 개입되기 때문에 실험실의 쥐처럼 통제가능한 결과값을 내기 어렵다. 그래서 TTM보다 다양한 예측함수를 도입하는 예방채택과정모형(precaution adoption process model, PAPM)이 지지를 받기도 한다. PAPM은 훨씬 복잡한 모형이지만 다양한 상황조건을 모형에 고려하여 프로그램의 중재 효과를 높인다. PAPM은 개인의 행동 변화는 일곱 단계를 거친다고 가정한다. 첫째, 해당 위험요인에 대해 들어본 적이 있음을 부인한다. 둘째, 그 위험요인이 다른 사람들에게 위협이 된다는 것을 안다. 셋째, 그 위험이 자신에게 위협이 된다는 것을 안다. 넷째, 행동변화를 마음먹는다. 다섯째, 행동변화를 정한다. 여섯째, 행동을 이행한다. 일곱째, 행동을 유지한다.[149] PAPM이 제시하는 일련의 과정은 대개 사람들이 낙천적으로 편향되어 있으며[150] 위험요인에 주의를 잘 기울이지 않기 때문에 설득력을 갖는다. 예를 들어, 습관적인 과식은 위험하지만 자신은 타고난 체질이 있어서 괜찮을 것이라고 믿는 것이다. 그래서 PAPM은 HBM처럼 위험인식을 강조하면서 동시에 TTM처럼 행동변화의 역동적인 인지틀을 적용한다. 그러나 PAPM은 TTM보다 위험커뮤니케이션에 보다 초점을 맞춘 이론이며 위험을 자각하지 못하는 집단을 대상으로 행동변화를 꾀할 때 적절하다.

그러나 인간은 적응의 동물이므로 행동변화를 특정한 단계와 과정으로 범주화할 수 있는지에 대해서는 비판적인 시각도 많다.[151] 그래서 하이더(F. Heider)의 인지적 균형이론(cognitive balance theory; CBT)을 제안하는 이도 있다. 인지적 균형이론이란 여러 인지적 행위자들이 인지적 스트레스 없이 존재할 수 없을 때 긴장이 생기고, 결국 인지구조를 바꿔 균형상태를 이루려한다고 주장하는 사회심리학 이론이다. 이것은 하나의 상황을 지각하는 P, P가 좋아하거나 싫어하는 어떤 사람 O, 그리고 P와 O가 좋아하거나 싫어하는 제3의 대상(또는 사람) X의 삼자로 구성된 관계구조로 구성된다. 아래 그림에서는 각 주체를 A, B, C로 표기했는데 서로가 모두 우호적인 관계이면 조화상태이다.

---

149) Weinstein ND. The precaution adoption process. Health Psychology. 1988; 7: 355-386.

150) Perloff L, Fetzer BK. Self-other judgments and perceived vulnerability to victimization. Journal of Personality and Social Psychology. 1986; 2: 502-510.

151) Bandura A. Health promotion from the perspective of social cognitive theory. In: Norman P, Abraham C, Connor M (eds.). Understanding and Changing Health and Behaviour. Reading, England: Harwood, 2000.

[그림 1-8] 하이더의 인지적 균형이론

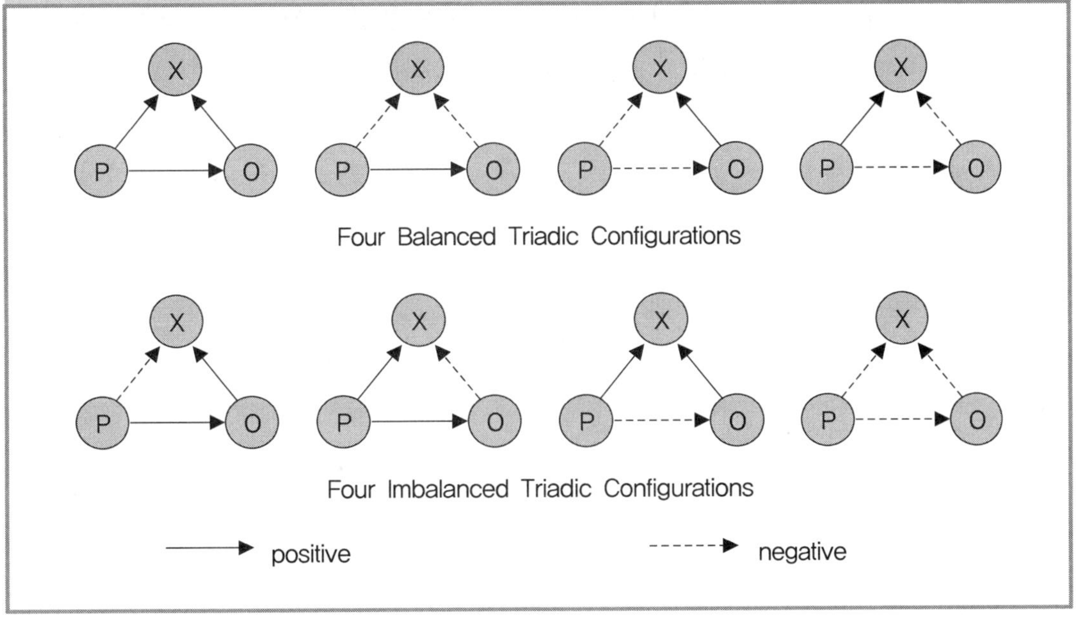

그러나 A-B가 적대 관계라면 C가 둘 중 어느 편을 들 것인지 입장을 정해야 한다. 마찬가지로 B-C가 적대 관계라면 A는 입장을 정해야 한다. 그렇지 않으면 관계구도는 매우 불안정하게 된다. 만약 A-B가 적대인 관계라면 C는 양 당사자에게 어느 편인지 입장을 밝힐 것을 종용받게 될 것이다. 적의 친구는 나에게 적이기 때문이다. 그래서 하이더의 균형이론에서 음(-)의 관계는 항상 짝수로 나타난다. 앞의 사례에서 만약 C가 A와 절연하게 된다면 B와 C는 A라는 공동의 적이 생겨서 균형관계를 복원하게 되는 이치이다(새로운 균형상태).

하이더의 이론은 원래 인지적 조화상태가 어떻게 만들어지는지에 대해 분석한 것이므로 아래와 같이 지식-태도-실천의 균형관계에 적용할 수 있다. 대사증후군을 사례로 들자면 이것의 위험성에 대한 지식은 관리 필요성에 대한 긍정적 태도를 만들고 결국 관리실천에 나서게 이끌 것이다. 이른바 건강행태에 바람직한 인지조화의 상태이다. 그러나 개인은 종종 인지부조화의 상태에 놓일 수 있다. 대사증후군에 대한 지식이 높고 그로 인해 관리 필요성에 긍정적인 경우라면 실천이 옮기지 않을 수 없다. 마찬가지로 대사증후군에 대한 관리를 실천하고 있다면 그에 대한 지식과 태도 간에는 긍정적인 관계가 수반되어야 하는 것이다. 따라서 이를 뒤집어 보면 대사증후군 관리를 실천하지 않고 있는 집단은 지식과 태도 간의 관계에서 어딘가 바람직하지 못한 인지균형을 만들고 있을 가능성이 높다. 그러므로 그 관계를 개선하는 보건교육학적 개입을 한다면 행동변화를 꾀할 수 있다.

제3절

개인간 접근

1. 서언

우리는 지금까지 개인수준에서 접근한 건강행태 모형에 대해 다루었다. 그런데 인간은 사회환경에서 생존하며 다양한 상호관계의 맥락을 통해 의사결정을 한다. 이때 사회환경은 지역사회 자체의 특징도 내재하지만 다른 사람들과의 관계에서도 크게 영향을 받는다. 그래서 등장한 것이 사회인지 이론, 사회연결망 이론, 사회적지지 이론, 스트레스 평가-대처 이론, 보건 커뮤니케이션 이론과 같은 것들이다. 사회환경은 개인들에게 때로는 정보의 출처이기도 하면서 행동을 강화하게 만들며 도구가 되어준다. 이를 통해 개인들은 사회적 지지를 얻거나 존중감을 높일 수 있다. 사람은 사회적 관계를 통해 상호작용하며 행동에 변화를 꾀하게 된다. 건강증진도 마찬가지이다.

사회인지이론(social cognitive theory; SCT)은 개인의 행동능력과 자기효능감에 대한 인지-행동 통제이론이다.[152] SCT는 스트레스 상황에서 어떻게 건강행동이 유지되며 새로운 변화를 시도할 수 있는지에 대해 자기효능감을 중심으로 예측하는 모형이다. 건강증진 중재 프로그램에 참가한 사람들을 통해 자신을 모니터링하고 성공적인 자아상을 얻음으로써 개인의 건강행동은 강화된다.[153] 예를 들어, 비만 집단을 대상으로 신진대사량을 늘리는 개입은 적절한 환경적 반응을 통해 긍정적으로 자신에게 피드백되어 참가자

152) Bandura A. Social cognitive theory: An agentic perspective. Annual Review of Psychology. 2001; 52: 1-26.

153) Thompson TL, Dorsey AM, Miller KI, Parrott R. Handbook of Health Communication. New York, NY: Lawrence Erlbaum Associates, 2003.

의 행동역량을 높이게 만들 수 있다.

사회 연결망(social network)이나 사회적 지지(social support)는 개인이 결국 사회적 관계들의 집합 속에 존재한다는 전제에서 출발한다. 적절한 연결망 속에서 긍정적이고 다양한 지지를 받는 개인은 바람직한 건강행동을 통해 건강수준을 높이고 사망률을 낮출 수 있다. 물론 정서적이고 도구적이며 정보적일 수 있는 사회적 지지의 다양한 양태가 어떤 상황 속에서 어떻게 작동하는지에 대해서는 더 많은 연구가 필요하다. 그럼에도 불구하고 암 생존자 등을 대상으로 한 연구들에서 사회적 지지를 통한 개입 전략은 나름대로 의미 있는 것으로 평가를 받는다.[154] 다만 주의해야 할 점은 개인간 접근 모형들은 모두 상징적 상호작용주의에 입각한 것이다 보니 사회적 지지를 받는 것이 지각적 차원인지 실제 차원인지 구분할 필요가 있다.

한편 스트레스 평가-대처 모형은 관계에서 오는 다양한 스트레스 상황에 특정 개인이 어떻게 대응 역량(coping ability)을 발휘하는지에 초점이 맞춰져 있다.[155] 이때 대응행동은 원인이 되는 사건에 대한 지각이나 의미 평가를 통해 상호작용적인 방식으로 결정된다. 예를 들어, 동일한 외상사건을 경험하더라도 대처 행동에 따라 외상 후 스트레스 장애(Post-Traumatic Stress Disorder; PTSD)가 발전하는 양상은 사람에 따라 다르다. PTSD는 외상사건이나 극도의 스트레스에 노출되어 공포 또는 무력감으로 반응하는 정신 질환인데 스트레스 평가-대처 모형에 의하면 인간은 스트레스 상황에 직면하면 상황을 해결할 수 있는 개인적・환경적 자원에 근거하여 상황을 인지・평가하고 이후 대처를 통해 스트레스에 적응하거나 적응에 실패한다. 따라서 외상사건에 얼마나 효과적으로 대처 행동을 했는지에 따라 PTSD가 달리 발생하거나 PTSD의 심각성이 달라진다.[156] 스트레스와 대처 행동에 대해서는 다양한 개입연구와 기술연구가 있었고 지각된 스트레스에 대한 완충재 역할을 하는 사회적지지 개념과도 연결한 연구들이 있다. 그러나 스트레스 요인이 급성인지 만성인지 또는 생물학적 기전은 어떤지에 대해 더 많은 연

---

154) Goodwin PJ, Leszcz M, Ennis M, Koopmans J, Vincent L, Guther H, Drysdale E, Hundleby M, Chochinov HM, Navarro M, Speca M, Hunter J. The effect of group psychosocial support on survival in metastatic breast cancer. NEJM. 2001; 345: 1719-1726.

155) Lazarus RS, Folkman S. Stress, Appraisal, and Coping. New York, NY: Springer, 1984.

156) McMeekin DE, Hickman RL Jr, Douglas SL, Kelley CG. Stress and coping of critical care nurses after unsuccessful cardiopulmonary resuscitation. American Journal of Critical Care. 2017; 26: 128-135.

구가 필요한 실정이다.

2. 사회인지이론

행동주의 심리학자들은 조작적 조건 형성이 학습을 설명하는 데 있어 너무 많은 제약을 가한다는 사실을 발견하였다. 이에 따라 등장한 SCT, 즉 사회인지이론(social cognitive theory)은 개인요인과 행동, 환경이 상호간에 영향을 주고받는 3자 관계(triadic) 모형이다. 행태, 개인의 특성 및 사회 환경이라는 세 가지 요소는 상호 결정적이며(reciprocal determinism) 이런 과정을 통해 지속성이 있는 건강행태나 생활양식이 형성된다고 본다.[157] 그래서 SCT는 개인의 행태와 사회 환경 및 개인의 인지적 특성은 상호결정의 관계이며 이는 같은 개인일지라도 특정 상황이나 특정 행태에 따라 달라진다고 전제한다.

SCT는 기존의 행동주의적 관점과 달리 학습에 영향을 미치는 사회적 영향과 같은 상황적인 조건에 특히 주목하였다. 환경은 개인의 행동에 영향을 줄 수 있는 객관적인 상황 조건이며 상황은 개인의 행동에 영향을 주는 환경에 대한 지각적 차원이다. 그래서 환경이 객관적 조건으로 개인의 행동에 영향을 주는 반면 상황은 의도나 인식에 따라 재구성된 환경이라고 할 수 있다. 사회인지이론에 따르면 개인은 환경, 행동, 인지의 상호작용이 학습과 발달에 영향을 미치며 지각된 행동이나 환경은 사고 방식(인식)을 바꾸거나 후속 행동을 변화시킬 수 있다. SCT는 여러 구성요소들을 가지고 있다.

이른바 관찰학습(observational learning)은 타인의 행동을 모방하거나 대리적 조건형성(vicarious conditional)을 통해서 이루어진다. 적절한 보상이 있다면 시도-실패(try-and-error) 과정은 원하는 성과에 도달할 수 있도록 행태를 지속적으로 변화시킨다. 하지만 이는 비효율적인 과정이며 관찰학습은 다른 사람의 행동을 관찰하고 보상받는 행동이 무엇인지를 설명할 수 있는 규칙을 발견하여 행동을 체득함에 효율적이다. 반면 행동을 실행할 수 있는 능력(behavioral capability)이란 행태에 대한 지식(knowledge of the behavior)이자 기술이다. 그리고 강화(reinforcement)는 자발적 학습의 일차적

157) Bandura A. Self-efficacy: The exercise of control. New York, NY: W.H. Freeman, 1997.

구성요소로 SCT에서는 직접강화(자발학습), 대리강화(관찰학습), 자기강화(자기조절)를 통합시킨 개념이다. 이때 예견할 수 있는 외부강화보다는 개인의 경험과 인지에 기반한 내부강화가 더 우수한 학습효과를 보인다. 사회인지이론의 구성개념과 중재전략을 정리하면 아래와 같다.

[표 1-4] 사회인지이론의 구성개념과 중재전략

개념	정의	중재전략
상호 결정론	행동변화는 개인과 환경의 상호작용을 통해 야기되며 역동적 형식으로 각각 변화됨(개인, 행동, 환경 간의 삼자관계)	행위자와 환경을 모두 고려하기
환경	개인의 물리적 외부요소들	기회나 사회적 지지를 제공
상황	환경에 대한 개인의 인식이나 지각	오해를 바로잡기
행동역량	행동변화를 실천하기 위해 필요한 지식과 기술	실천에 필요한 정보와 훈련
결과기대	행동변화를 통해 결과가 발생할 것이라는 믿음	결과 발생과 관련된 정보를 수집하기
자기 효능감	행동변화를 실천하고 장애를 극복하는 것에 대한 자기 확신	개인의 장점을 극대화하거나(믿음과 격려) 단계별로 시도하기
관찰학습	행동변화를 통해 관찰한 결과에서 얻은 믿음	적절한 역할모델을 찾거나 성공적인 변화 사례를 공유하기
강화	행동의 지속가능성에 영향을 주는 것에 대한 피드백	인센티브, 보상, 지지를 강화하고 부정적인 피드백을 줄이기
자기통제	목표지향적 행동이나 성과에 대한 개인의 통제	목표설정, 문제해결, 자기 모니터링이나 포상의 기회를 제공하기
감정적 대처반응	감정적 자극을 통한 전략이나 전술	스트레스 관리에 대한 훈련

사회인지이론에서 환경은 물리적 조건들뿐 아니라 가족, 친구, 직장 동료처럼 개인의 행동에 영향을 미치면서 그 개인에 대해 외적인 객관적 요소들이다. 그리고 상황은 개인의 행동에 영향을 미치는 환경에 대한 인식이다. 그래서 SCT에서 행동이란 가족 구성원들과 공유하는 환경이나 그들의 특성에 대한 관계적 함수가 된다. 건강행동의 측면에서는 이러한 환경에 제도와 법적 요소들도 포함된다. 금연정책이나 식이규제가 그런 예이다. 그런데 환경은 행동에 대한 모델을 제공하기 때문에 중요한 이유도 있다. 개인은 강화뿐 아니라 관찰을 통해서도 학습을 하는데 관찰학습은 개인이 다른 사람의 행동과 그

사람이 받는 강화를 관찰하여 이루어진다. 이는 시행착오를 거쳐 학습을 하는 조작적 조건화(operant conditioning)보다 더 효율적이다. 그래서 흡연이나 음주와 같은 건강 위험행동을 통제할 때 간접적으로 인지하는 보상과 처벌은 행동변화를 일으키거나 바람직한 강화를 끌어낼 수 있다.

[그림 1-9] 사회인지이론에서 상호 결정주의 모형

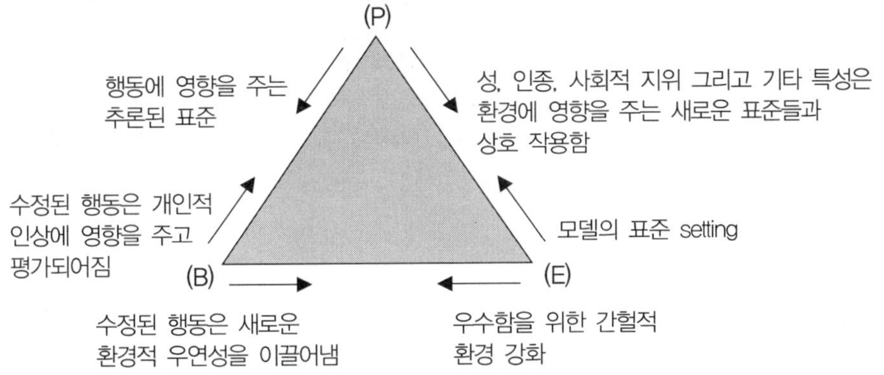

행동능력이 있는 개인에게 관찰학습의 조건이 충족되면 학습된 내용은 수행으로 옮겨진다. 이때 행동능력이란 특정한 행동 수행에 수반되는 행동 자체에 대한 인지와 필요한 기술을 말한다. 행동이 실천으로 옮겨지게 되는 과정에는 선행 결정인자(antecedent determinants)인 기대가 수반된다. 개인은 특정 상황에서 자신의 행동에 대한 결과로 어떤 일이 일어날지 예측한다. 그리고 학습과 훈련을 통해서 상황을 다루는 능력을 키우게 된다. 긍정적인 결과 기대는 행동을 촉진하지만 청소년의 흡연에 대한 처벌과 같은 부정적인 결과 기대는 행동을 억제한다. 그래서 행동변화에 대한 개입 전략은 인센티브라고 불리는 결과 기댓값을 조정하여 동기를 유발하거나 제어하도록 작동한다. 결국 사회인지이론에서 상호 결정주의 모형은 아래와 같다.

SCT에서 중요한 함의는 인간행동에 관한 기계적 관점을 개인이 스스로 자기 삶을 통제할 수 있는 능동적 행위자로 돌려놓았다는 점이다. 여기에 결정적인 기여를 한 개념구성체가 바로 행동변화의 필수요소인 자기 효능감(self-efficacy)이다. 이는 개인이 특정

[그림 1-10] 사회인지이론을 적용한 청소년 금연 프로그램의 사례

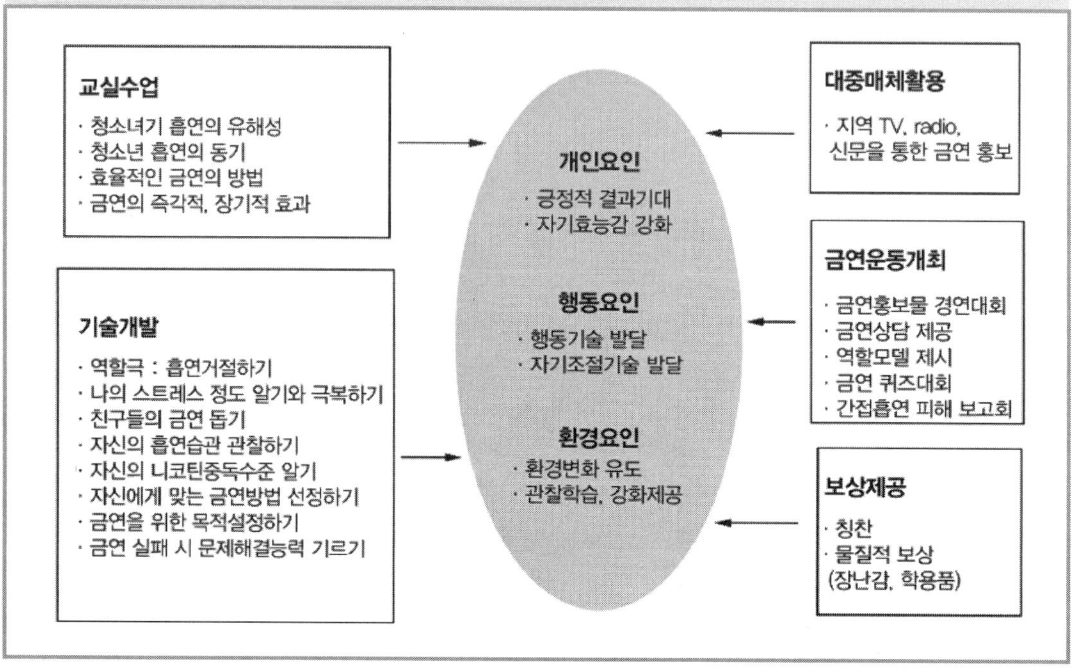

행동을 수행할 때 느끼는 자신감이자 확신이며 장애를 극복하고 제어하는 능력이다.[158] 자기 효능감은 다양한 건강행동 연구에서 일관성 있는 예측지표였다. 이는 변화하고자 하는 행동의 범위를 설정하고 자기관리를 위한 제어에 중요한 역할을 한다. 반면 지나친 감정적 각성(emotional arousal)은 공포나 걱정, 적대감을 통해 방어기제를 작동시켜 학습이나 실천을 방해할 수 있다. 결국 SCT는 행동변화에 대한 기존의 인식적, 정서적, 행동주의적 관점을 종합하여 보건교육과 관련된 행동변화나 중재에 통찰력을 보여준다. 행동이 변화하는 개인적 원인과 환경적 원인을 모두 고려하기 때문에 만성질환 예방을 위한 중재 프로그램을 만들 때 활용 가능성이 높다. 이는 행동 변화에 영향을 미치는 극적인 사건(예: 심장 발작으로 인해 사망한 친구의 사인이 운동 부족이라는 이야기를 들었을 때)을 통해 운동을 매우 싫어하던 사람이 운동을 적극적으로 실천할 수 있는 새로운 사회적 환경을 찾고 주변의 지지를 구하는 상호결정론적 상황으로 쉽게 상상해 볼 수 있다. 다음은 사회인지이론을 적용한 청소년 금연 프로그램의 사례이다.

158) Bandura A. op. cit., 1997.

[그림 1-11] 사회인지이론을 적용한 Northland's Amazing Alternatives 프로젝트 사례

구성요소	구성요소의 적용
환경	학교와 지역사회에서 alcohol free alternative 활동(Awesome Autumn Party)
행동역량	알코올을 거부할 수 있는 능력 기술 함양 Alcohol free이벤트 개발 능력
결과기대	음주의 부정적 결과에 대한 리더들의 토론 음주가 매력적인 행동이 아니라는 학교 교육
자기통제	금주를 지속함으로써 생길 미래 결과에 대한 에세이
관찰학습	선별되어 훈련된 학생지도자들이 교육 4명의 10대 롤모델이 자기 경험을 말하는 오디오테이프 듣기
강화	티셔츠를 만들어서 학생들에게 배포
자기효능	음주하라는 영향을 거부하기에 대한 역할극
상호결정론	사회적 영향 대응기술-사회환경변화, 음주기회감소-소수의 음주로 영향력도 감소

실제로 사회인지이론은 환경과 개인을 모두 변화시키는 상호결정론적 전략이라는 점에서 다양한 프로젝트를 성공으로 이끌었다. 아동과 청소년의 심혈관 건강을 위한 프로그램(Child and Adolescent Trial for Cardiovascular Health; CATCH)은 급식 프로그램과 체육 교육을 통하여 초등학교 고학년들의 영양상태 개선과 신체활동 증진에 도움을 주었다. 교사와 부모의 적절한 상호작용과 강화는 행동 변화에 필요한 인지 조건을 바꾸었다.[159] 이외에도 11세부터 18세까지 청소년들의 음주 예방을 위한 지역사회 프로그램인 Project Northland[160]나 학령기 아동들의 과일과 야채 섭취를 독려한 Gimme 5가 대표적인 성공사례이다.[161]

159) Luepker RV, Perry CL, McKinlay SM, Nader PR, Parcel GS, Stone EJ, Webber LS, Elder JP, Feldman HA, Johnson CC, et al. Outcomes of a field trial to improve children's dietary patterns and physical activity. The Child and Adolescent Trial for Cardiovascular Health. CATCH collaborative group. JAMA. 1996; 275: 768-776.

160) 미네소타주 북동지역 24개 교육구와 지역사회를 대상으로 한 프로젝트였다.

161) Komro KA, Perry CL, Williams CL, Stigler MH, Farbakhsh K, Veblen-Mortenson S. How did Project Northland reduce alcohol use among young adolescents? Analysis of mediating variables. Health Education Research. 2001; 16: 59-70.

[그림 1-12] 사회인지이론을 적용한 Gimme 5 프로젝트의 개념구성체

SCT 구성요소	구성요소의 활용
환경	가정에서 과일과 야채를 쉽게 구할 수 있도록 변화
행동능력	간단하고 맛있는 과일 및 야채 음식 요리 집이나 패스푸드점에서 과일이나 야채를 요청하는 기술 증진
결과기대	과일이나 야채를 먹으면 학습능력 향상, 동료들에게 따돌림 없음
자기통제	과일이나 야채를 먹는 목표 설정 모니터링
관찰학습	교사가 과일과 야채를 더 먹는 모습을 관찰
강화	축하, 작은 선물, 칭찬
자기효능	과일이나 야채를 요구하는 기술을 연습하는 역할극
상호결정론	학생들의 요청-과일과 야채의 접근성 증가-더 선호-더 많은 채소

4-5학년 어린이 대상, 과일과 야채 섭취 50% 증가

프로젝트 Northland의 목적은 학생들의 술에 대한 접근성을 감소시키고 음주에 대한 지역사회의 규범을 바꾸는 것이었다. 이를 위해 성인들이 먼저 모범을 보였으며 음주에 대한 부모-자녀 간의 대화를 통한 부모교육을 도입했고 청소년들이 주도하는 다양한 활동과 함께 금주 캠페인을 진행하였다. 1년간 2단계의 중재를 한 결과 음주와 폭음의 증가율, 청소년의 음주에 대한 부모의 수용도가 의미 있게 개선되었다. 구성원들의 상호결정론적 상호작용을 통해 음주와 관련된 환경과 규범이 모두 바뀐 것이다.

프로젝트 Gimme 5는 미국인들의 식이 지침에 따르면 하루 5~9 접시의 과일과 야채를 먹을 것을 권장함에도 불구하고 아동들의 섭취량은 이 기준의 1/4에 그친 것으로 나타나 과일과 야채의 섭취를 북돋기 위해 도입되었다.[162] 이른바 FJV(fruit, juice, vege-

162) Perry CL, Williams CL, Komro KA, Veblen-Mortenson S, Forster JL, Bernstein-Lachter R, Pratt LK, Dudovitz B, Munson KA, Farbakhsh K, Finnegan J, McGovern P. Project Northland high school interventions: community action to reduce adolescent alcohol use. Health Education and Behavior. 2000; 27: 29-49; Baranowski T, Davis M, Resnicow K, Baranowski J, Doyle C, Lin LS, Smith M, Wang DT. Gimme 5 fruit, juice, and vegetables for fun and health: Outcome evaluation. Health Education and Behavior. 2000; 27: 96-111.

tables)가 청소년들에 외면을 받은 이유는 개인의 측면에서는 맛있다는 인식이 부족했고 행동의 측면에서는 FJV를 이용한 음식을 만드는 레시피에 대한 정보가 없었고 환경의 측면에서는 모든 가정이 이를 쉽게 구할 수 없다는 것이었다. 이를 개선하기 위한 프로젝트인 Gimme 5는 역할극을 통해 아동이 부모가 식료품을 구입할 때 FJV를 요구하는 기술을 익힐 수 있도록 돕고 다양한 FJV가 제공되는 레스토랑을 지역사회에 늘리는 등 환경을 변화시켰다. 아울러 간단하고 안전하고 맛있는 FJV 조리법을 공유하고 아동들의 섭취를 모니터링하여 보상을 했다. 그 결과 아동들의 과일 소비가 50% 증가했고 주로 소비했던 음식이 감자튀김에서 녹색의 샐러드로 바람직하게 개선되었다.

3. 사회 연결망과 사회적 지지

사회적 관계가 건강에 미치는 영향에 대해서는 오랜 논의가 있었고 실제로 건강행동을 위한 다양한 개입전략도 개발되었다. 이를 둘러싼 많은 용어들을 포괄하는 용어로 사회적 통합(social integration)이나 사회 응집성(social cohesion)이 많이 쓰인다.[163] 이들은 모두 사회 연결망이나 사회적 지지를 통해 발현되는 공동체의 고유한 맥락적 특성이다. 물론 개인들의 관계적 속성이 구성적인 차원에서 공동체의 총합적으로 나타날 수도 있다. 그러나 개인과 공동체는 즉각적으로 상호작용하고 반응하지 않으며 포함 관계이다. 예를 들어, 한 사회에 폭력적인 성향의 개인이 많이 이주해왔다고 해서 그 사회가 폭력적으로 변했다고 보기는 힘들다. 폭력성은 관계적인 것인데 폭력적인 사람들 간에만 물리력이 행사된다면 공동체 전체가 파괴적으로 변하지는 않는다. 그러나 그 폭력이 일반인들에게까지 행사되고 그로 인해 평범했던 관계에도 물리적 충돌이 빈번해진다면 임계치를 넘어선 어느 순간부터는 그 공동체의 해체(disintegration)로 인하여 새로 이주해온 일반인들도 폭력성을 띨 수 있다. 따라서 사회적 망(social web)을 통해 공동체에 배태되어(embedded) 있는 개인들은 그 망을 통해 규정되고 결정되기도 한다. 이른바 이웃 효과(neighborhood effects)이다.

163) Berkman LF, Glass T, Brissette I, Seeman TE. From social integration to health: Durkheim in the new millennium. Social Science and Medicine. 2000; 51: 843–857.

사회 연결망(social network)은 사회를 구성하는 개인이나 단체의 속성보다 그들 간의 관계를 중요시하는 패러다임이자 분석 기법이다. 1950년대에 수학적으로 공식화된 이후 1980년대부터 행동과학에 널리 퍼졌고 현대 사회학의 한 분야로 자리잡았다. 개인 또는 집단은 네트워크상의 하나의 노드(node)이며 사회 연결망은 각 노드들 간의 상호 의존적인 관계(tie)에 의해 만들어지는 사회적 관계 구조를 지칭한다. 모든 노드들은 네트워크 안에 존재하는 개별적인 주체(사회적 행위자)이고 이들 간의 관계가 사회적 실체를 보여준다고 간주한다. 개인의 속성으로 환원되지 않는 상호작용적 관계들의 망은 한 사회에 고유하게 존재하며 그러한 연결망을 통해 오히려 특정한 개인이 발현할 수 있다. 사회 연결망은 2자 관계(dyadic)로 나타낼 수도 있고 관계망 전체의 특성(whole network)으로 표현할 수도 있다. 관계를 통해서 자원과 지지를 주고받으며(상호성) 밀접하거나 느슨하게 교류하며(관계의 강도) 동질적이거나 이질적이 된다(복잡성).

사회적 지지(social support)는 사회 연결망의 한 유형으로 자신이 보살핌이나 도움을 받을 수 있는 관계를 지칭한다.[164] 이는 감정적 지지일 수도 있고 정보적 지지일 수도 있으며 때로는 도구적일 수도 있다. 다양한 형태와 의미로 존재하는 사회적 지지는 객관적이고 물질적인 지지의 형태뿐 아니라 지지를 받는 자가 어떻게 그것을 인식하는지도 중요하다. 사회적 지지는 주로 네 가지로 구분된다. 첫째, 정서적 지지(emotional support)는 관심, 애정, 공감, 사랑, 신뢰, 친밀감, 격려 같은 보살핌을 제공하는 것이다. 둘째, 도구적 지지(instrumental support)는 물질적인 재화나 재정 조력을 통해 실질적인 도움을 주는 것이다. 셋째, 정보적 지지(informational support)는 유용한 정보나 조언을 통해 문제의 해결을 돕는 것이다. 넷째, 평가적 지지(appraisal support)는 건설적인 피드백을 통해 자기 평가에 유용한 정보를 제공하거나 사회적 소속감을 주는 동반자적 관계를 의미한다. 사회적 지지는 비난과 같은 부정적인 상호작용과 구분되며 의식적 행동이기 때문에 사회적 영향(social influence)과 구분된다. 사회적 지지는 애착의 형태로 자신이 소중한 존재임을 인지하게 만들다. 그리고 모임에서의 소속감을 통해 안정을 얻거나 규범을 통해 사회적 준거를 얻고 심리적 스트레스를 중재하는 데 활용되기도 한다. 그러나 관계의 성격이 소수의 깊고 강한 연결이 더 좋은지 넓고 약한 연결이 더 좋은지는 경우에 따라 다르다.

164) House JS. Work Stress and Social Support. Reading, MA: Addison-Wesley, 1981.

[표 1-5] 사회 연결망과 사회적 지지의 유형

차원	개념	정의
사회 연결망		
	상호성 강도 복잡성 동질성 인접성	관계 속에서 자원과 지지를 주고받는 정도 관계를 통해 정서적 친근감을 제공하는 정도 관계를 통해 서로 알고 상호작용하는 정도 연결망의 노드들이 인구학적으로 유사한 정도 연결망의 노드들이 핵심 인물로부터 가까운 정도
사회적 지지		
	정서적 지지 도구적 지지 정보적 지지 평가적 지지	공감, 사랑, 신뢰, 관심 실질적인 도움과 서비스 충고, 제안, 정보 자기평가에 도움이 되는 피드백

사람들은 사회적 지지를 통해 유대감을 얻고 사회생활에 대한 자신감과 신뢰 관계를 구축하고자 한다. 사회적 지지는 심리적인 보호요인(protective factor)이기 때문에 건강에 유해한 인자들에 대한 개인의 취약성을 감소시킨다.[165] 아래 그림에서 경로 [1]은 사회 연결망과 사회적 지지가 건강에 영향을 미치는 직접 경로이다. 지지적 관계(supportive ties)는 친밀감, 교제, 소속감과 같은 인간의 기본적 욕구를 충족시켜 스트레스 수준에 관계 없이 개인의 건강에 긍정적인 영향을 준다.[166] 경로 [2]와 [4]는 사회 연결망과 사회적 지지가 개인이 가용한 대응자원과 지역사회 자원에 미치는 영향을 보여준다. 이들은 연결망과 지지를 통해 정보를 쉽게 얻고 문제해결 능력을 높인다. 개인은 사회 연결망 속에서 주어진 문제를 더 긍정적으로 바라본다. 한편 사회 연결망을 강화하여 사회를 통합하고 응집성을 높이는 것은 지역사회의 자원을 동원하고 문제를 해결하는 역량을 증진시킨다.[167]

그래서 지역사회역량이 높은 통합된 공동체에서는 다양한 개입을 성공적으로 수행한

165) Cassel J. The contribution of the social environment to host resistance: the Fourth Wade Hampton Frost Lecture. American Journal of Epidemiology. 1976; 104: 107-123.

166) Berkman LF, Glass T. Social integration, social networks, social support, and health. In: Berkman LF, Kawachi I (eds.). Social Epidemiology. New York, NY: Oxford Press, 2000.

167) Minkler M. Community organizing among the elderly poor in San Francisco's Tenderloin District. In: Rothman J, Erlich JL, Tropman JE. (eds.). Strategies of Community Intervention. Itasca, IL: Peacock Publisher, 2001.

[그림 1-13] 사회 연결망과 사회적 지지의 건강 영향 기전

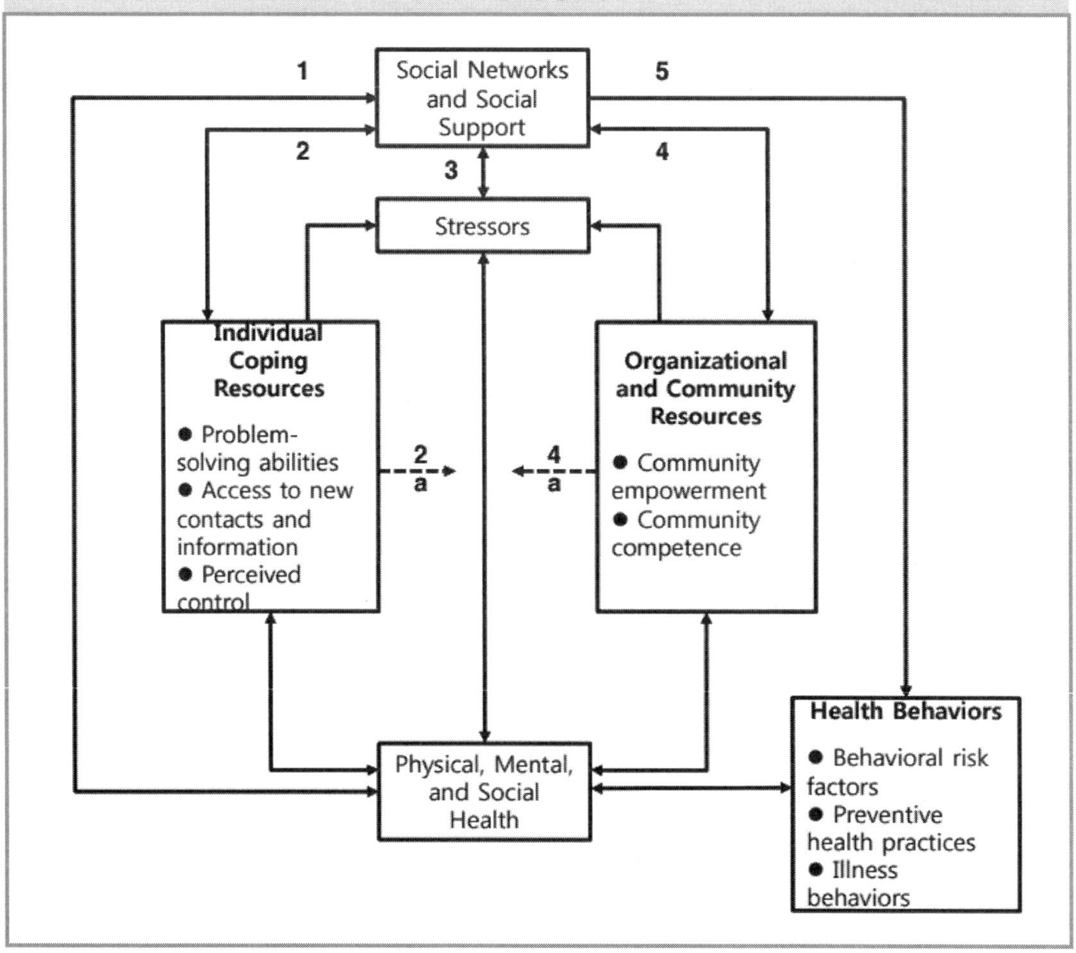

다. 개인과 지역사회의 자원을 동원하여 스트레스나 악영향을 감소시키고 대응하는 능력은 사회 연결망이 주는 완충효과(buffering effect)이다. 그림의 경로 [2a]와 [4a]가 나타내는 것처럼 개인과 지역사회에 관계적 자원이 충분하다면 생애사적 사건이 야기하는 부정적인 충격을 감소시킬 수 있다. 예를 들어, 우리가 촘촘한 연결망을 가진 통합된 사회라면 세월호 사건과 같은 국가적 재난에서 오는 트라우마를 잘 견뎌낼 수 있는 것이다. 경로 3은 사회 연결망이 스트레스 요인에 노출되는 빈도와 기간에 영향을 준다는 점을 시사한다. 관계적 자원을 동원하여 개인은 정서적이거나 도구적인 도움을 받을 수 있다. 경로 [5]는 사회 연결망과 사회적 지지가 건강행동에 영향을 미칠 수 있는 잠재적인

요인임을 보여준다. 사회적 교환을 통해 금연이나 체중관리, 운동 같은 예방적 건강행동을 촉진할 수 있고 환자역할(sick role)을 받아들여 질병의 회복을 꾀할 수도 있다.

결국 사회 연결망은 스트레스 발생을 경감시키거나 강도를 완화하고 내분비계와 면역체계를 개선할 수 있다. 그리고 우울증 등 정신건강에도 이롭다. 고전적으로 이러한 기전을 설명하는 모형은 세 가지였다. 첫째, 주효과 모형은 스트레스와 상관없이 사회적 지지의 존재는 대인관계를 통해 개인에게 사회적인 환경을 통합하는 능력을 제공하여 개인의 적응에 영향을 준다는 가설이다. 구체적인 지지가 요구되지 않은 상황에서도 안정감, 소속감, 규범, 준거모델 등을 제공하여 개인의 건강 및 삶에 긍정적인 영향을 준다는 설명이다. 둘째, 완충효과 모형은 개인 또는 가족이 스트레스 상황에 있을 때 사회적 지지는 문제해결 방법을 제공하거나 문제의 중요성, 위협에 대한 평가를 약화시켜 스트레스가 그들의 건강 및 삶에 미칠 수 있는 부정적인 영향을 경감시킨다는 가설이다. 셋째, 매개효과 모형은 개인이나 가족이 위기와 스트레스에 직면해 있을 때 사회적 지지를 활성화시켜서 다른 외적인 인지가 스트레스 발생에 미칠 직접효과를 감소시킨다는 가설이다. 위 그림은 이러한 가설들을 보다 확장하고 발전시킨 결과물이다.

사회 연결망은 다차원적으로 건강과 관련된다. 부정적 감정뿐 아니라 흡연과 같은 건강 위험행동, 전염병에 대한 취약성 등 행동이나 정서가 관계를 통해 전파되기 때문에 그 영향력이 매우 높은 편이다.[168] 교환이론, 애착이론, 상징적 상호작용주의 등 이를 뒷받침해온 많은 사회심리학 이론들이 있었다. 게다가 사회통합 척도를 통해 사회 연결망이나 사회적 지지가 취약할 때 사망률이 증가한다는 일관된 경험적 보고도 있다.[169] 따라서 완충효과를 포함한 모든 경로(직접 및 매개관계)는 사회적 지지와 연결망이 건강에 이롭게 작동한다는 점을 시사한다.[170] 다만 그 효과는 특정 질병에 구체적으로 나타

168) Cohen S, Doyle WJ, Skoner DP, Rabin BS, Gwaltney JM Jr. Social ties and susceptibility to the common cold. JAMA. 1997; 277: 1940–1944; Burg MM, Seeman TE. Families and health: The negative side of social ties. Annals of Behavioral Medicine. 1994; 16: 109–115; Fleishman JA, Sherbourne CD, Crystal S, Collins RL, Marshall GN, Kelly M, Bozzette SA, Shapiro MF, Hays RD. Coping, conflictual social interactions, social support, and mood among HIV–infected persons. HCSUS Consortium. American Journal of Community Psychology. 2000; 28: 421–453.

169) Berkman LF, Glass T. op. cit., 2000.

170) Barrera M. Social support research in community psychology. In: Rappaport J, Seidman E. (eds.). Handbook of Community Psychology. New York, NY: Kluwer Academic/Plenum, 2000; House JS. Social support and social structure. Sociological Forum. 1987; 2: 135–146.

나는 것이라기보다는 중환자의 회복이나 심혈관 질환의 예방 등 전반적으로 이로운 효과를 낳는다는 것으로 해석하는 것이 바람직하다(Spiegel & Diamon, 2001). 게다가 사회적 지지는 용량-반응 관계처럼 한 단위마다 선형적으로 건강에 이로운 것은 아니다. 게다가 남녀 간이나 사회적 하위집단에 따라 그 효과는 상이할 수 있다. 따라서 관계의 성격이 공식적인지 비공식적인지, 관계의 방향은 일방적인지 쌍방적인지, 관계의 성격은 어떻게 인식되고 있는지, 얼마나 지속되었는지 등에 따라 구체적인 사례들을 면밀하게 검토할 필요가 있다. 결국 지역사회 기반의 문제해결이라는 맥락 속에서 사회 연결망을 강화하려는 중재 전략은 생태학적이고 다차원적인 접근을 꾀할 필요가 있다.

4. 개인간 모형의 적용과 평가

정보의 흐름이 구조화된 사회적 관계는 개인의 질병 감염에 영향을 줄 수 있다. 이른바 사회 연결망(social network)을 통해 개인은 감염성 질환(communicable disease)에 대한 감염 기회나 위험이 증가할 수 있다.[171)] 동시에 이러한 네트워크는 긍정적으로 작동할 수도 있는데 질병에 대한 건강 정보를 얻는다던지 사회적 지지(social support)를 통해 유·무형의 도움을 받을 수도 있다.[172)] 결국 사회 연결망은 개인의 스트레스를 개선하며 건강 행동에 영향을 미치는 사회과정 안에 존재한다는 점에서 중요하다.

사회 연결망의 중요성을 알린 최초의 연구는 미국 알라미다 카운티(Alameda County) 연구이다.[173)] 연구자들은 마을 주민들의 사회 연결망을 분석하여 네 가지 종류의 사회적 제휴(social affiliation)가 존재하며 이들이 사망률에 영향을 미친다고 보고하였다. 후속 연구는 미국 티컴서 커뮤니티(Tecumseh Community)의 건강지표 조사를 통해 이루

171) Marsden PV. Network methods in social epidemiology. In: Oaks JM, Kaufman JS (eds.). Methods in Social Epidemiology. New York, NY: Jossey-Bass, 2006: pp. 267-286.

172) Berkman LF, Kawachi I. A historical framework for social epidemiology. In: Berkman LF, Kawachi I (eds.). Social Epidemiology. New York, NY: Oxford University Press, 2000: pp. 3-12.

173) Berkman LF, Syme SL. Social networks, host resistance, and mortality: A nine-year follow-up study of Alameda County residents. American Journal of Epidemiology. 1979; 109: 186-204.

어졌는데 여성보다 남성들 사이에서 사회 연결망이 더 강하다는 점을 보고하였다.[174] 이외에도 일련의 연구들이 사회 연결망이 개인이 취할 수 있는 하나의 구조적 자원이며 이를 통해 건강상태가 달라질 수 있음을 지적하였다.[175] 즉, 연결망의 밀도가 높은 사람들에 비하여 연결망이 작고 밀도가 낮은 사람들은 감기에 대한 감수성이 더 클 수 있다.[176] 뿐만 아니라 구체적인 건강행태를 형성하는데 있어서도 사회 연결망이 작동한다는 연구들도 나타났다. 예를 들어, 청소년의 경우 또래 집단이 흡연을 할 경우 본인도 흡연을 빨리 시작할 가능성이 높아졌으며[177] 친구들 간의 관계에서 소외된 청소년도 흡연을 할 가능성이 높았다.[178] 최근의 한 연구는 친구와 친구의 친구가 비만일 경우 본인도 비만일 가능성이 높다는 결과를 사회 연결망 분석을 통해 제시하였다.[179] 물론 사회 연결망이 늘 부정적으로만 작동하는 것은 아니다. 예컨대 친구가 많을 경우 그들을 통해 피임에 대한 정보를 얻어 피임률이 더 높아지는 효과도 사회적 연결망에서 찾을 수 있다.[180]

그런데 사회적 연결망은 그 효과가 사회적 영향에만 국한되는 것이 아니며 역학의 관점에서는 질병 전파와도 연관된다. 예를 들어, HIV 유병률의 증가는 고위험 인구집단 안에서 주사기를 공유하는 등의 위험 행태를 통해 안전하지 않은 성접촉(sexual contact)이 증가하기 때문이다.[181] 또한 1980년대 당시에는 에이즈가 복잡하게 얽힌 성 관

174) House JS, Robbins C, Metzner HL. The association of social relationships and activities with mortality: Prospective evidence from the Tecumseh Community Health Study. American Journal of Epidemiology. 1982; 116: 123–140.

175) Cohen S, Underwood LG, Gottlieb BH. (eds.). Social Support Measurement and Intervention: A Guide for Health and Social Scientists. New York, NY: Oxford University Press, 2000.

176) Cohen S, Doyle WJ, Skoner DP, Rabin BS, Gwaltney JM Jr. Social ties and susceptibility to the common cold. JAMA. 1997; 277: 1940–1944.

177) Unger JB, Chen X. The role of social networks and media receptivity in predicting age of smoking initiation: A proportional hazards model of risk and protective factors. Addictive Behaviors. 1999; 24: 371–381.

178) Ennett ST, Baumann KE. Peer group structure and adolescent cigarette smoking: A social network analysis. Journal of Health and Social Behavior. 1993; 34: 226–326.

179) Christakis NA, Fowler JH. The spread of obesity in a large social network over 32 years. NEJM. 2007; 357: 370–379.

180) Valente TW, Watkins SC, Jato MN, Van Der Straten A, Tsitsol LP. Social network associations with contraceptive use among Cameroonian women in voluntary associations. Social Science and Medicine. 1997; 45: 677–687.

181) Klovdahl AS. Social networks and the spread of infectious diseases: The AIDS example. Social Science and Medicine. 1985; 21: 1203–1216.

계의 네트워크에 내재한 링크를 따라 확산되었다.[182] 성 관계 네트워크에 대한 연구는 미국 시카고를 중심으로 다양하게 연구되어 왔으며[183] 마약 복용자들 간의 사회 연결망에 대한 미국 콜로라도와 뉴욕의 연구에서도 확인되었다.[184] 아울러 사하라이남 아프리카 국가들에서는 에볼라 바이러스의 전파도 사회 연결망의 관점에서 의미 있는 분석결과가 도출된 바 있다.[185] 물론 감염성 질환의 전파에 내재된 연결망 작동의 원리는 건강행태에 대한 것으로 학자들은 이를 행동의학(behavioral medicine)의 하나로 분류한다. 즉, 사회 연결망은 개인이 속한 사회적 관계를 통해 태도, 신념, 사회적 규범 등에 영향을 미쳐 행동 변화를 이끈다는 주장이다. 개인이 저마다 갖고 있는 사회적 관계가 건강에 영향을 미치는 매개적 경로에는 감정적, 도구적, 평가적(의사결정을 돕는 것), 정보적 측면의 기능이 존재한다.[186] 이들을 묶어 학자들은 사회적 지지(social support)라고 부르며 건강에 긍정적인 영향을 미치는 사회 연결망의 본질이라고 보았다.[187] 이를 설명하는 이론은 흔히 완충 모형(buffering model)으로 불리는데 사회적 지지가 조건적으로 스트레스에 대한 고통을 중재하는 효과를 가진다는 내용이다. 즉, 사회 연결망은 특정한 사회적 자원에 대한 접근을 용이하게도 하며 때로는 흡연이나 체중감량과 같은 건강 행동에 대한 규범을 정립하거나 약물 남용에 대한 사회적 통제를 촉진하기도 한다. 네트워크 관계를 통한 사회적 참여의 증가는 사회적 정체성과 유대감을 높이는데 기여를 한

---

182) Barabasi A. Linked: How Everything Is Connected to Everything Else and What It Means for Business, Science, and Everyday Life. New York, NY: Plume, 2003.

183) Laumann EO, Gagnon JH, Michael RT, Michael S. The Social Organization of Sexuality: Sexual Practices in the United States. Chicago, IL: University of Chicago Press, 1994.

184) Friedman SR, Neaigus A, Jose B, Curtis R, Goldstein M, Ildefonso G, Rothenberg RB, Des Jarlais DC. Sociometric risk networks and risk for HIV infection. American Journal of Public Health. 1997; 87: 1289-1296.

185) Mate SE, Kugelman JR, Nyenswah TG, Ladner JT, Wiley MR, Cordier-Lassalle T, Christie A, Schroth GP, Gross SM, Davies-Wayne GJ, Shinde SA, Murugan R, Sieh SB, Badio M, Fakoli L, Taweh F, de Wit E, van Doremalen N, Munster VJ, Pettitt J, Prieto K, Humrighouse BW, Ströher U, DiClaro JW, Hensley LE, Schoepp RJ, Safronetz D, Fair J, Kuhn JH, Blackley DJ, Laney AS, Williams DE, Lo T, Gasasira A, Nichol ST, Formenty P, Kateh FN, De Cock KM, Bolay F, Sanchez-Lockhart M, Palacios G. Molecular evidence of sexual transmission of Ebola virus. NEJM. 2015; 373: 2448-2454.

186) Berkman LF, Glass T. Social integration, social networks, social support, and health. In: Berkman LF, Kawachi I (eds.). Social Epidemiology. New York, NY: Oxford University Press, 2000.

187) Wellman B, Wortley S. Different strokes from different folks: Community ties and social support. American Journal of Sociology. 1990; 96: 558-588.

다.[188] 물론 사회적 연결망은 종종 전염성 질환에 대한 직접적인 폭로 원인이 되는 것처럼 부정적으로 작동하기도 한다.

사회 연결망의 구조적 속성은 무작위로 구성한 최대 네트워크를 기준으로 할 때 질병 전파에 대한 수리적 모형에서 찾을 수 있다.[189] 우리가 속한 연결망의 구조는 놀라울 정도로 다양하며 사회 연결망은 네트워크의 분포에 따라 중앙 집중화되거나 국지적으로 군집을 이룰 수 있는데 전자는 유유상종(homophily) 효과이며 후자는 배타적인 사회관계를 형성하는 이행성(transitivity) 효과이다.[190] 즉, 이 효과는 관련된 세 사람이 삼각형을 이루며 서로 영향을 미치는 것이다. 그래서 특정한 사회 연결망이 어떤 형태로 구조화되는지에 따라 전염병이나 정보의 확산과 전파는 범위와 속도가 상이할 수 있다. 사회 연결망에 대한 자료는 직접 조사나 서베이를 통해 구축하게 된다. 개인의 건강에 영향을 주는 연결망의 측정은 질병 확산의 수리적 모형 자료나 질병 발생이나 유병률의 통계적 모형에서 나온다. 때로는 표준화된 설문 조사를 이용해 사회적 협업이나 연관 관계를 측정한다.

사회 연결망 자료는 기본적으로 한 사회의 사회 통합(social integration) 정도를 보여준다. 통합의 정도는 다양한 지표를 통해 구성할 수 있는데 혼인, 사회단체에 대한 참여율, 풀뿌리 단체나 자발적 결사체의 활성화 정도가 흔히 활용된다.[191] 또는 사회적 관계의 유형, 규모와 빈도를 측정하기도 한다. 좀 더 직접적인 측정 방법은 절친한 친구의 존재나 믿고 고민을 상의할 수 있는 관계에 있는 사람들의 존재 여부를 묻고 유형별로 그 관계를 연결망으로 도해하는 것이다.[192] 사회 연결망은 한 개인의 모든 사회적 관계망의 집합을 조사하여 개인과 개인 간의 연결 관계를 동시에 구조화한 결과이기 때문이다. 예를 들어, 사회적 관계의 수, 강도, 빈도를 전반적으로 조사하되 친구가 얼마나 많

188) Thoits PA. Multiple identities and psychological well-being: A reformulation and test of the social isolation hypothesis. American Sociological Review. 1983; 48: 174-187.

189) Morris M. Epidemiology and social networks: Modeling structured diffusion. Sociological Methods and Research. 1993; 22: 99-126.

190) Newman ME. Spread of epidemic disease on networks. Physical Review E. 2002; 66: 016128.

191) 정민수, 조병희, 이성천. 지역사회 자발적 결사체의 연결망과 지역사회역량. 보건행정학회지. 2007; 17: 54-81.

192) House JS, Kahn RL. Measures and concepts of social support. In: Cohen S, Syme SL (eds.). Social Support and Health. New York, NY: Academic Press, 1985: pp. 83-108.

은지, 가깝다고 느끼는 친척이 몇 명인지, 그리고 이들과 한 달에 몇 번 만나는지를 측정하게 된다. 그러나 사회 연결망 이외에 한 개인의 건강 상태에 영향을 주는 변수는 매우 많다. 따라서 실제 분석에서는 사회 연결망 자료에서 추출한 독립변수 이외에 다양한 건강관련 매개변수들이 모형에 투입된다.[193)]

사회 연결망 분석은 1970년 이전부터 존재했으나 사회적으로 널리 알려지고 방법론적으로 개선된 것은 1990년대 와서이다. 이러한 네트워크적 접근은 사회적 동물인 인간세계의 본질을 잘 드러내고 기존의 통계학적 접근으로는 알기 어려운 숨은 사회구조와 그 영향을 보여준다는 점에서 많은 주목을 받고 있으나 몇 가지 고려사항이 있다.

첫째, 사회 연결망 분석은 자료 수집에 있어서 본질적으로 사회적 행위자에 의존하기 때문에 모집단의 크기와 구성을 추정하기 어려울 때가 있다. 예를 들어, 마약 복용자들이 어떻게 무리를 짓게 되며 동성애자 주변에 존재하는 준거집단의 압력(peer pressure)은 그들의 성 행태에 얼마나 영향력을 미치는지에 대해 조사할 경우 이러한 집단의 구성원들이 희소하며 사회적 낙인의 존재 때문에 공개를 꺼리는 사람들로 구성되어 있다. 따라서 일반적인 사회 연결망 조사의 경우에는 관계쌍 데이터의 구축 과정에서 계량통계학과 같은 샘플링 기법을 적용하지 못하여 표본이 모집단을 대표할 수 없게 된다. 특정한 행위자들이 과소 또는 과대 표집되어서 일반화된 결론을 도출하기 어려운 것이다. 그래서 네트워크 조사 과정에서 각 웨이브 단계마다 이름 해석자의 사회인구학적 특성을 보정하여 모집단으로부터 추출될 가능성을 보정한 방식인 RDS가 개발되었다.[194)] 이것은 눈덩이 표집과 유사하지만 임의로 선정된 초기 응답자들이 갖는 특정한 성격이나 속성을 샘플링이 진행되는 단계마다 보정하여서 일정 단계의 웨이브가 지나게 되면 둘 간에 상호독립성이 담보된다는 원리로 만들어졌다. 따라서 RDS를 통해 감염병 역학 같은 분야에서 성병이 성 접촉을 통해서 어떻게 전파될 것인지에 대한 보다 정확한 예측모형을 제시할 수 있게 되었다.

둘째, 사회 연결망 접근은 직접적인 중재 전략의 수단이 되어 질병 예방에 개입하는

---

193) Brissette I, Cohen S, Seeman TE. Measuring social integration and social networks. In: Cohen S, Underwood LG, Gottlieb BH (eds.). Social Support Measurement and Intervention: A Guide for Health and Social Scientists. New York, NY: Oxford University Press, 2000: pp. 53-85.

194) Heckathorn DD. Respondent-driven sampling: A new approach to the study of hidden populations. Social Problems. 1997; 44: 174-199.

도구가 되지만 그 효과는 경우에 따라 차이가 날 수 있다. 태국의 AIDS 확산 현상에 있어서 네트워크 분석을 한 결과 핵심 노드였던 성매매 여성들(commercial sex workers)이 젊은 성매수 남성과 어떻게 성 접촉을 하는지 유형을 파악하여 중재 전략을 세우고 성병 유병률을 낮춘 사례는 사회 연결망이 효과적인 중재 전략이었던 사례이다.[195] 일련의 네트워크 연구들은 이러한 방법론적 특징이 보건학적 중재의 효율성을 높인다고 보고하였다. 예를 들어, 지식 전파에 대한 네트워크가 직접적인 중재 전략을 통해 질병의 확산을 막는 수단이 되었다는 연구가 그러하다.[196] 사회 연결망을 도출할 경우 그것은 연구결과인 동시에 그 자체로 행동변화에 사회적 압력을 가할 수 있는 효과적인 개입 수단이기 때문에 대상집단의 변화에 승수 효과(multiplier effect)를 일으키기 때문이다. 그러나 마약 복용자들의 사회 연결망에 대한 중재에서는 이런 방법이 참가자의 모집과 억제를 동시에 증진시켜 결과적으로는 프로젝트의 효과를 모호하게 만드는 경우도 있다.[197] 그럼에도 불구하고 사회 연결망에 기반한 접근은 기존과 같은 개인 중심의 중재보다는 프로젝트의 효과가 오래 지속되는 것이 일반적인데 개인을 둘러싼 네트워크가 바람직한 건강 행동을 유지할 수 있도록 돕는 지지망 역할을 하기 때문이다.[198] 한 개인의 사회적 행동은 그를 둘러싼 사회환경과 맥락에 배태되어 있는데 그것의 주된 영향이 사회 연결망의 존재와 무관하지 않다.[199]

셋째, 사회 연결망 분석의 방법론적 특성에 따른 연구윤리의 문제가 제기될 수 있다. 보건의료 분야에서 사회 연결망을 활용한 연구는 민감한 의료 정보나 개인 정보를 노출시킬 가능성이 높다. 이것은 정보제공에 대한 동의, 연구에 대한 참여결정, 자료 보안에

---

195) Morris M, Podhisita C, Wawer MJ, Handcock MS. Bridge populations in the spread of HIV/AIDS in Thailand. AIDS. 1996; 10: 1265–1271.

196) Rothenberg R, Narramore J. The relevance of social network concepts to sexually transmitted disease control. Sexually Transmitted Diseases. 1996; 23: 24–29.

197) Latkin C. A personal network approach to AIDS prevention: An experimental peer group intervention for street–injecting drug users: The SAFE Study. In: Needle RH, Coyle SL, Genser SG, Trotter RT (eds.). Social Networks, Drug Abuse and HIV Transmission. Rockville, MD: National Institute on Drug Abuse, 1995: pp. 181–195.

198) Latkin CA, Mandell W, Vlahov D, Oziemkowska M, Celentano DD. The long–term outcome of a personal network–oriented HIV prevention intervention for injection drug users: The SAFE study. American Journal of Community Psychiatry. 1996; 24: 341–364.

199) Valente TW, Hoffman BR, Ritt–Olson A, Lichtman K, Johnson CA. Effects of a social–network method for group assignment strategies on peer–led tobacco prevention programs in schools. American Journal of Public Health. 2003; 93: 1837–1843.

대한 절차가 마련되는 것이 중요하다는 사실을 의미한다. 일부 연구는 응답자들의 신변을 보호하기 위하여 정보유출에 대해 검찰 기소를 한 경우도 있다.[200] 그러므로 정보 유출의 가능성을 차단하기 위한 광범위한 조치가 필수적이다. 예컨대, 프라이버시 자료를 분할하고 정보에 대한 접근권한을 제한하며 웹상으로 자료가 유출되지 않도록 기밀성 유지 권고를 하는 것이다. NHSLS는 이와 관련하여 개인을 확인할 수 있는 식별 지표를 삭제하고 자료의 제공을 지역 단위로 분리하여 유출 사고를 대비할 것을 권고하였다. 네트워크 연구는 연구대상과 관련된 행위자나 제3자에 대한 자료를 조합한다. 여기서 정보 사용에 대한 동의가 확실치 않은 행위자나 관련 제3자를 연구대상의 범위에 포함시켜야 하는지도 문제가 될 수 있다. 이러한 사람들을 2차 연구대상(secondary subjects)이라고 부르는데 1차 연구대상이 처할 수 있는 위험만큼은 2차 연구대상에 대해서도 연구책임자가 적극적인 보호의무를 가진다는 것이 다수의 의견이다.

감염성 질환은 감염자와의 사회적 거리나 대인적 접촉 같은 사회 연결망에 영향을 받는다. 사회 연결망은 동시에 질병을 이겨내기 위한 정보나 자원을 제공하기도 하므로 한 개인의 연결망은 그의 건강에 영향을 미칠 수 있다. 즉, 연결망은 언제 어디서나 존재하므로 사람과 사람 사이에 대한 영향력이 항상 연결망에 내재되어 있다. 이러한 특성은 사회구조 안에서 연결 그 이상의 결과를 낳게 된다.

물론 사회 연결망 접근으로 모든 문제를 환원할 수 있는 것은 아니다. 예를 들어, 스트레스 평가-대처 이론은 동일한 스트레스 상황에 처해도 개인의 대응 역량(coping ability)이 어떠한지에 따라 정신적이고 생리적인 건강에 미치는 영향이 상이할 수 있음을 보여준다. 이항상성 부하(allostatic load)가 심하다는 것은 스트레스에 대응하기 위한 우리 몸의 대사체계가 과도하게 작동하고 있음을 의미한다.[201] 이 과정에서 스트레스 호르몬이라고 불리는 코티솔(cortisol)이 콩팥 위의 부신에서 분비되는데 몸의 신경계를 흥분시

200) Klovdahl AS. Social network research and human subjects protection: Towards more effective infectious disease control. Social Networks. 2005; 27: 119-137.

201) 이항상성 부하 지표(allostatic load index)는 만성 스트레스에 대응하기 위해 우리 몸에 일어나는 생리적 변화를 나타내는 생체지표들이 포함된다. 구체적으로는 당화헤모글로빈, 중성지방, C-반응 단백질, DHEA-S(스트레스 호르몬 대사물), 크레아티닌 제거율(콩팥기능 반영), 총콜레스테롤과 고밀도지단백 비율, 인슐린양 성장요인, 피브리노겐(혈액응고지표), 수축기혈압, 이완기혈압, 맥박 등 총 11가지이다. 구체적인 내용은 다음 논문을 통해 확인할 수 있다: Chandola T, Zhang N. Re-employment, job quality, health and allostatic load biomarkers: prospective evidence from the UK Household Longitudinal Study. International Journal of Epidemiology. 2018; 47: 47-57.

키고 혈압을 올리며 호흡을 가쁘게 만든다. 그러나 코티솔이 분비되지 않으면 스트레스 때문에 상한 몸과 마음이 회복되지 못한다. 문제는 과도한 스트레스로 코티솔 수치가 높아지면 신진 대사가 교란되며 복부비만, 고지혈증, 심혈관계 질환으로 이어지는 점이다. 코티솔은 식욕을 돋우고 복부에 지방이 쌓이는 작용을 하기 때문이다. 그러나 코티솔은 생활습관을 통해 분비량을 조절할 수 있다. 스트레스를 적게 받기 위해 운동, 휴식, 명상을 하면 코티솔의 분비는 줄어든다. 반면 흡연이나 스트레스를 유발할 수 있는 환경(예: 소음) 체내 코티솔 농도를 높인다. 따라서 한 개인의 건강상태는 관계적 접근과 속성적 접근이 모두 필요한데 둘은 긴밀하게 상호작용하기 때문이다.

그럼에도 불구하고 사회 연결망 분석은 학제적 연구에 매우 유용하며 그 활용폭이 더 커질 것으로 기대된다.[202] 이 글에서 살펴본 것처럼 가장 활용도가 높은 분야가 사회역학이며 질병의 전파와 감염에 대한 공중보건학적 주제들이다.[203] 아울러 건강증진이나 예방의 차원에서도 사회적 지지를 포함하여 다양한 이론적 개념들이 사회 연결망 접근의 경험적이고 실천적인 유용성을 증명해 주고 있다. 한편 방법론적으로나 분석 프로그램의 측면에서도 사회 연결망 분석은 매우 다양해졌고 새로운 지표들이 계속 생성되고 있다.[204] 그러나 구조화된 네트워크에서 특정한 위치를 점유한 개인이 관계적 측면에서 덜 우월한 네트워크 위치에 있는 다른 개인보다 일관되게 더 양호한 건강 수준을 나타내는지에 대해서는 경험적 연구가 더 많이 필요하다. 즉, 개인이나 집단 간에 건강 수준의 차이가 사회 연결망의 효과로 인한 것인지 변별해 낼 수 있어야 하며, 특히 건강한 사람이 더 우수한 네트워크를 가지고 있는 것은 아니라는 역인과(reverse causality)의 문제를 반증할 수 있어야 한다.[205] 뿐만 아니라, 네트워크 구성과 발달에 있어서 사회적 전유(social appropriation)가 어떻게 나타나는지에 대한 설명도 더 필요하다.

디지털 시대에 대중매체의 소비가 증가하면서 가짜 건강정보의 유포와 흡수도 늘어나고 있다. 그러한 잘못된 정보는 심각한 공중 보건 위협을 초래한다. 사회적 맥락에서 인

202) Carrington PJ, Scott J, Wasserman S. Models and Methods in Social Network Analysis. New York, NY: Cambridge University Press, 2005.

203) Valente TW. Network Models of the Diffusion of Innovations. Creskill, NJ: Hampton Press, 1995.

204) Marsden PV. Recent developments in network measurement. In: Carrington PJ, Scott J, Wasserman S (eds.). Models and Methods in Social Network Analysis. New York, NY: Cambridge University Press, 2005: pp. 8-30.

205) Christakis NA. Social networks and collateral health effects. BMJ. 2004; 329: 184-185.

간의 학습과 행동을 이해하는 데 뿌리를 둔 SCT는 개인이 실제 건강 정보와 거짓을 구별하는 데 중추적인 통찰력을 제공할 수 있다. Albert Bandura가 제안한 SCT는 타인의 행동, 태도, 정서적 반응을 관찰하고 모델링하는 것의 중요성을 강조한다. SCT의 핵심은 관찰 학습, 자기 효능 및 상호 결정론이다. 가짜 건강정보에 대응하기 위해 SCT를 적용한다면 다음과 같다. 관찰 학습은 다른 사람의 행동과 결과를 관찰하여 학습하는 것이다. 오해의 소지가 있는 건강정보를 적극적으로 확인하고 비판하고 일반 대중을 위한 분별력 있는 판단을 해줄 공인 또는 의료 전문가의 의견을 청취할 필요가 있다. 개인이 가짜 건강 뉴스에 주의를 기울여 피해를 입었다는 이야기에 주목하는 것이 요청된다. 자기효능감은 특정 행동을 수행할 수 있는 자신의 능력에 대한 자신감이다. 건강 정보의 출처를 비판적으로 평가하는 방법에 대한 교육 및 리소스를 제공하여 신뢰할 수 있는 정보를 식별하는 능력을 높일 필요가 있다. 오해의 소지가 있는 건강 콘텐츠를 성공적으로 식별한 일반 개인의 이야기를 통해 그러한 판별력을 얻을 수 있다는 증거를 제공한다. 상호 결정론은 개인적, 행동적, 환경적 요인 사이의 역동적인 상호작용을 말한다. 단순히 개인에게 기술을 갖추는 것만으로는 충분하지 않을 수 있다는 점을 인식시킬 필요가 있다. 아울러 더 넓은 미디어 환경에서는 정확한 정보 전파를 장려해야 한다. 기술 플랫폼과 협력하여 검증된 건강 뉴스의 우선순위를 정하고 의심스러운 콘텐츠를 회피하는 알고리즘이 필요하다. 결국 개인이 건강 관련 소식을 논의하고 확인할 수 있는 커뮤니티 포럼을 조성하여 잘못된 정보의 확산을 적극적으로 억제하는 환경을 구축해야 한다.

오늘날 디지털 플랫폼의 급속한 전파와 가짜 뉴스의 선정적인 성격, 그리고 반향실 현상으로 인해 잘못된 정보에 침착되는 문제가 대두되고 있다.[206] 그러나 SCT는 영향력 있는 역할 모델, 개인의 자기효능감 향상, 지원 환경을 통해 이러한 과제를 해결할 수 있다. SCT는 디지털 시대에 가짜 건강정보를 식별하는 개인의 능력을 향상시키는 것을 목표로 하는 개입 전략을 제공한다. 관찰 학습, 자기효능 강화, 상호 결정론의 활용을 통해 오늘날의 미디어 환경에서 오해의 소지가 있는 건강정보와 관련된 위험을 완화할 필요가 있다.

---

206) Lewandowsky S, Ecker UKH, Cook J. Beyond misinformation: Understanding and coping with the “post-truth” era. Journal of Applied Research in Memory and Cognition, 2017; 6(4): 353-369.

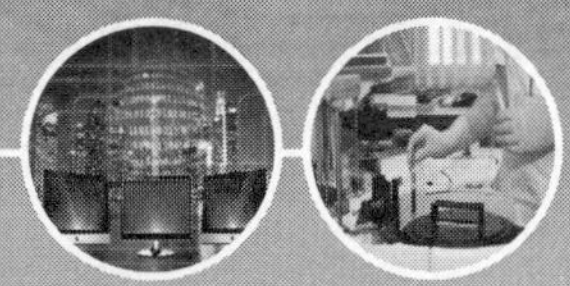

제4절

지역사회 접근

1. 서언

오늘날 보건교육 분야에서 지역사회 접근은 크게 지역사회역량을 중심으로 한 조직변화와 그 밖의 전략으로 구분할 수 있다. 전자에는 주로 주민과 결사체를 기반으로 한 지역사회 동원(community mobilization)과 지역사회 강화(community building)가 해당되며 후자에는 주로 혁신확산이론이나 미디어 지지전략이 포함된다. 이 장에서는 대개 지역사회역량을 중심으로 기술할 것인데 행동변화에 있어서 개인이 배태되어 있는 사회환경인 지역사회가 그만큼 중요하기 때문이다. 지역사회역량은 개인의 역량(empowerment)과는 구분되며 지역사회 자원의 동원을 통해 문제해결 능력이 강화되는 과정이자 지향점이다.[207] 이는 지역사회 주민들이 오랜 기간 상호작용한 결과물인 사회 연결망과 자발적 결사체, 그리고 지역사회 조직(community organization)이 작동하는 방식이며 그것을 통해 발현된다는 점에서 사회자본(social capital)과도 긴밀하게 연결된다. 지역사회역량이 합의와 협동에 기반한 주민들의 방향성 있는 움직임이라면 사회자본은 그 찰나를 포착한 것이라고도 할 수 있다.

역량(capacity)이라는 단어는 "containing"(holding, storing)과 "ability"(of mind, of action) 둘을 모두 포함한다. 지역사회에 이를 적용하면 역량은 지역사회가 특정한 방법으로 행동할 수 있음을 함축한다. 그것은 어떤 것을 수행하기 위한 힘이나 구체적인

---

207) Wandersman A, Florin P. Citizen participation and community organizing. In: Rappaport J, Seidman E (eds.). Handbook of Community Psychology. New York, NY: Kluwer Academic/ Plenum Publisher, 2000.

능력이다. 이러한 능력들은 지역사회가 작동하는 것에 대한 다양한 측면과 관련될 수 있다. 그러나 지역사회 증진의 맥락에서 그들은 지역사회와 그 구성원들(개인, 비공식 그룹, 단체, 사회연결망, 그리고 물리적 환경)의 웰빙을 증진하고 유지하도록 돕는 다양한 방법에 관심을 쏟는다. 즉, 지역사회역량은 일반적인 의미에서 지역사회가 작동하도록 만드는 것이다. 그것은 지역사회를 잘 작동하도록 하는 무엇이다. Chaskin과 동료들에 따르면 지역사회역량(community capacity)은 지역사회의 웰빙을 유지하거나 증진하며 집합적 문제를 해결하기 위해 영향을 받을 수 있는 특정 지역사회 내에 존재하는 인적 자본, 조직 자원, 그리고 사회자본 간의 상호작용이다.[208] 이것은 비공식 사회작용을 통해 작동하거나 또는 그들과 더 큰 지역사회 체계 사이에 존재하는 개인, 단체, 그리고 사회연결망을 통한 조직적 노력을 통해 작동한다.

근본적인 수준에서 지역사회역량을 구성하는 개인의 능력은 지역사회 안에 비축되지만 그들은 더 큰 지역사회 체계의 한 부분으로 일체화된 결합이 되거나 그것과 교섭한다. 역량을 가진 지역사회란 그것이 제공할 것으로 기대되는 재화와 서비스에 의해 결정된다.[209] 한편으로는 자연적 경계, 사람들이 기억하는 역사, 인구학적 경향, 또는 특정한 산업이며 지역사회가 물리적 위치나 외형과 결합된 일련의 속성으로 지각될 수 있는 지리적인 영역이다. 다른 한편으로는 집합적 실체로 주거지를 공유하고 그들을 공통적으로 특정하곤 했던 사회적 속성과 관심(언어, 풍습, 계층, 또는 민족성)이다. 종종 두 차원은 결합되는데 특히 이민과 정착의 패턴이 있었던 오래된 도시에서 이러한 사회적 특징이 공유된다.[210] 일반적인 어법으로 지역사회라는 용어는 종종 지리적 영역과 관련되어 근린공간(neighborhood space)과 교환가능하게 사용된다. 이러한 지역사회에는 특별하게 공유되는 관심사항이 있거나 일련의 상징적 특성이 존재한다.

지역사회는 재화와 서비스를 전달하고 생산하기 위한 기능적 단위이다. 그들은 종종 집합적 행동이 동원될 수 있는 자연스러운 정치적 단위로 고려된다. 그런데 오늘날 기술발달과 함께 인구 이동과 여행이 용이해지면서 먼 거리의 의사소통과 관계의 확장이 가

208) Chaskin RJ, Brown P, Venkatesh S, Vidal A. Building Community Capacity. New York, NY: Aldine Transaction, 2001.

209) Sampson RJ. What "community" supplies. In: Ferguson R, Dickens W(eds.). Urban Problems and Community Development. Washington, D.C.: Brookings Institution Press, 1999.

210) Golab C. The geography of neighborhood. In: Bayer RH(ed.). Neighborhoods in Urban America. Port Washington, NY: Kennikat, 1982.

능해졌다. 친근한 관계라는 것은 더 이상 근린 공간에만 머무르지 않게 되었다.[211] 우연적이고 도구적인 관계는 계속 지역 수준에서 작동하지만 공통의 관심이나 사회적 활동이 개인들이 같이 있는 시간을 만들어 주었다. 도시가 더 클수록 연령, 교육, 직업, 혼인상태, 그리고 다른 요인들에 의해 고도로 응집될 기회가 있다. 상대적으로 이러한 요인이 부족한 집단들도 있는데(어린이, 아이가 있는 여성, 노인, 그리고 유색인종) 이웃은 지역사회의 재화와 서비스를 제공하는 중요한 원천일 뿐만 아니라 더욱 빈번하게 약속된 관계를 만들어낸다.[212] 필요한 시설, 제도, 서비스가 가능하지 않은 곳이나 근린공간 안에서 관계의 네트워크를 만드는데 심각한 장벽이 있는 곳도 있다. 거주자들은 근린공간 내보다 그것을 넘어선 결속과 활동에 집중할 수도 있다.[213]

거주민들이 조달할 수 있는 자원들은 지역사회마다 차이가 있다. 예를 들어, 서비스, 물리적 기반시설, 주거시설, 일자리, 교육, 수입 등이 그런 것이다. 이러한 차이는 종종 인종과 계급에 기반한 주거의 분리 유형과 상응한다.[214] 또한 지역사회는 역동적이며 연속적인 인구의 이동으로 형성되어 왔다. 지역사회는 서로 다른 목적들과 서로 다른 방법들로 형성된 것이다. 그리고 지역사회는 시간이 흐르면서 변하는 수준과 투자에 초점을 맞춰왔다. 지역사회의 어떤 특징들이 변화하면서 주거 구성의 변화, 제공되는 재화와 서비스의 특성과 질, 물리적 환경, 조직적인 하부구조, 거주주민의 정치의 유대감의 변화 때문에 지역사회의 역량도 변화한다. 이러한 특정한 역량증진에 초점을 맞추는 것은 다양한 지역사회 유형들의 변동을 감소시킨다. 이러한 지역들은 가난한 경향이 있고 유색인종의 지역인 경우가 많다. 그러나 빈곤에도 불구하고 그들은 정체성을 형성하는 자산을 가지려고 한다. 실재로, 역량 증진 노력은 이러한 자산들을 만들려고 해왔고 가족과 어린이와 기관들의 웰빙을 향상시키고 유지하려는 방법을 사용했다.

거주자들의 매일의 삶에 대한 지역의 상대적 중요성과 지역 내의 상대적으로 소수인 자원들을 고려하면 지역사회 역량은 더 부유한 지역사회들보다 지역의 자원들과 더 강력

211) Freundenburg WR. The density of acquaintanceship. American Journal of Sociology. 1986; 92: 27-63.
212) Ahlbrandt RS. Neighborhoods, People, and Communities. New York, NY: Plenum, 1984.
213) Furstenberg F. How families manage risk and opportunity in dangerous neighborhoods. In: Wilson WJ (ed.). Sociology and the Public Agenda. Newbury Park, CA: Sage, 1993.
214) Jargowsky PA. Poverty and Place: Ghettos, Barrios, and the American City. New York, NY: Russell Sage Foundation, 1997.

하게 연관되는 경향이 있다. 부유한 개인들은 개인적 자원들을 더 잘 정렬하여 더 큰 시장에서의 그들의 필요를 만족시킨다. 부유한 지역에서 지역사회 역량은 개인에게 존재하고 지역사회에 거주하는 표준적인 기관들에 존재한다. 그러나 가끔씩만 특정한 위협이나 필요에 대한 반응으로 집합적인 행동을 일으킨다.

선행 연구들은 지역사회 역량을 지역사회가 가지고 있는 헌신, 기술, 자원, 문제해결 능력 등의 능력과 지역사회 증진과 연관시키고 종종 특정한 프로그램이나 기관과 연결시킨다.[215] 다른 접근들은 관계 형성, 지역사회 계획, 의사결정, 행동의 과정에서 지역사회의 구성원인 개인들의 참여를 강조한다.[216] 몇몇 문헌에서 그 개념은 특정한 분야(예: 보건학)에 적용되거나 생산적이고 조직적인 지역사회 발전 단체(community development corporations; CDCs)에 적용되어 왔다. 다르게 말하면 지역사회역량은 일반적으로 지역사회에서 선택한 목적과 행동의 과정을 추구하는 능력이나 개인과 지역사회 수준에서의 성공을 방해하거나 촉진하는 환경의 조건들과 상호작용하는 자질(endowments)의 집합으로 정의되어 왔다.[217] 역량은 지역사회의 구성원, 지역 단체, 기관의 내부와 그 사이에 존재하는 일련의 특정한 자산들로 구성되어 왔다.

지역사회 역량의 다양한 범위에 대한 상대적인 강조는 이러한 접근 방법들에 따라서 다르다. 몇몇은 조직에 초점을 맞추고 몇몇은 개인에 초점을 맞춘다. 다른 사람들은 정서적인 연결과 공유된 가치들에 초점을 맞춘다. 또 다른 사람들은 기본적으로 참여의 과정에 초점을 맞춘다. 그러나 이들을 함께 수용한다면 지역사회 역량에 대한 정의들은 최소한 몇몇 요인에서 일치한다. (1) 자원의 존재(재정적 능력에 접근하는 개인적 기술부터 조직의 능력에 걸쳐서), (2) 관계의 네트워크(가끔은 정서적인 용어를 강조하고 가끔은 도구적인 용어를 강조), (3) 리더십(항상 정확히 정의되는 것은 아니다), (4) 지역사회의 구성원들이 집합적인 행동이나 문제 해결에 참여를 하도록 하는 방법들에 대한 지지이

215) Mayer SE. Building Community Capacity: The Potential of Community Foundations. Minneapolis, MN: Rainbow Research, 1994.

216) Goodman RM, Speers MA, McLeroy K, Fawcett S, Kegler M, Parker E, Smith SR, Sterling TD, Wallerstein N. Identifying and defining the dimensions of community capacity to provide a basis for measurement. Health Education and Behavior. 1998; 25: 258-278.

217) Fawcett SB, Paine-Andrews A, Francisco VT, Schultz JA, Richter KP, Lewis RK, Williams EL, Harris KJ, Berkley JY, Fisher JL. Using empowerment theory in collaborative partnerships for community health and development. American Journal of Community Psychology. 1995; 23: 677-697.

[그림 1-14] 지역사회역량과 역량증진의 정의틀

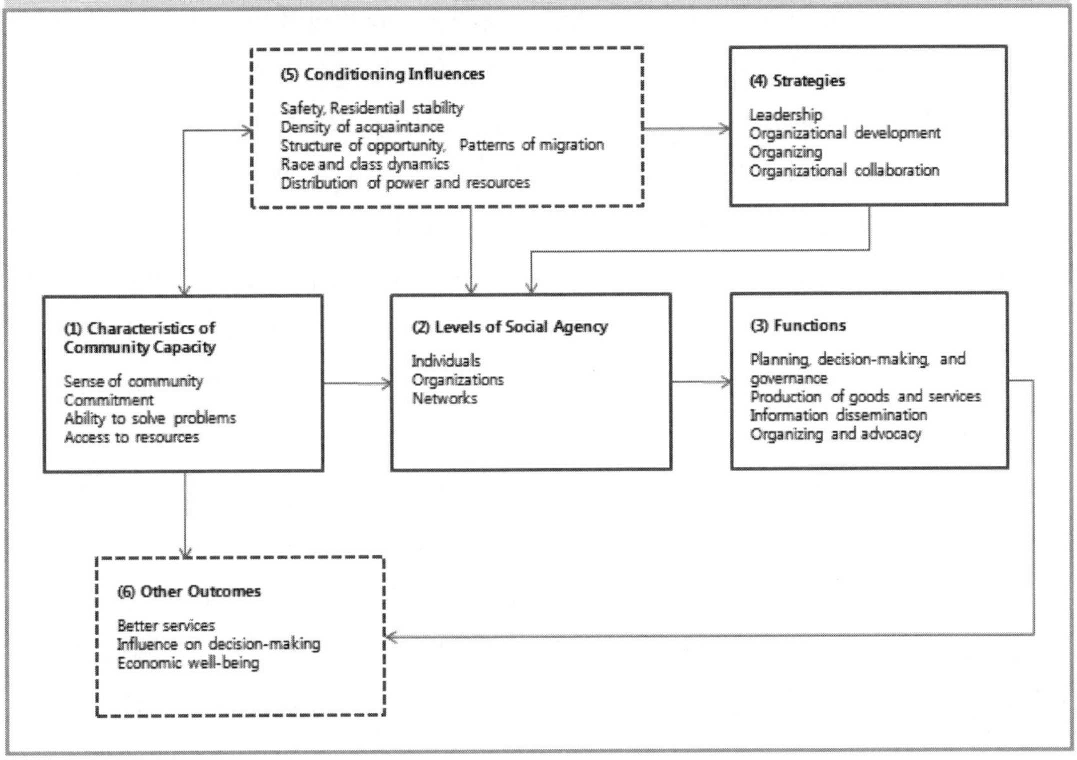

다. 어떻게 이러한 요인들이 서로 조작적으로 연결되는지, 어떠한 매커니즘으로 연결되는지, 어떤 목표를 추구하는지, 지역사회의 역량을 촉진하거나 증진하기 위해 어떠한 전략들이 사용 가능한지에 대해서는 문헌에서의 토론이 부족하다.

Chaskin과 동료들은 지역사회 역량을 동적이고 다차원적인 것으로 이해하는 포괄적인 정의틀을 제안한다(그림 1-14).[218] 이들은 지역사회 역량에 존재하는 문헌들, 지역사회 기능의 구성 요소에 대한 더 폭넓은 문헌, 역량 증진 노력에 참여하는 실무자들의 관점들을 기반으로 하였다. 어떤 전략의 사회적 행동이 역량의 구성 요소에 관여하고 발전시킬 수 있는지에 대해 구체화하면서 효과적인 지역사회 역량 증진에 대해 실질적인 관심을 공유하는 사람들을 도울 수 있다.

위 그림에 따르면 지역사회 역량에는 일차적으로 세 개의 차원이 있다. 역량의 근본적

218) Chaskin RJ, Brown P, Venkatesh S, Vidal A. Building Community Capacity. New York, NY: Walter de Gruyter, 2001.

인 특징들, 역량이 기반하고 있는 사회적 행위자(agency)들, 그리고 역량의 특정한 기능들. 여기에 더하여 네 번째는 지역사회 역량을 계획적으로 촉진시키는 전략들이다. 다섯 번째는 역량을 지지하거나 방해하는 조건적인 영향들이다. 여섯 번째는 지역사회의 목표가 되는 특정한 지역사회 수준의 결과들에 초점을 맞춘다. 요약하면 프레임은 지역사회 역량의 일련의 핵심적인 특징들의 예를 들고 있고, 개인, 조직, 네트워크를 통해 움직이는 것을 보여준다. 그것은 특정한 기능을 수행하는 개인, 조직, 네트워크를 통해서 전략적 개입(intervention)이 지역사회 역량을 증진시킬 수 있다고 본다. 이러한 개입들의 효과는 미시적, 거시적 수준의 문맥적 효과들에 의해 조건지어질 것이다. 이것이 성공적일 때 위의 과정들은 지역사회 역량을 증진시킬 것이고 더욱 명확한 지역사회 결과들을 야기할 것이다.

분석의 정교화를 위해서 지역사회 역량의 차원을 특정한 방법들로 서로 연결하면 개별 구성요소들은 서로 다른 효과를 갖는다. 그러므로 지역사회 역량의 특징들은 하나 또는 그 이상의 사회적 행위자를 통해 작동된다. 예를 들어 위 그림에서 "지역사회의 의미(a sense of community)"[1][219]는 비공식적인 관계 내에서 거주자들의 상호작용을 통하여 네트워크 수준이나 조직적인 수준(학교, 지역사회 조직들, 비즈니스를 제공하는 시설들, 상호작용과 교환을 촉진하는 행동의 기회 제공 또는 지지를 통한)에서 발생할 수 있다.

이와 비슷하게 하나 또는 그 이상의 사회적 행위자의 수준에서 일어나는 행동들도 특정한 기능[3]에 의해 조정될 수 있고 특정한 목표를 가지고 지역사회 역량을 끌어 올 수 있다. 예를 들어, 목적이 특정한 이슈에 대한 공공정책에 영향을 미치기 위하여 지역사회의 집합적인 의견을 조직하는 지지(advocacy)라면 거주자의 참여(commitment)와 관련되어 있고 지역사회의 이해(a sense of community)[1]를 고취시키는 문제 해결은 그러한 목적을 가진 개인, 네트워크, 조직[2]의 참여를 통하여 활동적으로 될 수 있다.

지역사회의 역량을 증진 시키려는 전략적 접근[4]도 어떠한 방식으로 지역사회 체계화에 참여할 수 있을 것이다. 그러나 그것은 독립적으로 작동하거나 몇몇의 조합으로 작동하여, 단지 리더십 발전 요소를 통합하는 것이나 지역 조직들에 영향을 주는 것을 추구할 수도 있다. 이러한 특정한 목적을 위하여 지역사회 역량을 증진하는 것은 지역사회의 현재 진행 중인 역량을 다른 관심으로[1] 강화하거나 유지할 수 있고 다른 결과들[6]을

219) 이하 꺽쇄 안의 숫자는 위 그림의 박스 번호를 지칭한다.

도출할 수 있다. 지역사회에 영향을 미치는 공적 자원들의 분배에 대한 문제 해결에 영향을 미치는 것을 예로 들 수 있다.

마지막으로, 배경적 요소들[5]은 지역사회 역량의 다양한 수준을 촉진시키거나 억제할 수 있다. 지역 내에서 한계수준의 안전과 거주의 안정성의 정도, 거주자 사이의 친밀함의 정도(이것은 그들 사이의 지식, 신뢰, 상호작용을 촉진한다)의 존재는 거주자 사이의 지역사회의 이해와 그들의 문제 해결의 매커니즘의 접근[1]을 다양한 행위자 수준[2]에서 지지할 수 있다. 이러한 요인들은 전략의 편성[4]의 성공을 향상 시킬 수 있다. 지역의 체계화가 향상되면서 성공적인 옹호의 가능성(box 3)이 높아지고 지역사회가 그것이 필요로 하는 자원에 접근[1]하는 것을 돕는다. 그러나 한계수준의 안전이 존재하지 않거나 주거의 이동성이 높으면, 성공적인 집합적인 동원(mobilization)을 이루기가 더 어려울 수 있다. 두려움에 대한 장애물이 있고 헌신(commitment)의 정도가 낮기 때문이다. 그러나 이러한 경우에도 동원은 명확하고 일반적인 문제에 대한 반응으로 또는 행위자를 촉진하는 것에 대한 반응으로 불러일으킬 수 있다.

지역사회 수준의 전체적인 역량은 다음의 특징들을 기능으로 갖고 이러한 특징들은 행동의 토대를 제공한다. (1) 지역사회 이해, (2) 지역사회 구성원이 지역사회에 헌신하는 것, (3) 문제해결능력, (4) 자원에 대한 접근이다. 이러한 특징들은 다소 연속적인 것으로 존재한다. 서로 다른 지역사회는 서로 다른 수준을 가지고 있을 것이고 그 수준들은 상관이 없을 수도 있다. 즉, 지역사회는 한 측면의 역량을 갖는 경우가 거의 없다. 또한 다른 지역사회로부터 부여받는 경우도 거의 없다(예: 자원에 대한 접근). 이러한 특징들의 존재가 정도의 문제라고 할지라도, 몇몇의 한계수준은 지역사회가 특정한 목적을 성취하기 위해서는 필요할 것이다.

지역사회 이해(a sense of community)는 구성원 사이의 연결성의 정도를 반영하고 환경에 대한 상호 관계에 대한 인식을 반영한다. 집합적 가치, 규범, 비전의 한계 수준을 포함한다.[220] 종종 정서적인 용어로 기술될지라도 지역사회 이해의 존재는 도구적 가치에 기반한다. 이것은 사람들이 공통된 가치를 추구하는 방식으로 모이게 한다.[221] 지역

220) McMillan DW, Chavis DM. Sense of community: A definition and theory. Journal of Community Psychology. 1986; 14: 6-23.

221) Guest AM, Lee BA. The social organization of local areas. Urban Affairs Quarterly. 1983; 19: 217-240.

사회 이해는 종류나 정도에 있어서 다양하다. 예를 들어, 지역사회는 거주자들이 외부의 자원들을 끌어 올 수 있다면 지역사회 이해 없이도 작동할 수도 있다. 이러한 환경에 있는 사람들은 아마 기계적 연대가 아닌 것으로 묶여 있을 것이다. 그들은 공원 건설, 황폐한 주택 재고의 활성화(re-invigorating), 재산의 가치 감소에 대한 청원 또는 다른 문제를 해결하려는 노력이나 보편적인 가치를 지키는 것으로 함께 모일 수 있다.[222] 실제로 이러한 위치에 있는 사람들에게 공유된 지역사회 이해는 구체적인 뿌리와 이웃, 가족, 친구 등의 일상적인 관계가 없이 다소 비개인적일 수 있다.

반대로 상대적으로 사회적으로 불이익을 받는 지역에서는 거주자 사이의 더 큰 소속감과 강한 연대를 볼 수 있다(특히 다른 공유된 인구학적 특징들이 그들을 하나로 묶는다면). 왜냐하면 역경은 공유와 집합을 생존의 문제로 만들기 때문이다. 예를 들어, 지역의 갱단의 활발한 활동이 있고, 법 집행이 비효율적인 지역에서는 거주자들은 서로서로 안전을 제공하기 위해 일할 것이다. 그들의 관계의 범위는 서로 투자를 하는 관계를 포함하여 확장될 것이고 이웃과 더 친밀한 관계를 촉진할 것이다. 지역사회가 가난할지라도 거주자들이 그들의 지역사회에 호의를 표시하고 헌신하는 것은 당연하다.[223] 그것은 또한 지역사회가 지역사회 이해를 높이거나 효과적인 행동으로 바꾸게 할 수 있는 자원을 가지고 있지 않거나 거주자들이 행동에 참여하지 않는다고 볼 수도 있다. 그러므로 소속감은 지역사회를 움직이는데 충분하지 않다. 그것은 역량의 다른 특징들과 결부되어야 한다. 위에 나왔던 예에서 볼 수 있듯이 갱단 갈등의 장기간의 해결은 지역사회 외부의 제도적 자원을 끌어오는 데에 달려 있다. 단지 함께 일하는 것은 갈등을 예방하거나 젊은 세대를 지역사회에 완전히 통합하거나 지속적이고 확실한 안전감을 제공하는데 충분하지 않다.

헌신(commitment)은 개인, 그룹, 조직이 지역사회에서 일어나고 있는 일에 대해 책임을 지는 것으로 설명된다. 헌신을 두 가지 본질적인 측면이 있는데 첫 번째는 지역사회 구성원들이 그들 자신을 지역의 집합적인 웰빙에 대한 이해관계자(stakeholder)라고

222) Crenshaw E, St. John C. The organizationally dependent community: A comparative study of neighborhood attachment. Urban Affairs Quarterly. 1989; 24: 412-433.

223) Briggs XND, Mueller ER, Sullivan M. From Neighborhood to Community: Evidence on the Social Effects of Community Development Corporations. New York, NY: Community Development Research Center, 1997.

보는 것이다. 두 번째는 지역사회 구성원들이 이해관계자로써 활발하게 참여하려는 의지이다. 지역사회를 기반으로 한 조직의 디렉터이면서 우리에게 중요한 정보제공자(key informant)가 설명하듯이 이러한 구분은 중요한 것이다. 사람들은 매일의 삶을 넘어서서 그들 자신을 특정한 활동에 참여시키려고 한다. 그들은 자원활동가가 되려고 했고 다른 이웃들을 도우려고 했다.

이러한 방식으로 참여하는 사람들은 보통 거주자들 중 소수이고 지역사회의 대부분의 사람들보다 사회경제적 지위가 높은 경우가 종종 있다. 그들은 지역사회 조직들과 더 활발한 연결을 가지려고 하고 종종 특정한 이슈, 갈등, 위기 등에 자주 책임감을 느낀다.[224) 그러나 활동에 대한 헌신은 또한 거주자들을 동원하는 수단으로 작용하며 지역사회 조직 안으로 제도화될 수 있다. 이러한 기관들은 공공의 재화와 서비스의 지역적 생산을 위해 자원들을 조직한다. 그리고 거주민들과 의사결정, 생산, 공급의 더 넓은 시스템을 연결시킨다.[225)]

문제해결 능력은 행동으로의 헌신이라고 말할 수 있는데 지역사회 역량의 모든 실질적인 정의의 중요한 구성요소이다. 그리고 중요한 정보제공자가 가장 빈번하게 강조했던 지역사회 역량의 요소이다. 지역사회는 끊임없이 변화하기 때문에 문제를 어떻게 해결해야 하는지는 지역사회의 발전에 따라 변한다. 중요한 정보제공자들이 떠난다고 해도 조직은 그들의 일을 인계받아 잔존한다. 기관이 발전하면서 지역사회의 문제해결 능력도 더 이상 특정한 개인의 카리스마나 영향력에 의존하지 않을 수 있다. 가장 중요한 것은 문제해결의 매커니즘에서 특정한 중심이 아니라 매커니즘 자체가 충분히 존재하고 그들의 수요와 연결되어 기능해야 한다는 점이다. 그것들은 지역사회의 변화에 대한 영향에 반응하거나 보상하여 오랜 기간 매커니즘을 지속하거나 여기에 적응될 수 있다.

지역사회 역량과 관련된 마지막 특징은 지역사회 내부와 지역사회를 넘어서는 자원에 대한 접근이다. 이것은 더 큰 환경(도시와 지방)에서의 시스템과의 연결을 만들 수 있는 능력을 보여준다. 또한 지역사회 내부와 외부에 위치하고 있는 다양한 종류의 자원들에 접근하고 영향을 줄 수 있는 능력이다. 지역은 지역을 둘러싸고 있는 더 큰 범위의 사회

224) Berry JM, Portney KE, Thomson K. The Rebirth of Urban Democracy. Washington, D.C.: Brookings Institution, 1993.
225) Logan JR, Rabrenovic G. Neighborhood associations: Their issues, their allies, and their opponents. Urban Affairs Quarterly. 1990; 26: 68-94.

경제적 시스템에 배태되어 있고, 안정적인 경제적 웰빙을 성취하고 지속하는 능력은 정책에 달려 있다. 지역사회의 웰빙은 또한 더 큰 도시에서 일어나는 거시구조적인 발전에 달려 있다. 예를 들면, 주택시장에서의 인종 차별의 지속이나 산업의 재구조화로 인한 대 규모의 실업 등이다. 그러나 지역사회 내부의 자원들도 많은데, 개개인의 거주자들의 기술과 지식, 지역 단체의 활동과 헌신, 교회와 학교, 도서관, 지역사회를 기반으로 한 단체들과 같은 지역 기관들의 서비스 등을 포함한다. 이러한 모든 자원들은 관심을 일으키고 지지를 불러오는 지역사회의 능력에 기여할 수 있다.[226]

지역사회 외부의 자원의 연결에 달려 있는 지역사회 역량의 정도가 항상 일정한 것은 아니다. 직면해 있는 문제의 특징과 지역사회의 구성원들의 인구학적인 특징, 지역의 사회적, 경제적 조직들에 따라서 다르다. 지역사회의 역량 증진 노력은 두 가지 측면을 한꺼번에 행동하려고 할 때 도전에 직면한다. 사회적 행위자의 능력을 향상시키려는 노력과 지역사회 외부의 행위자들과의 관계를 증진시키려는 것이 그러하다. 특별히 역사적으로 재화와 서비스에서의 불평등을 겪은 빈곤한 지역에서는 내부의 역량을 증진시키는 것은 지역사회의 발전과 거주자들의 삶의 질을 향상시키는 데에 충분하지 않을 수 있다. 예를 들어, 역량 증진 노력의 외부의 후원자는 성공의 고정핀의 역할을 할 수도 있다. 그러나 기금이 고갈되고 프로그램이 끝나기 전에만 해당될 수도 있다. 내부적으로 기능을 잘 하는 지역사회는 외부의 자원과의 연결을 지속하려고 노력해야 한다. 반대로 빈곤하지 않은 지역은 거주자들이 그들의 일과 사회적 생활을 통해서 더 넓은 네트워크와 연결되어 있고 존재하는 역량은 특정한 목표를 이루기 위해서 필수적일 수 있다.

역량 증진 노력에서 지역사회의 외부와의 연결이라는 개념은 보통 광범위하게 정의되는데 수준들 사이의 적절한 구별(지방자치체, 지역, 국가)이 없거나 외부 행위자 사이의 애주의자들이나 정부 기관과 연결로 얻을 수 있는 자원들은 범위, 의도, 자유나 규제의 수준에 따라 다를 것이다. 또한 기금을 특정한 도시를 목적으로 하는 지역의 행위자들(기업이나 정부)과의 연결은 전국적인 기금지원자들과는 다른 가능성을 갖게 할 수 있다. 불이익을 받는 지역사회들은 더 넓은 지역 안에서의 지역의 행위자들, 기관들과 생산적인 관계의 부족을 겪는 경향이 있다. 부적절한 치안유지, 위생, 교통서비스, 경제적

226) Kretzmann JP, McKnight JL. Building Communities from the Inside Out: A Path Toward Finding and Mobilizing a Community's Assets. Evanston, IL: Center for Urban Affairs and Policy Research, Neighborhood Innovations Network, Northwestern University, 1993.

빈곤은 전국적인 수준의 영향이 없이는 되지 않는다. 그러나 종종 이러한 문제들은 지방자치체의 정치적 영역 안에서의 불평등으로 다뤄지거나 더 큰 지역수준에서의 지역의 불평등을 호소할 수 있는 능력이 없는 것으로 다뤄진다. 국가적 실체(연방 정부, 기관)에 의해 지지되는 지역사회 역량 증진 노력은 지역사회와 전도시의 행위자와 조직들 사이의 관계를 증진할 수 있는 노력에 따라 다르다.

위에서 언급된 지역사회 역량의 네 가지 특징은 특정한 지역사회에서 다른 수준으로 존재할 것이다. 지역사회는 모든 특징들을 한계 수준으로 가질 필요는 없다. 예를 들어, 시 의회 멤버들이 사는 지역사회를 생각해보면, 의회 멤버들은 위생 서비스의 제공, 지역의 기업의 활발한 활동, 공원과 휴식시설의 적절한 제공을 보증할 수 있다. 지역사회 구성원들의 강한 소속감은 이러한 시나리오 상에는 존재하지 않을 수 있다. 인구의 일부 집단(예를 들어 지역 대학의 학생들)은 일시적으로 머무는 것일 수도 있고, 지역사회에 지속적인 애착을 발전시키지 않을 수도 있다. 지역사회로의 헌신은 의회 구성원과 분리되어서는 최소일 수 있고 몇몇은 지역사회의 일에 참여하게 될 다른 거주자들을 선택할 수 있다.

어떤 지역사회가 가지고 있는 지역사회 역량의 특징들은 시간의 흐름에 따라 변화할 수 있다. 역량은 얻을 수도 있고 잃을 수도 있다. 예를 들어, 지역사회는 특정한 이슈를 제기하기 위해 새로운 문제 해결 매커니즘(반상회나 지역사회 발전기업)을 고안할 수 있다. 또한 새롭고, 에너지를 가진 거주민 자원활동가들은 기존의 조직들을 되살릴 수 있다. 반대로 헌신도 시간이 지나면서 감소할 수 있다. 예를 들어, 인구학적 특징의 변화는 거주자들의 지역에 대한 정체성을 감소시킬 수 있고 주변 환경의 개선은 거주자들의 활발한 참여가 더 이상 필요하지 않다고 느끼게 할 수도 있다. 또는 거주자들은 지역사회의 발전 가능성에 대해 희망을 잃을 수도 있다.

마지막 포인트는 명백하지만 관심을 끌지 못한 부분이다. 빈곤한 지역에서의 장기간의 지역사회 역량의 유지는 끊임없는 노력을 필요로 한다. 그리고 지역사회 구성원들의 노력을 통해서만 지속될 수 있다. 이러한 일은 두 가지 측면을 갖는데 이것은 지역사회 내부의 거주자들과 조직들의 적절한 의사소통과 상호작용을 바탕으로 해야 한다는 것이다. 그리고 지역사회 내부의 행위자들과 지역사회가 자원(물질적, 상징적), 서비스, 정당성을 부여받는 더 큰 세계와의 관계를 향상시키기 위한 노력도 필요하다.

지역사회 역량은 사회적 행위자의 세 가지 수준의 다양한 조합에 관여된다. 개인, 조직, 네트워크이다. 이러한 수준들은 훈련, 리더십 개발, 조직의 발전, 지역사회의 조직 등과 같은 개입의 지점이 될 수도 있다. 개인 수준은 인적 자원과 리더십과 관련된다. 기술, 지식, 개인 거주자의 자원, 지역사회 향상을 위한 활동에의 참여 등 이다. 개인적 인적 자원을 증가시키기 위한 투자는 그들의 자원을 모으고 경제적 웰빙을 향상시키는 능력에 중요한 영향을 미칠 수 있다. 또한 지역사회의 거주자들 사이의 인적 자본의 존재는 집합적인 자원의 이용을 통해서 또한 특정한 개인적인 기여를 통해서 지역사회 역량에 기여할 수 있다. 개별의 지역사회 구성원들이 그들의 인적 자원을 이용하여 변화를 일으키거나, 다른 사람들을 동원하거나, 행동을 촉진할 때 그들은 리더십을 행사하게 된다.

조직 수준에서는, 지역사회 역량은 집합적인 실체를 통해 작동되는데, 지역을 기반으로 한 조직들(지역적 기업, 서비스 제공자들, 개발 조직들), 더 큰 기관들의 지부(은행, 학교, 소매상), 작은 조직들(지방과 자택소유자들의 연합, 세입자 그룹, 사교 모임)을 포함한다. 이 수준에서의 지역사회 역량은 이러한 그룹들이 지역사회의 내부와 외부의 다른 큰 시스템들과 연결되어 그들의 기능을 반응적으로, 효과적으로, 효율적으로 잘 수행하는 지를 반영한다. 그들의 조직적인 역량의 평가 기준은 조직이 관여하는 일의 특징에 따라 조직마다 매우 다양할 것이다.[227] 새로운 조직들은 지역사회 역량을 만들어내는 매커니즘의 역할을 하는 것처럼 보인다. 조직의 효과성에 대한 기준은 단순하게 유권자를 대표하는 것, 정치적 영향, 서로를 합동시키는 조직의 능력들의 이슈를 통합시키기 위해 만드는 것들을 뛰어넘을 것이다.

마지막으로 네트워크의 수준에서, 지역사회 역량은 개인, 비공식 그룹들, 공식적인 조직들 사이의 관계를 통해서 작동된다. 개인들 사이에서 신뢰, 지지를 제공하고 자원(정보, 연결, 돈)에 대한 접근을 보여주는 긍정적인 사회적 관계의 네트워크는 사회 자본으로 알려져 있다.[228] 사회 자본의 개념은 공식, 비공식 조직들 사이의 관계로 확장될 수 있고, 네트워크 내의 각각의 조직들이 'node'로써 기능한다. 이러한 관계의 구조들은 개개의 조직들에게 자원들과 사회적으로 정의된 상황들(조직 멤버들 간의 규범과 기대)의

227) Scott WR. Organizations: Rational, Natural, and Open Systems. Englewood Cliffs, NJ: Prentice-Hall, 1992.

228) Coleman JS. Social capital in the creation of human capital. American Journal of Sociology. 1988; 94: 95-120.

접근을 더 쉽게 하고 조직들 내부에서의 의사 결정에 대한 정보를 제공 하고 그들 사이의 구조적 관계에 도움을 준다.[229]

네트워크 유대는 범위, 강도, 기능, 이용에 있어서 다르고 행위자들 사이에 동일하게 배분된 것도 아니다.[230] 지역적인 네트워크의 두 가지 측면은 특별히 지역사회 역량에 중요한 영향을 미친다. 하나는 네트워크 폐쇄의 정도이다(어떤 사람이 그 사람을 아는 사람을 아는 정도). 특별히 사회적 규제와 지지의 비공식적인 매커니즘을 지탱하는데 있어서 중요하다. 예를 들어, 젊은 층은 그들의 행동들이 부모님께 보고가 되는 경향이 있거나 그들의 상황을 알고 관심을 보이는 이웃들이 그들에게 비공식적인 도움을 줄 수 있거나 도움을 주려고 한다면 비행에 가담하는 일이 더 적은 경향이 있다. 두 번째는 보통 "약한 유대"(친밀한 유대라기보다는 구조적인 유대)라고 불리는 것과 관련된다. 약한 고리는 개인을 다른 사람에 의해 만들어진 네트워크에 연결시키는데 친밀한 연결의 네트워크를 뛰어넘어 정보, 자원, 영향력, 기회의 접근을 제공한다. 빈곤한 지역사회에서 지역을 뛰어 넘는 관계의 유대는 보통 매우 중요하다. 서로 다른 조직들 사이의 연결점에서 활동하는 사람과 조직들은 지역사회 내에서 중요한 영향력과 힘을 산출할 수 있다. 그들은 보통 거래를 더 잘 협상할 수 있다. 그들은 적절한 정보, 정보에 대한 더 큰 영향력, 이익을 얻을 수 있는 더 좋은 기회들에 더 많이 접근할 수 있기 때문이다.[231]

지역사회 역량의 세 번째 측면은 지역사회가 일할 수 있도록 만드는 역량의 특정한 기능이다. 지역사회역량은 공유된 가치를 증진시키고 젊은이들을 사회화시키고 비공식적인 사회적 규제의 매커니즘을 제공하는 등 규범적인 기능을 수행한다. 또는 이것은 갱단 모집을 규제하거나 직업 개발의 촉진 등의 더욱 특화된 기능들을 직접적으로 수행한다. 임무들은 일상의 유지나 과정들에 집중하는 경향이 있고 특별한 필요나 환경 등에 의해 촉진될 수 있다. 일상적인 또는 특정한 기능들은 매우 깊게 연관되어 있다. 전자의 역할을 하려고 노력할 때가 많지만 지역사회 증진 활동들은 보통 후자에 초점이 맞춰져 있다. 그러므로 젊은 층의 일상적 행동들(일상적인 기능들)의 규제를 유지시키려 노력하는

229) DiMaggio PJ, Powell WW. The iron cage revisited: Institutional isomorphism and collective rationality in organizational fields. American Sociological Review. 1983; 48: 147-160.

230) Mitchell C. The concept and use of social network. In: Mitchell C (ed.). Social Networks in Urban Situations. Manchester, England: University of Manchester Press, 1969.

231) Burt RS. Structural Holes: The Social Construction of Competition. Cambridge, MA: Harvard University Press, 1992.

지역사회는 시민 공원의 개발이나 학교 기금 조성 등의 일(특정한 기능들)을 보장하기 위해 집합적인 동원을 하게 된다.

더 가난한 지역사회에서 매일의 기본적인 기능을 수행하는 기관들의 약함(또는 부재)은 역량이 약하다고 말해주는 중요한 신호 중의 하나이다. 예를 들어, 거주자들은 지역이 안전한 아이들의 놀이 공간의 부족에 대해 관심을 가질 수 있다. 문제해결을 위한 다양한 매커니즘을 갖는다면 지역사회는 성공적인 행동들에 활기를 불어넣을 수 있을 것이고, 새로운 매커니즘을 개발하거나 이렇게 새롭게 활발해진 이슈들을 제기하는 더 많은 기관들을 가질 수 있다. 반대로 지역사회가 조직적인 자원이 거의 없거나 아이디어를 행동으로 바꿀 능력이 부족한 조직들이 있다면 지역사회는 확실히 정의된 문제에 대한 진전을 만들 수 없을 것이다. 이러한 지역사회가 지역사회의 목표를 알 수 있게 도와주는 것은 공원시설의 증가나 물리적 공간의 쇄신 등을 주창하는 것 이상의 것을 필요로 한다. 그것은 우선순위를 정의하고 행동을 위한 과정을 추구하는 지역사회의 역량을 위한 투자를 필요로 한다.

앞서 언급했듯이 지역사회 역량의 기능들은 두 종류의 결과를 이끈다. 하나는 전체적인 지속가능한 지역사회 역량의 증가이다. 다른 하나는 더 좋은 서비스, 공공 의사 결정에 대한 더 많은 영향력, 더욱 활발한 지역 상업 지구 등의 가치 있는 결과의 성취이다. 이러한 두 종류의 결과들은 지역사회 내부에서 지역사회 역량의 일반적인 동력에 의하여 동시에 일어난다. 지역사회 역량의 특징들은 사회적 행위자들의 수준에 의해 특정한 기능들을 수행하는데 특정한 목표들을 성취하고 지역사회의 전체적인 역량을 증진한다. 이들의 요건들은 지역사회 역량의 개발을 촉진, 방해하고 그것을 만들기 위해서 의도적인 노력을 해야 하는 중재하는 환경들에 관심을 갖는다. 지역사회 역량의 개발은 진공에서 절대 일어나지 않는다. 지역사회 역량의 증진 과정들은 더 큰 환경에서 작동한다. 이러한 환경들은 지역사회 역량이 존재하는 정도에 영향을 줄 수 있는 요소들을 포함하고 지역사회 역량이 정해진 목표에 참여할 수 있는 잠재력을 포함한다. 예를 들어, 특정한 환경들이 지역사회 이해(a sense of community)의 고도화를 지지하거나 방해할 수 있다.[232] 주거의 안정성은 이러한 요인 중 하나이다. 안정성은 아는 사람들의 네트워크를

232) Chavis DM, Wandersman A. Sense of community in the urban environment: A catalyst for participation and community development. American Journal of Community Psychology. 1990; 18: 55-81.

증가시키고 이것은 사회적 응집을 지지하게 되고 사람들이 지역사회의 활동에 참여하는 가능성을 증가시킨다.[233] 그리고 사회적 규제의 비공식적인 매커니즘의 존재와 실행가능한 사회적 네트워크의 존재는 지역사회 이해가 더 쉽게 촉진될 수 있다는 것을 보여준다.[234]

중재하는 환경들은 지역사회의 지리적인 범위 안에 존재할 수도 있다. 이러한 것들 중 기본적인 것은 지역사회 내부의 안전한 공간의 필요이다. 비슷한 방식으로 거대한 조직적인 요인들(지역의 경제적 기회에 대한 구조, 이주의 영향, 인종적 분리, 지역 간의 자원의 불평등한 분배)은 지역사회가 효과적으로 역량을 조직하거나 그것을 도우려는 더 큰 시스템으로부터의 자원을 얻는 접근을 제한 할 것이다. 많은 도시에서 실업의 급격한 증가는 지역 사회에 매우 큰 영향을 주었다. 이러한 일들이 일어날 때 역량 증진 노력들은 즉시 변형되는데 관심과 헌신을 보여주는 거주자들의 잠재력이 변하기 때문이다. 반대로 환경적인 영향들은 지역의 경제가 확장될 때처럼 더 좋은 방향으로 변화를 일으킬 수 있다. 이러한 상황에서 그 전에는 존재하지 않았던 자원을 모으는 것 같은 역량 증진을 위한 노력을 위한 기회들이 생길 수 있다. 권력 관계는 또 다른 중요한 환경적인 요인인데 많은 수준에서 작동되는 영향들의 강한 의향들을 만들어 낸다. 몇몇의 권력 관계는 거시구조적이다. 예를 들면, 특정한 인종, 나이, 수입 집단 등에게 편향된 정치적 영향력이다. 다른 것들은 일상의 사회적 상호작용 수준에서 일어나는데 예를 들면 사회적으로 고립된 유권자들의 일부가 관료제적 기관의 문화와 언어에 대해 친숙함이 부족한 것 등이다.

2. 지역사회조직과 지역사회역량

지역사회의 집합적인 차원에서 건강행동과 변화를 위한 환경을 조성하는 것은 매우 중요하다. 개인은 결국 제도, 정책, 시스템 안에 존재하기 때문이다. 지역사회 발전(community

233) Sampson RJ. Linking the micro- and macro-level dimensions of community social organization. Social Forces. 1991; 70: 43-64.

234) Bursik RJ, Grasmick H. Neighborhoods and Crime: The Dimensions of Effective Community Control. New York, NY: Lexington, 1993.

development)이라는 개념은 19세기 말에 처음 등장했고 약 50년 전부터는 지역사회 프로그램과 관련된 과정, 방법, 운동의 개념으로 재구성되었다.[235] 그리고 1990년대부터는 시민사회의 확대와 더불어 건강증진 담론과 만나 새롭게 조명되고 있다.[236] 그런데 오늘날 지역사회 발전이라 함은 지역의 경제력 지수를 높이고 직·간접적인 사회기반 시설과 자원들을 확충하는 것이라기보다 지역사회 주민과 함께 지역사회역량을 증진하기 위하여 집합적인 노력을 경주하는 과정에 가깝다.

지역사회 발전을 위한 지역사회역량의 구성요소는 크게 세 가지이다. 첫째, 물질적인 여유뿐 아니라 건강과 교육 같은 삶의 비경제적 영역을 모두 포함하는 지역사회 구성원의 웰빙(well-being), 둘째, 높은 생산성과 효율성을 통한 복지, 셋째, 주민들이 주도하여 사회 및 경제 구조를 활성화하는 조직적인 발전이 그것이다. 지역사회역량은 각 개인에게 주어진 삶의 기회(life chance)가 얼마나 충분하며 이러한 기회를 펼치는데 있어서 제약이 얼마나 작은지로 평가할 수 있다.[237] 즉, 개인의 능력이 충분히 발휘되지 못하는 사회는 지역사회역량의 수준이 낮다고 볼 수 있다. 지역사회 주민의 측면에서 본다면 지역사회역량이라는 것은 지역사회가 갖고 있는 역동성과 활력, 그리고 주민들의 상호작용과 협력에 따른 조직화에 가깝다.

지역사회역량에 영향을 미칠 수 있는 요소들은 매우 다양하다. 지역사회 발전은 사회, 경제, 문화, 그리고 환경을 포함하여 지역사회 생활의 많은 측면에서 변화를 이끄는 과정이다. 이것은 변화를 이끄는 사람들로부터 지역주민에게 확산되어 결국 지역사회역량을 높이는 실천들로 나아가게 된다. 따라서 지역사회 발전 과정은 사람들의 참여에 우선 초점이 맞춰진다.[238] 실제로 지역사회 구성원들은 공동의 문제를 해결하기 위해 함께 행

---

235) Rubin J, Rubin, S. Community Organizing and Development (4th ed.). Boston, MA: Allyn and Bacon, 2007.

236) Poole DL. Building community capacity to promote social and public health: Challenges for universities. Health and Social Work. 1997; 223: 163-175.

237) Gittell R, Vidal A. Community Organizing: Building Social Capital as a Development Strategy. San Francisco, CA: Sage, 1998.

238) 커뮤니티를 지역사회라고 부르는 이유가 여기에 있다. 지역사회란 자연스럽게 형성된 하나의 하부지역이면서 완전히 닫힌 체계는 아니지만 적절하게 경계를 유지하는 내적 상호관계의 집합이기 때문이다. 동시에 이것은 공동체 의식과 정체성을 가진 지역주민들로 구성되는데 그들 간의 다양하고 지속적인 유대를 통해 지역사회역량이 형성된다. 이런 이유로 인해 이 글에서 말하는 지역사회란 물리적으로 같은 생활공간 내에 있다는 의미에 더하여 같은 공동체라는 정체성을 갖고 있다는 의미까지 포함한다. 그것이 완벽한 소속감은 아니더라도 이러한 지역사회

동하곤 한다. 지역사회 발전은 사람들이 그들의 이웃과 근린공간 내에서 강하게 결속하여 사회적 연결망을 만들고 문제 해결을 위한 장기적인 역량을 배양하고 고유한 조직을 형성했을 때 이루어진다.[239] 다시 말해, 질 높은 사회라는 것은 사회의 구성원들이 그들의 사회적 공간을 스스로 가꾸기 위하여 생각하고 계획하고 결정하고 행동할 때 도래할 수 있다. 사람들은 이를 위하여 조직화를 꾀하는데 지역사회 조직화는 주민의 삶에 영향을 미치는 것들을 만들고 결정할 때 공동체 안에서 민주적 수단을 발전시키는 과정이다.[240] 보통 지역사회 조직화의 가시적 결과는 공식적이거나 비공식적인 단체와 모임들이다.[241] 단체는 공식적 리더십을 가질 수도 있고 아닐 수도 있다. 그러나 시간이 흐르면서 이들은 신뢰, 능력, 기술, 지식, 경험 등을 자연스럽게 축적한다.[242] 지역사회 발전은 지역사회 구성원들이 더 많은 책임과 능력을 갖고 자신들의 삶의 환경에 대해 인식하고 거기에 관심을 갖게 되는 과정이며 지역사회 참여를 통한 풀뿌리 민주주의를 실현하는 과정이다. 그러므로 지역사회라는 경제, 정치, 사회 환경은 지역 구성원들이 그들의 가능성과 역량을 증진하고 실현하는 공간이자 기회이다.[243]

지역사회의 발전 과정이나 역량 증진 과정이 물론 단선적인 진화의 과정은 아니다. 그 과정은 의미 있는 결과들을 달성하기 위해 자발적으로 계획되며 부단한 노력과 시행착오를 필요로 한다. 따라서 지역사회 발전 과정은 비단 행위 주체의 역량뿐 아니라 문제를 인식하고 공유하며 해결 방법을 궁리하고 지역주민의 요구에 부합하는 조건을 만들고 서비스를 제공할 수 있는 지역의 총체적인 역량을 필요로 한다. 여기서 역량이란 무엇을 발생시킬 수 있도록 하는 힘이다.[244] 지역사회 발전에 영향을 미치는 역량에는 물리적 역량(사회 하부구조), 경제적 역량(기금, 융자, 보조금 등의 재정 자원), 지지 역량(정부

정체성(a sense of community)은 하나의 지역사회를 구분하는 중요한 잣대이다.

239) Rubin J, Rubin, S. op. cit., 2007.

240) Minkler M. Community Organizing and Community Building for Health (2nd ed.). New Brunswick, NJ: Rutgers University Press, 2005.

241) Jung M, Viswanath K. Does community capacity influence self-rated health? Multilevel contextual effects in Seoul, Korea. Social Science and Medicine. 2013; 77: 60-69.

242) Smith MB, Graham YJ, Guttmacher S. Community-Based Health Organizations: Advocating for Improved Health. San Francisco, CA: Jossey-Bass, 2005.

243) Walter C. Community building practice. In: Minkler M. (ed.). Community Organizing and Community Building for Health (2nd ed.). New Brunswick, NJ: Rutgers University Press, 2005: pp. 66-78.

244) Jung M, Viswanath K. op. cit., 2013.

정책과 제도), 그리고 지역사회역량이 있다. 그런데 앞의 세 가지 역량은 대개 지역사회의 통제 바깥에 있다. 그러나 지역사회역량245)은 주민들을 통해 증진될 수 있는 무형의 자원이다. 지역사회 구성원을 통해 창출되지만 일련의 과정을 거쳐 형성이 되면 다시 구성원에게 영향을 미치는 일종의 사회적 힘(social forces)이라고도 볼 수 있다.

지역사회역량은 사회 문제들을 확인하고 문제 해결을 위해 인적·물적 자원을 동원하며 궁극적으로 이러한 문제를 해결하는데 영향을 미치는 지역사회의 특성이며 다양한 요소로 구성된다. 모든 개인은 일정 정도의 능력을 갖고 있다. 그러므로 지역사회 안에 거주하고 있는 개인들의 역량은 지역사회역량의 잠재적인 형태이며 이 안에 인적 자본과 사회 자본 같은 지역사회의 자산(assets)을 배태하고 있다. 인적 자본은 문제해결 능력 및 집단을 촉진시키는 경험과 학습, 업적, 기술 같은 것을 포함한다. 그러나 사회 자본은 사람들 간의 신뢰와 사회 연결망이다.246) 특히 사회 자본은 지역사회의 상호 이익을 위해 개인들 간의 협력과 협동을 활성화하고 촉진한다. 여기서 상호 이익은 지역사회 구성원의 웰빙을 증진하는 바람직한 결과들을 의미한다. 한편 지역사회역량의 증진은 건강한 도시를 만드는 것과 긴밀하게 연관된다. 건강한 공동체는 자립적이고 진취적이며 반응적이며 또한 역동적인 지역사회이다.247) 건강한 공동체는 매 순간 지식과 기술을 고양하려고 노력하며 집합적인 행동을 취함으로써 변화를 이룩할 수 있다고 믿는 사람들로 구성된다. 따라서 건강한 지역사회는 인적 자본을 바탕으로 그들의 가능성과 잠재성을 발휘할 능력을 가지고 있다. 그러한 능력들의 조직화가 지역사회역량을 만들며 궁극적으로 사회의 질을 높이는 토대가 된다.

지역사회역량 증진에 놓여 있는 철학은 지역사회 구성원이 자신의 삶을 스스로 가꾸어 나갈 수 있는 능력을 지녔거나 지닐 수 있다는 것이다. 그리고 지역사회역량이 점진적으로 증진될 수 있다고 간주한다. 따라서 지역사회역량은 일회성의 기획이거나 어떤 이슈를 통해 만들어지는 하나의 사건이 아니다. 오히려 개인, 단체 또는 그 이상의 수준에서

245) 지역사회역량의 증진을 위한 다양한 정책 사례는 미국을 중심으로 방대하게 전개되어 왔다. 지역사회 경제 개발 정책, 지역사회 이니셔티브를 위한 포괄적 접근 정책, 지역강화 기업 공동체 정책, 지역사회 조직화 정책 등이 여기에 해당한다.

246) Putnam R. The prosperous community–social capital and public life. American Prospect. 1993; 13: 35–42.

247) Barett L, Plotnikoff RC, Raine K, Anderson D. Development of measures of organizational leadership for health promotion. Health Education and Behavior. 2005; 322: 195–207.

지역사회역량은 고양될 수 있다.[248] 지역사회 구성원들은 여러 이유에서 지역사회 활동에 참여하는 것에 관심을 보인다. 그것은 물론 개인적인 목적에서 기인하는 것일 수도 있고 실제 지역사회의 현안을 해결하기 위한 것일 수도 있다. 따라서 지역사회역량은 확대되고 조직화될 수 있으며 더 개발될 수 있다. 지역사회 수준의 역량이 증진된다는 것은 개인이 임파워먼트 된다는 의미이기도 하다. 임파워먼트는 개인들의 고유한 가능성을 스스로 발현하는 능력이다.[249] 지역사회의 변화 주체들이 이끄는 활동에 참가함으로써 잠재적인 것에 머물렀던 개인의 능력은 증폭된다. 따라서 임파워먼트는 지역사회에 변화를 일으키는 개인들의 능력 발휘이며 집단의 상호작용을 통해서 공유되거나 발전되는 힘이다.[250] 이것은 바깥의 권력이 아니라 지역사회와 우리 안의 권력이라는 점에서 지역사회 구성원들이 그들의 삶과 밀착된 이슈에 참여하도록 하며 성숙사회를 위한 웰빙을 지향한다.

개인 수준의 역량은 앞서 기술한 것처럼 기본적으로 인적 자본에 바탕하며 지역사회 수준의 역량은 사회 자본에 기초한다. 인적 자본은 지식, 태도, 실천으로 구성된다. 우선 지식은 실질적인 지식과 경험인 노하우를 말한다. 지역사회 구성원들이 이러한 노하우를 많이 가지고 있을 경우 지역사회는 정보적으로 민감해진다(informed-community). 즉, 문제를 이해하는데 어려움을 겪지 않을 뿐 아니라 그것을 수용하는데도 적극적이 된다. 이와 연관되는 것이 지역사회를 바라보는 태도이다. 태도는 제기된 지역사회 문제에 반응하고 관심을 보이며 적극적으로 참여하고 책임감을 공유하는 것을 말한다. 이러한 긍정적 태도가 형성되면 지역주민들 사이에는 문제 해결을 주도하는 몇몇의 변화 주체가 등장하게 된다. 그 다음은 실천이다. 실천은 지식과 태도를 바탕으로 실질적인 실천을 하는 것을 말한다. 이것은 문제 해결에 대한 표지가 되며 더 큰 조직화를 위한 씨앗이 된다. 이들의 조직화를 통해 개인 수준의 역량은 표출되며 증진될 수 있다.

지역사회역량은 개인의 사회경제적 변수와 지역사회의 조건에 많은 제약을 받는다. 개

---

248) Minkler M, Wallerstein N, Wilson N. Improving health through community organization and community building. In: Glanz K, Rimer BK, Viswanath K. (eds.). Health Behavior and Health Education (4th ed.). San Francisco, CA: Jossey-Bass, 2008: pp. 287-312.

249) Israel BA, Eng E, Schulz AJ, Parker EA. Introduction. In: Israel BA, Eng E, Schulz AJ, Parker EA (eds.). Methods in Community-Based Participatory Research for Health. San Francisco, CA: Jossey-Bass, 2005.

250) Rahim MS, Asnarulkhadi S. Community development through community capacity building: A social science perspective. Journal of American Science. 2010; 62: 52-62.

인 수준의 지역사회역량만을 이야기한다면 이것은 임파워먼트에 가까우며 지역사회역량을 별도로 논의할 필요가 없다. 따라서 개인 수준이 아닌 지역사회 수준의 역량을 살펴보는 것이 중요하다. 지역사회 수준의 역량은 기본적으로 두 가지로 구성되는데 하나는 이미 지역사회에 있던 것이고 다른 하나는 개인들이 지역사회역량을 축적하면서 생성하는 것이다. 전자는 좁은 의미에서 지역사회 수준의 지역사회역량으로 소위 말하는 풀뿌리 단체들(community-based organizations; CBOs)의 네트워크와 지역사회의 고유한 자원들이다. 우선 CBOs는 지역사회의 비영리, 민간, 풀뿌리 단체들로 개인 수준의 지역사회역량이 형성될 수 있는 중요한 단초가 되며 지역의 변화 주체들이나 오피니언 리더들이 주로 속해 있는 곳이다.[251] 사실 개인의 인적 자본이 우수하다고 해서 지역사회에 어떠한 변화를 꾀하기에는 불가능한 경우가 많다. 그 경우 개인은 CBOs를 매개로 하여 다양한 상호작용을 하면서 변화의 계기를 마련할 수 있다. CBOs는 이 뿐만 아니라 지역사회의 숨어 있는 잠재 자원들을 발굴하는데 도움을 준다. 아무리 빈곤한 지역이라 하더라도 지역사회의 고유한 자원이 존재하므로 풀뿌리 단체들을 통해 이러한 역량 자원을 확인하고 발굴하는 것이 필요하다.[252]

지역사회역량의 조직화 과정은 CBOs를 통해 임파워먼트 된 개인이 지역사회 자원을 활용해 지역사회역량을 구축하는 과정이다. 이것은 여러 가지 활동과 실천으로 나타날 수 있는데 비판적 인식, 자원 구축, 파트너십과 리더십 형성, 문제해결 역량 증진 등의 형태로 지역사회에 드러난다. 물론 지역사회 수준의 역량도 구조적이고 생태적인 조건들에 영향을 받는다. 인구집단의 특성, 인구의 유동성, 관련 정책과 제도 등이 그러하다. 그러나 전진과 후퇴의 과정 속에서 지역사회역량은 점진적으로 사회의 질을 높이는 방향으로 나아가려는 속성을 가지며 이를 스스로 달성하고자 한다. 여기서 상호적이라 함은 개인 수준과 지역사회 수준의 역량이 서로 영향을 미친다는 의미이며 동시에 점진적으로 진행된다는 의미이다. 중요한 것은 지역사회역량 증진에 대한 계기를 만드는 것이며 변화에 대하여 미온적이고 거부감마저 있는 정적인 분위기를 깨뜨리는 것이다.

지역사회역량을 증진하는 방법 중 하나는 강점과 자원 기반 전략(strength- and asset-based)이다. 이것은 지역사회역량 증진이 갈등보다는 합의와 협동에 근거한다는 맥락에

251) Jung M, Viswanath K. op. cit., 2013.
252) Minkler M. op. cit., 2005.

서 등장하였다.[253] 빈곤한 지역사회의 경우 기존에는 무엇이 필요하다고 중앙정부나 다른 기관에 요청하는 방식을 취했고 그것이 얻어지지 않았을 경우 이를 얻기 위한 시위를 했다. 사회운동 부문에서 알린스키 모형(Alinsky model)으로 불리는 이러한 갈등 전략은 시민사회의 성장과 제도 마련, 그리고 정치적 성숙 등으로 인해 쇠퇴하였고 이에 따라 이제는 강점 기반 전략이 등장했다. 이것은 지역사회가 가진 문제를 해결하기 위해 필요한 것을 외부가 아닌 내부의 강점에서 찾아야 한다는 패러다임에 바탕을 두며 자원 지도 그리기(asset mapping) 기법과 함께 발전했다. 이는 지역사회 개발과 건강한 지역사회의 건설을 위해 유용하고 가용한 자원들을 발견하는 과정이라 할 수 있으며 주민 스스로 이 과정에 참여함으로써 자기 지역사회의 역량을 확인하고 지역사회 개발에 능동적으로 참여할 수 있는 기회를 얻는다. 지역사회 자원의 지도를 그리기 위해서는 우선 지역사회 자원들과 자원들의 역량에 대한 정보를 수집하고 이 정보를 조합하여 자원의 목록 지도를 만들고 지역사회에 알리는 일련의 절차를 따른다. 일차적 자원은 지역사회에 존재하고 주민이 통제하며 개인과 조직의 역량이다. 풀뿌리 단체, 주민의 지식과 기술수준, 지역사회 토착기업 등이 해당된다. 이차적 자원은 지역에 존재하지만 외부에서 통제하는 자원으로 중앙과 연계된 민간조직, 비영리조직, 공공제도 및 물질적 자산으로 학교, 은행, 병원 등이 해당된다. 잠재적 자원은 외부에 존재하고 외부에서 통제하는 자원으로 복지예산, 공적 자산, 공적 정보 등을 말한다. 지역사회의 자원 지도를 그리는 것은 주민들이 스스로 지역사회의 강점을 찾으며 사회의 질을 증진할 수 있는 가능성을 열어 놓는다는 점에서 중요하다.

필요를 중시했던 기존의 지역사회 사업은 지역사회와 주민의 문제들, 예를 들어 범죄, 폭력, 질병 등과 같은 결핍된 욕구를 파악하고 그것을 외부 자원으로 해결하려고 하였다. 그러나 역량을 중요시하는 접근은 지역사회에 존재했으나 기존에는 주목받지 못한 인적, 물리적, 조직적 자원과 역량을 동원하고 이를 조직화하여 내부적으로 문제 해결을 시도한다. 기존의 접근은 문제 해결을 외부에 의존하기 때문에 늘 지역사회는 불확실성에 놓이게 되고 의존적이 된다는 결정적 단점을 가졌다. 그러나 지역사회 강점/자원 기반 접근은 이러한 본질적 문제에서 해방된 새로운 패러다임이다. 이것은 지역사회 기반의 방법론과 결합해 CBPR(community-based participatory research), PAR(par-

253) Minkler M. op. cit., 2005.

ticipatory action research) 등으로 불리며 서구에서 지역사회역량 증진을 주도하고 있다.[254]

한편 지역사회 조직화(community organizing)는 리더십을 가진 행위자들과 지역사회의 토착 조직들을 묶는 것이다.[255] 인적 자본이 풍부한 것만으로는 지역사회역량이 만들어지지 않기 때문에 지역사회 구성원들은 CBOs에 참여함으로써 의미 있고 유효한 활동을 하게 되는데 그 결과 개인과 조직의 역량이 모두 강화된다. 따라서 지역사회 조직화란 역량을 개발할 수 있도록 지역사회의 주체들이 서로 참여하고 관계 맺는 것을 의미한다.

지역사회 조직화를 주도하는 토착 조직은 두 종류가 있다. 하나는 지역사회에서 이미 중추적 기능을 하는 다목적 조직(multi-issue community organization)이다. 이런 기관의 대표들은 이미 지역 주민의 역량 강화와 웰빙에 지역사회 조직화가 중요한 것을 인식하고 있다. 다른 하나는 잠재적인 역량을 갖고 있는 지역사회의 기업들이다. 지역사회 경제자본을 늘리기 위해 헌신해온 기업들은 지역사회의 강점과 약점을 잘 알고 있으며 지역의 구매와 고용을 활성화하는 역할을 담당한다. 뿐만 아니라 지역사회개발과 사회의 질 증진을 위해 필요한 서비스를 제공하거나 이를 지원하는데 중요하다.

지역사회 조직화가 지역 내의 다양한 인적, 물적 자원을 활용하고 상호 결합하는 것이라면 연계 전략은 지역 바깥에 있는 자원과 지역사회를 연결하는 전략이다. 지역사회의 자원 조사와 동원이 끝나면 광범위한 의견수렴을 통해 지역의 의사결정자들을 모으게 된다. 참가자들은 지역사회개발을 추진하는데 필요한 많은 추가적인 자원들을 동원하는 역할을 맡는다. 여기에서는 지역 외부의 사람이나 기관과의 연계 형성이 핵심이 된다. 의료기관, 은행, 공공단체, 조합, 교회, 정치・사회단체 등 우리의 주변에는 이러한 연계망을 가진 다양한 토착 조직들이 있다. 이들은 지역사회 조직화를 위해 자원을 모으고 역량을 결집하는 중요한 이해관계자들이다.

결국 지금까지의 논의를 정리하면 다음 그림과 같다(그림 1-15). 이는 지역사회역량의 증진을 '합의'와 '갈등' 그리고 '필요'와 '강점' 기반 접근이라는 2*2 모형으로 도식화한 것이다. 오늘날의 지역사회운동은 지역사회주민이 스스로 문제를 형성하고 그것을 해결할

---

254) Israel BA, Eng E, Schulz AJ, Parker EA. op. cit., 2005.
255) Walter C. op. cit., 2005.

수 있도록 하는 자기관리의 모형이 대세이다. 즉, 전통적인 모델처럼 중앙정부 혹은 관료기관에서 지역사회 주민의 필요를 결핍충족의 차원에서 자원을 조달하는 필요기반의 접근이 아니라 지역주민의 문제해결능력을 키워주는 강점기반의 접근이 오늘날의 모형이다. 이런 패러다임의 전환은 크게 합의의 방식과 갈등의 방식으로 나눠져서 진행되는데 합의론은 주민간의 협동을 통해서 지역사회의 역량을 개발하는 것을 강조하고 갈등론에서는 개개인의 능력 배양을 통한 사회운동을 주장한다. 제창한 비판적 대화법에 의한 주민 각자의 인식전환과 그 바탕 위에서 지역사회의 풀뿌리 네트워크를 만들고 조직단위를 연합하고 일반적인 보건관리자를 만들고, 정치적인 입법행동을 통하여 지역사회 공중보건 문제에 비판적 인식능력을 키우는 것이 바로 그 전략이다.

[그림 1-15] 지역사회 조직과 조직역량 개발의 토폴로지(Minkler, 2005: 32)

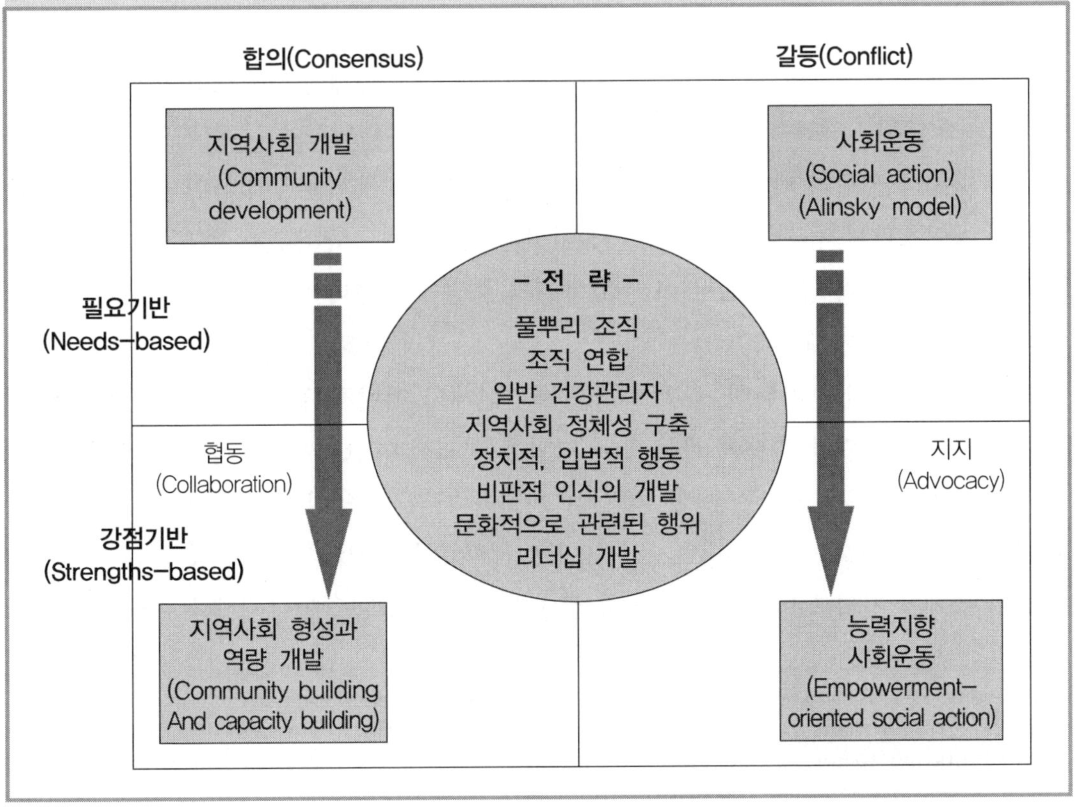

3. 지역사회역량에 대한 적용과 평가

지역사회역량과 관련된 연구들은 주민들이 스스로 자신들의 지역사회 문제를 발견하고 대응할 수 있는 능력이 있다고 가정한다. 즉, 위로부터의 접근(top-down)이 아닌 아래로부터의 접근(bottom-up)이며 경제적, 사회적, 환경적 측면에서 지역사회를 통합하는 장기간의 과정으로 지역사회 발전을 꾀한다. 물론 실제로 지역사회역량이 주민의 행동에 집합적인 변화를 야기하는지에 대해서는 아직 제한된 연구만이 존재한다. 그러나 지역사회역량이 주민들의 건강 증진을 비롯하여 다양한 방면에서 지역사회 발전의 효과를 낸다는 점에서 볼 때 지역사회역량의 효과에 대한 경험적 증명은 계속 보고될 것으로 기대된다. 지역사회역량 형성의 함의는 다음과 같다.

우선 개인차원에서 볼 때 역량형성은 지역사회 내의 자신의 존재에 대한 비판적 의식이 형성되는 과정이다. 교육자와 피교육자가 상호평등하고 존경하는 가운데 주고받는 대화의 방식으로 자신들의 문제를 드러내는 것이 필요한데 문제를 드러내고 인식하는 과정에서 그 해결책도 모색할 수 있기 때문이다.[256] 대화법에 의하여 문제를 인식해가는 과정에서 자신의 존재의 의미를 비판적으로 사고하게 되고 문제를 인지하면 해결책에 대한 모색도 자연스럽게 추구하게 된다. 앞서 살펴본 것처럼 확장된 학습 전략은 이러한 논의에 바탕하고 있으며 궁극적으로 자기 효능감의 증진을 꾀한다. 성숙한 개인은 이러한 고민을 지역사회로 가져온다.

한국은 시민사회의 자원이 풍부하고 풀뿌리 단체나 자발적 결사체도 많다. 이것은 지역사회의 협업을 위한 훌륭한 자산이다. 다양한 지역사회 단체에 참여함으로써 개인들은 리더십을 기르거나 상호학습을 할 수 있는 기회를 가질 수 있다.[257] 뿐만 아니라 협력체를 통하여 지역사회 안팎의 권력자원과 연계할 수 있다. 지역사회역량을 통해 지역사회 내부의 연계가 강화되면 외부의 연계나 중앙정부와의 결속도 활발해진다.[258] 미국의 경

256) Freire P. Pedagogy of the Oppressed. New York, NY: Seabury, 1970.

257) Israel BA, Krieger J, Vlahov D, Ciske S, Foley M, Fortin P, Guzman JR. Challenges and facilitating factors in sustaining community-based participatory research partnerships: Lessons learned from the Detroit, New York City and Seattle Urban Research Centers. Journal of Urban Health. 2006; 836: 1022-1040.

258) Woolcock M. Social capital and economic development: Toward a theoretical synthesis and policy framework. Theory and Society. 1998; 27: 151-208.

우 전미 흑인여성 건강 프로젝트(Natioanl Black Women's Health Project)는 지역사회의 강점에 기반하여 지역사회 외부와 연계를 통해 역량 조직화를 보여준 대표적 사례이다.[259] 이제 지역공동체 회복 사업에서 결사체의 역할이 중요하다는 인식은 상식이 되었다.[260] 특히 주민참여는 사회적 네트워크를 강화하고 응집력과 유대감을 높이며 문제해결 능력과 더불어 주민 주도의 지역사회 변화 경험을 축적하게 만든다. 따라서 지역사회의 자원 조직화를 통해 주민 주도의 지역사회 발전을 기획하는 것도 좋은 방안이 될 것이다.

지역사회역량은 공동체의 진화를 다루는 것이 아니라 지역사회 발전이라는 목표를 효과적으로 달성하기 위해 준비되는 계획적인 활동이자 실천이다. 역량의 증진이라는 것은 개인과 조직, 다시 말해 지역사회 내에 있는 모든 구성원들의 삶의 기회가 증진되며 사회의 질이 높아지는 것을 의미한다. 이것은 기본적으로 이타적 협력과 참여 속에서 촉진되는데 지식과 기술을 포함하여 다양한 무형물들을 주고받는 가운데에서 분비되는 점액 같은 것으로 비유할 수 있다. 그것은 지역사회를 하나의 공동체로 끈끈하게 만들며 책임감과 주인의식을 공유하게 한다. 지역사회 정체감이라고 불려왔던 이것은 개인 수준에서는 현실적으로 더 이상 해결되지 않는 많은 문제들에 거의 유일한 해법을 제시한다. 물론 주민들이 외부 자원을 끌어온다면 지역사회의 정체감이 없이도 지역사회는 작동할 수 있다. 이것은 기계적 연대에 가까운 것일 수 있는데 집단의 이해를 표출하고 이를 관철하려고 하는 집합행동이 그러하다. 그러나 이 글에서 이야기하는 것은 유기적 연대이다. 이것은 사회적으로 불이익을 받는 지역에서 거주자들의 소속감과 협력이 더 큰 것에서 확인할 수 있다.[261] 이들은 문제를 해결하고 삶의 공간을 바꾸기 위해 이타적으로 헌신한다. 이를 통해 책임감을 공유하고 문제해결을 함께 한다. 우리가 가끔씩 목격해왔던 그 특별한 경험이 바로 지역사회역량이다.

지역사회역량 증진은 대체로 다양한 긍정적 결과들을 낳는다는 것이 지금까지 연구된

---

259) Smith MB, Graham YJ, Guttmacher S. (eds.). Community-Based Health Organizations: Advocating for Improved Health. San Francisco, CA: Jossey-Bass, 2005.

260) Provan KG, Nakama L, Veazie MA, Teufel-Shone NI, Huddleston C. Building community capacity around chronic disease services through a collaborative interorganizational network. Health Education and Behavior. 2003; 30: 646-662.

261) 예를 들어, 지역에 범죄율이 높고 치안이 부실한 경우 거주자들이 안전을 위해 자율방범대를 운영하는 것이 그러하다.

결과이지만 고려해야 할 사항도 있다. 우선 사회통합(social integration)은 사회적 갈등의 기회가 그만큼 많아질 수 있다는 것을 의미하기도 하며 잦은 접촉으로 인해 폭력과 범죄, 감염병의 증가로 이어질 수 있다.[262] 뿐만 아니라 하나의 공동체 안에서 다양한 내부 집단이 존재하거나 사회적 관계에 긴장감이 심할 경우 구성원들의 신체적 건강이 더 악화될 수도 있다.[263] 따라서 지역사회의 조건과 맥락에 따라 역량에 대한 이해와 목표, 전략을 구체화할 필요가 있다.

지역사회역량은 사회 및 공중보건 문제를 파악하고 자원을 동원하며 대처하는 지역사회 능력에 영향을 주는 지역사회 고유의 특성이다. 그래서 지역사회역량에는 참여, 동원, 사회 연결망, 사회적 지지, 사회적 응집성, 지역사회 정체성, 역사와 가치, 그리고 권력 등 다양한 차원이 내재되어 있다. 지역사회 조직들이나 결사체의 수평적 관계와 신뢰, 상호성 등은 사회자본의 측면에서 지역사회역량이기도 하다. 다만 지역사회역량이나 사회자본이 지역사회의 집합적인 건강수준과 긍정적으로 관련되어 있다는 경험적 증거들에도 불구하고 그 매커니즘이 구체적으로 밝혀졌다고 보긴 어렵다. 게다가 지역사회역량이나 사회자본의 부족이 건강 결과(health outcome)를 악화시킨다는 근거는 부족하다. 예를 들어, 건강행태가 이들 관계를 매개하고 있다면 열악한 사회자본이 어떻게 불건강 행태를 촉발하여 건강에 악영향을 주는지 충분히 알려진 바가 없다. 그래서 사회 해체(social disintegration)에 대한 연구가 더 필요하다. 그리고 변화를 이끌어낼 수 있는 능력인 집합적 효능감(collective efficacy)을 지역사회역량의 뿌리라고 간주했을 때 이를 보다 견고하게 측정하는 작업도 필요하다. 뿐만 아니라 법과 제도, 권력관계 등 지역사회의 집합적인 건강수준에 영향을 미칠 수 있는 다른 차원들에 대한 이해도 필요하다.

262) Fagg J, Curtis S, Stansfeld SA, Cattell V, Tupuola AM, Arephin M. Area social fragmentation, social support for individuals and psychosocial health in young adults: Evidence from a national survey in England. Social Science and Medicine. 2008; 66: 242-254.

263) Burg MM, Seeman TE. Families and health: The negative side of social ties. Annals of Behavioral Medicine. 1994; 16: 109-115.

4. PRECEDE-PROCEED 모형

[그림 1-16] PRECEDE-PROCEED 모형의 분석틀

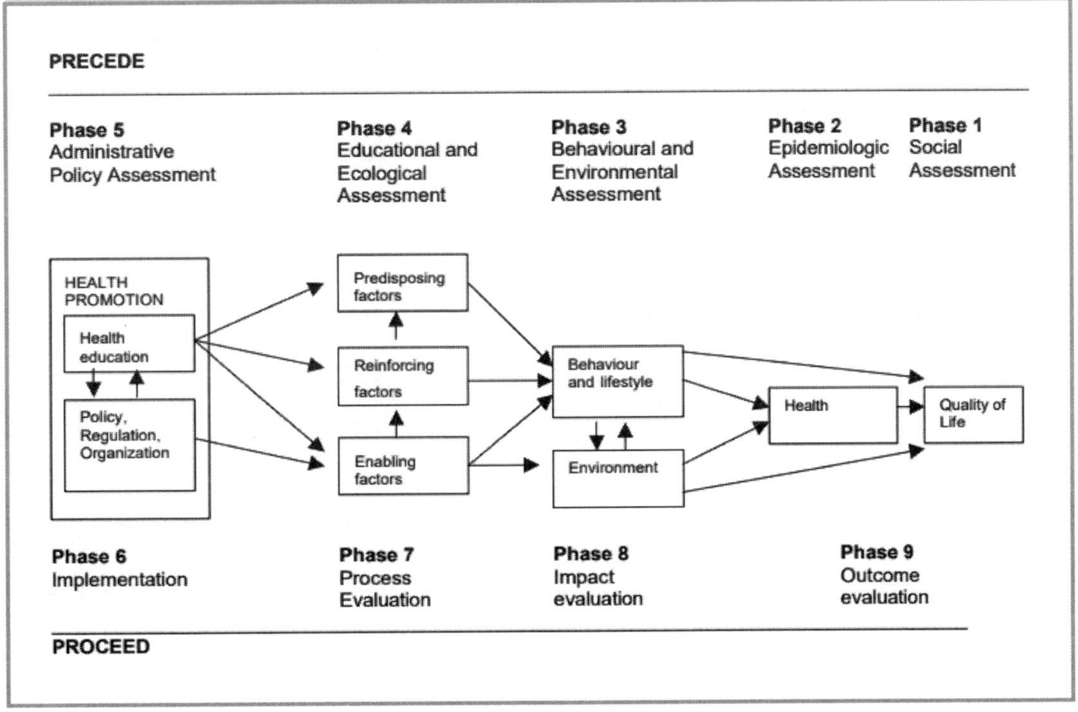

PRECEDE-PROCEED는 프로그램을 계획하고 중재하고 평가하는 데 필요한 과정을 체계적으로 안내하고 있는 논리적 모형이다(그림 1-16). PRECEDE는 “predisposing, reinforcing, enabling constructs in educational/environmental diagnosis and evaluation”을 의미하며 의학적 진단을 근거로 환자에 대한 처방이 이루어지듯이 교육적 진단 아래에 교육중재가 제공되어야 함을 나타낸다. 1970년대 개발될 당시에 PRECEDE는 보건교육의 결과에 초점을 두고 이를 달성할 수 있도록 목표에 근거한 보건교육을 권고하였다. 반면 1991년에 PRECEDE 모형에 추가된 PROCEED 모형은 교육수행과 평가 단계를 제시하는 것으로 PROCEED는 “policy, regulatory, and organizational constructs in educational and environmental development”의 약자이다. 이 모형은 건강행위에 있어 환경적 요인의 영향을 강조하며 흡연·음주와 같은 개인의 건강행위가 대

중매체 · 건강정책 · 사회불평등 같은 외적 요인에 의해 많은 영향을 받는다고 보았다. 현재 PRECEDE-PROCEED 모형은 생태학적 관점에서 적용되는 인구집단 기반의 틀이며 전반부에서는 사회적 사정, 역학적 · 행동적 · 환경적 사정, 교육 및 생태학적 사정, 행정적 · 정책사정 및 중재설계의 4단계를 거쳐 보건교육이나 건강증진 요구를 사정하고 후반부에서는 교육 프로그램 수행과 평가단계를 제시하는데 5단계 수행, 6단계 과정평가, 7단계 영향평가, 8단계 결과평가를 제시한다.

첫째, 사회적 사정단계(social assessment)는 지역사회 주민의 삶의 질에 영향을 미치는 변수들을 사정한다. 참여적 기획과 상황 분석을 통해 기획자들은 자신들이 일하고 있는 지역사회를 이해하도록 돕는다. 물리적 경계를 갖는 지역사회뿐 아니라 지역사회 내의 문화, 가치, 규범, 언어 등을 함께 나누는 다양한 집단의 특성을 파악하도록 한다. 프로그램 기획자들은 객관적 자료를 통한 정보와 함께 지역사회 내 구성원으로부터 정보를 수집하고 의견을 듣기 위하여 질적인 방법인 인터뷰, 초점 집단 면접, 개념 지도 그리기(concept mapping), 설문조사 등을 함께 활용하여 지역사회를 파악한다.

둘째, 역학적 사정단계(epidemiological assessment)는 기획자들이 지역사회 내의 건강문제와 관련된 삶의 질을 기술함으로써 모형의 오른쪽부터 왼쪽으로의 로직 모형을 구축하는 것이다. 일단 모형이 완성되면 왼쪽에 있는 것이 건강문제와 관련된 삶의 질의 원인이 된다. 역학적 분석은 건강 문제와 관련된 삶의 질의 영향을 확인하고 건강문제의 행위적 원인, 건강문제 또는 위험 행동에 대한 환경적 원인을 다룬다. 행위적 분석은 건강문제를 경험하고 있는 위험 집단에서 건강 문제의 발생 위험이 더 증가하지 않도록 하는 것을 포함한다. 환경적 분석에는 건강 문제에 직접적으로 영향을 일으키는 사회적, 물리적, 생물학적 환경에 대한 사정이 포함된다. 행위와 환경을 기술하기 위해서는 범이론적 모형, 사회인지 이론 등 여러 개의 이론들이 사용되기도 한다. 초기의 PRECEDE 모형은 비행위적 요인을 분리하여 다루었지만 이러한 요인들이 변화에 영향을 미치기 때문에 추후에는 포함되었다. PRECEDE-PROCEED 모형에서 유전은 조정할 수 있는 요인은 아니지만 최근에는 건강문제를 이해하고 고위험 집단을 파악할 수 있는 유용한 자료로 중요하게 다루어지고 있다

셋째, 교육적 · 생태학적 사정단계(educational and ecological assessment)는 건강문제의 원인이 되거나 기여하는 위험 행위나 상태를 확인하도록 한다. 이는 기술한 행위적

및 환경적 상태를 유발시키는 요인들이 무엇인지 확인하는 과정이다. Green과 Kreuter는 성향 요인, 촉진 요인, 강화 요인으로 이 단계를 설명하였다.[264] 성향 요인(predisposing factor)은 행위를 초래하는 동기나 근거가 되는 행위 이전의 요인들을 말하며 개인의 지식, 태도, 신념, 가치, 자기효능감 등이 이에 속한다. 소인성 요인이라고도 한다. 촉진 요인(enabling factor)은 개인이나 조직이 건강행위 수행을 할 수 있게 도와주는 요인으로 개인의 기술, 보건의료나 지역사회 자원의 이용 가능성, 개인의 자원, 지역사회 자원 등이 속한다. 흡연의 경우, 담뱃값 인하, 무료 금연침 시술이 이에 속한다. 강화 요인(reinforcing factor)은 행위가 지속되거나 없어지게 하는 요인을 말하며 사회적 유익성, 신체적 유익성, 대리보상, 사회적 지지, 의료인에 의한 긍정적 반응 등이다. 청소년에 대한 흡연의 예를 들면 청소년기에는 흡연이 해롭다는 신념과 흡연에 대한 부정적 태도를 가지고 있어서(성향 요인) 흡연을 하지 않게 되고(행위) 흡연을 하지 않으면 학생으로서 교사에게 특별지도를 받지 않으며(강화 요인) 청소년에 대한 담배판매 금지규정 때문에 담배를 구하기도 어렵기 때문에(촉진 요인) 금연을 하게 될 것이다. 반면 청소년들이 흡연하는 또래집단으로부터 흡연하라는 압력을 받고(강화 요인) 담배구입이 쉬워지면(촉진 요인) 흡연에 대해 수용적인 태도를 가지게 되어(성향 요인) 흡연을 시작하게 되며(행위) 이는 또래 집단에 의해 다시 강화될 것이므로(강화 요인) 흡연이 지속될 것이다. 건강증진과 보건교육에 있어서 이들 세 가지 성향 요인, 촉진 요인, 강화 요인은 상호관련성이 있으므로 건강행위에 가장 우선적으로 영향을 미치는 요인을 확인하여 중재에 적용할 수 있다.

넷째, 행정 · 정책적 사정과 중재설계(administrative and policy assessment and intervention alignment)는 행정 및 정책사정과 중재계획의 두 부분으로 구성된다. 중재계획의 목적은 이전 단계에서 규명된 목표들을 달성하기 위한 중재 전략을 정리하는 것이며 행정 및 정책사정은 프로그램을 촉진하거나 방해하는 정책, 자원, 조직의 환경을 분석하는 것을 말한다. 중재의 구성은 프로그램을 통해 예상되는 변화와 성과에 적절한 전략과 중재 요소를 조화롭게 구성하는 단계로 조합(matching), 배치(mapping), 공유(pooling), 조화(patching)의 작업이 있다. 조합은 PRECEDE의 단계적 진단을 통해 파악된 주요 영향 요인들을 사회생태학적 차원(개인-집단-조직-사회-제도 등)에 따라 구

264) Green L, Kreuter M. Health Promotion Planning: An Educational and Environmental Approach (4th ed.). New York, NY: McGraw-Hill Humanities, 2004.

분하여 각 층위별로 중재요소들을 적용하는 것이다. 배치는 성향 요인, 강화 요인, 촉진 요인과 같은 건강문제 결정 요인과 이론을 근거로 한 프로그램 간의 논리를 밝히는 것이다. 공유는 기존의 프로그램과 지역사회가 선호하는 프로그램을 접목하거나 활용하는 것이다. 조화는 기존의 프로그램이 근거기반 실무의 차이를 최소화시킬 수 있는지 검토하는 것이다.

다섯째, 수행과 평가이다. PROCEED 부분은 이미 1단계부터 4단계까지 사정과 계획단계를 거쳐 준비된 프로그램을 수행하고 평가하는 단계로 과정평가・영향평가・결과평가 자료를 수집하는 6~8단계에 해당한다. 과정평가는 프로그램이 프로토콜에 의거하여 진행되었는지를 평가하는 것이고, 영향평가는 성향 요인・촉진 요인・강화 요인의 변화와 행위적・환경적 요인의 변화를 파악하기 위함이며 결과평가는 프로그램으로 인하여 건강과 삶의 질 지표에 미치는 효과를 파악하는 것이다.

[그림 1-17] PRECEDE-PROCEED 모형의 기획과 평가 단계

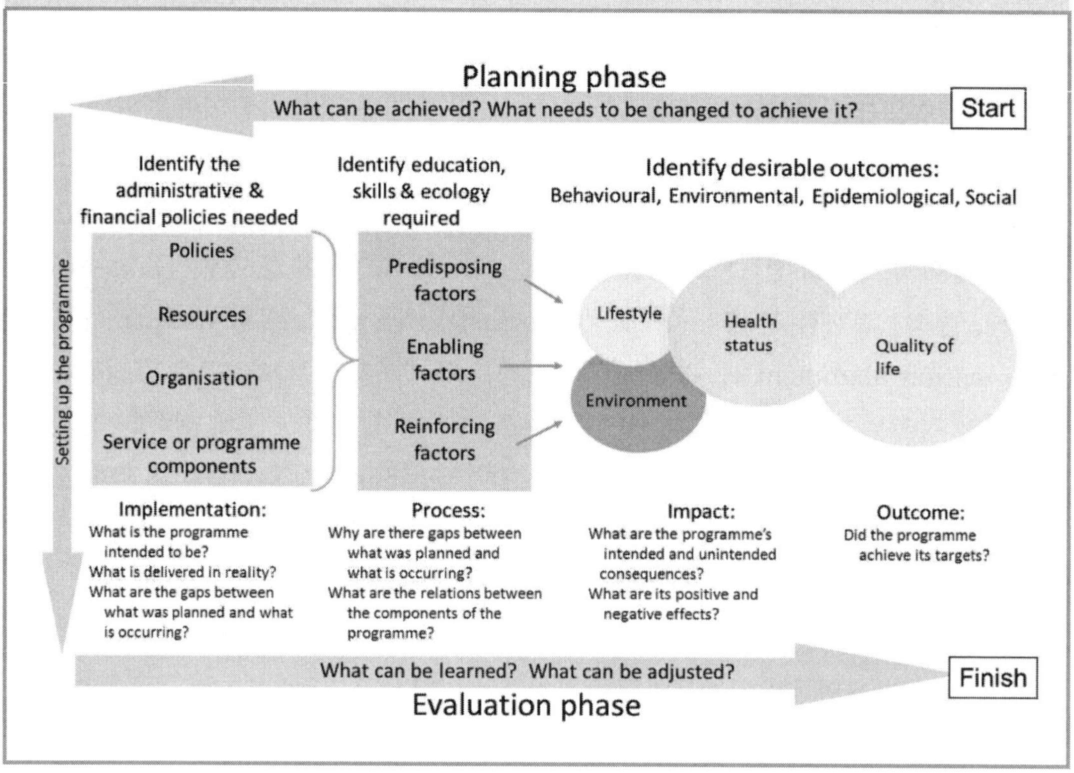

Adapted from: Green L. http://www.lgreen.net/precede.htm (Accessed Nov., 2020)

이와 같은 PRECEDE-PROCEED 모형은 프로그램을 위한 체계적, 조직적 모형으로서 문제중심적 접근방법을 통하여 최종결과로부터 시작하여 원인을 찾게 하는 연역적 사고체계를 갖추고 있다(그림 1-17). 특히 인간 행태요인의 중요성을 강조하며 건강과 건강행위에 영향을 주는 여러 요인을 지표화하는 데 도움을 준다.

5. 혁신확산이론

혁신확산이론(diffusion of innovation theory, DOI)은 커뮤니케이션에 대한 이해를 필요로 한다. 커뮤니케이션의 과정은 크게 몇 가지로 나뉘는데 개인이나 사회에 정보 혹은 기술의 혁신이 수용되는 전파 과정(diffusion theory)이 중요하다. 1940년대의 실증적 접근의 결과로 등장한 이른바 "2단계 전파 가설"은 대인(對人) 커뮤니케이션의 등장을 알린다. 여기서 나온 여론 지도자(opinion leader)란 개념은 정보 흐름에 있어서 대인 커뮤니케이션의 영향력을 부각시켰고 그 후 여론 지도자에 대한 정의나 정보전파와 영향력 전파를 구분하려는 시도는 다단계 전파가설을 유도해냈다. 즉, 혁신의 확산 과정에서 새로운 지식을 알려주는 것은 주로 대중매체이지만 그 지식을 평가하고 채택하는 단계에서는 대인 커뮤니케이션의 영향이 크다.[265)]

혁신은 다섯 가지 속성을 가진다. 첫째, 지금까지의 관념이나 기술에 비하여 혁신의 상대적 효용성 내지 장점. 둘째, 혁신의 내용이 현존하는 수용자의 가치, 경험, 그리고 욕구와의 일치성. 셋째, 개혁의 복합성. 넷째, 혁신의 소규모 실험 가능성. 다섯째, 혁신의 관찰 가능성. 이러한 혁신은 다음의 요소들을 통해 확산된다. 혁신의 주창자나 과학자, 여론 지도자와 같은 정보원(source), 상대적 이점이나 적합성과 같은 혁신의 특성을 담은 메시지(message), 미디어 같은 커뮤니케이션 매체(channel), 사회의 구성원인 수용자(receiver), 그리고 시간적 차원에서의 결과인 효과(effect)가 그것이다. 이들을 통해 혁신은 인지되며 설득과정을 통해 태도변화를 거쳐 채택이나 거부와 같은 행동변화로 귀결된다.

265) 이 분야의 대표적 연구로는 투표상황을 연구한 P. Lazarsfeld 등의 "민중의 선택"(The people's Choice)과 E. Katz의 "대인 영향"(Personal Influence), E. Rogers의 "혁신의 확산"(Diffusion of Innovations)이 있다.

[그림 1-18] Rogers의 혁신 확산의 수용 곡선

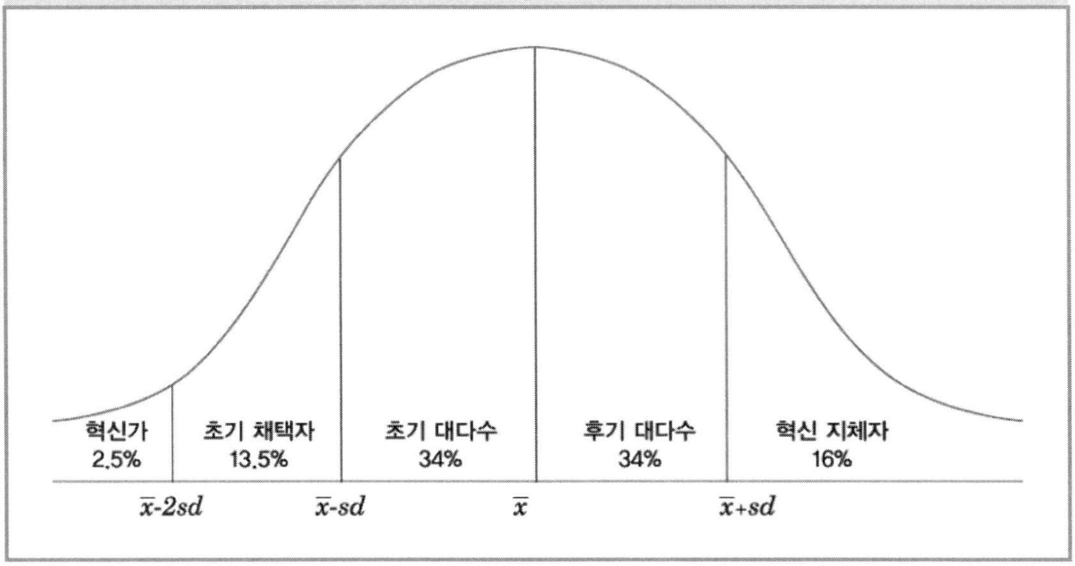

DOI는 다섯 단계의 수용 과정을 거친다: 인지(awareness), 관심(interest), 평가(evaluation), 시도(trial), 수용(adoption). 우선 인지단계에 있어서 수용자는 신제품(혁신)에 대하여 수동적으로 노출되어 그 존재를 알게 되지만 아직 완전한 정보를 갖고 있는 상태는 아니며 정보탐색을 위한 동기부여가 되어 있지는 않다. 혁신의 수용은 그것에 대한 노출과 비례하므로 이 단계에 있어서는 대중매체가 효과적으로 사용될 수 있는데 그것은 대중매체가 잠재고객당 저렴한 비용으로 혁신에 관한 정보를 반복적으로 제공함으로써 인지도를 넓혀 전체적인 수용과정을 가속화시킬 수 있기 때문이다. 다음으로 인지단계를 넘어서면 잠재고객은 혁신에 대하여 관심을 가지며 보다 많은 정보를 얻기 위하여 능동적인 탐색에 참여한다. 이 단계에서 잠재고객은 혁신에 관한 지식을 얻으려고 적극적으로 노력할 것이므로 마케터는 탐색되는 정보를 제공하기 위하여 역시 대중매체를 널리 이용한다. 이어서 잠재고객은 현재 및 예상되는 미래에 비추어 혁신의 효용을 판단해 본다. 혁신에 대한 평가에 영향을 미치기 위하여 마케터는 개인 간의 구전커뮤니케이션을 효과적으로 이용할 수 있는데 그것은 잠재 고객들이 신제품의 구매와 관련하여 지각된 위험을 감소시키기 위하여 동료, 이웃이나 친구들로부터 정보를 얻기 때문이다. 한편 이 단계에서는 대중매체가 너무 일반적이어서 개인적인 강화를 제공해 주지 못하므로

인적판매가 보다 효과적이다. 그리고 혁신이 자신의 문제를 해결하는데 적합한지를 판단하기 위하여 먼저 소규모로 활용하거나 시도해 본 다음에 혁신을 수용하든 거부하든 할 것이다. 이 단계에서는 이웃, 친구 거래점, 판매원 등이 대단히 중요한 영향력으로 작용한다. 끝으로 시도 단계에서 얻어진 개인의 경험(시용결과)이 긍정적이었다면 잠재고객은 그러한 혁신을 계속하여 정규적으로 또는 대량으로 구매할 것을 결심하게 될 것이다.

위의 그림에서 가장 먼저 혁신을 일으키는 사람인 혁신가(innovators)는 대략 인구집단의 2.5%에 해당하는 매우 소수이며 대개 사회 규범을 깨뜨린다(그림 1-18). 초기 채택자(early adopters)는 대략 인구의 13.5%에 해당하며 혁신가보다는 조금 늦지만 여론 지도자로 사회 규범을 준수하면서 동시에 대중의 존경을 받는 영향력이 큰 사람들이다. 초기 대다수(early majority)는 전체 잠재 수요의 34%에 해당하며 구전(word-of-mouth)을 통해 신제품을 채택하도록 설득하는 역할을 담당한다. 혁신을 위한 Rogers의 수용곡선은 논란이 있는 새로운 아이디어를 대중들에게 신속히 확신시키려고 하는 것은 무익하다는 점을 지적한다. 그래서 혁신자와 초기 수용자에게 혁신에 대한 확신을 주는 것이 중요하다. 또는 수용자의 범주와 구성 비율을 참고하여 효과적인 커뮤니케이션을 위한 표적 집단을 추정할 때 활용할 수 있다.

DOI는 다양한 보건영역에서 활용할 수 있다. 여기에서는 성병 위험 집단을 대상으로 한 보건교육의 사례를 생각해보자. 오늘날 성병은 전지구적인 문제이다. 성병 중 가장 심각한 HIV/AIDS는 성매매, 수혈, 마약 중독자의 주사바늘 공유 등으로도 감염될 수 있으며 일반적으로는 체액의 교환을 수반하는 성관계가 주가 된다. 그리고 이를 예방하려면 보건교육을 통한 성 행태에 대한 중재가 가장 효과적이다. Bertrand는 2004년 보건커뮤니케이션 저널(Journal of Health Communications)에 "Diffusion of Innovations and HIV/AIDS"이란 논문을 발표했는데 이 내용을 참고해 보고자 한다.

Bertrand에 따르면 DOI는 HIV의 유병률을 낮추는데 효과적이다. 많은 국가에서 HIV 예방을 위해 ABCs(Abstinence, Being faithful, and Condom use)를 실시했으나 거기에는 한계가 있었다. 그러나 예방 사업을 하던 중 우연히 포커스 그룹을 만들었고 집단 토론 자체가 교육의 기회가 된다는 것을 간파하였다. DOI의 보급(dissemination)은 오피니언 리더를 활용하여 다른 구성원들에게 예방 지식을 전파하는 것인데 채널은 MSM (Men who have Sex with Men)의 그룹 미팅이나 게이 커뮤니티 안의 매스 미디어(게이 소식지, 퀴어영화 상영제, 게이바)를 활용할 수 있다. 그리고 성공한 사례를 다른 도시에서도 시행하여 폭넓은 수용을 이끌 수도 있다.

일반적으로 혁신의 개발에는 많은 노력과 자원을 투입하지만 그것의 확산에는 상대적으로 소홀한 편이다. 다른 분야보다 실천적인 성격이 강한 보건학 분야에서는 이것이 치명적인 문제가 될 수 있다. 뿐만 아니라 효과적인 확산은 공공보건 사업의 영향력을 높이고 건강증진과 교육혁신을 도모할 수 있다.[266] 그러므로 건강중재 행위들이 공중보건에 미치는 폭넓은 영향력과 혁신을 적극적으로 확산시킬 수 있는 방법들에 대해 관심을 가질 필요가 있다. 새로운 프로그램의 영역, 채택, 이행, 유지에 대해 충분히 연구하지 않는다면 자원의 낭비는 물론, 연구진행의 지속성을 담보할 수 없어 공중보건은 무의미하게 될 것이다.[267]

DOI에서 기술혁신이란 받아들이는 개인이나 집단에 따라 새로운 것으로 지각되는 아이디어나 사물이며 확산은 사회체계 구성원들 사이에 시간이 지남에 따라 전달매체를 통하여 혁신이 전달되는 과정이다. 확산의 궁극적인 목적은 혁신, 전략, 프로그램들의 노출과 도달을 극대화하는 것이다. 혁신은 보통 혁신 개발, 보급, 수용, 실행, 유지의 다섯 단계로 이루어진다. 여기서 초기 프로그램에 대한 이해 내지 채택, 수행, 그리고 지속 정도는 프로그램을 적극적으로 확산시키고자 하는 전략과 사용자들에 대한 훈련 결과에 따라 달라질 수 있다. 뿐만 아니라 짧은 기간에 성공적으로 수행되고 확산되었던 보건사업들이 반드시 오래도록 지속되지 않는다는 보고도 많았다. 특히 Kelly와 동료들에 따르면 초기 10년간 에이즈 유행 방지에 기여했던 프로그램이 위험집단의 발병률에는 영향을 미치지 않았고 AIDS 위험인자를 지닌 사람들에게도 프로그램 확산에 한계가 있었다.[268]

선행 연구들에 따르면 혁신 확산의 속도와 범위를 결정하는 속성들로 상대적 이점, 적합성, 복잡성, 시도 가능성, 관찰 가능성, 사회적 영향력, 복원성, 의사소통, 위험과 불확실성의 수준, 참여 등이 제기되었다. 뿐만 아니라 혁신에 대한 개인적 지각의 정도도 차이가 있어서 수용자들의 특성과 수용시점에 따라 대상자들도 다르게 분류된다.[269]

---

266) Roger EM. Diffusion of Innovations (4th ed.). New York, NY: Free Press, 1995.

267) Lock CA, Kaner EFS. Use of marketing to disseminate brief alcohol intervention to general practitioners: Promoting health care interventions to health promoters. Journal of Evaluation in Clinical Practice. 2000; 6: 345-367.

268) Kelly JA, Murphy DA, Silkema KJ, Kalichman SC. Psychological interventions to prevent HIV infection are urgently needed. American Psychologist. 1993; 48: 1023-1034.

Bertrand는 HIV에 대한 혁신적 프로그램들은 상대적 이점이 낮고, 적합성도 문화적으로 성의 주도권이 어디에 있는지에 따라 상이하기 때문에 시도 가능성이 우수하다는 장점에도 불구하고 성공 여부를 분명히 기대하기 어렵다고 주장했다.[270] 그러므로 성병 위험집단을 대상으로 DOI를 이용해 보건교육을 실시하는 것은 긍정적인 시도이다. 성병은 HIV에 비하여 덜 치명적이지만 “성 위험 행태”를 공유하고 있으며 특히 여타의 감염병에 비하여 특정 집단의 습관적인 행동 유형에 따라 발병하는 경우가 많다. 그러나 동시에 그러한 행동 속성을 공유하는 집단의 규범이나 압력이 강하게 작용하여 DOI를 통한 확산이 엄청난 성공을 가져올 수도 있다. 그런 점에서 변화를 전달할 수단(communication channels), 다른 시스템과의 협력(linkage agents), 그리고 확산이 진행되는 환경과 시스템의 속성(diffusion context)이 고려되어야 한다. 동시에 그들의 사회적 네트워크에 배태되어 프로그램의 문제점을 조절할 수 있어야 한다. 이러한 혁신의 확산에는 다양한 장애가 있을 수 있다. 관행(Usage), 가치(value), 위험(risk), 관례적 장벽(tradition barrier) 등이 그것이다. 그러나 청소년의 심혈관 질환 1차 예방을 위한 CATCH(The Child and Adolescent Trial for Cardiovascular Health) 프로그램이나 호주의 국가 작업장 건강 프로젝트(The Australian National Workplace Health Project; NWHP)와 같은 사례에서 드러난 것처럼 현재의 관습이나 경쟁 프로그램보다 비교 우위에 있고 의사결정 권한이 있고 리더십을 발휘할 수 있는 초기 수용자들이 프로그램에 확신을 가지고 참여하며 관련 당국의 지원과 연계 시스템이 갖춰진 경우 성공적인 수행을 이끌 수 있다. 그리고 이렇게 도입된 혁신이 유지되고 더 나아가 제도화된다면 확산은 완성되는 것이다.[271]

한국에서 성병 위험 집단은 주로 성 노동을 하는 여성(FSWs)과 남성 동성애자들(MSMs)이다. FSW의 경우 클라미디아, 임질, 매독의 유병률이 일반 인구집단에 비해 높고 MSM의 경우 AIDS 유병률이 5~7% 정도로 높다.[272] 그런데, 이들은 외부에서 들어오는 혁

---

269) Roger EM. op. cit., 1995.

270) Bertrand JT. Diffusion of innovations and HIV/AIDS. Journal of Health Communication. 2004; 9: 113-121.

271) Bartholomew LK, Parcel GS, Kok G, Gottlieb NH. Intervention mapping: Designing theory and evidence-based health promotion programs. Mountain View, CA: Mayfield, 2001.

272) Jung M, Lee J, Kwon DS, Park BJ. Comparison of sexual risky factors of men who have sex with men and sex-buying men as groups vulnerable to sexually transmitted diseases. Journal of Preventive Medicine and Public Health. 2012; 45: 156-63; Jung M. Sexual, beha-

신에는 매우 큰 진입장벽을 가지고 있으나 내부적으로는 그들만의 고유한 성 행태, 문화, 규범을 공유하고 있다. FSW의 경우 높은 흡연과 잦은 음주를 하지만 외부에 알려진 것보다는 콘돔 사용에 대한 자기-효능감(self-efficacy)이 높다. 반면에 MSM의 경우에는 국외에 보고된 사례보다 중첩적 성관계의 정도가 낮지만 항문 성교의 정도가 높고 그 방법은 다양한 편이다. 그러므로 혁신의 확산을 위해 위와 같이 집단 내부의 리더를 찾을 필요가 있다. 그리고 그들 내부의 인식에 맞춰 요구도 평가(needs assessment)를 실시하고 성병 예방에 대한 혁신 프로그램이 그들의 내부 규범이나 문화와 배치되지 않도록 이끄는 보건교육을 실시해야 한다.

질병관리본부를 통해 주기적으로 수행된 성 행태 조사는 그들 역시 성병에 대해 두려워하지만 더 좋은 예방법이 없었고 여기에 대한 상대방과 동료들의 인식을 한 곳으로 끌어내지 못했기 때문에 보건교육의 중재 사업이 어려웠음을 보여준다. 그러므로 각 집단에서 내부 리더를 찾아내고 이들을 통해 혁신의 수용성과 보급을 용이하게 해야 한다. 그리고 상대적 이점과 참여의 효과를 분명히 해야 한다. 다양한 혁신 중에서 건강행위 변화를 목표로 하는 프로그램은 건강증진을 위한 복잡한 과정과 지속성이 강조된다. 그래서 시행자와 연구자 모두 사회 전반적인 수준에서 변화의 과정을 능동적으로 전파하는 태도가 요청된다. 특히 DOI에서는 덜 강조되고 있는 법과 제도적 환경 변화가 선행될 필요가 있다. 한국에서 집창촌은 불법 집단이고 동성애자들은 인권 보호 장치가 비미하여 성병 검진에 매우 민감한데 이러한 문제를 해결하기 위해서는 사회생태학적인 맥락에서 상층부의 조건을 바꿀 필요가 있다. 만약 이것이 가능하다면 사회적으로 격리되어 있고 혁신 확산에 대한 진입 장벽이 큰 성병 위험집단에 대한 DOI의 적용도 가능할 것이다.

구체적으로 혁신 이론이 작동하기 위해서는 그들이 어떻게 사회적 교환관계를 맺고 있으며 그들을 응집시키는 리더가 누구이며 그들이 인지하는 해당 혁신기술에 대한 평가가 필요하다. 성병 위험 집단은 진입과 신뢰관계 형성이 어렵지만 높은 동질성으로 인해 DOI의 효과가 높고 성병 교육에 대한 요구도 역시 우수할 것으로 기대된다. 그러므로 "성병 예방/검진"이라는 상품을 진부하지 않게 포장하고 계속 이용할 수 있도록 만드는 것이 관건이다. 다만, 초기 시도가 실패할 경우 이후에는 다른 프로그램들 역시 진입장벽을

vioral, and social characteristics of female sex workers and their risk of sexually transmitted infections: In South Korea. Sexuality and Disability. 2012; 30: 421-431.

넘어서지 못할 우려가 있어 첫 시도가 제일 중요할 것으로 보인다. 결국 확산이론의 가장 큰 장점은 그것이 한번 성공하기만 한다면 동질 집단을 모두 바꿀 수 있지만, 그러한 집단의 특성을 면밀히 이해하지 못한다면 높은 진입장벽을 넘어서지 못한다는 점이다. 그러나 이것을 잘 이용한다면 DOI는 성병 위험 집단에 매우 적절한 보건교육법이 될 것이다.

6. 평가와 비판

건강행동의 변화를 위한 개입이나 중재 전략을 개발하는 데는 많은 노력과 비용이 들지만 사실 이것을 확산하기 위한 방법은 거의 없다. 그래서 DOI 같은 경우 성공적인 개입 전략을 널리 퍼뜨리는 데 있어서 매우 유용하다. 그러나 유효하고 효과적인 전략을 안착시키기 위한 공중보건의 역량은 아직 걸음마 단계이다. 심혈관 질환 예방을 위한 손쉬운 행동지침이나 효과적인 암 조기검진 방법, 또는 간단한 알코올 중독 중재전략이라도 대상 집단이 모두 채택하여 성실하게 수행하는 경우는 드물기 때문이다. 따라서 공중보건에서 행동변화를 위한 혁신적인 개입 전략은 단지 개발되는 것에 그쳐서는 안 되며 전파(dissemination), 채택(adoption), 실행과 유지까지 이어지도록 적극적으로 관리되어야 한다.[273] Rogers는 그래서 혁신의 확산에는 의제형성, 매칭, 재구조화, 명료화, 그리고 일상화의 전단계가 유기적으로 연결되는 것이 중요하다고 보았다.[274] DOI가 성공적으로 적용된 대표적인 사례에는 아동 및 청소년의 심혈관 건강 연구(the Child & Adolescent Trial for Cardiovascular Health; CATCH)와 호주의 직장 건강 프로젝트(the Australian National Workplace Health Project; NWHP) 등이 유명하다.[275]

273) Bartholomew LK, Parcel GS, Kok G, Gottlieb NH. op. cit., 2005.
274) Roger EM. op. cit., 1995.
275) Simpson JM, Oldenburg B, Owen N, Harris D, Dobbins T, Salmon A, Vita P, Wilson J, Saunders JB. The Australian National Workplace Health Project: design and baseline findings. Preventive Medicine. 2000; 31: 249–260; Hoelscher DM, Kelder SH, Murray N, Cribb PW, Conroy J, Parcel GS. Dissemination and adoption of the Child and Adolescent Trial for Cardiovascular Health (CATCH): A case study in Texas. Journal of Public Health Management and Practice. 2001; 7: 90–100.

문제는 DOI가 개인 수준이 아닌 지역사회 전체의 변화와 활성화에 기여했는지 여부이다. 그래서 사회 마케팅이나 사회 생태학적 관점에서 혁신이 확산되는 데 결정요인이 무엇인지 더 연구할 필요가 있다.

미디어 지지(media advocacy)는 건강행동 변화를 위한 중요한 결정요인 중 하나이다. 매스 미디어를 통해 공공 의제(public agenda)가 설정된다는 점에서 특정한 건강 문제를 부각하고 이를 해결하기 위한 노력을 적절한 권고 행동과 함께 제시한다면 미디어는 집합적인 행동 변화에 큰 기여를 할 것이다. 그래서 매스 미디어가 대중의 인식과 행동 변화에 미치는 영향을 다루는 배양 연구(cultivation studies)가 중요하다. 특히 자극적이고 충격적인 내용에 더 집중하는 미디어의 특성상 건강과 관련된 위험 커뮤니케이션(risk communication)을 활용하는 것은 매우 유용할 수 있다.[276] 건강 위험이라는 것은 종종 객관적인 실재와 다르게 사회적으로 구성되고 인식되기 때문이다.[277] 사실 미디어는 지금까지 살펴본 모든 이론이나 모형과 결합될 수 있다. 지역사회 역량을 강화하고자 한다면 개인의 행동을 설명하는 모형[예를 들어, 보호동기이론(protection motivation theory)]과 커뮤니케이션 이론을 연계하면 된다. 프레이밍 기법은 대중의 이목을 끌고 설득하며 조직 변화나 혁신 확산을 이끌 수 있는 강력한 도구이다. 다만 이를 성공적으로 활용하기 위해서는 사회 맥락을 전반적으로 이해할 수 있는 큰 그림이 필요하다.

그런 점에서 PRECEDE-PROCEED 모형은 매우 도전적인 모형이다. 교육환경적 진단 및 평가에 있어서 역량 강화적 개념구성체를 도입하면서 건강 행동의 결정요인인 환경과 정책, 규제를 모두 아우르기 때문이다. 원래 이 모형의 뿌리가 변화의 성공가능성은 대상집단의 참여에 달려 있다는 사조였기 때문에 지역사회의 특징을 행동·역학적으로 사정(assessment)하는 것에서 시작한다. 그리고 개입을 위한 행동요인과 환경요인이 선택되면 변화 과정을 지속하기 위해 필요한 성향요인(predisposing), 강화요인(reinforcing), 실행요인(enabling)을 분류하고 파악한다. Green & Kreuter에 따르면 성향요인은 개인의 지식, 태도, 신념, 선호, 자기효능감 등으로 동기에 선행하는 요인이다.[278] 반면 강

---

276) Weinstein ND. Perceived probability, perceived severity, and health-protective behavior. Health Psychology. 2000; 19: 65-74.

277) Viswanath K, Demers D. Mass media from a macrosocial perspective. In: Demers D, Viswanath K (eds.). Mass Media, Social Control, and Social Change: A Macrosocial Perspective. Ames, IA: Iowa State University Press, 1999.

278) Green L, Kreuter M. op. cit., 2004.

화요인은 사회적 지지와 같은 것으로 행동의 지속이나 반복에 대한 보상이며 실행요인은 동기를 실현할 수 있게 만드는 환경이다. 결국 진단과 평가까지 모두 아우르는 PRECEDE-PROCEED 모형은 대상집단의 삶의 질과 웰빙에 폭넓은 관점을 제공해 준다.

그런데 지금까지 살펴본 보건과학의 개인, 개인간, 지역사회 수준의 접근에서는 건강행동이 작동하는 매커니즘에 대해서 설명하고 있지만 파편적이며 전지적인 시점을 견지한다. 즉, 실제 행동에 대한 의사결정을 고민하는 개인이 어떤 상황에서 대안들을 비교하는지에 대한 고려나 이해가 부족하다. 급속하게 발달한 매스 미디어와 대중 매체들은 충분히 검증되지 않은 다양한 건강 정보를 쏟아내면서 대중들을 혼란스럽게 하고 있다. 이른바 사용자 제공 미디어(user-generated new media)가 급속하게 확산됨에 따라 상충하는 정보의 양이 급증하였고 정보의 충돌이나 갈등 역시 눈에 띄게 증가하였다.[279) 이는 의료 전문가가 환자의 임상적인 의사결정을 돕는 것과 달리 무분별하고 어떠한 조력 없이 일반인에게 맡겨져 문제를 확산시킨다.[280) 즉, 미디어를 통해 상반되는 건강 정보에 노출되었을 때 이것을 이해하고 올바른 보건의료상의 의사결정으로 이어질 수 있도록 돕는 매커니즘이 부족한 것이다. 그래서 지금까지 나온 많은 우수한 행동과학의 보건학적 모형들에도 불구하고 현실에서의 개인은 기대와 다른 행동을 할 수 있다.

현대는 정보의 과잉(information overload) 시대이다. 수많은 건강 이슈가 상충되는 정보들로 점철되어 있다.[281) 의료 소비자는 서로 충돌하는 건강정보들 속에서 어느 것을 믿어야 할지 혼란스러워 하며 결국 건강행동을 실천하려는 의지는 약화될 수 있다. 실제로 건강정보의 충돌은 심리적 불안을 가중시키고 정보의 출처에 대한 신뢰성을 평가하는 능력을 저하시키며 약물 순응도를 낮춘다.[282) 대중들은 상충하는 건강정보에 노출될 경우 잘못된 정보를 걸러내거나 추가적인 정보를 찾아서 인지적인 정합성(cognitive balance)을 유지하려고 노력한다.[283) 예를 들어, 상충되는 정보의 출처가 다양할 경우 의

279) Nagler RH, Fowler EF, Gollust SE. op. cit., 2015.

280) Carpenter DM, Geryk LL, Chen AT, Nagler RH, Dieckmann NF, Han PK. Conflicting health information: A critical research need. Health Expectations. 2016; 19: 1173-1182.

281) Vidal L, Shavit M, Fraser A, Paul M, Lleibovici L. Systematic comparison of four sources of drug information regarding adjustment of dose for renal function. BMJ. 2005; 331: 263-265.

282) Carpenter DM, Elstad EA, Blalock SJ, DeVellis RF. Conflicting medication information: Prevalence, sources, and relationship to medication adherence. Journal of Health Communication. 2014; 19: 67-81.

료인의 조언처럼 한 가지 정보 출처에 초점을 맞추거나 공신력 같은 나름의 기준을 삼아 정보의 우위를 평가한다.[284] 그러나 이 과정에는 인지적인 노력이 수반되며 때로는 노력에도 불구하고 제대로 된 결론을 내리기 어려워 판단에 오류가 생기거나 판단을 지연하게 된다. 그래서 종종 믿고 싶은 것을 믿어버리는 관성의 법칙을 따르기도 한다.[285] 예를 들어, 화학요법을 선호하는 유방암 환자들에게 그것의 제한점이나 다른 대안이 의료적으로 더 우수할 수 있음을 제시하여도 화학요법에 대한 선호도는 달라지지 않았다.[286] 그러나 이것은 의사결정 마비(decision paralysis)의 한 유형으로 현상 유지 편향(status quo bias)이라고 알려진 의사결정 오류의 하나에 다름 아니다.

모순된 메시지에 지속적으로 노출될 경우 부정적인 영향이나 반발이 생긴다. 게다가 점화효과를 통해 신체활동이나 운동처럼 효과나 효능에 특별한 정보충돌이 없는 일반적인 건강권고 행동까지 대중들은 부정적으로 지각하거나 반발할 수 있다.[287] 따라서 복잡한 미디어 환경에서 수시로 상반되는 건강 정보나 가짜 뉴스에 노출되고 있는 대중들의 건강 행동은 예전보다 훨씬 취약해졌다. 따라서 우리는 건강 행동이 어떻게 채택, 확산 또는 좌절되는지 이해하기 위해 보건 커뮤니케이션의 차원에서 매스 미디어를 분석할 필요가 있다. 그리고 건강 정보가 충돌하는 오늘날의 정보 환경에서 근거 중심의 보건 커뮤니케이션 전략을 어떻게 수립하여 고전적인 보건교육 모형들에 활용할 것인지 진지하게 고민할 필요가 있다.

---

283) Kienhues D, StadtlerM, Bromme R. op. cit., 2011.
284) Han PKJ, Kobrin SC, Klein WMP, Davis WW, Stefanek M, Taplin SH. op. cit., 2007.
285) Keselman A, Browne AC, Kaufman DR. Consumer health information seeking as hypo-thesis testing. Journal of the American Medical Informatics Association. 2008; 15: 484-495.
286) Brewer NT, Edwards AS, O'Neill SC. When genomic and standard test results diverge: Implications for breast cancer patients' preference for chemotherapy. Breast Cancer Research and Treatment. 2009; 117: 25-29.
287) Roskos-Ewoldsen DR, Roskos-Ewoldsen B, Dillman Carpentier F. Media priming: An updated synthesis. In: Bryant J, Oliver MB (eds.). Media Effects: Advances in Theory and Research. New York, NY: Taylor & Francis. 2009: pp. 74-93.

보건 커뮤니케이션과 보건행동 변화

제 2 장

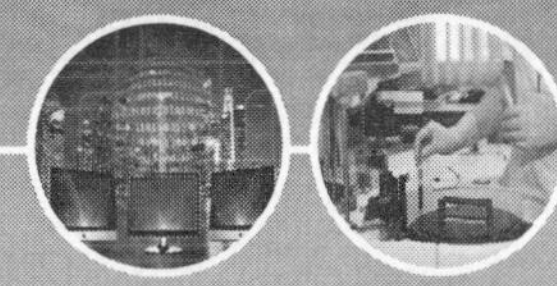

제1절

이론과 모형

1. 보건 커뮤니케이션

건강증진 전략에서 건강한 선택을 촉진하는 메시지를 확산시킨다는 점에서 커뮤니케이션은 핵심적 역할을 수행한다. 행동변화의 기초는 정확하고 바람직한 건강 정보가 목표 집단에 전달, 유통, 확산되는 것이기 때문이다. 따라서 보건 커뮤니케이션은 분명한 목적을 가진 계획된 과정이다.[288] 커뮤니케이션은 가장 단순화하면 송신자, 메시지, 수신자로 구성된 일방향의 흐름이다. 여기에 수신자의 메시지 이해와 커뮤니케이터에 대한 피드백이 추가되면 커뮤니케이션은 순환적인 과정으로 변한다. 전자가 커뮤니케이션의 내용적 측면이라면 후자는 커뮤니케이션에 관여하는 커뮤니케이터 간의 과정적 측면이다. 건강증진의 측면에서 커뮤니케이션은 예방이나 위험 인식과 관련된 교육을 명확하게 반복하는 것이다.[289] 그리고 커뮤니케이션 미디어의 측면에서 대인, 조직, 공동체, 매스 커뮤니케이션을 모두 포괄한다. 의사와 환자 간의 커뮤니케이션은 주로 대인 수준인 반면 캠페인은 공동체 수준이나 매스 미디어를 통해 실시된다.

역학적 전이(epidemiological transition)를 통해 오늘날 선진국은 감염병보다 만성질환에 의한 사망률과 유병율의 부담이 컸다. 위생시설이 개선되고 공중보건 시스템이 안착되었으며 국가 예방접종 프로그램을 통한 백신 수용도가 만족할만한 수준까지 오르게 되면서 100년 전까지 인류를 위협했던 감염병들은 통제 가능한 상태가 되었다. 반면

288) Kiger A. Teaching for health (3rd ed.). London, England: Churchill livingstone, 2004.
289) Kreps GL. The impact of communication on cancer risk, incidence, morbidity, mortality and quality-of-life. Health Communication. 2003; 15: 161-169.

암, 당뇨, 심·뇌혈관질환과 같은 만성질환은 라이프스타일 등으로 인하여 선진국의 새로운 골칫거리가 되었다. 여기까지는 공중보건학 교과서에서 20세기까지의 상황을 묘사할 때 주로 기술된 내용이다. 그런데 2020년 코로나-19로 인하여 사실상 인류는 신종감염병(emerging infectious diseases; EIDs)의 거대한 도전에 직면했고 만성질환과 전염병을 모두 관리해야 하는 이중 부담의 시대를 맞이했다. 문제는 두 가지 모두 예전보다 훨씬 더 행동과학에 의존하게 되었다는 점이다. 많은 신종 감염병은 백신이 없으며 다양한 RNA 변이로 인하여 앞으로도 백신을 미리 준비할 수는 없을 것으로 보인다. 그래서 소위 NPIs(non-pharmaceutical interventions)로 불리는 비약물적 중재가 중요해졌다. 얼굴 마스크를 쓰고 손을 철저히 씻으며 사회적(물리적) 거리두기를 하는 것이 여기에 해당한다.

행동을 정확하게 예측할 수 있다면 공중보건상의 개입 전략을 제시하고 실행하는 것은 어렵지 않다.[290] 그러나 코로나-19 사태에서 전지구적으로 확인된 것처럼 모든 대중들에게 NPIs를 준수하도록 강제할 수가 없었다. 정치적이거나 종교적인 이유를 포함하여 여러 사유를 대며 마스크를 쓰지 않거나 사회적 거리두기를 지키지 않은 개인이나 집단들이 있었다. 게다가 유튜브를 포함하여 다양한 사회관계망 서비스(social network service; SNS)는 가짜 뉴스나 근거 없는 비과학적인 정보가 유통·확산되는 데 있어서 매우 취약한 구조였다. 건강 정보는 차고 넘치지만 일관성이 없고 협조를 기대할 수 없으며 일상적인 삶의 방식과 괴리된 메시지는 보건 커뮤니케이션의 위기를 가져왔다.[291] 보건 커뮤니케이션에서 중요한 것은 적절한 시점에 표적 집단에 속한 개인들에게 적절한 메시지를 통해 어떻게, 왜 자신의 행동을 바꿔야 하는지 납득하게 하는 설득이다.

커뮤니케이션 메시지는 보건과학 이론에 기반하여야 성공적인 정보교환이 가능하다.[292] 그리고 전략적인 개입을 통해 정보교환 과정에 영향을 미칠 수 있는 다양한 변인을 예측하고 통제하는 것이 필요하다. 이론에 기반한 중재 전략을 마련하는 것은 프로그램을 계획·실행·평가하는 데 있어서 유용하다.[293] 물론 현실은 매우 복잡하고 유기적으로 얽

290) Naido J, Wills J. Health Promotion: Foundations for Practice (2nd ed.). London, England: Bailliere Tindall and RCN, 2000.

291) Corcoran N. Communicating Health: Strategies for Health Promotion. Washington, D.C.: Sage, 2007.

292) Kobetz E, Vatalaro K, Moore A, Earp JA. Taking the transtheoretical model into the field: A curriculum for lay health advisors. Health Promotion Practice. 2005; 6: 329-337.

혀 있고 예측할 수 없었던 상황은 빈번하게 발생한다. 그래서 이론은 때로 환원주의적이며 건강증진 실천에서 가장 중요한 능동적인 개인을 대상화하기도 한다.[294] 그래서 행동의 맥락을 고려하고 성찰하는 것은 항상 중요하다. 따라서 개인의 행동변화가 연속적인 인지적 과정인지 아니면 각각의 분절적 단계인지는 사안에 따라 설명력이 높은 경쟁 이론이 있을 뿐 독점적인 지위를 갖지는 않는다. 예를 들면, 전자에는 Becker의 HBM(건강신념모형)과 Ajzen의 TPB(계획된 행동이론)가 있고 후자에는 Prochaska & Diclemente의 TTM(변화단계모형)이 있다. 연구자가 TPB를 활용한 중재 프로그램을 준비중이라면 태도와 주관적 규범이 긍정적이고 행위에 대한 통제감이 큰 개인일수록 행동 의도가 강하여 행동 변화를 실천할 가능성이 높다.[295] 따라서 지각된 행위 통제가 같다고 전제할 경우에 권고 행동을 채택했을 때의 보상을 강조하고 미디어나 또래 집단을 통해 주관적인 규범을 강화한다면 기존 행동을 새로운 건강 행동으로 바꾸도록 설득할 수 있다. 이는 운동, 금연, 헌혈 등 다양한 행동 변화의 과정을 예측하는 데 도움을 주었다.[296]

만약 행위 의도보다 행동 변화에 필요한 동기가 더 중요하고 현재의 행동이 갖는 취약성(vulnerability)이 더 중요한 맥락이라면 HBM을 활용하는 것이 설득에 더 유리할 수 있다. 특히 어떤 질병에 대한 지각된 민감성과 심각성이 중요한 상황에서는 매스 미디어와 같은 수단을 통해 행동 변화의 계기를 주는 것이 필요하다. 그것이 대상 집단에 현저하면서 관련성이 높게 지각된다면 설득에 성공할 가능성은 높아진다.[297] 그래서 HBM은 성병이나 백신접종과 같은 질병 예방과 관련된 행동을 취하도록 하는 데 많이 활용되었다.[298] 그러나 이상의 사회인지 이론에 기반한 모형들은 행동에 대한 이성적 접근을 강

293) Trifiletti LB, Gielen AC, Sleet DA, Hopkins K. Behavioral and social sciences theories and models: Are they used in unintentional injury prevention research? Health Education Research. 2005; 20: 298–307.

294) Tones K, Green J. op. cit., 2004.

295) Lavin D, Groarke A. Dental floss behaviour: A test of the predictive utility of the Theory of Planned Behaviour and the effects of making implementation intentions. Psychology, Health and Medicine. 2005; 10: 243-252.

296) Bledsoe LK. Smoking cessation: An application of theory of planned behavior to understanding progress through stages of change. Addictive Behaviors. 2006; 31: 1271–1276.

297) Naido J, Wills J. op. cit., 2000.

298) Lin P, Simoni JM, Zemon V. The health belief model, sexual behaviors, and HIV risk among Taiwanese immigrants. AIDS Education and Prevention. 2005; 17: 469–483; de Wit JB, Vet R, Schutten M, van Steenbergen J. Social–cognitive determinants of vaccination behavior against hepatitis B: An assessment among men who have sex with

조하고 태도가 많은 것들을 결정한다고 보기 때문에 중재 전략의 장기적인 효과를 파악하기 위해서는 TTM과 같은 변화 단계를 강조하는 모형이 더 우수한 설명력을 보인다.[299]

[그림 2-1] TPB 모형을 활용한 설득 전략

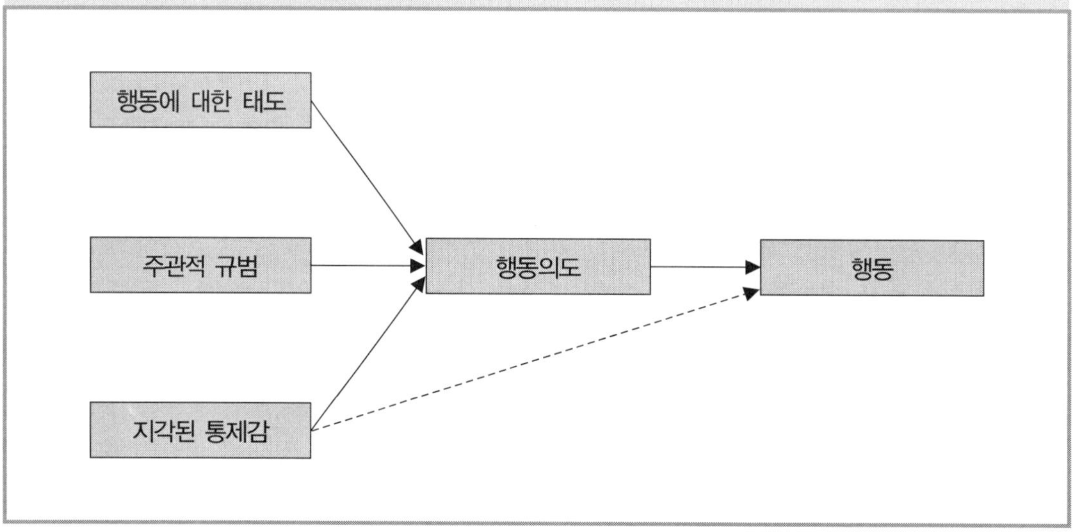

다만 개인들을 특정한 단계에 일률적으로 위치시키기 어렵고 소규모 위험 집단에 국한되는 모형이라는 점에서 TTM도 한계를 갖는다. 그래서 대규모의 인구집단에 행동 변화를 꾀하는 공공 커뮤니케이션 캠페인에서는 광고학 분야에서 널리 쓰이는 정보설득 모형(information persuasion model; IPM)을 차용한다.[300] 이는 대면접촉이 없는 상황을 가정하며 매스 미디어를 통한 메시지 노출을 중요시한다. 그리고 암, 전염병, 관상동맥 질환처럼 특정한 위험 집단보다 인구 전반의 효능성을 강화하고 행동 변화에 필요한 정보를 제공하는 데 초점을 둔다. 결국 보건 커뮤니케이션에서의 성패는 이론과 모형을 활용하되 얼마나 상황 맥락에 맞는 것을 취하고 적용하는지에 달려 있다고 하겠다.

---

men. Preventive Medicine. 2005; 40: 795-802.

299) Brug J, Conner M, Harré N, Kremers S, McKellar S, Whitelaw S. The Transtheoretical Model and stages of change: A critique. Health Education Research. 2005; 20: 244-258.

300) McGuire WJ. Input and output variables currently promising for constructing persuasive communications. In: Rice RE, Atkin CK (eds.). Public Communication Campaigns (3rd ed.). San Francisco, CA: Sage, 2001: pp. 22-48.

제2절

대중 매체에서의 건강

1. 매스 미디어와 건강

건강과 의료에 대한 대중의 전반적인 관심이 증가함에 따라 뉴스, 광고, 오락과 같은 대중 매체(popular media)의 콘텐츠는 점점 더 건강 메시지를 많이 다루고 있다. 여기서 대중 매체란 '매스 미디어'와 '대중 문화'의 합성어로 대개 건강증진을 위해 특별히 고안된 캠페인 메시지는 제외한다. 대중 매체가 건강 메시지를 앞다퉈 다루게 된 배경에는 광고 수입의 증가가 있으며[301], 그 결과 개인은 의사와 같은 의료진보다 대중 매체를 통해 건강 정보에 폭로될 가능성이 훨씬 높아지게 되었다.[302] 동시에 SNS와 유튜브를 포함한 인터넷 환경에서는 건강과 관련된 웹페이지가 기하급수적으로 증가하여 누구든지 필요할 때 검색할 수 있는 여건을 조성했다. 매스 미디어는 개인이 사회화를 경험하는 강력한 간접 학습의 도구이기 때문에[303] 건강 메시지로 구성된 미디어 환경에서 우리가 이들과 어떻게 상호작용하는지 이해하는 것은 매우 중요하다. 상호작용의 과정에서 개인은 건강, 질병, 의료에 대한 가치와 신념, 규범을 형성한다.[304] 그러므로 미디어 노출(media exposure)에 있어서 메시지를 평가하는 작업은 필수적이다. 사실 미디어 텍스

---

301) Radley A, Lupton D, Ritter C. Health: An invitation and introduction. Health. 1997; 1: 5–21.

302) Thompson TL, Dorsey AM, Miller KI, Parrott R. Handbook of Health Communication. New York, NY: Lawrence Erlbaum Associates, 2003.

303) Croteau D, Hoynes W. Media/Society: Industries, Images, and Audiences. Thousand Oaks, CA: Pine Forge, 1997.

304) Parrott R. Advocate or adversary?: The self-reflexive roles of media messages for health. Critical Studies in Mass Communication. 1996; 13: 266–278.

트에는 앞서 열거한 뉴미디어 이외에 텔레비전, 라디오, 신문과 같은 고전적 미디어가 존재하며 학술지, 책, 간행물 등 여타의 지면도 있다. 따라서 광범위하게 담론의 영역을 형성한다. 그래서 미디어 담론을 연구할 때에는 내용 분석(content analysis)이라고 불리는 방식을 이용한다. 이는 미디어에서 다룬 메시지의 주제를 코딩하고 상징적 의미를 체계적으로 범주화하는 방법이다.[305]

가장 엄선된 건강 정보를 얻고자 한다면 일류 학술지에 실려 있는 논문을 읽어보면 된다. 그러나 비전문가인 대중이 전문적인 훈련이나 배경 지식 없이 그러한 논문을 읽고 이해하는 것은 어려운 일이다. 그래서 의학적 전문 용어를 알기 쉬운 언어로 풀어낸 뉴스나 잡지를 이용한다. 이는 건강과 관련된 중요한 의사결정이나 예방적 행위를 취함에 있어서 여러모로 유용한 방식이다. 왜냐하면 이른바 사회학습 이론(social learning theory)에서 설명하는 것처럼 타인의 행동을 관찰하는 것만으로 시행착오를 최소화할 수 있기 때문이다.[306] 매스 미디어를 통해 폭로된 사회 규범은 건강에 있어서도 보편적으로 수용가능한 행동의 범위를 개인에게 자연스럽게 학습시킨다. 텔레비전 오락물은 질병을 서사적으로 묘사하여 대중들에게 건강 정보를 전달하는 보이지 않는 자료원이다. 미디어 역할 모델에 따르면 시청자에게 허구적인 인물이 가진 질병과 그것을 대하는 심리적이거나 사회적인 태도를 은연중에 전달한다.[307] 그래서 뉴스만 정보로 간주될 것이 아니라 오락물이나 광고 역시 건강이나 의료, 질병에 대한 정보를 제공한다.

문제는 매스 미디어가 술, 담배, 패스트푸드처럼 건강을 해칠 수 있는 상품의 소비를 촉진한다는 것이다.[308] 게다가 일부 연구는 매스 미디어가 건강 정보를 부정확하게 다루어왔다는 점을 지적한다. 폐경기 여성의 호르몬 치환 요법(hormone replacement therapy)이나 유방암 방사선 치료법(mammography) 등이 그러하다.[309] 부정확한 정보는 미디

305) Krippendorff K. Content Analysis: An Introduction to its Methodology. Beverly Hills, CA: Sage, 1980.
306) Bandura A. op. cit., 1977.
307) Sharf BF, Freimuth VS. The construction of illness on entertainment television: Coping with cancer on thirtysomething. Health Communication. 1993; 5: 141-160.
308) Pratt CA, Pratt CB. Nutrition advertisements in consumer magazines: Health implications for African Americans. Journal of Black Studies. 1996; 26: 504-523.
309) Gannon L, Stevens J. Portraits of menopause in the mass media. Women and Health. 1998; 27: 1-15; Carlson ES, Li S, Holm K. An analysis of menopause in the popular press. Health Care for Women International. 1997; 18: 557-564.

어가 갖는 프레이밍(framing)이라는 특성 때문에 일부 측면만이 선택적으로 강조되면서 사실을 오도하기까지 한다.[310] 그래서 건강 정보가 불완전하게 유통된다. 예를 들어, 일반의약품(over-the-counter drug; OTC)의 텔레비전 광고에서는 의학적인 근거나 안전, 성분에 대한 정보는 대개 간과되고 효능이 강조된다.[311] 불완전하고 선택적인 정보는 올바른 의사결정에 지장을 준다. 게다가 대중들의 이목을 끌어야 하는 언론의 특성 때문에 특정한 건강 위협은 실제보다 더 많이 다루어진다. 예를 들어, 마약 복용이나 유독 약품으로 인한 사망은 미디어에서 과잉 보도되지만 진행이 느려 사건·사고로 보기 어려운 심혈관계 만성 질환은 과소 보도된다.[312] 성 행태를 묘사할 때는 매력적인 배우가 여러 명의 파트너와 성 관계를 하는 모습을 다뤘지만 성적 접촉을 통해 감염되는 병(sexually transmitted disease)에 대한 언급은 매우 드물다.[313] 마찬가지로 흡연과 음주를 묘사하면서도 그것의 부정적 결과는 거의 다루지 않는다. 오히려 이러한 인물들을 긍정적인 역할로 묘사하여 행동의 모방을 부추겼다. 뿐만 아니라 매스 미디어는 대립되는 건강 정보가 있을 때 이를 충분히 객관적으로 다루는 팩트 체커로서의 역할을 다하지 못한 경우가 많았다.

매스 미디어는 단순히 정보를 제공하는 것에 그치지 않고 이용자의 신념, 태도, 행동에 영향을 미치는 제도적 역할을 한다. 그리고 의제 설정(agenda setting) 기능을 통해 수시로 특정한 이슈를 정치와 이데올로기의 영역으로 확장시키고 대중의 관심을 모은다.[314] 텔레비전이나 영화와 같은 영상 매체는 강력한 의제 설정 기능과 함께 지배적인 문화 이데올로기를 구축하고 재생산한다. 역사적으로 영화가 얼마나 흡연 규범을 만드는데 기여를 했는지 살펴보자.

---

310) Wallack L, Dorfman L, Jernigan D, Themba M. Media Advocacy and Public Health: Power for Prevention. Newbury Park, CA: Sage, 1993.

311) Tsao JC. Informational and symbolic content of over-the-counter drug advertising on television. Journal of Drug Education. 1997; 27: 173-197.

312) Frost K, Frank E, Maibach E. Relative risk in the news media: A quantification of misrepresentation. American Journal of Public Health. 1997; 87: 842-845.

313) duPre A. Communicating about Health: Current Issues and Perspectives. London, England: Mayfield, 2000.

314) McCombs M. News influence on our pictures of the world. In: Bryant J, Zillman D (eds.). Media Effects: Advances in Theory and Research. Hillsdale, NJ: Lawrence Erlbaum Associates, 1994.

2. 영화 속 흡연장면의 효과

여러 매체들 중에서 영화는 대중적 파급효과가 크고 극의 전개상 종종 흡연 장면을 포함하고 있을 뿐 아니라 관객들의 배역에 대한 높은 몰입으로 인하여 영상의 폭로 효과(exposure effect)가 클 가능성이 높다.[315] 영화는 엔터테인먼트 산업 중에서 담배 회사들의 중요한 마케팅 대상인데 미국의 경우 1930년대 R.A. 패터슨사에서 "럭키 스트라이크(Lucky Strike)"라는 브랜드를 등장시켰고 그 당시 "사탕 대신 럭키를 찾으세요(Reach for a lucky instead of a sweet)"라는 유명한 광고 카피가 만들어졌다.[316] 이후 영화에서 배우들의 흡연 장면은 흡연에 대한 사회적 규범을 만들고 긍정적인 사회적 이미지를 형성하는데 영향을 주었다.[317] 예를 들어, 여성의 흡연을 통해 여성의 독립과 남녀평등이라는 상징적 이미지를 차용하기도 하였다.

이후 엔터테인먼트 미디어에서 흡연 장면의 효과를 연구하고자 내용 분석 기법이 발전하게 되었다. 이것은 훈련된 전문가가 해당 미디어에 나타난 콘텐츠를 체계적으로 계량화하여 그 특징을 찾아내는 방법이다. 그러나 내용분석 연구는 미디어의 메시지를 기술하는데 유용하지만 콘텐츠에 대한 수용자의 반응에 대한 특별한 결론이나 근거를 제공하는 것에는 한계가 있었으며 대상 콘텐츠를 선정하는 것도 어려움이 많다.[318] 그래서 영화 속 흡연 장면에 대한 폭로가 관객들의 흡연 행동에 영향을 미쳤는지에 대한 연구는 질적연구(qualitative study), 횡단연구(cross-sectional study), 종단연구(longitudinal study), 실험연구(experimental study)의 형태로 수행되었다.

첫째, 질적 연구이다. 문화지적 접근방식을 통해 미디어 연구를 하는 연구자들은 미디어 메시지의 해석이 갖는 주관성을 무척 중요시하는 경향을 보였다. 주로 소규모 수용자

---

315) Dalton MA, Sargent JD, Beach ML, Titus-Ernstoff T, Gibson JJ, Ahrens MB, Tickle JJ, Heatherton TF. Effect of viewing smoking in movies on adolescent smoking initiation: A cohort study. Lancet. 2003; 362: 281-285.

316) O'Keefe AM, Pollay RW. Deadly targeting of women in promoting cigarettes. Journal of the American Medical Women's Association. 1996; 51: 67-69.

317) Pollay RW. Cigarette Advertising and Life (1937-1947): The history of advertising and archives. Vancouver, BC: University of British Columbia, 1993.

318) Sargent JD, Beach ML, Dalton MA, Mott LA, Tickle JJ, Ahrens MB, Heatherton TF. Effect of seeing tobacco use in films on trying smoking among adolescents: Cross sectional study. BMJ. 2001; 323: 1394-1397.

들을 대상으로 질적 연구 방식을 이용해 미디어 효과가 검토되었는데, 이러한 연구들을 통해 기술적 정보는 얻을 수 있었지만 미디어 효과에 대한 종합적인 결론은 내릴 수가 없었다. 이들은 청소년과 대학생을 초점 집단으로 주로 활용하였으며[319], 작가, 연기자, 감독, 스튜디오 경영자, 프로듀서, 및 다른 영화업계 종사자들의 인터뷰를 분석한 편의 표본 연구도 있었다.[320] 이 외에 MacFadyen과 동료들이 발표한 초점 집단과 인터뷰 방식을 활용한 질적 연구도 있었다.[321] 한편, 영화 속 흡연 장면에 대한 대학생들의 해석을 분석한 초점 집단 연구들은 인도, 호주, 뉴질랜드, 미국 등 다양한 국가들에서 수행되었다.[322] 이에 따르면 영화는 대학생들이 담배에 대한 정보를 얻는 주요한 정보원이었으며 영화 속 흡연 장면을 통해 스트레스의 해소와 함께 카타르시스를 느꼈다. 동시에 흡연이 성인으로서의 독립성을 나타내는 사회적 이미지라고 인식하였다.[323] 이러한 연구결과들은 청소년과 대학생들이 영화 속 흡연 장면을 건강에 대한 부정적인 정보로 인식하기보다 긍정적인 결과물로 지각하고 해석하였음을 보여주었다.

둘째, 횡단 연구이다. 이는 질적 연구에 비하여 일반화하기 용이한 대규모의 인구 집단을 대상으로 미디어에 대한 노출과 태도, 신념 그리고 행동 간의 관계를 체계적으로 규명하는데 도움을 줄 수 있다. 많은 횡단연구에서 영화의 폭로 효과는 두 가지 방식으로 분석 되었는데 하나는 미디어 수용자가 좋아하는 영화배우의 흡연 상태 평가이며[324] 다른 하나는 영화 제목에 대한 인지였다.[325] 좋아하는 영화배우의 흡연 장면 분석은 미

319) Watson NA, Clarkson JP, Donovan RJ, Giles-Corti B. Filthy or fashionable? Young people's perceptions of smoking in the media. Health Education Research. 2003; 18: 554-567.

320) Shields DL, Carol J, Balbach ED, McGee S. Hollywood on tobacco: How the entertainment industry understands tobacco portrayal. Tobacco Control. 1999; 8: 378-386.

321) MacFadyen L, Amos A, Hastings G, Parkes E. They look like my kind of people: Perceptions of smoking images in youth magazines. Social Science and Medicine. 2003; 56: 491-499.

322) Plano Clark VL, Miller DL, Creswell JW, McVea K, McEntarffer R, Harter LM, Mikelson WT. In conversation: High school students talk to students about tobacco use and prevention strategies. Qualitative Health Research. 2002; 12: 1264-1283.

323) Crawford MA. Cigarette smoking and adolescents: Messages they see and hear. Public Health Reports. 2001; 116(Suppl. 1), 203-215.

324) Distefan JM, Pierce JP, Gilpin EA. Do favorite movie stars influence adolescent smoking initiation? American Journal of Public Health. 2004; 94: 1239-1244.

325) Sargent JD, Dalton MA, Beach ML, Mott LA, Tickle JJ, Ahrens MB, Heatherton TF. Viewing tobacco use in movies: Does it shape attitudes that mediate adolescent smoking? American Journal of Preventive Medicine. 2002; 22: 137-145.

디어 수용자의 자아 개념에 기반하여 그들의 인지적 정합성을 살펴보는 방법인데 청소년 흡연자들과 흡연 감수성이 높은 사람들은 비흡연자들보다 원형적 흡연자의 자아 개념과 유사하게 자신을 평가하였다.[326] 청소년들은 성장 과정에서 자신의 자아 개념에 따라 행동하는데 이때 멋있고 매력적이며 어른스러운 행동들을 학습하고 모방한다. 영화에서 자신이 좋아하는 배우가 흡연자라는 자아 개념을 갖고 있다면, 청소년들은 자신의 자아를 그러한 이상적인 자아에 부합시키고자 행동을 변화시키고 흡연을 모방하도록 동기부여 되었다.[327] Dixon과 동료들은 청소년들에게 좋아하는 여자배우와 남자배우의 목록을 작성해 달라고 한 후에 내용분석을 통해 각 배우들이 영화에서 보여준 흡연 행동을 분석하였다.[328] 그리고 이와 유사한 후속 연구는 청소년들에게 좋아하는 배우들에 대한 응답을 받은 후에 그들의 최신작에서 나타난 흡연 장면을 분석하였다. 그 결과 동료 집단(peer group)이 담배를 권했을 때 이를 거부하지 못하는 성향인 흡연 감수성이 장래의 흡연 여부를 예측하는 유의미한 도구로 나타났다.[329] 유사하게 Distefan과 동료들은 캘리포니아 주의 청소년 흡연자들을 대상으로 무작위 표본을 선정해 이들이 가장 좋아하는 영화배우를 조사하였다.[330] 그 결과 흡연력이 없는 청소년들 중 흡연 배우를 좋아한 경우 흡연 감수성이 높은 것으로 나타났다. Tickle 등도 뉴잉글랜드 지역 청소년을 대상으로 학교 기반 표본을 활용해 조사를 하였는데 흡연력이 없는 학생들 가운데 흡연 배우를 좋아한 경우 흡연 감수성이 유의미하게 높았다.[331]

물론 이러한 결과는 더 많은 연구들을 통해 재현되어야 하며 다른 문화권에서도 유사

---

326) Burton D, Sussman S, Hansen WB, Johnson CA, Flay BR. Image attributions and smoking intentions among seventh grade students. Journal of Applied Social Psychology. 1989; 19: 656-664.

327) Aloise-Young PA, Hennigan KM, Graham JW. Role of the self-image and smoker stereotype in smoking onset during early adolescence: A longitudinal study. Health Psychology. 1996; 15: 494-497.

328) Dixon HG, Hill DJ, Borland R, Paxton SJ. Public reaction to the portrayal of the tobacco industry in the film The Insider. Tobacco Control. 2001; 10: 285-291.

329) Pierce JP, Choi WS, Gilpin EA, Farkas AJ, Merritt RK. Validation of susceptibility as a predictor of which adolescents take up smoking in the United States. Health Psychology. 1996; 15: 355-361.

330) Distefan JM, Gilpin EA, Sargent JD, Pierce JP. Do movie stars encourage adolescents to start smoking? Evidence from California. Preventive Medicine. 1999; 28: 1-11.

331) Tickle JJ, Sargent JD, Dalton MA, Beach ML, Heatherton TF. Favourite movie stars, their tobacco use in contemporary movies, and its association with adolescent smoking. Tobacco Control. 2001; 10: 16-22.

한 결과가 나타나는지 검토해야 한다. 실제로 Dixon의 호주 연구에서는 흡연력이 없는 청소년 표본에서 흡연 의도와 좋아하는 배우의 영화 속 흡연 간에 유의미한 연관성이 발견되지 않았다.[332] 그러나 Dixon의 연구에서 유의미한 관계가 없다고 나타난 것이 문화적 차이로 인해 영화 속 흡연배우에 대한 반응이 다른 것인지 혹은 연구방법이 달라서인지는 불분명하였다. 가령 Dixon의 연구에 참여한 호주 청소년들이 영화 속 흡연에 덜 반응한 이유는 기존에 자신들이 경험한 담배와 관련된 미디어의 내용과 Dixon의 연구에서 영화의 흡연 장면이 호응하지 않았기 때문일 수도 있다. 실제로 미국과 달리 호주에서는 담배에 대한 직접광고가 대부분 금지된 상태이다. 그럼에도 불구하고 남자배우의 흡연이 청소년들에게 더 큰 영향을 줄 수 있다. 횡단연구에서 또 다른 논쟁점은 영화 속 흡연 장면에 대한 노출도를 어떻게 측정하느냐의 문제일 수 있다. 주로 두 가지 방법이 활용되어 왔는데 하나는 개별 영화를 보고 연구자가 흡연량을 내용분석 하는 방법이며 다른 하나는 표본을 선정하여 무작위로 선택한 영화 목록을 통해 응답자들을 설문하는 방식이다. 연구의 액면 타당도(face validity)를 판단하기 위하여 표본 집단에서 시청했다고 응답한 영화들의 목록과 박스오피스의 흥행영화 목록 간의 연관성을 파악한 결과 둘 간에는 대체로 높은 상관관계가 있는 것으로 나타났다.[333] 그리고 흡연 장면에 대한 청소년의 노출은 실제 흡연 가능성을 상당히 높일 수 있는 것으로 나타났다.[334] 그러나 통계적인 연관성이 나타나지 않은 연구도 보고되었으므로[335] 종단적 연구를 통한 확인이 필요하다.

셋째, 종단 연구이다. 이는 여러 해 동안의 설문조사를 통해 미디어 노출과 표본 집단의 행동 간의 연관성을 수치화하는데 횡단 연구와 달리 연구설계상 폭로 요인이 결과에 선행한다는 점에서 행동 변화 전에 미디어 노출의 인과적 영향을 보다 명확히 판단할 수

332) Dixon HG. op. cit., 2003.
333) Sargent JD, Beach ML, Adachi-Mejia AM, Gibson JJ, Titus-Ernstoff LT, Carusi CP, Swain SD, Heatherton TF, Dalton MA. Exposure to movie smoking: Its relation to smoking initiation among US adolescents. Pediatrics. 2005; 116: 1183-1191.
334) Sargent JD, Dalton MA, Heatherton T, Beach M. Modifying exposure to smoking depicted in movies: A novel approach to preventing adolescent smoking. Archives of Pediatrics and Adolescent Medicine. 2003; 157: 643-648.
335) McCool JP, Cameron LD, Petrie KJ. The influence of smoking imagery on the smoking intentions of young people: Testing a media interpretation model. Journal of Adolescent Health. 2005; 36: 475-485.

있다. 미래의 흡연에 대한 예측인자로서 좋아하는 배우의 영화 속 흡연의 효과를 관찰한 종단연구에 따르면 여성 청소년들의 경우 흡연하는 영화배우를 좋아했을 때 추적관찰에서 흡연의 시도 확률이 유의미하게 높았다.[336] 북부 뉴잉글랜드 청소년에 대한 연구에서도 흡연 장면에 대한 노출이 증가할수록 흡연율은 선형적으로 증가했다.[337] 이 연구에서 영화 속 흡연 장면에 대한 노출이 극히 적었던 청소년들은 추적관찰에서 흡연을 시도한 경우가 거의 0%에 가까웠으나 노출 수준이 높았던 청소년들의 경우에는 추후 흡연 확률이 20%에 육박하였다. 한편 사회적 요인, 광고의 영향, 개인의 인구학적 특성 등과 같은 공변량을 통제했을 때에도 이러한 효과는 계속 존재하여 노출이 많아질수록 흡연 가능성은 증가하였다. 이것은 부모가 흡연자일 경우 흡연을 할 확률보다 높은 수준이었다. 이들 종단연구에 따르면 영화 속 흡연 장면 노출이 흡연 시작에 영향을 미치며 그 효과는 특히 청소년에게서 장기간 지속된다고 볼 수 있다. 이것은 흡연 장면 노출이 흡연에 대한 태도 및 흡연 의도에 직접 영향을 미칠 가능성이 높다는 의미이다. 그러나 종단연구가 갖는 인과적 방향성의 확증이라는 강점에도 불구하고 미디어에 대한 노출, 특히 영화 속 흡연 장면에 대한 노출을 정교하게 측정하는 것은 어려운 문제이다. 예를 들어, 기존 연구들은 관객이 좋아하는 배우와 감정적으로 동일시(identification)되는 현상을 둘 간의 연관성의 전제로 삼는 경우가 많았고 그 이유로 남성보다 여성에게서 이러한 동일시가 많아서 흡연 장면의 노출 효과가 더 크고 일관되게 나타난다는 주장을 제기하였다.[338] 그러나 이에 대한 분명한 결론을 내리기 위해서는 흡연 장면 폭로에 대한 실험연구가 필요하다.

넷째, 실험 연구이다. 이는 표본을 폭로 집단과 비폭로 집단으로 무작위 배정하여 횡단 연구의 주된 제한점인 측정하기 어려운 혼란변수를 통제할 수 있도록 한다. 그러나 이러한 실험 설계를 위해서 영화의 시청 조건을 인위적으로 조작해야 하며 짧은 폭로 시간으로 단기적인 반응 변화를 평가해야 한다. 그럼에도 불구하고 영화 속 흡연 장면의 직접적인 폭로 효과를 측정한다는 점에서 횡단연구나 종단연구보다 더 엄격한 결론을 도

---

336) Distefan JM, Pierce JP. Smoking in movies influences adolescents to start smoking: A longitudinal study. American Journal of Public Health. 2004; 94: 1239-1244.

337) Dalton MA, Sargent JD, Beach ML, Titus-Ernstoff T, Gibson JJ, Ahrens MB, Tickle JJ, Heatherton TF. op. cit., 2003.

338) Sargent JD, Dalton MA, Beach ML, Mott LA, Tickle JJ, Ahrens MB, Heatherton TF. op. cit., 2002.

출할 수 있다. 검토된 실험 연구 대부분은 흡연 장면이 등장하는 영화 장면과 등장하지 않는 장면에 대한 관객의 반응을 비교하는 실험 조작 방법을 사용하였다. 일부 연구에서는 영화를 부분적으로 시청 후 발생하는 정서적 각성의 수준이나 영화 장면 속 캐릭터에 대한 반응을 분석하였다.[339] Dixon과 동료들은 금연 내용이 포함된 영화를 시청한 관객과 그런 내용을 포함하지 않은 영화를 시청한 관객 간에 반응 차이를 분석하였다.[340] Edwards와 동료들은 영화 관람에 앞서 금연 광고를 시청한 후에 흡연 장면이 있는 영화를 본 관객과 금연 광고를 보지 않고 영화를 본 관객의 반응 차이를 비교했다.[341] 그러나 대부분의 실험 설계 연구들은 관객들에게 미디어 폭로라는 자극 요소로 실제 영화 장면이나 영화 전체를 사용하여 실험 조작을 설계했다. 예외적으로 Jones & Carroll은 연구를 위해 제작한 역할극 비디오 영상을 이용했다.[342] 실제 영화 장면을 사용한 연구들은 관객들에게 "실제 세상"에 노출된 느낌을 주었다는 점에서 강점을 가졌다. 그러나 이러한 노출 효과와 비교할 수 있는 통제 영상을 구할 수 없었던 것은 단점이었다.[343] 이와 달리, 가공의 제작된 영상을 사용한 경우 동일한 자극을 부여한다는 점에서 실험 조작의 목표는 달성하지만[344], 실제 상영되는 영화에서의 흡연 장면의 효과를 일반화하는 것에는 한계를 가졌다. 대부분의 실험 연구들은 참가자들의 흡연 관련 태도, 신념, 그리고 흡연 의도를 사후평가(posttest) 하였으나 사후평가만 한 실험연구도 참가자들의 흡연 상태와 인구사회학적 공변량들을 통제하였다.[345] 실험연구들 간에 가장 두드러진 차이점은 표본 크기였는데 작은 경우에는 전체 표본이 40명 정도였으며 큰 경우에는 전체 참가자가 2,000명을 넘었고 폭로 여부에 따라 1,000명씩 할당되었다.[346] 그러나 표

339) Pechmann C, Shih CF. Smoking scenes in movies and antismoking advertisements before movies: Effects on youth. Journal of Marketing. 1999; 63: 1-13.
340) Dixon HG, Hill DJ, Borland R, Paxton SJ. Public reaction to the portrayal of the tobacco industry in the film The Insider. Tobacco Control. 2001; 10: 285-291.
341) Edwards CA, Harris WC, Cook DR, Bedford KF, Zuo Y. Out of the Smokescreen: Does an anti-smoking advertisement affect young women's perception of smoking in movies and their intention to smoke? Tobacco Control. 2004; 13: 277-282.
342) Jones B, Carroll M. The effect of a video character's smoking status on young females' perceptions of social characteristics. Adolescence. 1998; 33: 657-667.
343) Dixon HG. op. cit., 2003.
344) Jones B, Carroll M. op. cit., 1998.
345) Gibson B, Maurer J. Cigarette smoking in the movies: The influence of product placement on attitudes toward smoking and smokers. Journal of Applied Social Psychology. 2000; 30: 1457-1473.

본 크기에 따른 통계학적인 검정 능력의 차이를 제외하면 표본이 작은 연구에서도 집단 간의 유의미한 폭로 효과가 확인되었다. 흡연 장면 노출에 따른 반응 크기를 평가하기 위하여 검정력 계산 프로그램을 활용한 결과 표준편차가 제시되지 않은 연구 두 편을 제외하고는 흡연 장면 노출의 효과는 대부분의 연구에서 증가하였다.[347] 비록 일부 연구들의 경우 참가자들의 흡연 신념 변화의 정도가 미미하였으나 일상적으로 영화 속 흡연 장면에 반복적이고 자연스럽게 노출된다는 점을 감안한다면 흥행영화의 흡연 장면이 인구집단에 미치는 누적 효과는 매우 클 것으로 예측할 수 있으며 이것은 코호트 연구 결과와도 일치하였다.

지금까지 살펴본 내용을 종합하면 다음과 같다. 영화 속 흡연 장면에 폭로된 관객들은 흡연에 대해 긍정적인 신념과 태도를 가질 가능성이 증가했으며 궁극적으로 흡연 확률도 높아졌다.[348] 배우들의 흡연을 본 관객들은 흡연을 사회적으로 용인되는 것으로 지각함으로써 흡연을 하게 되는 것이다.[349] 비록 이러한 영향력이 흡연에 대한 인지욕구가 낮은 대상들이나 청소년에게 훨씬 더 강하다는 것이 밝혀졌으나[350] 주인공의 흡연 장면을 본 후 관객들이 실제로 현실에서도 흡연남성과 기꺼이 친구가 되려는 경향이 유의미하게 증가했다는 점은 미디어가 흡연과 같은 특정 메시지에 대하여 강력한 설득 효과를 가지며 이 효과가 가상에서 현실로 충분히 전이될 수 있다는 점을 보여준다.[351] 실제로 Dixon은 영화 속 등장인물이 흡연을 하는 영상을 본 청소년들은 흡연을 하지 않는 영상을 본 청소년들보다 "실제 세상"에서의 성인 흡연율이 높을 것이라 인식하였다는 점을 지적하였다.[352]

따라서 영화 속 흡연의 폭로 효과는 현실에서의 흡연이 규범적 행동이라는 사실을 보

346) Edwards CA, Harris WC, Cook DR, Bedford KF, Zuo Y. op. cit., 2004.
347) Anderson CA, Bushman BJ. The effects of media violence on society. Science. 2002; 295: 2377–2379.
348) Hines D, Saris RN, Throckmorton–Belzer L. Cigarette smoking in popular films: Does it increase viewers' likelihood to smoke? Journal of Applied Social Psychology. 2000; 30: 2246–2269.
349) Pechmann C, Shih CF. op. cit., 1999.
350) Petty RE, Priester JR. Mass media attitude change: Implications of the elaboration likelihood model of persuasion. In: Bryant J, Zillmann D (eds.). Media Effects: Advances in Theory and Research. Hillsdale, NJ: Lawrence Erlbaum, 1994: pp. 91–122.
351) Gibson B, Maurer J. op. cit., 2000.
352) Dixon HG. op. cit., 2003.

여준다. 다시 말해, 흡연은 개인이 배태되어 있는 또래집단이나 사회적 환경을 통해 유발되는 사회적 학습행동인 것이다.[353] 뿐만 아니라, 영화 속 흡연 장면에 대한 노출은 개인이 갖는 흡연의 사회적 결과에 대한 신념에도 영향을 미친다. 예컨대, 1990년대에 상영된 '청춘스케치(Reality Bites)'라는 영화의 이미지 프레임을 디지털 수정하여 흡연 장면을 편집한 후에 편집되지 않은 영화의 원본을 본 청소년과 흡연 장면을 모두 편집한 영화버전을 본 청소년들의 반응을 비교했을 때 미편집 영화를 본 흡연력이 없는 학생들은 영화를 본 후 흡연을 하였을 때 타인이 보는 자신의 사회적 지위가 신장될 거라는 인식을 갖게 되었다.[354] 유사하게 Dixon은 매력적이고 사회적 지위가 높은 캐릭터들이 영화 속에서 흡연을 했을 때 관객들의 흡연의 영향에 대한 긍정적인 신념이 높아졌음을 보고하였다.[355] 반대로 매력적이지 않고 지위가 낮은 캐릭터들이 영화 속에서 흡연을 했을 때는 긍정적인 신념이 저하되었다.

흡연에 대한 관객들의 신념 변화는 그들의 욕구와 행동의 변화까지 유발한다. 예컨대, 긍정적 캐릭터의 주연이 흡연을 자주 하는 영화를 본 경우 담배를 피워본 적이 없는 청소년 관객들의 흡연 의도가 유의미하게 증가하였다.[356] 그리고 성인을 대상으로 한 연구에서도 영화 속 흡연이 관객의 흡연 의지를 높였다.[357] 이러한 영향력은 연구 참여자의 흡연 상태를 통제했을 때도 지속적으로 나타났으며 습관적 또는 간헐적 남성 흡연자들의 경우에도 흡연 장면을 시청한 후 현재 흡연 욕구가 유의미하게 증가하였다.[358] 결국 영화 속 흡연 장면은 배우의 극중 비중, 폭로 횟수, 장면의 매력도, 또는 흡연의 맥락에 따라 상이할 수는 있지만 전반적으로 관객의 흡연 신념과 태도를 긍정적으로 변화시켜 실제 관객의 흡연을 유발할 수 있다는 점에서 문제가 된다.

한편 영화 속 흡연에 대한 관객의 반응을 논할 때 관객들이 느끼는 몰입과 동일시 측면에서의 반응도 검토해볼 필요가 있다. 많은 연구들은 흡연 장면이 관객에게 미치는 영향력을 인정하지만 그 효과의 정도에 있어서는 상당한 차이를 보였으며 반응하는 관객

---

353) Jung M, Chung D. Evidence of social contextual effects on adolescent smoking in South Korea. Asia-Pacific Journal of Public Health. 2013; 25: 260-270.
354) Pechmann C, Shih CF. op. cit., 1999.
355) Dixon HG. op. cit., 2003.
356) Pechmann C, Shih CF. op. cit., 1999.
357) Dixon HG, Hill DJ, Borland R, Paxton SJ. op. cit., 2001.
358) Hines D, Saris RN, Throckmorton-Belzer L. op. cit., 2000.

집단의 특성 역시 다양하였다. 즉, 관객이 청소년인지 성인인지, 흡연자인지 비흡연자인지, 흡연하는 배우가 남성인지 여성인지에 따라서 관객이 배우에 동일시되는 정도는 다른 것으로 보인다. 물론 극중에서 캐릭터가 가진 매력이 높고 사회경제적 배경이 자신과 유사할 경우 관객은 배역에 강하게 끌리게 된다. 그러나 흡연의 경우에는 자신이 흡연자인지부터 시작해서 배우가 흡연을 하는 이유와 맥락을 이해할 수 있는지 여부인 관객의 연령, 그리고 남성이나 여성 흡연자에 대한 사회적 고정관념 등이 더해져서 흡연 행위에 대한 동일시가 이루어지게 된다.[359] 그러므로 관객들이 배우의 극중 캐릭터를 이해함으로서 배역에 동일시하게 되는 것처럼 흡연 행위에 대한 컨텍스트가 관객 자신과 유사할 경우 더욱 흡연 행위에 동일시하며 흡연 행동에 대한 강화로까지 이어질 수 있다.

3. 코로나-19 확산과 언론 보도의 영향

신종 코로나바이러스(즉, Covid-19 또는 코로나-19)는 2019년 후반에 중국 우한에서 발견된 바이러스성 호흡기 감염증으로 공식적으로는 2020년 3월 11일에 세계적 대유행병으로 선언되었다. 이 바이러스는 급작스럽게 우리의 일상에 침투하였으며 많은 두려움과 불안, 염려를 불러일으켰다.[360] 언론에서는 코로나-19의 확산을 긴밀하게 추적하고 실시간으로 관련 콘텐츠를 생산하였기 때문에 많은 사람들은 코로나-19 및 관련 주제에 대한 정보에 다양하게 노출되었고 이러한 정보를 불가피한 것으로 받아들였다. 또한 정보원의 급격한 증가로 코로나-19 관련 콘텐츠가 많아졌으며 이에 따라 해당 바이러스에 대한 정제되지 않은 정보도 생성되었다. 특히 코로나-19의 전파 범위와 심각성에 대한 팩트가 불분명하였던 전파 초기 시점에 언론은 코로나-19에 관한 다양한 분석을 보도하였는데 일부는 코로나-19를 계절성 독감과 비교하는 등의 안심시키는 것이었고 다른 보도는 1918년 '스페인 독감'의 대유행과 코로나-19를 비교하는 극단적인 것이

359) Dixon HG. op. cit., 2003.

360) Asmundson GJ, Taylor S. Corona phobia: Fear and the 2019-nCoV outbreak. Journal of Anxiety Disorders. 2020; 70: 102-196; Asmundson GJ, Taylor S. How health anxiety influences responses to viral outbreaks like COVID-19: What all decision-makers, health authorities, and health care professionals need to know. Journal of Anxiety Disorders. 2020; 71: 102-111.

었다. 따라서 이러한 언론 보도들이 개개인의 불안에 미치는 영향은 중요하다.

중요한 사실은 개개인들이 자신들에게 위협이 될 수 있는 것에 대한 정확한 정보를 수집하고 적절한 보호 조치를 취할 수 있게 하는데 언론 보도가 필수적이라는 점이다. 예를 들어, 대유행 발생에 관한 언론 보도는 대중의 인식을 제고하고 여행 제한, 사회적 거리 두기, 손 씻기와 같이 도움이 되는 건강 행동들을 진작하는 데 유용한 사회적 도구이다.[361] 하지만 뉴스와 언론에 대한 노출은 사람들의 심적 상태에 부정적인 영향을 줄 수도 있으며 특히 전세계적으로 상황이 혼란스러울 때는 크지 않은 염려도 과도한 불안으로 발전할 수 있다.[362]

질병의 위협이 있을 때 대중들에게 불안과 염려, 공황을 확산시키는 언론 보도는 오래전부터 존재했다. 예를 들어, 1665년 런던에서 발발한 림프종 페스트 기록을 보면 해당 질병에 대한 대중의 공황은 신문 보도와 관련이 있었으며 이런 이유로 정부는 인쇄 시설을 폐쇄시켰다.[363] 오늘날에도 유사한 사례가 많다. 2009년의 H1N1 인플루엔자("신종 플루" 혹은 "돼지 독감")[364], 지카 바이러스[365], 사스(SARS)[366] 및 에볼라 바이러스[367]와 같은 전염병의 발생 시기에 언론은 질병 발발에 대한 과도한 염려를 쏟아냈다.

건강염려증이 있는 사람들에 대한 선행 연구는 건강 염려와 건강 정보의 소비가 서로

361) Jones JH, Salathé M. Early assessment of anxiety and behavioral response to novel swine-origin influenza A(H1N1). PLOS ONE. 2009; 4: e8032.

362) Sugimoto A, Nomura S, Tsubokura M, Matsumura T, Muto K. The relationship between media consumption and health-related anxieties after the Fukushima Daiichi nuclear disaster. PLOS ONE. 2013; 8: e65331; Holman EA, Garfin DR, Silver RC. Media's role in broadcasting acute stress following the Boston Marathon bombings. PNAS. 2014; 111: 93-98; Szabo A, Hopkinson KL. Negative psychological effects of watching the news in the television: Relaxation or another intervention may be needed to buffer them. International Journal of Behavioral Medicine. 2007; 14: 57-62.

363) Defoe D. A Journal of the Plague Year 1722. London, England: Routledge, 2016.

364) Tausczik Y, Faasse K, Pennebaker JW, Petrie KJ. Public anxiety and information seeking following the H1N1 outbreak: Blogs, newspaper articles, and Wikipedia visits. Health Communication. 2012; 27: 179-185.

365) Blakey SM, Abramowitz JS. Psychological predictors of health anxiety in response to the Zika virus. Journal of Clinical Psychology in Medical Settings. 2017; 24: 270-278.

366) Xie XF, Stone E, Zheng R, Zhang RG. The 'Typhoon Eye Effect': Determinants of distress during the SARS epidemic. Journal of Risk Research. 2011; 14: 1091-1107.

367) Thompson RR, Garfin DR, Holman EA, Silver RC. Distress, worry, and functioning following a global health crisis: A national study of Americans' responses to Ebola. Clinical Psychological Science. 2017; 5: 513-521.

연관성이 있음을 보고했다.[368] 건강 상태를 염려하는 사람들은 의학 정보를 자주 찾고 이를 통해 자신이 건강하다는 사실을 확인하고자 한다. 하지만 WebMD와 같은 온라인 정보원을 통해 질병 기사를 읽는 것은 질병에 대한 공포를 오히려 유발할 수 있다. 이를 "사이버 건강염려증(cyberchondriasis)"이라고 부른다.[369] 따라서 불안과 잠재적 위협에 관한 미디어 보도 사이에는 복잡한 상호 관계가 있을 수 있다. 위협적인 질병에 관한 정보를 소비하는 것이 개인의 불안을 증대시킬 수 있고 이미 그 질병에 대해 염려하고 있는 사람은 해당 정보를 찾는 행위를 계속할 가능성이 더 높다. 따라서 그 질병에 대한 염려를 자극하는 정보를 소비할 경향은 더 증가한다. 결과적으로 이러한 정보를 찾아보는 경향을 지닌 사람은 미디어를 과도하게 소비함으로써 유행병에 관한 극심한 공포를 느낄 수 있다.

이에 따라 미디어 소비와 코로나-19에 대한 불안 간의 관계를 미국 성인 거주자들을 대상으로 살펴보았다. 참가자들은 "Amazon Mechanical Turk"(MTurk)을 통해 2020년 3월에 모집되었다. MTurk는 자격을 갖춘 참가자들을 연구와 연결해 주는 인터넷 플랫폼으로서 심리학 분야에서 주로 사용되고 있다.[370] 이들을 대상으로 H1N1 인플루엔자에 대한 불안을 측정하는 도구를 활용하여 코로나-19에 대한 불안을 측정하였다.[371] 그리고 세 가지 방식으로 코로나-19에 대한 언론의 영향을 조사하였다. 첫째, 미디어 소비량이 위협에 대한 인식과 관련이 있다는 가정을 검정하기 위해 참가자들의 코로나 위

368) McMullan RD, Berle D, Arnáez S, Starcevic V. The relationships between health anxiety, online health information seeking, and cyberchondria: Systematic review and meta-analysis. Journal of Affective Disorders. 2019; 245: 270-278; Baumgartner SE, Hartmann T. The role of health anxiety in online health information search. Cyberpsychology, Behavior, and Social Networking. 2011; 14: 613-618.

369) Starcevic V. Cyberchondria: Challenges of problematic online searches for health-related information. Psychotherapy and Psychosomatics. 2017; 86: 129-133; Te Poel F, Baumgartner SE, Hartmann T, Tanis M. The curious case of cyberchondria: A longitudinal study on the reciprocal relationship between health anxiety and online health information seeking. Journal of Anxiety Disorders. 2016; 43: 32-40.

370) Coppock A. Generalizing from survey experiments conducted on Mechanical Turk: A replication approach. Political Science Research and Methods. 2019; 7: 613-628; Buhrmester M, Kwang T, Gosling SD. Amazon's Mechanical Turk a new source of inexpensive, yet high-quality, data? Perspectives on Psychological Science. 2011; 6: 3-5.

371) Wheaton MG, Abramowitz JS, Berman NC, Fabricant LE, Olatunji BO. Psychological predictors of anxiety in response to the H1N1(swine flu) pandemic. Cognitive Therapy and Research. 2012; 36: 210-218.

협 척도(COVID-threat Scale; CTS) 점수와 코로나-19에 관한 언론 보도 소비량을 회고적으로 보고한 것 사이의 상관관계를 분석하였다. 둘째, 코로나-19에 대한 공포가 큰 사람일수록 코로나-19와 관련된 정보를 찾아볼 가능성이 높다는 가설을 분석하기 위해 응답자들에게 일련의 뉴스 제목들을 보여준 다음 각 보도를 읽어볼 의향을 평가하였다. 셋째, 지각된 위협에 대한 언론 보도의 영향을 실험 설계를 이용하여 검정하고자 응답자들에게 요약된 신문 기사들을 무작위로 읽혔다. 이 기사들은 코로나-19에 대한 걱정을 덜어주는 정보, 코로나-19에 대한 위협적인 정보, 코로나-19와 관련 없는 정보로 구성되었다. 이후 응답자들의 공포와 감염 가능성에 대한 판단을 위의 기사들을 소비하기 전후로 비교하여 분석하였다.

분석결과에 따르면 미국인들에게서 코로나-19 발발 초기에 미디어 보도를 많이 소비하는 것은 그로 인한 위협에 반응하는 것과 연관성이 존재하였다. 그리고 코로나-19에 대하여 많이 염려하는 사람일수록 해당 바이러스에 관한 정보를 더욱 찾는 경향을 보였다. 이는 언론 보도가 질병과 관련된 대중의 위협에 대한 불안감을 증가시킬 수 있음을 시사한 선행 연구와 일치한다.[372] 게다가 CTS 점수가 높아서 코로나-19를 더 두려워할 것으로 보이는 사림일수록 다양한 종류의 기사에 관심이 많았다. 이러한 집단은 원래부터 미디어를 많이 소비하는 경향이 있을 수 있으나 그럼에도 불구하고 코로나-19에 대한 우려가 미디어 소비를 증가시켰을 가능성이 높다. 즉, 미디어를 소비하는 것이 두려움을 증폭시킬 수도 있지만 두려움을 많이 느끼는 사람이 더 많은 정보를 찾아볼 가능성도 높은 것이다. 이 결과는 건강 염려와 질환에 관해 온라인에서 정보를 찾아보는 경향 사이에 존재하는 상호 관련성에 관한 선행 연구와 일치한다.[373]

이번 결과는 사람들이 소비하는 언론 매체가 전달하는 메시지의 내용과 어조가 사람들이 개인적으로 느끼는 위협의 인지 수준에 직접적인 영향을 미친다는 것을 보여준다. 어떤 기사를 읽었는지에 관계없이 원래 코로나-19에 대한 우려가 높았던 사람들은 바이러스에 대한 두려움이 컸고 감염될 가능성도 높다고 인지하였으며 질병의 심각성을 높게

372) Thompson RR, Garfin DR, Holman EA, Silver RC. Distress, worry, and functioning following a global health crisis: A national study of Americans' responses to Ebola. Clinical Psychological Science. 2017; 5: 513-521.

373) Starcevic V. Cyberchondria: Challenges of problematic online searches for health-related information. Psychotherapy and Psychosomatics. 2017; 86: 129-133.

평가했다. 따라서 언론에서 코로나-19를 다루는 방식에 따라 두려움이 막 증가한 대중들의 감염 가능성이나 지각된 심각성은 커질 수 있다. 즉, 언론이 감염병의 대유행 기간에 사람들의 불안을 영속시키는데 영향을 미친다고 하겠다.

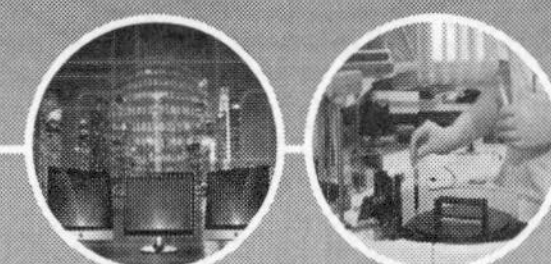

제3절

보건 커뮤니케이션과 매스 미디어 전략

1. 매스 미디어와 커뮤니케이션

매스 미디어는 건강을 촉진하는 수단으로 광범위하게 이용되는 효과적이면서 매력적인 도구이다.[374] 여기서 매스 미디어란 인구집단 전체에 접근할 수 있는 방송, 인쇄, 전자 커뮤니케이션 유형을 모두 아우른다. 통상적으로 매스 미디어는 정보와 오락을 제공하고 사회 담론을 위한 의제를 설정하여 수용자의 행동에 영향을 미칠 것으로 기대된다. 그러나 그 효과가 얼마나 강력한지에 대해서는 논란이 있다. 그럼에도 불구하고 우리는 미디어를 통해 건강 위험과 건강 행동에 대해 정확하고 객관적인 정보를 제공하고자 한다.[375]

건강증진 사업에서는 주로 텔레비전이나 라디오와 같은 미디어를 활용하는 데 핵심적인 미디어 정보원으로 꼽히며 효과도 어느 정도 입증되었기 때문이다.[376] 그리고 공익광고(public service announcements; PSAs) 프로그램이나 에듀테인먼트(edutainment)와 같은 형식으로 교육적 메시지를 전달할 수 있다.[377] 물론 담뱃갑 경고그림처럼 인쇄

374) Noar SM. A 10-year retrospective of research in health mass media campaigns: Where do we go from here? Journal of Health Communication. 2006; 11: 21-42.

375) Randolf W, Viswanath K. Lessons learned from public health mass media campaigns: Marketing health in a crowded media world. Annual Review of Public Health. 2004; 25: 419-437.

376) Atkin C. Theory and principles of media health campaigns. In: Rice RE, Atkin CK (eds.). Public Communication Campaigns (3rd ed.). London, England: Sage, 2001: pp. 49-68; Biener L, Reimer RL, Wakefield M, Szczypka G, Rigotti NA, Connolly G. Impact of smoking cessation aids and mass media among recent quitters. American Journal of Preventive Medicine. 2006; 30: 217-224.

미디어도 여전히 유효한 전략이지만 오늘날의 캠페인 전략은 변화한 미디어 환경에 맞춰 멀티 미디어를 보다 적극적으로 활용하는 추세이다.[378)]

텔레비전과 라디오는 전형적인 일방향 채널(push media)의 미디어지만 대중에게 광범위하게 노출된다. 그리고 유익하고 간결한 정보를 통해 수용 집단에 흥미를 유발하여 건강 행동을 유지하거나 약간의 설득이 필요한 경우에 효과적이다.[379)] 그러나 매스 미디어는 복잡한 정보를 제공하는 데 있어서 SNS와 같은 쌍방향 채널(pull media)보다 제약이 있다.[380)] 그리고 행동변화를 유도하기 위한 맥락의 파악이나 일대일 지원이 어려워 변화를 촉진하는 데 한계가 있다. 즉, 뿌리 깊은 신념이나 태도를 변화시키는 것에는 제약이 많다. 게다가 정치경제적이거나 구조적인 환경을 바꾸는 것도 어렵다.[381)] 그럼에도 불구하고 미디어 지지(media advocacy)를 통해 공동체를 보다 건강한 환경 속에 놓이게 만들 수 있다. 예를 들어, HIV 캠페인을 통해 AIDS에 대한 정확한 과학적 정보를 알리고 예방의 중요성을 강조하며 감염인에 대한 낙인이나 편견을 불식시키는 것에 도움을 줄 수 있다. 이를 위해서는 대중을 세분화하고 적절한 사회 마케팅 전략을 수립하는 것이 필요하다.

미디어의 강력한 기능 중에 하나는 특정한 사회문제에 의제설정을 하여 대중의 주목을 받게 하고 당대의 아젠다를 제시하는 것이다. 알려진 것처럼 주요 선진국은 감염성 질환에서 만성질환으로 역학적 전이(epidemiological transition)를 거쳤다. 그러나 21세기에 들어서 다양한 감염병들이 발달된 교통수단을 통해 전지구적으로 퍼지면서 새로운 문제로 등장하였다. 예컨대 2000년대 초반 홍콩에서 시작된 조류독감(avian influenza; AI)이 중국과 아시아 전역에 창궐한 것이 대표적인 사례이다. AI는 닭이나 오리 같은 조류를 통해 전염되는 바이러스성 질환인데 감염된 조류의 분비물을 통해 인간에게도 영향을 미칠 수 있어서 많은 이들을 공포에 떨게 하였다.[382)] 2014년에는 사하라 사막 이남

377) Meyer G, Roberto AJ, Atkin CK. A radio-based approach to promoting gun safety: Process and outcome evaluation implications and insights. Health Communication. 2003; 15: 299-318.

378) Russell CA, Clapp JD, Dejong W. Done 4: Analysis of a failed social norms marketing campaign. Health Communication. 2005; 17: 57-65.

379) Naidoo J, Wills J. op. cit., 2000.

380) Seale C. Media and Health. London, England: Sage, 2002.

381) Myhre SL, Flora JA. HIV/AIDS communication campaigns: Progress and prospects. Journal of Health Communication. 2000; (Suppl. 5): 29-45.

아프리카에서 창궐한 에볼라가 새로운 공포의 원인으로 꼽히고 있으며 높은 치사율로 인하여 공포와 에볼라가 합성된 "fearbola"라는 신조어까지 생겨났다. 미디어는 매일 사망자를 보도하는 등 의제설정을 통해 이러한 공포의 확산에 중요한 영향을 미쳤다.

미디어가 주어진 이슈를 어떻게 다루는지에 따라 수용자의 위험 지각(risk perception)과 대상에 대한 신념과 태도는 극명하게 달라질 수 있다. 그래서 미디어의 이러한 공포 조장을 두고 실제 질병보다 대중들의 공포감이 더 무섭다는 비판적인 의미로 미디어 유행병(media pandemic)이라는 단어도 생겨났다. 보이지 않는 실체에 대해 사실성을 부여하면서 곧장 나에게도 영향을 미칠 것처럼 생동감을 불어넣는 매스 미디어의 의제설정 기능은 커뮤니케이션학에서 오랜 연구주제였다. 더군다나 사회의 곳곳에서 무슨 일이 일어나는지 대중들이 모두 알 수 없기 때문에 미디어가 의제설정을 통해 특정한 영역을 이슈로 다루는 것은 막강한 권력이 될 수도 있다. 대중들은 미디어가 선택적으로 보여주는 좁은 틈을 통해서 세상을 제한적으로 이해하며 이를 바탕으로 사회적 판단을 하거나 정치적인 입장을 정하게 된다.[383] 그러므로 미디어는 사회의 모든 영역을 재현하는 폭넓고 공정한 수단이라기보다는 비판과 모니터링이 필요한 것으로 볼 수 있다. 이러한 맥락에서 헬스 커뮤니케이터들은 미디어가 수용자들의 건강 관련 인식을 왜곡하거나 제한하지 않도록 미디어의 의제설정 기능을 이해하고 적절하게 실무에 적용할 필요가 있다.

2. 미디어의 기능

미디어의 기능은 크게 세 가지로 나눌 수 있는데 사회감시(surveillance), 조정(correlation), 그리고 전파(transmission)가 그것이다.[384] 우선 사회감시란 한 사회가 돌아가고 작동하는 것과 관련된 것으로 주로 정보를 전달하는 역할이다. 정치권의 소식이

382) Jung M, Choi M, Lee TR. Determinants of public phobia about infectious diseases in South Korea: Effect of health communication and gender difference. Asia Pacific Journal of Public Health. 2015; 27: 833-843.

383) Severin WJ, Tankard JW. Communication Theories: Origins, Methods, Uses. London, England: Longman, 1988.

384) Bryson L (ed.). The Structure and Function of Communication in Society. New York, NY: Institute for Religious and Social Studies, 1948.

나 각종 사건사고, 질병의 발생이나 전쟁, 그리고 일기예보 등이 모두 기본적으로 정보를 전달하는 사회감시의 측면에서 미디어의 역할을 보여주는 것들이다. 미디어는 대중들에게 이러한 정보를 전달하여 일상생활에 필요한 정보를 얻도록 하고 위험지각을 유도하며 특정한 아젠다에 대한 대중의 공감을 불러일으키기도 한다. 그러나 이러한 감시 기능이 늘 순기능으로만 작동하는 것은 아니며 대중들에게 편향된 시각이나 제한된 정보만을 제시하여 수용자가 사실을 왜곡하여 지각하게 만들기도 한다.

미디어는 한편 조정의 기능도 갖고 있는데 이는 매일매일 생성되는 다양한 정보들을 선택적으로 제시하고 해석하는 역할이다. 미디어는 각종 사건사고 속에서 중요한 것들을 선별하며 이를 공정하게 바라볼 수 있는 시각을 제시하거나 타당한 해석을 내린다. 신문의 사설이나 뉴스의 논평이 그러한 예인데 이를 통해 미디어는 한 사회의 규범을 정립하고 집행하며 사회적 합의나 건전한 대중의 상식에 근거하여 일탈이나 비리, 부패한 사건들을 조명한다. 아울러 정부를 감시하고 권력기관을 견제하는 기능을 통해서 사회적 안정과 통합이 유지되도록 기여한다. 그러나 경우에 따라서는 이러한 미디어의 조정 기능이 소수의 의견을 묵살하고 사회에 대한 비판적 목소리보다 권력에 대한 순응을 조장하는 방식으로 작동할 수 있다. 그리고 편협한 정치적 시각이나 선입견을 조장하여 사회적 갈등을 낳고 대중의 건전한 판단능력을 흐리게 만들 수도 있기 때문에 미디어의 다양성을 통해 사회적 정의를 구현할 필요가 있다. 특히 미디어가 권력이나 거대 자본과 유착될 경우 이러한 조정 기능은 오히려 권력이나 자본의 시녀로 작동될 수 있고 미디어는 대중의 눈을 가리는 수단이나 도구로 전락할 가능성도 있다. 따라서 미디어가 제공하는 현실과 이슈를 실제 현실과 늘 비교하고 성찰하는 태도가 요청된다.

미디어는 또한 전파의 기능도 갖는데 이때 전파란 정보를 퍼뜨리는 것뿐 아니라 당대 사회의 가치나 규범 등을 사회 구성원들에게 이전시키는 것을 의미한다. 기존의 사회구성원에게서 이주민들이나 새로 유입된 인구들에 대하여 당대의 가치나 규범을 전수하거나 기성세대로부터 신진세대에게로 이러한 것들을 전파시키는 것 등을 모두 아우른다. 이를 통해 사회는 일정한 가치 규범을 유지할 수 있으며 한 사회의 건전한 상식으로 자리 잡아 행동이나 판단의 표준으로 기여하게 된다. 이때 문화나 정체성 등 한 사회의 고유한 특성들도 전파되어 구성원들의 가치관 형성이나 사회적 내면화(internalization)에 영향을 미치므로 미디어의 이러한 전파 기능은 사회적 학습의 역할로 작동하기도 한다.[385] 그러나 이것이 늘 바람직한 것만은 아닌데 사회적 소수자들에 대한 선입견을 조장한다던지 건강 위험 행태를 확산한다던지 할 수 있기 때문이다. 예를 들어, 흡연이 건강에 미치는 영향이 과학적으로 충분히 알려지기 전인 1960년 이전까지만 하더라도 미국에서는 흡연이 하나의 기호식품이며 자신의 개성을 드러내거나 젊은이들의 반항심을 표출하는 등 사회적 상징으로 영화와 텔레비전에 노출되었다. 이는 자연스럽게 당시의 높은 흡연율로 이어졌으며 추후에 흡연 관련 질환에 대한 막대한 사회적 비용을 유발하였다.

미디어를 통해 형성된 사회적 규범이나 가치관은 쉽게 바뀌기 힘들다. 따라서 헬스 커뮤니케이터는 장기적인 관점에서 미디어가 대중들의 특정한 건강 행동이나 태도를 어떻게 형성하거나 조장하는지 세심하게 모니터링 할 필요가 있다. 앞서 언급한 미국의 경우처럼 처음에는 기호 식품으로 알려진 담배가 건강에 치명적인 악영향을 줄 수 있다는 것을 이해하고 대중들의 금연을 유도하는 데에는 오랜 기간과 막대한 사회적 비용이 수반되었다. 우리가 담배를 연상할 때 흔히 떠올리는 말보로맨의 이미지도 그 당시의 산물이었다. 대중들은 말보로맨을 보면서 강한 남성을 상징하는 도구로 담배를 연계시켰고 자연스럽게 흡연을 하였다. 그리고 이러한 이미지를 바꾸는 것에는 많은 시간과 노력이 필요하였다. 물론 미디어를 통해 금연 캠페인도 대대적으로 벌였다. 따라서 미디어는 그 자체로 사회에 순기능만을 하거나 역기능만을 하지는 않는다. 사회 구성원들이 미디어의 기능을 잘 제어하고 건전한 커뮤니케이션을 확립할 때 미디어에 의한 비인간화나 익명성 같은 문제도 해소될 수 있다.

빼놓을 수 없는 미디어의 기능 중 하나는 오락 기능이다. 지상파든 종합편성채널이든 유선방송이든 텔레비전 채널에 일정한 비율로 예능과 오락 프로그램이 편성되어 있는 것처럼 대중들은 단순히 피로를 풀고 즐기기 위하여 미디어를 소비하기도 한다. 이외에도 대중들은 여행, 요리, 영화에 대한 정보 등 여가생활과 관련된 편의를 미디어에서 얻고 연예인들에 대한 가십거리 기사도 소비한다. 그런데 미디어의 오락 기능은 헬스 커뮤니케이션 전략을 통해 유용하게 활용될 수 있다. 교육적-오락물(entertainment-education; E-E)이라고 부르는 이것은 대중들이 오락 프로그램을 통해 딱딱하지 않은 환경에서 자

385) Kreuter MW, Lukwago SN, Bucholtz DC, Clark EM, Sanders-Thompson V. Achieving cultural appropriateness in health promotion programs: Targeted and tailored approaches. Health Education and Behaviour. 2002; 30: 133-146.

연스럽게 건강 관련 지식을 습득하고 권고된 건강 행동을 거부감 없이 체화하여 건강증진을 꾀한다. 예컨대 세서미 스트리트(Sesame Street)는 미국의 어린이용 텔레비전 교육 프로그램으로 가상의 거리 이름이다. 이 프로그램은 1969년 처음 방송된 이래 40년 이상에 걸쳐 140개 이상의 국가와 지역에서 사랑받고 있는데 어린이들은 이 프로그램을 통해서 양치하는 법이나 채소를 가리지 않고 먹는 법 등을 자연스럽게 이해하고 실천하게 된다. 이외에도 다양한 의학드라마 역시 대중들에게 건강에 대한 지식들을 전파하므로 헬스 커뮤니케이션에서 교육적-오락물의 활용도는 매우 높다고 하겠다.

3. 의제 설정

지금까지 살펴본 미디어의 기능들은 의제 설정(agenda setting)을 전제로 하고 있다. 의제 설정이란 대중들이 무엇에 대해 생각하도록 미디어가 뉴스를 통해서 어떤 주제에 대해서 얼마나 비중 있게 다룰지를 결정하는 것을 말한다.[386] 지상파 방송국이나 주요 일간지들은 매일 데스크에서 어떤 뉴스를 메인 뉴스로 할 것인지와 어떤 꼭지들을 한정된 시간이나 지면에 뉴스거리로 포함시킬지를 결정한다. 그리고 이들이 미디어를 통해 보도되면 대중들은 뉴스에서 다루어진 이슈들을 오늘의 중요 사건으로 인식하고 받아들이게 된다.

미디어의 의제설정 효과는 의제를 전체로 볼지 아니면 특정 속성이나 관심에 따라서 분리하여 볼지 여부에 따라서 네 가지 관점으로 나뉜다.[387] 우선 경쟁적 관점은 특정 뉴스의 현저성을 따지면서 그 뉴스가 다른 뉴스들보다 얼마나 비교 우위에 있는 것인지를 논한다. 다음으로 자동장치적 관점은 특정 뉴스가 이슈의 개별적인 속성들을 얼마나 보도했는지를 분석한 다음에 그것이 대중들의 인식과 얼마나 일치하는지를 논한다. 한편 자연역사적 관점은 어떤 이슈의 특정 속성을 시간의 추이에 따라 살펴보면서 미디어와

386) McCombs ME, Shaw DL. The agenda setting function of mass media. Public Opinion Quarterly. 1972; 36: 176-187.

387) McCombs M, Reynolds A. How the news shape our civic agenda. In: Bryant J, Oliver MB (eds.). Media Effects: Advances in Theory and Research. New York, NY: Taylor & Francis, 2009: pp. 1-16.

대중의 의제가 얼마나 연관되는지를 살펴본다. 마지막으로 인지적 초상은 특정 뉴스에 노출되기 전후에 수용자의 인식의 변화 정도를 비교한다. 이러한 미디어의 의제설정 효과는 대중이 특정 주제나 현실 상황에 대해서 불확실성을 크게 느낄수록 효과가 더 증폭되는데 그 이유는 대중의 지향 욕구(need for orientation)가 그만큼 커지기 때문이다.[388)]

의제 설정은 미디어의 강력한 힘을 보여주지만 모든 경우에 그러한 효과를 낳는 것은 아니다. 이를 위해서는 미디어 현저성(media salience)이 수반되어야 하는데 이것은 특정 이슈에 대하여 미디어 수용자가 얼마나 보도에 집중하고 중요하게 간주하느냐를 말한다. 따라서 오늘날에는 미디어의 의제설정 효과를 이슈 유형, 언론, 정치적 상황, 의제의 성격 등에 따라 구분하고 있다. 미디어 의제설정 이론의 토대가 되는 두 가지 이론이 있는데 이를 프라이밍(priming) 이론과 프레이밍(framing) 이론이라고 부른다. 이들은 미디어의 의제설정 과정과 매커니즘을 설명하는 중요한 이론들이다. 우선 프라이밍 이론은 점화이론이라고도 불리는데 뇌 속에 뉴런으로 연결된 정보체들이 그물망처럼 되어 있어서 하나의 자극에 일련의 연쇄적 효과가 나는 것을 심리적 매커니즘에 빗대었기 때문이다. 특히 단시간 노출된 메시지가 수용자의 행동 변화에 미치는 영향을 의미한다. 점화효과는 뉴스 미디어가 특정 이슈를 중요하게 다룰 경우 그에 대한 특별한 입장이 없는 대중들은 그 이슈를 보다 현저하게 기억하고 인지적으로 신속하게 활용한다는 점을 보여준다.[389)] 다음으로 프레이밍 이론은 틀짓기 이론이라고도 부르는데 미디어가 한 사건이나 이슈의 특정한 측면을 부각하고 강조하여 선택적으로 해석을 하고 평가하기 때문이다.[390)] 이 효과로 인하여 대중들은 특정 이슈에 대한 이해관계가 달라지고 입장이 변화할 수 있다.[391)] 물론 프레이밍이 만들어지는 것은 다양한 맥락 조건에 의한 것이다. 뉴스를 제작하는데 있어서 언론사와 언론인은 특정한 시각을 가지기 마련이고 주변의 영향이나 정보원의 신뢰성, 대중의 분위기 등도 고려한다.[392)] 그런데 중요한 것은 일단 프레

---

388) McCombs M. Setting the Agenda: The Mass Media and Public Opinion. Malden, MA: Blackwell, 2004.

389) Naidoo J, Wills J. op. cit., 2000.

390) Entman RM. Projections of Power: Framing News, Public Opinion, and U.S. Foreign Policy. Chicago, IL: University of Chicago Press, 2004.

391) Scheufele DA, Tewksbury D. Framing, agenda setting, and priming: The evolution of three media effects models. Journal of Communication. 2007; 57: 9-20.

392) Shoemarker PJ, Reese SD. Mediating the Message: Theories of Influence on Mass Media

이밍이 이루어지면 수용자가 뉴스를 해석하는 관점도 영향을 받는다는 것이다. 따라서 왜곡되지 않은 공정한 시각을 어떻게 갖출 것인가의 문제가 대두된다.

뉴스 미디어에는 에피소드 프레임과 테마 프레임이라는 두 가지 미디어 프레임이 있다.[393] 에피소드 프레임은 하나의 사건을 다루되 그와 연관된 개인의 일상에 보다 주목한다. 반면 테마 프레임은 이슈를 보다 넓고 개념적으로 다룬다. 따라서 전자가 사건을 흥미롭고 생생하게 다룬다면 후자는 문제의 본질과 원인을 규명하고 구조적인 접근을 하는데 보다 유리하다. 오늘날 흡연이나 고도음주, 비만 등은 점차 다차원적이고 생태학적 관점에서 심층적으로 원인을 규명하고 사회적 파급효과를 논의하는 방향으로 프레이밍되고 있다. 다시 말해 이들을 개인의 문제로 보지 않고 가족과 지역사회, 그리고 국가가 함께 관심을 기울여야 해결될 수 있는 거대한 문제로 다루고 있는 것이다. 특히 흡연은 높은 흡연율이 어떻게 사회경제적 비용을 유발하고 국민건강보험의 재정을 악화시키는지 조사하는 등 테마 프레임을 보다 더 활용하고 있다.

미디어 프레이밍이 이처럼 막강한 효과를 낳는 것은 사실이지만 우리는 다원주의적 시각이나 소수자의 관점을 여전히 포용할 필요가 있다. 프레이밍을 통해 사회가 과도하게 한 방향의 시각이나 특정한 사고만을 고집하게 될 경우 이것은 사회적 폭력을 낳을 수도 있기 때문이다. 그리고 오늘날과 같이 치열한 미디어 경쟁 시대에 미디어 프레이밍이 경쟁의 도구로 과열될 경우 자칫 정당성이 없는 결론을 도출하거나 그릇된 해석을 낳을 수도 있다는 점에서 주의가 요구된다.

헬스 커뮤니케이터는 미디어를 통해 사회적 현실을 재구성하고 대중들에게 특정 이슈가 주목받도록 한다. 때로는 사회를 모니터링하고 조정하기도 하지만 동시에 프라이밍과 프레이밍을 통해서 여론을 주도하고 대중들의 시선이 한 곳에 집중되도록 한다. 미디어가 독립적이고 사회에 긍정적인 기능을 할 때는 감시견의 역할을 하지만 종속적이면서 사회에 부정적인 기능을 할 때는 권력의 시녀 노릇을 하게 된다. 이때 미디어는 대중의 눈을 가리고 진실을 외면하는 도구로 전락한다.

Content. White Plains, NY: Longman, 1996.

393) Iyengar S. Is Anyone Responsible? How television frames political issues. Chicago, IL: University of Chicago Press, 1991.

4. 공공 캠페인과 소셜 마케팅

지금까지 살펴본 바를 바탕으로 매스 미디어가 헬스 커뮤니케이션 캠페인에 활용된 사례들을 살펴보자. 가장 많이 회자되는 사례로는 아무래도 "진실(Truth) 캠페인"을 꼽을 수 있다.[394] 이것은 미국 보건당국이 청소년들의 금연을 유도하기 위하여 만든 것인데 흥미로운 점은 흡연의 해악을 열거하면서 금연을 명령하는 대신에 거대한 담배 회사의 음모와 기만적인 마케팅 메시지를 들추어낸다. 이는 기성 세대에 반항적이고 통제 당하는 것을 싫어하는 젊은 세대의 심리를 이용한 것으로 흡연을 하는 것은 담배 회사의 술수에 휘둘리는 것이며 진실을 알게 되면 금연을 하게 될 것이라고 이야기한다. 이 캠페인은 청소년의 니즈(needs)에 바탕하여 헬스 커뮤니케이션 전략을 수립하고 큰 호응을 얻은 사례이다. 이를 통해 많은 헬스 커뮤니케이터들은 소비자의 구매 전략을 파악하듯이 메시지 수용자들의 행태와 성향을 분석하기 위해 소셜 마케팅 전략을 캠페인 수립에 활용하고 표적 집단의 바람직한 건강 행태를 이미지화하는데 많은 노력을 기울이게 된다.

기존에 헬스 커뮤니케이션 캠페인의 효과가 제한적이었던 이유는 행동 의학(behavioral medicine)이 충분히 발전하지 않았던 이유도 있었으나 더 근본적인 문제는 대상 집단의 습관화된 불건강 행동을 충분히 이해하지 못한 채 일방적으로 메시지를 전달하고 보건교육을 통해 계몽을 하려고만 했기 때문이다. 대상 집단이 실제 건강행태를 실천할 수 있도록 역량을 키워주지 못한 채 주입식으로 건강 지식만을 전달하는 전략은 충분한 효과를 기대하기 어려웠다. 이에 따라 사회적 효용과 편익의 증진을 목표로 하는 소셜 마케팅 기법이 헬스 커뮤니케이션 분야에 접목되었고 캠페인의 대상인 표적 집단에 어떻게 권고된 행동이 수용될 수 있을지가 연구되었다. 특히 사람들은 왜 불건강 행태를 습관적으로 행하며 위험 요인에 중독되는지를 이해하고 그것이 건강에 나쁘다는 것을 알면서도 왜 행동을 바꾸지 못하는지와 행동 변화를 막는 장애요인은 무엇인지에 대해 체계적으로 접근해 나가기 시작하였다.

여기서 마케팅이란 고객, 의뢰인, 파트너, 사회 전반을 위해 가치를 갖는 교환, 전달, 창조의 과정이자 이를 수행하는 총체적인 활동이다. 특히 오늘날의 마케팅은 고객의 필

394) Evans WD, Wasserman J, Bertolotti E, Martine S. Branding behaviours: The strategy behind the truth campaign. Social Marketing Quarterly. 2002; 8: 17-29.

요와 욕구를 충족하기 위해 다양한 시장 제공물을 통해 고객가치를 실현하며 관계를 관리하는 일련의 과정으로 변화되었다. 이때 가치(value)란 고객이 획득하는 것과 고객이 제공하는 것 간의 비율인데 기능적이거나 감정적인 편익을 금전, 시간, 에너지, 심리적 부담 등의 일련의 비용으로 나눈 것이다. 반면 고객만족(customer satisfaction)이란 소비자의 제품에 대한 사전 기대와 실제로 충족된 기대 간의 차이이다. 다시 말해 지속적이고 마케팅은 고객만족을 위한 조직의 총체적 노력을 통해 안정적인 수익 구조를 갖는 것으로 개념화된다.[395] 이 과정에서 마케터는 선호가 유사하거나 비슷한 요구가 있을 것으로 추정되는 동질적 고객집단을 세분화하고 그 중에서 가장 매력적인 하위집단에게 마케팅 믹스(marketing mix)를 집중하여 소비자의 가치를 창출하고자 한다.

오늘날처럼 경쟁이 격화된 시대에는 의료환경의 변화를 통해 의료시장 역시 다양한 경쟁 상황에 놓이게 되었다. 기존에는 의료제공자의 수가 부족하고 정보 비대칭성으로 인해 환자의 지위가 낮았으나 현재는 의료기관이 크게 늘어나 병원 간의 경쟁이 심화되었으며 환자 역시 의료소비자로 불릴만큼 다양한 의료 정보를 습득한 능동적 소비자로 탈바꿈하게 되었다. 이런 상황에서 소셜 마케팅 전략을 활용해 헬스 커뮤니케이션 캠페인을 해야 한다는 목소리가 높아지게 되었다. 그러나 현실은 어떤가? 미국의 진실 캠페인과 달리 우리나라는 여전히 보건교육 중심의 금연 교육에 머물러 있다. 흡연을 시작하는 중고등학생이 많아지고 심지어는 초등학생도 담배를 피우는 등 흡연을 처음 시작하는 연령은 낮아지고 있으나 대책은 형식적으로 몇 번 이루어지고 마는 보건교육이 전부이다. 학생들이 왜 흡연을 하게 되며 점차 중독에 이르게 되는 이유는 무엇인지에 대한 사회마케팅적 관점이 필요가 이유가 여기에 있는 것이다.

소셜 마케팅은 제품을 시장에 파는 상업적인 마케팅과는 달리 사회적 편익과 효용을 달성하는데 초점을 두는 마케팅 기법이다. 다시 말해 주주와 같은 특정한 집단에게만 혜택이 돌아가는 것이 아니라 사회 전반의 공익을 실현시켜주는데 소셜 마케팅이 활용되는 것이다. 그래서 이것은 고객의 행동 변화를 목표로 하며 개인과 사회의 복지를 증진시키고 마케팅의 원칙에 입각하여 구체적인 전략들을 수립하고 시행하고 평가한다. 헬스 커뮤니케이션 캠페인은 유형의 제화를 파는 것이 아니라 권고된 건강 행동을 유도하는 것이기

395) William P, MaCarthy D, Jerome E. Essentials of Marketing (10th ed.) New York, NY: McGraw Hilll, 2006.

때문에 소비재를 구매하도록 하는 것보다 더 까다롭고 성공하기도 어렵다. 따라서 이러한 소셜 마케팅의 원칙들을 자세히 살펴보는 것이 필요하다. 이를 우리는 STP(Segmentation, Targeting, & Positioning)라고 부른다.

첫 번째 원칙은 고객 중심주의이다. 시장에서의 거래는 통상 고객이 어떤 제품이나 서비스를 구매하기 위해 금전적 비용을 지불하고 그 대가로 제품이나 서비스를 얻게 되는 방식이다. 이때 고객들이 비용을 지불하는데 있어서 중요한 판단 기준이 되는 것은 이것이 나에게 뭐가 이로운지(What's in it for me?; WIFM)를 판단하여 지불하는 비용보다 더 큰 편익을 얻는다는 확신을 갖는 것이다. 다시 말해 비용과 편익을 상쇄했을 때 남는 것이 양(+)의 값을 가져야 하며 이것이 소비자가 기대한 가치를 충족해야 한다. 이때 제화나 서비스의 가치는 소비자의 인식에 기초하는데 가치가 크다고 판단될 경우에는 편익의 크기도 커진다. 20세기 초에 시장이 충분히 발달하지 않았고 공산품의 생산량이 수적으로 부족했던 시절에는 질 좋은 상품을 시장에 제공하기만 하면 그것만으로도 잘 팔려 나갔지만 지금처럼 질 좋은 다량의 상품들이 시장에 넘쳐나는 시대에는 제품의 품질만으로는 경쟁할 수 없다. 오히려 소비자의 니즈와 가치를 분석하여 이를 가장 크게 만족시켜주는 것이 필요하다. 그 경우 소비자의 지불의사(willingness-to-pay; WTP)도 함께 커지게 된다. 즉 충족되는 가치가 크면 비싸더라도 잘 팔린다는 뜻이다.

그런데 금연의 경우에는 이러한 편익과 비용의 관계에서 국민들의 가치를 극대화하는 것이 참 어렵다. 고객 중심주의적인 관점에서 분석을 해 본다면 흡연자가 금연을 하고자 할 때 얻을 수 있는 편익은 건강과 질병발생 가능성의 감소, 담배 구매비용의 절감 등이다. 반면 금연을 시행할 때 지불하게 되는 비용은 금단 증상과 스트레스가 가장 크다. 그런데 대개 금연자들에게서 이러한 편익은 평가절하 되고 비용은 평가절상 된다는 사실을 우리는 경험적으로 알고 있다. 금연을 통해 얻은 비용은 현재 바로 지불되어야 하는 것이지만 편익은 일정 기간 이후 또는 상당히 먼 미래에 추상적으로 얻게 되는 경우가 많기 때문이다. 흡연을 할 경우 체내에 니코틴이 혈액을 타고 들어와 뇌로 전달되어 도파민이라는 흥분 물질을 생성하는데 7초 밖에 걸리지 않는다. 이것이 흡연의 중독성을 야기한다. 그래서 흡연자들은 흡연과 동시에 행복감을 얻게 되고 스트레스가 사라지는 것처럼 느낀다. 그러나 금연을 할 경우 얻게 되는 편익은 실제로 체감이 잘 되지 않거나 먼 미래의 불확실하고 추상적인 것으로 인지된다. 오히려 금연 후 겪는 금단증상의 고통이 비용으로 함께 추가될 뿐이다. 따라서 소셜 마케팅 관점을 통해 우리는 왜 금연 캠페인의 효과가 그렇게 적은지를 파악할 수 있게 된다. 문제는 STP 전략을 통해 어떻게 이를 극복할 수 있는가이다.

두 번째 원칙은 시장 세분화를 통해 목표 시장을 설정하는 것이다. 고객 중심주의를 통하여 고객의 가치와 편익, 비용을 이해하였다면 각 개인이 갖고 있는 WTP, 구매 의사, 구매 장소도 집단별로 차이가 난다는 사실을 알 수 있다. 따라서 고객들을 가능한 작은 동질적인 집단으로 나누는 것이 필요한데 이를 시장 세분화(market segmentation)라고 한다. 병원을 예로 든다면 백화점식으로 진료과를 나열하고 모든 과가 경쟁력을 갖춘 서울의 Big 5 상급종합병원이 아닌 경우에 특화나 전문화를 통해서만 경쟁력을 갖출 수 있다. 이때 함께 고려되어야 하는 것이 시장 세분화를 통한 표적 집단을 설정하는 것이다. 병원의 경우 간단한 예를 들면 외래(A) 환자 중심으로 갈 것인지 입원(B) 환자 중심의 서비스로 갈 것이지 결정해야 하고 주요 환자집단의 연령대로 10대(1), 20대(2) … 60대(6) 이상까지 다양할 수 있다. 그러면 이 두 변수를 활용할 경우 하나의 덩어리였던 잠재적 환자 집단은 A1, B1, A2, B2 … 같은 세분화 집단으로 나뉘게 된다. 그리고 이들은 진료과, 질병, 필요한 의료제공자 등과 연결된다. 이러한 방식으로 병원의 특성화를 꾀하여 경쟁과 집중의 논리로 환자를 유치할 수 있다. 금연 캠페인의 경우에도 당연히 남녀 중에서 누구의 금연인지, 연령대는 청소년인지, 사회초년생인지, 아니면 중장년층인지를 구분하여 세분화된 집단으로 구분하고 그 중에서 가장 우선순위가 높은 하위집단에 타겟팅하여 캠페인 전략을 수립해야 한다.

세 번째 원칙은 경쟁 시장에서 스스로를 포지셔닝(positioning)을 하는 것이다. 기존에는 수용자들을 건강 정보가 결핍된 집단으로 일괄적으로 상정하고 정보를 주입하는데 치중하였기 때문에 권고된 건강 행동을 방해하거나 관련 장애요인으로 기능하는 경쟁적 존재들을 간과하였다. 그러나 개인들에게는 권고된 행동들을 대체하거나 그것보다 더 큰 개인적 효용을 주는 선택지들이 많다. 예컨대 걷기 운동을 하는 대신에 쇼파에 누워 TV를 보는 것이 더 큰 효용을 줄 수 있으며 금연을 결심했다 하더라도 바로 담배를 끊기보다 전자담배를 피우는 방식으로 대체재를 찾을 수 있다. 따라서 헬스 커뮤니케이터들은 권고된 행동을 표적 대상 집단의 심상(心想)에 각인시키는 작업이 필요하다. 다른 경쟁적 존재들보다 권고된 건강 행동이 더 바람직하거나 편익을 주는 것으로 대상 집단의 신념과 태도에 깊게 각인되어 있을 때 권고된 행동은 실천될 수 있는 것이다. 그래서 종종 포지셔닝은 업계 1위 제품이나 무엇을 생각할 때 연상되는 것으로 확인된다. 탄산음료하면 "코카콜라"가 떠오르거나 치약하면 "2080"이 연상되는 것은 이들 제품이 해당 시장에서 소비자들의 마음 속에 포지셔닝 되었기 때문이다. 그래서 헬스 커뮤니케이터들은 포지셔닝 맵(positioning map)을 통해 해당 제품과 경쟁 제품들의 특성을 분류하고 경쟁 관계에서 우위를 점할 수 있는 방법들을 모색하게 된다.

결국 오늘날 마케팅 전략의 초점은 내·외부 파트너의 협력을 통해 '통합적 마케팅 프로그램'(Integrated Marketing Programs)을 구축하는데 있다. 이를 위하여 목표시장을 선정하고 마케팅 믹스 프로그램을 관리하며 그에 따른 투자수익률(Returns of Investment; ROI)을 측정한다.[396] 모든 기업은 주어진 시장상황에서 기회, 자원, 역량을 극대화하여 장기적인 생존을 유지할 수 있는 방향으로 적응하게 된다. 오늘날 의료기관에서 제시하고 있는 비전들이 시장 지향적이면서 고객욕구에 근거하여 정의되고 있는 이유도 여기에 있다. 이것은 다른 말로 사업 포트폴리오의 건전성을 분석하여 조직의 핵심전략사업의 단위를 매력적으로 재구성해야 한다는 뜻이다.

소셜 마케팅에서 STP가 시장을 분석하는 도구라면 마케팅 믹스(marketing mix)는 전략을 수립하는 도구이자 그 구성요소이다. 이는 흔히 4Ps로 불리는데 제품(product), 가격(price), 장소(place), 판촉(promotion)이 모두 p로 시작하는 단어들이기 때문이다.[397] 이들은 소비재들에 대한 마케팅에서도 중요하지만 소셜 마케팅에서도 전략을 수립하는데 반드시 고려되어야 한다.

첫 번째 p는 제품(product)으로 표적 집단에게 권고되는 특정한 건강 행동이나 이에 대한 캠페인을 뜻한다. 커뮤니케이터는 이러한 추상적인 권고 행동을 실제 제품(actual product)인 것처럼 포장해야 하는데 소비자가 제품의 품질이나 기능, 디자인과 브랜드를 따지는 것처럼 특정한 권고 행동의 편익과 혜택, 예상되는 어려움과 성취했을 때의 기대 효과 등을 효과적으로 제시해야 한다. 이때 대상 집단이 권고 행동을 통해 얻을 수 있는 건강과 관련된 가치를 핵심 제품(core product)이라고 부른다. 이것은 소비자가 권

396) Jung M, Hong MS. Positioning patient-perceived medical services to develop a marketing strategy. The Health Care Manager. 2012; 31: 52-61.

397) Grier S, Bryant CA. Social marketing in public health. Annual Review Health. 2005; 26: 319-339.

고 행동을 통해 얻고자 하는 궁극적인 혜택이며 실현하고자 하는 건강 목표라고 볼 수 있다. 예를 들어 금연을 할 경우 얻을 수 있는 편익들이 해당되는데 일주일 동안만 금연을 하더라도 아침에 몸이 매우 상쾌한 것을 경험할 수 있고 담배를 사는데 드는 비용이 절약되는 등 가시적인 효과가 있으므로 이에 대한 정보나 당사자의 인터뷰 사례 등을 제시할 경우 도움이 될 수 있다. 한편 보강 제품(augmented product)은 핵심 제품이 추가로 부여되는 부가서비스 같은 것으로 일반 상업 시장에서는 제품에 대한 A/S가 여기에 해당된다. 보강 제품은 경쟁이 치열한 시장에서는 경쟁자와 제품의 차별화를 꾀할 수 있는 요소로 작용하기도 한다. 금연 캠페인의 경우에는 보건소에서 무료로 제공하는 니코틴 패치나 금연 상담이 여기에 해당한다. 다만 문제는 흡연이 주는 쾌락보다 큰 즉각적인 경험은 사실상 찾기 어려우며 장기적인 혜택이나 건강 개선 등을 강조할 수밖에 없다는 점에서 경쟁의 차원을 달리 만드는 전략이 필요하다 하겠다.

두 번째는 가격(price)인데 이는 제품을 구매하거나 권고 행동을 수용하기 위하여 대상 집단이 지불해야 하는 금전적이거나 비금전적인 비용을 모두 아우른다. 여기서 비금전적인 비용이란 운동을 할 때 포기해야 하는 것(예를 들어 텔레비전을 보는 것)이나 다이어트를 할 때 못 먹게 되는 음식들이 해당한다. 소셜 마케팅에서는 이러한 모든 측면의 비용을 고려하여 소비자가 인지하는 가격을 낮추는 전략을 쓸 필요가 있다. 권고 행동이 금연이라면 담배 가격을 높이면 상대적으로 권고 행동에 드는 비용은 낮게 지각될 가능성이 크다. 우리나라의 흡연율이 높은 이유는 다른 선진국들에 비하여 매우 저렴한 담배 가격 때문이라는 주장이 많고 실제로 담배 가격을 높이면 흡연율이 떨어진다는 실증적 연구도 다수 존재한다.

마케팅 믹스의 세 번째 구성요소는 장소(place)이다. 마케팅 분야에서는 이를 유통이라고도 부르는데 제품을 소비자가 얼마나 쉽게 구매할 수 있는지가 유통망에 따라 결정되기 때문이다. 아무리 싸고 질 좋은 제품이라도 파는 곳을 찾기가 어려우면 구매로 이어질 가능성이 낮다. 비슷한 맥락에서 소비자들의 눈에 더 잘 띄는 곳에 상품을 진열하는 것도 마케팅 장소의 문제로 볼 수 있다. 그런데 금연에 대한 소셜 마케팅에서 장소는 금연 캠페인을 만날 수 있는 곳인데 아무래도 제한이 크기 마련이다. 그리고 보강제품의 경우에도 보건소가 운영되는 시간에만 서비스를 이용할 수 있기 때문에 장소의 문제 역시 헬스 커뮤니케이션 전략을 수립할 때 중요하게 고려되어야 하는 사항이다.

마지막으로 판촉(promotion)은 소비자들에게 제품을 알리고 홍보하는 것으로 세일즈를 통해 제품의 구매를 촉진하고 설득하는 일련의 과정이다. 백화점에서 할인 쿠폰을 넣어 우편물을 보낸다던지 경품을 증정하는 행사를 하는 것은 모두 여기에 속할 수 있다. 기존에 헬스 커뮤니케이션 캠페인은 판촉의 수단으로 공익광고를 주로 활용하였다. 최근에는 다양한 판촉 수단을 활용하되 메시지의 일관성을 유지하는 통합 마케팅 커뮤니케이션 전략을 활발하게 이용하고 있다. 그리고 다양한 SNS 채널을 이용하여 공중의 참여를 유도하는 방향으로 나아가고 있다.

이와 같이 STP/4Ps에 의거하여 소셜 마케팅 전략을 수립하고 난 후에는 마케팅 매니지먼트를 할 필요가 있다. 해당 마케팅 전략이 얼마나 충실하게 기획된 바대로 수행되었으며 그 과정과 효과는 어떠했는지를 평가하는 것이 마케팅 매니지먼트이기 때문이다. 이를 통해 헬스 커뮤니케이터는 마케팅 과정에서의 예기치 못한 문제점을 발견하고 과정을 통제하며 피드백을 통해 향후 더욱 개선된 마케팅을 실시할 수 있게 된다. 마케팅 프로그램에 대한 평가는 계획한 대로 캠페인이 실시되고 미디어 노출이 이루어졌는지 정량적 수치를 파악하고 목표로 삼은 성과가 결과에서 확인되었는지 구체적인 권고 행동 수용률을 통해 관리하며 궁극적으로 표적 집단의 건강증진 효과가 나타났는지를 추적 관찰하는 것으로 이루어진다.

오늘날 소셜 마케팅을 주도하는 한 경향은 마치 소비재의 브랜드처럼 권고 행동 캠페인을 브랜드화 하는 것이다. 캠페인을 하나의 브랜드와 같은 가치로 소비자들에게 인식시키고 포지셔닝 하는 방법인데 "Got Milk?"나 "Truth Campaign"이 여기에 해당된다. 이러한 우리는 브랜드화를 통해 충성 고객들이 해당 제품을 구전(viral marketing)하는 것처럼 캠페인의 효과를 홍보하며 지속적으로 실천하는 효과를 얻을 수 있다. 그리고 성공적인 건강 실천 캠페인의 브랜드화는 후속 캠페인을 만들고 전반적으로 사회의 분위기를 바꾸는데 크게 기여한다. 실제로 앞서 설명한 진실 캠페인도 98년에 플로리다 주에서 시작될 당시에는 그 효과에 회의를 가진 사람들이 많았으나 청소년들의 행동에 있어서 의표를 찌르고 지역 주민들에게 포지셔닝 되면서 전국 캠페인으로 격상되어서 12-17세 미국 청소년들에게 대대적으로 광고가 노출되었다. 담배회사의 기만을 폭로하는 영상은 여러 가지 형태로 바뀌어 만들어졌으나 이 캠페인의 브랜드는 계속 유지되었으며 그 결과 장기적인 추적 관찰에서 실제 진실 캠페인으로 인하여 금연을 결심한 청소년이 30만

명이나 새로 생겨났으며 흡연율은 22%나 감소했다고 한다.[398] 비슷한 사례로 미국 공익광고협의회에서는 모유 수유 캠페인을 통해 모유 수유가 건강에 좋다는 사회적 인식을 만들어 냈으며 그 실천율 역시 상당히 끌어올리는데 기여하였다.

그렇다면 소셜 마케팅 전략을 활용할 때 주의사항은 무엇일까? 가장 많이 거론되는 것은 윤리적 문제들이다. 소셜 마케팅은 사회적 편익과 공공의 이익을 위해서 대대적인 캠페인을 벌이게 되며 그 과정에서 대상 집단에 낙인을 만들거나 공포 소구와 같은 수단들을 통해서 원치 않는 방식으로 권고된 행동을 유도할 수도 있다. 그러나 일부 개인들이 흡연권을 주장하듯이 한 사회가 개인의 자유를 과도하게 억압할 수 없으며 과도한 부권주의(paternalism)는 오히려 해가 될 수도 있다. 출산을 제한하는 캠페인은 흔히 피임약의 부작용을 간과하고 더 큰 사회적 편익만을 강조하는 경우가 있다. 현재 개발도상국에서 시행되고 있는 산아제한 캠페인이 그러하고 우리나라도 1980년대 말에 독일에서 최초로 들어온 피임약을 선전할 때 여성에게 호르몬 교란을 통한 건강문제가 야기될 수 있다는 점을 제대로 알려주지 않았다. 이들은 모두 국가가 아버지이고 국민은 자녀와 같으므로 무조건 따라야 한다는 부권주의적 틀에 갇혀 있다. 따라서 소셜 마케팅을 통해서 건강 행동을 권고할 때에는 대상 집단에 있는 개인들이 여러 가지를 충분히 따져보고 고민할 수 있도록 충분히 시간을 갖고 알려주는 것이 필요하다. 한편 소셜 마케팅의 과정에서 외부 영리 기관들의 후원을 받아 일종의 이해관계 충돌(conflict of interest)의 문제가 발생하는 것도 윤리적인 차원에서 이슈이다. 공공 기관이나 비영리 기관이 자금의 부족으로 후원을 받는 것은 공공연한 일이지만 순수한 동기가 아닌 경우나 상업적인 제품의 판촉이 깔려 있는 경우에는 마땅히 문제가 제기되어야 한다.

결국 오늘날 다양한 상업 광고들이 총성 없는 전쟁을 하고 있는 가운데 소셜 마케팅은 헬스 커뮤니케이션이 선택할 수밖에 없는 중요한 수단이 되었다. 흡연과 음주를 조장하고 패스트푸드를 판촉하며 건강에 해악이 되는 것들을 은폐하고 숨기는 상업주의 속에서 헬스 커뮤니케이터들은 대중들이 올바른 정보를 가지고 올바른 시각으로 소비생활을 하

398) Sly DF, Trapido E, Ray S. Evidence of the dose effects of an anti-tobacco counter-advertising campaign. Preventive Medicine. 2002; 35: 511-518; Farrelly MC, Davis KC, Haviland ML, Messeri P, Healton CG. Evidence of a dose-response relationship between "truth" antismoking ads and youth smoking prevalence. American Journal of Public Health. 2005; 95: 425-431.

고 권고된 건강 행동을 실천할 수 있도록 유도할 필요가 있다. 위의 그림은 소셜 마케팅 전략을 활용한 필리핀의 금연 광고이다. 영상에는 두 명의 어린아이가 등장하는데 이들은 담배를 피우고 있는 어른들에게 다가가 담뱃불을 빌려 달라고 한다. 그러자 어른들은 놀라서 아이들에게 담배가 얼마나 나쁜 것인지를 설명한다. 그러자 아이들은 "그렇게 나쁜 것을 왜 하세요?" 하면서 반문하고 어른들은 말문을 잃는다는 내용이다. 지금까지 STP/4Ps를 통해 살펴본 소셜 마케팅 전략을 이용해 우리가 금연 캠페인을 만들고자 했을 때 가장 큰 제약으로 다가온 금연의 혜택에 대해서 어쩌면 이 캠페인이 가장 잘 말해주고 있는 것일 수 있다. 흡연은 습관적이고 중독적으로 행하게 되는 불건강 행태로 애초 편익보다 비용만 유발되는 행동이다. 끊지 않으면 고통스러운 죽음을 맞이하게 될 것을 누구나 아는 행동임을 이제는 인정하고 이를 실천하는 사회적 규범을 통해 금연이라는 권고 행동을 모두 함께 받아들일 때이다. 그리고 금연을 위한 사회적 지지를 통해 다 함께 흡연 없는 사회(smoke free society)를 만들 때인 것이다.

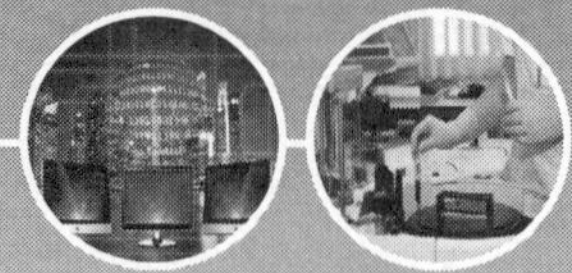

제4절

근거중심 보건 커뮤니케이션과 정보 충돌

1. 충돌하는 건강정보들

오늘날 건강 정보의 충돌과 불일치, 그리고 가짜 뉴스는 전세계적으로 대두된 공중보건의 문제이다. 아동 예방접종을 비롯해 세간의 주목을 받은 각종 논란이 이 사실을 잘 보여주고 있다. 종종 정치적 사안으로 비춰지기도 하는 이런 건강정보 간 불일치 문제를 이제는 대중매체에서 점차 많이 다루고 있다.[399] 건강과 관련된 의사결정에 환자뿐 아니라 일반인들도 관심을 가져야 한다. 환자, 의료종사자, 간병인, 정책결정자는 서로 다른 출처에서 나온 건강 정보들이 상충할 때 이런 정보들을 평가하고 신뢰성을 판단해야 할 상황에 자주 처하고 있다. 그래서 엇갈리는 건강 정보를 일반인들도 처리하고 평가할 수 있도록 도와야 한다는 목소리가 주장이 공중보건 분야에서 힘을 얻고 있다. 그러나 건강 정보의 충돌 문제가 얼마나 만연해 있으며 그 원인과 영향은 무엇인지에 대한 연구가 미흡한 실정이다. 이에 따라 환자들이 엇갈리는 건강 정보를 올바로 이해하도록 해주는 근거기반 전략이 턱없이 부족한 실정이다.

현재 건강 정보들 간의 불일치 문제가 얼마나 만연해 있는지를 보여주는 증거로는 환자, 의사, 일반인이 복용약, 암 검진, 영양섭취 등 건강에 관련된 주제들을 어떤 시각으로 보고 있는지 살펴본 연구 몇 가지가 전부이다. 연구결과에 따르면 환자의 최대 80%가 복용약과 관련하여 정보 상충을 경험했으며[400], 환자[401] 및 의료종사자[402]의 절반

399) Nagler RH, Fowler EF, Gollust SE. Covering controversy: What are the implications for women's health? Women's Health Issues. 2015; 25: 318-321.

400) Carpenter DM, DeVellis RF, Fisher EB. The effect of conflicting medication information and

이상이 암 검진 가이드라인에 관한 정보가 상충한다는 사실을 인지하고 있는 것으로 나타났다. 또한 미국 성인의 70% 이상이 영양섭취와 관련된 정보에 모순을 경험했다.[403)]건강 정보의 불일치가 왜 발생하며 이것이 어떤 정보원에서 기인했는지에 대한 연구들이 진행되었음에도 불구하고 이에 대한 근거 많지 않은 편이다. 사람들은 건강 정보를 적극적으로 찾아보던 중에 정보 간 불일치를 경험하기도 하지만[404)] 건강에 대한 일반적인 조언을 듣는 과정에서 정보의 충돌을 겪기도 한다.[405)] 그래서 우리는 인터넷을 포함하여 전문적인 출처와 비전문적인 출처를 막론하고 다양한 환경에서 종종 건강 정보의 충돌 현상을 발견한다.[406)] 예를 들어, 우리가 복용하는 약에 관한 정보들에 대한 정보의 충돌

---

physician support on medication adherence for chronically ill patients. Patient Education and Counseling. 2010; 81: 169-176; Carpenter DM, Elstad EA, Blalock SJ, DeVellis RF. Conflicting medication information: prevalence, sources, and relationship to medication adherence. Journal of Health Communication. 2014; 19: 67-81; Blendon RJ, Schoen C, DesRoches C, Osborn R, Zapert K. Common concerns amid diverse systems: Health care experiences in five countries. Health Affairs. 2003; 22: 106-121; Lim AYN, Ellis C, Brooksby A, Gaffney K. Patient satisfaction with rheumatology practitioner clinics: Can we achieve concordance by meeting patients' information needs and encouraging participatory decision making? Annals of the Academy of Medicine, Singapore. 2007; 36: 110-114. Hameen-Anttila K, Nordeng H, Kokki E. Multiple information sources and consequences of conflicting information about medicine use during pregnancy: A multinational Internet-based survey. Journal of Medical Internet Research. 2014; 16: e60.

401) Squiers LB, Holden DJ, Dolina SE et al. The public's response to the U.S. Preventive Services Task Force's 2009 recommendations on mammography screening. American Journal of Preventive Medicine. 2011; 40: 497-504; Taplin SH, Urban N, Taylor VM, Savarino J. Conflicting national recommendations and the use of screening mammography: Does the physician's recommendation matter? The Journal of the American Board of Family Practice. 1997; 10: 88-95; Niederdeppe J, Levy AG. Fatalistic beliefs about cancer prevention and three prevention behaviors. Cancer Epidemiology Biomarkers & Prevention. 2007; 16: 998-1003.

402) Han PK, Klabunde CN, Breen N. Multiple clinical practice guidelines for breast and cervical cancer screening: Perceptions of US primary care physicians. Medical Care. 2011; 49: 139-148.

403) Nagler RH. Adverse outcomes associated with media exposure to contradictory nutrition messages. Journal of Health Communication. 2014; 19: 24-40.

404) Eysenbach G. The impact of the Internet on cancer outcomes. CA: A Cancer Journal for Clinicians. 2003; 53: 356-371.

405) Elstad E, Carpenter DM, Devellis RF, Blalock SJ. Patient decision making in the face of conflicting medication information. International Journal of Qualitative Studies on Health and Well-Being. 2012; 7: 1-11.

406) Vidal L, Shavit M, Fraser A, Paul M, Lleibovici L. Systematic comparison of four sources of drug information regarding adjustment of dose for renal function. BMJ. 2005; 331: 263-265.

문제는 대개 의사, 매스 미디어, 인터넷에서 발견되었다.[407] 특히 인터넷과 대중 매체는 임상검사 가이드라인부터 예방접종에 이르기까지 폭넓은 건강 이슈에 대해 다양한 정보 충돌을 보여주었다.[408] 소셜 미디어는 건강 이슈를 논의하는 대중적인 채널이 되었으며 실제로 많은 사람들이 여기서 건강 정보를 얻는다. 그러나 이런 채널에서 유통되는 정보의 질에 대한 연구는 매우 부족한 실정이다.

건강 정보의 충돌은 여러 가지 부정적 결과를 불러올 가능성이 있다. 그 가운데서도 가장 중요한 심각한 것은 아마 환자와 의료 종사자에게 야기되는 혼란일 것이다. 엇갈리는 건강 정보를 접한 사람들은 어느 정보를 신뢰해야 할지 결정하는 데 어려움을 겪을 것이고 그 중에서 가장 신뢰할 수 있다고 생각하는 출처에서 나온 정보를 따를 것이다.[409] 복잡한 의료 이슈들에 전문가의 의견이 엇갈리는 상황은 있을 수 있지만 일반인들은 이런 충돌을 납득하기 어려울 수 있다.[410] 이런 상황은 결과적으로 이미 과학적 합의가 도출된 건강 행태에 대한 수용도를 낮추는 악영향을 줄 수 있다. 예를 들면, 흡연은 해롭지 않다거나 운동은 건강증진에 도움이 되지 않는다는 잘못된 믿음을 심을 수 있다. 게다가 정보의 상충은 개개인의 불안을 가중시키고 불필요하게 위험 지각(risk perception)을 높이며 정보출처에 대한 신뢰도 평가 역량을 저하시키고 복약순응도(medication adherence)까지 떨어뜨릴 수 있다.[411]

엇갈리는 건강 정보를 접한 사람들은 잘못된 정보를 걸러내거나 의료종사자를 통해 추가적인 정보를 얻어내는 등의 다양한 전략을 통해 이런 정보들을 제대로 이해하려 노력

407) Carpenter DM, Elstad EA, Blalock SJ, DeVellis RF. op. cit., 2014.

408) Mashiach R, Seidman GI, Seidman DS. op. cit., 2002; Hilton S, Petticrew M, Hunt K. Parents' champions vs. vested interests: Who do parents believe about MMR? A qualitative study. BMC Public Health. 2007; 7: 42.

409) Hilton S, Petticrew M, Hunt K. op. cit., 2007.

410) Shanteau J. Why do experts disagree? In: Green B (ed.). Risk Behaviour and Risk Management in Business Life. Dordrecht, The Netherlands: Kluwer Academic Press, 2000: pp. 186-196.

411) Pollock K, Grime J, Baker E, Mantala K. Meeting the information needs of psychiatric inpatients: Staff and patient perspectives. Journal of Mental Health. 2004; 13: 389-401; Han PKJ, Moser RP, Klein WMP. Perceived ambiguity about cancer prevention recommendations: Relationship to perceptions of cancer preventability, risk, and worry. Journal of Health Communication. 2006; 11: 51-69; McIntosh A, Shaw CF. Barriers to patient information provision in primary care: Patients' and general practitioners' experiences and expectations of information for low back pain. Health Expectations. 2003; 6: 19-29.

할 것이다.[412] 모순된 정보를 처리하고 판단할 때에는 많은 인지적 노력이 수반되기 때문에 건강 정보의 충돌을 겪은 사람들은 경험적 방법(heuristics)에 더 많이 의존하게 될 수 있다. 그러나 경험적 방법은 인지적 편향을 강화할 수 있고 판단 오류를 불러올 수도 있다.[413] 하나의 정보원만 신뢰하여 다른 중요한 근거들을 간과하거나 평가하기 용이한 정보만 취하고 활용하는 경우가 단적인 예다.[414] 게다가 정보의 엇갈림 때문에 불확실성이 높아지면 사람들은 자기가 믿고 싶은 주장과 가장 근접한 정보원을 선택적으로 믿는 경향이 강화될 수 있다.[415] 궁극적으로 정보 불일치는 결정마비를 일으켜 사람들이 아예 어떤 판단이나 대응도 하지 않는 현상유지 편향을 유발하게 된다.[416]

2. 건강정보 충돌의 개념과 차원

인터넷과 소셜 미디어를 통해 사회 연결망이 훨씬 복잡다단해지고 유통되는 정보의 양도 급증한 오늘날 정보의 불일치나 가짜 뉴스는 대중들의 심리와 행동에 악영향을 미칠 가능성이 높다. 그러나 불확실하거나 충돌하는 정보의 양에 비하여 팩트 체크를 하고 근거기반의 정보를 제공하는 정보원은 그리 많지 않은 게 현실이다. 건강 정보의 불일치는 건강과 관련된 명제라는 측면에서 정의하는 것이 바람직하다. 여기서 "명제(proposition)"란 어떤 건강 관련 이슈에 대한 진술 혹은 주장을 말한다. 이는 건강과 관련된 과학적 증거, 그 증거에 대한 해석, 혹은 전문가나 기타 개개인이 내놓은 권고 및 지침과 관련된다. 명제는 단일한 출처에서 기인할 수도 있고 여러 출처를 가질 수도 있다. 그리고 사람

412) Given LM, Ruecker S, Simpson H, Sadler EB, Ruskin A. Inclusive interface design for seniors: Image-browsing for a health information context. Journal of the American Society for Information Science and Technology. 2007; 58: 1610-1617.

413) Hibbard JH, Slovic P, Jewett JJ. Informing consumer decisions in health care: Implications from decision-making research. The Milbank Quarterly. 1997; 75: 395-414.

414) Tversky A, Sattath S, Slovic P. Contingent weighting in judgment and choice. Psychological Review. 1988; 95: 371; Hsee CK. Elastic justification: how tempting but task-irrelevant factors influence decisions. Organizational Behavior and Human Decision Processes. 1995; 62: 330-337.

415) Kunda Z. The case for motivated reasoning. Psychological Bulletin. 1990; 108: 480-498.

416) Samuelson W, Zeckhauser R. Status quo bias in decision making. Journal of Risk and Uncertainty. 1988; 1: 7-59.

들이 적극적으로 찾아볼 수도 있고(예를 들면 커피가 심장에 해로운지 인터넷을 통해 알아보는 경우) 수동적으로 접하게 될 수도 있다(예를 들면 커피가 심장질환을 유발한다는 대화를 우연히 엿듣는 경우).

건강정보의 불일치는 논리적으로 서로 모순되거나 충돌하는, 또는 양립하는 내용을 담고 있을 때 성립한다. 즉, 두 명제가 서로 어긋나서 이들을 동시에 따르거나 믿을 수 없다는 것이다. 예를 들어, 최초 유방촬영술 권장 연령이 40세이면서 동시에 50세일 수는 없다. 서로 다른 건강 정보원에서 각기 이렇게 주장하고 있으며 이를 모두 접한 개인의 경우 어느 주장이 옳은지 반드시 판단해야 하는 상황에 처하게 된다. 마찬가지로 커피가 심장에 해로우면서 동시에 해롭지 않을 수는 없다. 그래서 모순되는 정보에 노출된 개인은 정보의 판단과 취사선택을 반드시 해야지 본인의 행동을 결정할 수 있다.

건강 정보의 충돌 현상은 몇 가지 차원으로 정리할 수 있다.

첫 번째 차원은 충돌하는 이슈, 즉 정보 불일치가 드러나는 특정한 건강 관련 화제가 무엇인가 하는 점이다. 화제에 따라 사람마다 정보 불일치에 다른 반응을 보이기 때문에 불일치 이슈가 무엇인가 파악하는 것은 중요하다. 예를 들어, 사람들은 예방접종 일정에 관한 정보의 불일치보다 백신의 위험성에 관한 정보의 불일치에 더 부정적인 반응을 보일 수 있다. 두 번째 차원은 복수성(multiplicity), 즉 불일치하는 정보원의 갯수이다. 충돌하는 정보들이 몇 가지 출처에서 나왔는지에 따라 불일치 현상이 미치는 영향을 완화할 수도 있기 때문에 이는 중요하다. 예를 들어, 사람들이 백신에 관한 엇갈리는 정보들을 단일 출처에서 얻었을 때와 두 개 이상의 출처에서 얻었을 때 상이한 반응을 보일 가능성이 크다. 게다가 출처의 개수가 증가할수록 부정적인 반응이 커지거나 부정적인 반응이 일관되게 나타날 수도 있다. 세 번째 차원인 근거의 이질성은 과학연구와 개인 경험담 등 이질적인 출처들로부터 정보를 얻는 경우와 과학연구처럼 동질적인 출처들에서 정보를 얻는 경우에 사람들이 정보 불일치를 상이하게 처리할 수 있다는 점에서 중요하다. 예를 들어, 백신의 안정성에 관해 엇갈리는 정보들을 두 가지 과학저널에서 얻었을 때와 과학저널과 환자 경험담에서 각각 하나씩 얻었을 때 임상의사의 반응은 다를 것이다. 네 번째 차원은 엇갈리는 명제들 간의 시간 관계성을 나타내는 시간적 모순이다. 비동기적인(시간차가 있는 논리적 명제들 간의 모순을 보여주는) 정보 불일치와 동기적인(동시에 존재하는 논리적 명제들 간의 모순을 보여주는) 정보 불일치는 상이한 행동을 유발할 수 있다. 중요한 사실은 이런 문제가 흔히 일어나고 있으며 과학지식의 일반적인 진보 과정에 수반되어 있다는 점이다. 과학의 진보란 질이 낮은 증거(이를 테면 관찰 연구에서 나온 증거)가 질이 높은 증거(이를 테면 무작위 통제실험을 통해 나온 증거)로 대체되는 과정을 말한다. 비동기적인 정보 불일치와 관련하여 추가적으로 고려해야 할 사항은 이런 불일치의 발생빈도다. 엇갈리는 명제들 간에 시간차가 작은 경우는 시간차가 큰 경우보다 사람들에게 더 부정적인 영향을 미칠 수 있다. 예를 들어, 국가예방접종사업에서 MMR(measles, mumps, rubella) 지침이 5년에 한 번씩 바뀌는 경우보다 해마다 바뀌는 경우에 그 출처의 신뢰도에 더 부정적인 영향이 나타날 것이다.

정보 불일치 현상은 객관적 존재(objective existence)보다는 정보 불일치에 대한 인식이 사람들의 행동이나 반응에 더 중요한 요인이라는 점을 이해할 필요가 있다. 개인의 정보처리 활동은 정보의 복잡성뿐 아니라 다양한 조건과 요인에 의해 결정된다. 예를 들면, 사람들은 "커피가 심장에 이롭다"와 "커피는 심장에 해롭다"처럼 정면배치되는 건강정보는 쉽게 지각한다. 그러나 "커피는 심장에 해롭다"라는 명제와 "커피를 하루에 한 잔 이상 마시면 심장에 해롭다"라는 명제 사이의 불일치를 파악하는 것은 보다 어려운 문제이다. 게다가 사람마다 민감하게 반응하는 정보가 다르다는 점도 정보 불일치를 인지하는 정도에 영향을 미친다. 예를 들면, 커피를 마시지 않는 사람은 커피에 대한 명제들이 불일치한다는 사실을 알아챌 가능성이 더 적다. 뿐만 아니라 정보 불일치가 나타나지 않은 상황에서도 여러 요인들 때문에 사람들이 정보가 불일치한다고 생각할 수도 있다. 예를 들어, 전혀 들어보지 못한 희귀한 약물부작용을 겪은 사람은 해당 정보의 부재를 정보 불일치로 간주할 수도 있다. 사람들은 논리적으로 일관되지만 상이한 건강결과를 언급하는 명제들을 접하는 경우에도 이를 정보 불일치를 인식할 수 있다. 예를 들어, "커피는 심장에 해롭다"는 명제와 "커피는 제2형 당뇨를 예방해준다"는 명제를 접한 사람은 커피가 건강에 미치는 긍정적 영향과 부정적 영향을 모두 접한 셈이므로 커피를 마셔야 한다는 주장과 마시지 말아야 한다는 주장 간의 충돌을 인식하게 될 것이다. 그러나 이 경우 명제 자체의 논리적 일관성이 결여된 것이 아니기 때문에 정보 갈등이라기보다는 결정 갈등이라 할 수 있다. 한편 학술적인 연구결과에서 어떤 부분이 보고되는지에 따라 정보 불일치처럼 보일 수도 있다. 예를 들어, 어떤 뉴스는 심근경색 예방효과 같은 대리결과(surrogate outcome)에 초점을 맞추면서 어떤 약의 효능을 보도하는 반면 다른 뉴스는 심혈관질환 사망률에 중점을 두고 약의 효능은 전혀 보도하지 않을 수 있다. 이런 언론보도 상의 차이는 어떤 결과를 대중에게 알려야 하는지에 대한 전문가들의 의견 불일치를 반영하겠지만 이런 상황이 진짜 정보 갈등인 것은 아니다. 마지막으로 임상적 의사결정이 필요한 상황에서 환자와 주치의 간의 지적 배경은 정보 불일치에 대한 판단을 다르게 만들 수 있다. 예를 들어, 비뇨기과에서 치료를 받고 있는 환자가 전립선암 검사와 전립선특이항원 검사 사이에서 선택을 해야 한다면 이를 정보 불일치로 판단할 수 있다. 그러나 임상의사는 가용한 과학적 근거가 불일치한다고 보기보다는 증거의 양이 부족하다고 판단할 수 있다.

학술적으로 볼 때 관찰연구와 실험연구는 서로 상충하는 결과들을 도출할 수도 있다. 서베이에 기반한 횡단면 연구는 역인과(reverse causality)의 가능성을 완전히 배제할 수 없다. 인구집단에 기반한 행동과학적 연구들은 국가나 민족에 따라 그 결과가 다를 수도 있다. 따라서 과학적 증거라는 것은 오랜 조사와 증명을 통해서 반증 가능성을 딛고 가설에서 이론의 지위로 올라섰을 때 이야기할 수 있다. 여기서 반증 가능성(falsifiability)이란 검증하려는 가설이 실험이나 관찰에 의해서 반증될 가능성이 있는지를 의미한다. 어떤 주장과 반대되는 증거가 지지하는 증거보다 그 주장의 진위를 가리는 데 훨씬 더 많은 정보를 담고 있다는 주장이다. 그래서 과학적인 훈련을 받은 사람들은 관찰연구들 간에 주장이 충돌하는 상황을 정보 불일치로 인식하기보다는 코호트 연구나 무작위통제실험(RCT)에서 얻은 결과가 필요하므로 증거가 부족하다고 판단한다. 달리 말해 RCT나 대규모의 전향적 코호트 연구로 도출된 결과는 증거의 수준이 높고 강력해서 관찰연구의 결과보다 훨씬 더 믿을 수 있다. 그러나 일반인이 증거의 계층구조(hierarchy of evidence)를 이해하고 상관연구와 인과연구 간의 차이점을 이해하는 데는 한계가 있을 것이다. 따라서 대중은 이런 정보 불일치를 단순히 동일한 유형의 증거들 간 불일치로 인식할 수도 있다. 예를 들어, 5만 명을 대상으로 실시한 횡단적 조사(cross-sectional survey)에서 커피가 심장질환 위험을 낮추는 것과 연관되어 있다고 보고했으나 2,500명을 대상으로 실시한 RCT 연구에서 커피와 심장질환 발생 위험 간에는 연관성이 없다고 보고했을 때 이를 정보 불일치로 받아들일 수 있다. 그러나 역학자들은 증거적 관점에서 봤을 때 이 연구들이 서로 비교 불가하다고 간주하고 RCT 결과를 우선시할 것이다. 과학적 증거의 계층구조에 대한 오해는 RCT 결과가 예방접종과 자폐증이 연관되어 있다는 증거를 보여주지 못했다는 사실을 일반인들에게 널리 알리려 했음에도 불구하고 정보 불일치의 부정적 영향을 낮추는데 큰 성과를 보지 못한 이유도 설명해 줄 수 있다.[417]

오늘날 소셜 미디어를 통해 일반 대중들도 정보를 생산하고 유통할 수 있는 채널을 갖게 되면서 가짜 뉴스가 횡행하고 있다. 그런데 이미 학계에서는 허위 연구를 통해 이러한 문제가 다뤄진 바 있다. 널리 알려진 것처럼 예방접종과 관련하여 1998년 Wakefield와 동료들은 12명의 실험대상 어린이 가운데 8명으로부터 환경인자(MMR 예방접종)가 위장질환 및 발달퇴행(자폐증)과 연관되어 있다는 논문을 발표했다.[418] 그로부터 12년 후인 2010년에 이 논문은 비윤리적 행동과 데이터 조작을 이유로 공식 철회되었다.[419] 2011년에는 자폐증과 MMR 예방접종 간 연관성에 대한 연구결과가 허위라는 결론에 대하여 영국의학저널(BMJ)이 상세한 내용을 게재하였다.[420] 그러나 안타깝게도 문제의 논문이 철회되기까지 12년 동안 그 연구결과는 매스 미디어와 인터넷을 통해 널리 전파되어 예방접종 반대운동의 근거가 되었다.[421] 실제로 예방접종 반대 웹사이트의 절반 정도는 웨이크필드 같은 의사들을 예방접종에 정면으로 맞선 의인으로 칭송하고 있다.[422] MMR 예방접종이 자폐증을 유발하지 않는다는 사실을 일반인들에게 알리기 위해 대대적인 노력을 거듭했음에도 불구하고 예방접종 반대 운동의 열기는 전혀 수그러들지 않고 웨이크필드의 철회 논문은 여전히 인용되고 있는 실정이다.

---

417) Kahan DM. A risky science communication environment for vaccines. Science. 2013; 342: 53-54.

418) Wakefield AJ, Murch SH, Anthony A et al. RETRACTED: ileal-lymphoid-nodular hyper-plasia, non-specific colitis, and pervasive developmental disorder in children. The Lancet. 1998; 351: 637-641.

419) Caplan AL. Retraction - ileal-lymphoid-nodular hyperplasia, non-specific colitis, and pervasive developmental disorder in children. The Weekly Epidemiological Record. 2009; 84: 301-308.

420) Deer B. How the case against the MMR vaccine was fixed. BMJ. 2011; 342: c5347.

421) Kata A. A postmodern Pandora's box: antivaccination misinformation on the Internet. Vaccine. 2010; 28: 1709-1716.

422) Kata A. op. cit., 2010.

3. 근거중심의 통합 전략

건강행동의 개발을 위하여 근거에 기반하는 것은 임상의학에 뿌리를 두고 있으며 건강증진을 위한 의사결정에서도 지지된다.[423] 즉, 건강증진이 성공하기 위해서는 권고행동에 대한 근거를 비판적으로 논증할 필요가 있다. 인구집단을 대상으로 하는 개입에는 자원과 시간, 노력이 수반되기 때문에 적절한 개입은 무엇이며 그 방법은 효율적인지 정당화하는 것은 정책 평가에 필수적이기 때문이다. 그래서 근거중심 개입은 중재전략이 학술적 근거에 의해 뒷받침되는지 확인하여 성공 가능성을 담보하기 위한 체계적 노력이다.[424] 특히 건강행동을 권고하는 것은 윤리적인 문제를 수반할 수도 있기 때문에 더욱더 건강실천에 대한 근거가 정립되어야 권고 행동을 대규모로 실천에 옮기는 중재 전략의 관념과 가치에 대중들이 동의할 수 있다.[425] 뿐만 아니라 목적을 달성하기 위한 복수의 방법이 존재할 때 가장 유효하며 효율적인 방안이 무엇인지 결정하기 위해서도 근거기반의 철학은 필요하다.[426] 만약 정당화할 수 있는 근거가 없다면 정책이나 개입이 효과 없이 실패했을 때 그 책임을 묻게 되는데 근거 기반 전략은 책임이 두려워서 새로운 시도를 해보지 않거나 정책이 경직되는 현상을 막는 역할도 할 수 있다.[427] 그러나 모든 정책이나 개입에 엄격한 근거가 있는 것은 아니다. 그래서 실제 현장에서는 근거를 어떻게 현장의 필요와 조화시킬 것인지 고민을 많이 하게 된다. 그 결과 최상의 실행(best practice) 사례를 찾아 보급하는 것도 널리 이용된다.

건강증진 프로그램에 쓰일 수 있는 증거는 대개 다음과 같다.[428] 첫째, 반복적으로 입

423) Sackett DL, Rosenberg WM, Gray JA, Haynes RB, Richardson WS. Evidence-based medicine: What it is and what it isn't. BMJ. 1996; 312: 71-72.

424) Rychetnik L, Wise M. Advocating evidence-based health promotion: Reflections and a way forward. Health Promotion International. 2004; 19: 247-257.

425) Harrison T. Evidence-based multidisciplinary public health. In: Orme J, Powell J, Taylor P, Harrison T, Grey M (eds.). Public Health for the 21st Century. Buckingham, England: Open University Press.

426) Tang KC, Ehsani JP, McQueen DV. Evidence-based health promotion: Recollections, reflections, and reconsiderations. Journal of Epidemiology and Community Health. 2003; 57: 841-843.

427) Raphael D. The question of evidence in health promotion. Health Promotion International. 2000; 15: 355-367.

428) Tang KC, Ehsani JP, McQueen DV. op. cit., 2003.

증 가능하여 과학적 척도에 맞는 증거이다. 둘째, 특정한 조건에서만 입증되는 증거이다. 셋째, 인과적 기준에는 미흡하지만 반복되는 증거이다. 넷째, 인과적 기준에 미흡하면서 특정한 조건에서만 입증되는 증거이다. 결국 우리가 활용할 수 있는 근거란 반복실험을 통해 입증할 수 있는 과학적이며 인과적인 사실부터 통제할 수 없지만 반복적으로 관찰되는 연관성까지 다양한 위계로 존재한다.[429] 따라서 전문적인 훈련을 통해 보다 엄격한 증거를 선별하고 활용하려는 노력이 필요하다. 그러나 근거를 바탕으로 중재 전략을 만들 수는 있지만 그것이 모든 것을 대신하지는 못한다.[430] 인종이나 문화와 같은 사회맥락에 따라 어떤 근거는 실현가능성이나 해석이 매우 난해할 수 있다.

과학적 근거를 현장의 실천과 통합하는 것은 중재 전략을 담당하는 전문가의 중요한 역량이다. 대개의 건강증진 프로그램은 기존의 모형이나 사례를 다른 장소와 시간에 적용하는 것이다. 그래서 개입 집단이 처한 환경에 대한 세밀한 이해가 필요하다. 중재 대상은 어떤 사회경제적 특성을 가지고 있는가? 이들은 어떤 사회적 규범에 내면화되어 있는가? 대상 집단에게 가용한 자원은 무엇인가? 정치적이거나 제도적인 환경은 어떠한가? 이처럼 다양한 질문에 답할 수 있을 때 근거 기반 전략은 성공할 수 있다. 예를 들어, PRECEDE-PROCEED 모형에서 살펴본 것처럼 역학적・행동적・사회적 평가가 먼저 요구된다. 그래서 건강증진 프로그램에 근거중심 전략을 통합하려는 노력이 필요하다[431] 우선 중재 대상인 커뮤니티를 파악하고 출간된 문서들을 통해 중재 전략들을 검토하며 가용한 자원들을 확인해야 한다. 다음으로 개입 전략을 정하여 자원들을 배치하고 조정한다. 그리고 과정・영향・결과 평가를 통해 전체 프로세스를 통합한다.

---

429) Wiggers J, Sanson-Fisher R. Evidence-based health promotion. In: Scott D, Weston R. Evaluating Health Promotion. Cheltenham, England: Nelson Thornes, 2001: pp. 126-145.

430) Tang KC, Ehsani JP, McQueen DV. op. cit., 2003.

431) Levandowski BA, Sharma P, Lane SD, Webster N, Nestor AM, Cibula DA, Huntington S. Parental literacy and infant health: An evidence-based healthy start intervention. Health Promotion Practice. 2006; 7: 95-102.

제3장

미디어 효과와 건강정보 충돌

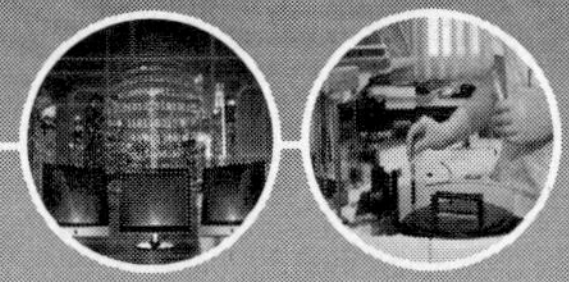

제1절

설득 커뮤니케이션의 원리

1. 커뮤니케이션과 설득

커뮤니케이션이란 상징, 부호, 행동 같은 사람들 간의 사회적 상징체계를 이용하여 정보를 전달하고 이해하는 과정이다. 이때 송신자(sender)와 수신자(receiver) 사이에 유의미한 메시지가 전달되며 이러한 메시지는 수신자에게 태도와 행동의 변화를 이끄는 교환과정이 된다. 이 과정에서 상징, 부호, 행동이 서로 간에 해석되는 의미체계는 중요한 커뮤니케이션의 구성요소이다. 커뮤니케이션 없이 건강 행태를 촉진하는 메시지를 전달하는 것은 불가능하다. 따라서 헬스 커뮤니케이션은 공통의 교환 규칙을 활용하는 건강증진을 위한 수단이며 필수적이고 목적지향적인 과정이다.[432]

커뮤니케이션은 효과적인 의사소통을 위한 설득 과정(persuasive process)이라고 할 수 있다. 효과적인 의사소통은 메시지를 전달하는 정보원으로부터 내용과 뜻을 이해 및 숙지하고 이를 자각하여 새로운 신념과 태도가 형성되면 결국 권고된 행동 변화가 달성되는 것이다. 그러므로 헬스 커뮤니케이터, 정책입안자, 보건교육사 모두 어떻게 하면 그들을 믿게 하고 수신자를 설득할 수 있는지에 대해 관심을 갖는다. 우리는 정보, 메시지, 혹은 자극과 관련된 어떤 요인들이 수신자의 주목을 끌고 신념을 변화시키는 방향으로 이끄는지에 대해 숙고할 필요가 있다.

432) Minardi H, Riley M. Communication in Health Care: A Skills-based Approach. London, England: Butterworth-Heinemann, 1997; Northouse LL, Northouse PG. Health Communication: Strategies for Health Professionals (3rd ed.). London, England: Appleton and Lange, 1998.

설득적인 의사소통(persuasive communication)은 메시지 수신자들 간에 이루어질 수도 있고 다양한 매체와 미디어를 통해서도 이루어질 수 있다. 어떤 의사소통은 주로 정보를 제공하려고 하지만 건강에 관한 의사소통에 있어서는 설득적인 요소가 많다. 예를 들어, 의사가 환자에게 "지시에 따라 정해진 용법대로 약을 복용하세요"라는 말을 하거나 성병 예방 교육자가 "콘돔을 사용하여 안전한 성(性) 생활을 하세요"라는 말은 설득적이고 수용적인 의미가 있다.

설득적인 의사소통은 사람들의 지각을 유도하고 태도의 형성을 이끌며 행동을 변화시킨다. 고위험군 대상자들에게 신종플루 예방접종을 하라는 광고가 이러한 설득적 의사소통의 한 예라고 하겠다. 헬스 커뮤니케이터의 의무 중 하나는 설득적인 방법, 즉 훨씬 효과적인 방법으로 건강을 강화하는 메시지를 만드는 것이다. 설득적인 의사소통의 이론과 사례는 오래 연구되어 왔고 개발된 원칙들은 일상적인 상업광고에서 종종 관찰할 수 있다. 설득적 의사소통의 목표는 대상 집단이 전달하는 메시지를 믿게 하는 것이다. 설득에 성공한 의사소통은 대상 집단이 그 메시지를 이해하는 것뿐 아니라 그 메시지에 공감하며 가치를 둠으로써 동기를 유발시킬 수 있는 것이다.

설득은 정보원이나 메시지, 수용자를 통합적으로 고려하며 의도하는 송신자와 영향 받는 수신자가 상호작용하는 과정이다. 즉, 정보원과 수용자가 함께 의미를 창출하지만 수용자가 메시지를 어떻게 받아들이고 이해했는지에 더 집중한다. 설득은 한 사람이 다른 사람에게 의도적으로 영향을 미치고자 할 때 발생하지만 때로는 무의식적으로도 나타난다. 다만 지금까지의 주된 이론들은 설득 효과는 의도한 특정한 결과를 얻었을 때 존재하는 것으로 간주한다. 그러나 굳이 행동 변화가 아니더라도 상대방의 태도나 신념에 영향을 미쳤다면 그것도 의미 있는 것으로 볼 수 있다. 설득의 핵심적 특징은 선택의 자유에 따라 설득 메시지 전·후에 의도했거나 의도하지 않은 변화가 나타난 것이다.[433] 헬스 커뮤니케이션 분야에서는 대개 설득 상황이 대인간의 의도적이고 비강압적인 언어적이거나 비언어적인 메시지를 통해 이루어진다. 그리고 주로 공공적이거나 대중적인 차원에서 매스 미디어를 통해 하나의 정보원이 여러 수용자를 대상으로 설득적 메시지를 전파하는 상황에서 나타난다.[434]

433) Perloff RM. The Dynamics of Persuasion (2nd ed.). Mahwah, NJ: Lawrence Erlbaum Associates, 2003.

설득의 궁극적인 목적은 기존의 반응을 변화시키는 것인데 이는 새로운 신념이나 태도를 만들어 내는 것뿐 아니라 기존의 신념이나 태도, 의도를 보강하거나 소멸시키는 것도 포함된다.[435] 널리 알려진 것처럼 설득 커뮤니케이션은 Hovland의 '정보원–메시지–매체–수용자 효과라는 모형'으로 시작되었으며 Lasswell의 SMCRE 모형[436], Lazarsfeld의 2단계 유통이론, Lewin의 게이트키핑(gatekeeping) 개념 등을 통해 발전했다.[437] 문제는 태도와 행동이 일대일 대응하지 않는다는 사실이다. 이들의 일관성에 대한 논의는 1960년대 후반부터 본격적으로 시작되었는데 앞서 Ajzen & Fishbein의 모형을 살펴본 것처럼 대상에 대한 태도와 행동에 대한 태도가 상이하며 이를 정교하게 측정하지 못하면 예측력이 떨어진다고 보았다. 그래서 이들이 제시한 합리적 행위이론(TRA)을 통해 개인은 자신의 행동에 대한 타인들의 평가를 예측하는 '주관적 규범'이 행동의도의 중요한 단서라고 받아들여졌다.[438] 그리고 추후 개인이 어떤 행동에 대해 긍정적인 태도와 주관적 규범을 갖고 있더라도 실제 행동으로 옮기지 않는 현상을 보완하기 위하여 TRA에 지각된 행위 통제(perceived behavioral control)라는 변인을 추가한 계획된 행동이론(TPB)이 등장하였다.[439] 이에 따르면 행동의 실행은 지지하는 자원과 억제하는 장애요소에 대한 개인의 믿음으로 구성된다. 이후 태도와 행동 간의 불일치에 대한 논의는 다양한 상황 조건과 자기감시, 이해 관여도, 직접 경험 같은 개인적 조건에 따라 중재되는 것으로 논의된다. 게다가 대상에 대한 태도가 얼마나 개인의 기억에서 자동적으로 활성화되는지에 따라 동기화되거나 편향된 처리를 야기할 수도 있다.[440] 어떤 대상에 대

---

434) 오늘날에는 인터넷을 매개한 설득이 주된 영역으로 대두되었으며 기호나 상징을 넘어선 비언어적인 외적 자극물에 의한 설득도 많은 주목을 받고 있다.

435) Gass RH, Seiter JS. Persuasion, Social Influence, and Compliance Gaining. Needham Heights, MA: Allyn and Bacon, 1999.

436) 이 약자는 S(sender/source), M(message), C(channel), R(receiver), E(effect)를 의미한다. S는 커뮤니케이션에서 송신자로 메시지를 발산하는 주체이며 방송국이나 신문사가 해당된다. M은 송신자가 수신자에게 보내는 기호화된 메시지이다. C는 송신자와 수신자를 연결해 주는 운반체이며 잡음이 개입될 수 있다. R은 매체를 읽고 보는 소비자이다. E는 메시지가 야기하는 최종 효과를 말한다.

437) 김영석. 〈설득 커뮤니케이션〉. 나남, 2019.

438) Fishbein M, Ajzen I. Belief, attitude, intention, and behavior: An introduction to theory and research. Reading, MA: Addison-Wesley, 1975.

439) Ajzen I. From intentions to actions: A theory of planned behavior. In: Kuhl J, Beckmann J (eds.). Action Control: From Cognition to Behavior. Berlin, Germany: Springer-Verlag, 1985: pp. 11–39.

440) Roskos-Ewoldsen DR, Arpan-Ralstin L, Pierre J St. Attitude accessibility and persuasion:

하여 기존 입장이 있다면 보다 관심을 가지고 많은 인지적 노력을 들여 메시지를 처리할 수도 있으나 때로는 그것이 기존 판단에 따라 고정관념으로 처리되기도 한다.

의사소통으로 번역되는 커뮤니케이션의 어원은 공유(共有), 더 나아가 공동체를 뜻하는 'communis'에서 유래하였다. 그래서 커뮤니케이션 되었다는 말은 곧 메시지를 송신자와 수신자가 동일한 의미로 가졌다는 뜻이다. 이때 메시지란 전달자가 수신자에게 전달하고자 하는 의미의 내용, 즉 수신자에게 하나의 자극(stimulus)으로서 역할을 하는 신호 또는 신호들의 집합을 의미한다. 다시 말해, 의사소통은 상징, 부호, 행동 같은 한 사회의 공통적인 상징체계를 이용하여 의미 있는 정보를 주고받고 이해하는 과정이다.

의사소통이 제대로 이루어지기 위해서는 의미를 전달하는 것뿐 아니라 상대방이 그 의미를 이해하여야 한다. 즉, 의사소통은 단지 메시지의 전달에 그치지 않고 적극적인 이해를 포함한다. 정보를 보내는 사람이 수신자에게 잘 전달하고 이해를 유도하기 위해서는 수신자에게 맞는 정보와 그것을 전달하는 통로 또는 매체가 적합해야 한다. 즉, 상대방은 메시지에 관심을 갖고 이를 신중하게 청취하려는 태도를 가져야 한다. 커뮤니케이션 모델은 커뮤니케이션 현상을 효과적으로 이해할 수 있도록 압축한 것이다. 다시 말해 커뮤니케이션은 '내용'과 '과정'으로 구성되는데 내용이란 전달되는 메시지와 정보이며 과정이란 커뮤니케이션에 관여하는 커뮤니케이터 간의 역동성을 의미한다.[441]

2. 커뮤니케이션의 기초

커뮤니케이션은 내용과 관계로 구성된다. 내용은 정보를 담고 있는 언어, 즉 메시지이며 관계는 의사소통 당사자들 간의 특별한 연관성이다. 메시지의 내용은 언어적 커뮤니케이션과 비언어적 커뮤니케이션으로 구성된다. 비언어적 커뮤니케이션은 준언어(paralinguistic), 모습(standing features), 운율언어(prosodic), 동작언어(kinesics) 등으로 구성된다. 반면에 언어적 커뮤니케이션은 언어와 어휘의 내용이 중요하다. 특히

The quick and the strong. In: Dillard JP, Pfau M (eds.). The Persuasion Handbook: Developments in Theory and Practice. Thousand Oaks, CA: Sage, 2002: pp. 39-61.

441) Watzlawick P, Beavin J, Jackson D. The Pragmatics of Human Communication. New York, NY: Norton, 1967.

어휘 내용(lexical content)은 메시지 수용자에게 어떻게 전달되고 이해되느냐에 따라 긍정적 또는 부정적으로 해석된다. 헬스 커뮤니케이션은 전달하고자 하는 메시지, 목적, 상황, 대상자들의 특징에 따라 상황에 맞게 구현되어야 한다.

1) 쉐넌과 위버의 모형

Shannon & Weaver의 모형은 대중매체나 개인 간 의사소통을 설명할 때 적용되는데 이들은 커뮤니케이션을 상호의존적인 과정의 선형 모형으로 설명한다. 다시 말해 정보원은 전달하려는 메시지를 결정하거나 일련의 가능한 메시지로부터 하나를 선택하는 의사결정자이며 선택된 메시지는 송신기의 채널을 통해 신호로 변환되어 수신기에 전달된다. 이 모형은 첫째 커뮤니케이션의 상징들이 정확하게 전달될 수 있는지의 여부와, 둘째 전달된 상징들이 원하는 의미를 정확히 담고 있는지의 여부, 셋째 수신된 의미가 송신자가 원하는 방식으로 효과적으로 수신자의 행위에 영향을 미치는지를 고민한다.

쉐넌과 위버의 모델은 기존의 커뮤니케이션 모델과는 달리 잡음(noise)의 개념을 제시하여 메시지가 송신자의 의도대로 전달되고 해석되는 일방적이고 기계적인 과정이라는 관념을 바꾸었다. 의미의 왜곡과 다의적인 해석 가능성은 실제 커뮤니케이션 이론을 발전시키는데 매우 중요한 역할을 했다. 다만 쉐넌과 위버는 의미의 왜곡이 채널의 문제라고 했으며 전달과정에 중점을 두어 송신자–수신자의 단순 모형으로 이를 설명했다. 그러나 인간의 커뮤니케이션은 다차원적으로 동시에 메시지를 보내고 받는 복잡한 기호화와 해석의 과정이다.

2) 라스웰 모형

1940–50년대는 사회과학에서 커뮤니케이션 이론이 체계를 갖춘 시대였는데 Lasswell은 쉐넌과 위버의 모델을 언어적으로 개념화하여 이를 매스 미디어에 적용하였다. 그는 "누가 무엇을 누구에게 어느 채널로 어떤 효과를 가지고 말하는가?"라는 논문에서 커뮤니케이션이란 메시지의 전달이며 의미보다는 효과가 중요하다고 보았다. 효과란 수신자에 대한 효과인데 커뮤니케이션 과정에서 발생하는 관찰 가능하고 측정 가능한 수신자

측면의 변화를 말한다. 이에 따르면 커뮤니케이션 과정 내의 구성요소 중 하나를 변화시키면 효과 역시 변화된다. 즉, 부호를 변화시키거나 메시지를 변화시키는 것이나 채널을 변화시키는 것은 결국 효과의 차이를 낳게 된다. 그러나 이 모형의 선형적 과정은 쉐넌과 위버의 모델과 같다.

3) 슈람 모형

Schramm은 커뮤니케이션을 송신자와 수신자 사이에 공통부분을 형성해 나가는 작업이라고 정의하며 이 과정에서 "경험의 장"이라는 개념을 사용했다. 즉, 올바른 커뮤니케이션이 일어나기 위해서는 두 대상 사이에 공통의 경험뿐 아니라 공통의 언어, 공통의 배경, 공통의 문화 등과 같은 조건이 충족되어야 한다는 것이다. 의사소통에 참여하는 두 사람이 비슷한 경험을 공유하지 못할 경우 송신자가 의도하는 메시지가 수신자에게 그대로 전달될 수 없다는 뜻이다. "경험의 장" 개념은 송신자가 의도한 메시지와 수신자가 해석하는 메시지가 일치하지 않을 가능성이 존재한다는 것을 지적했다는 점에서 의미가 있다. 슈람은 그의 모델 속에 피드백 개념을 등장시켰는데 이는 피드백을 커뮤니케이션 과정에서의 잡음 문제를 극복하기 위해 필요한 것으로 보았기 때문이다. 노련한 송신자는 수신자의 피드백에 민감하고 그 결과 꾸준히 자신의 메시지를 수정한다. 또 수신자가 피드백을 보내는 순간 수신자는 송신자의 역할을 담당하고 이제는 오히려 송신자가 수신자가 되므로 커뮤니케이션 과정에서 송신자와 수신자를 양분하는 것은 무의미하다. 즉, 이런 견해는 커뮤니케이션을 순환적 과정으로 본다는 점에서 새로운 시각으로 받아들여졌다.

4) 케츠와 라자스펠드 모형

1955년 Katz & Lazarsfeld는 "개인적 영향"이라는 저서를 통해서 자극-반응 모형을 제시했으나 이것은 대중이라는 사회적 실체나 정치정보 및 여론형성 과정을 적절하게 설명해주지 못한다는 점에서 이를 수정하여 커뮤니케이션은 2단계 흐름과 여론지도자(opinion leader)를 통해 이루어진다는 수정 이론을 제시했다. 즉, 대인접촉에 의한 영향력에 비하여 대중매체의 영향력이 상대적으로 매우 적다는 연구결과를 토대로 혁신적인 아이디어는 라디오와 인쇄 매체로부터 여론지도층에게 전달되고 다시 이들로부터 대중들에게로 확산된다고 주장했다. 이 모형은 1960년대 이후에 송신자와 메시지 중심이었던 커뮤니케이션 연구를 매스 미디어 시대의 맥락에서 수용자와 의미 중심으로 전환시키는데 기여하였다.

5) 야콥슨 모형

Jacobson은 언어학자로서 의미나 메시지의 내적 구조에 관심을 두었으며 커뮤니케이션이 가능하기 위해서는 여섯 가지 요소가 필요하다고 보았다. 우선 기본요소는 정보원, 메시지, 수신자이다. 정보원은 말, 그림, 글, 몸짓 등의 주체가 되는 개인이나 매스 미디어를 말한다. 메시지는 지면상의 유인물, 공기를 통한 음파, 손짓, 몸짓, 신호기 등 해석이 가능한 모든 시그널을 말한다. 수신자는 강연회의 군중, 운동경기의 관중, 방송국의 시청자 등이다. 결국 커뮤니케이션이 성립되기 위해서 정보를 제공하는 자와 메시지 내용 그리고 그것을 받아들이는 수신자가 있어야 함을 야콥슨은 지적하였다. 그런데 기본요소 이외에 상황, 접촉, 약호라는 요소가 더 개입된다. 상황은 커뮤니케이션을 둘러싸고 있는 시간과 공간을 말한다. 어떤 메시지가 어느 시간대에 전달되었는지 어느 공간에서 수신자에게 도착했는지는 의미를 다르게 만들 수 있다. 심지어는 동일한 사람에게 동일한 메시지를 전달한다고 해도 여러 상이한 상황에 따라 의사소통이 달라질 수 있다. 접촉은 정보원과 수신인 사이의 물리적 채널과 심리적인 연계를 의미한다. 마지막으로 약호는 메시지가 구조화될 수 있도록 공유된 의미체계이다. 약호는 기호들의 조직화된 체계이며, 이 체계는 약호를 사용하는 공동체의 모든 구성원들이 합의한 규칙에 의해 규제된다. 야콥슨 모형은 언어학자답게 약호의 사회적 규칙이 의사소통에 어떤 역할을 하는지 설명했다는 점에서 의의를 가진다.

6) 호블랜드의 메시지 학습 모형

Hovland, Janis, & Kelly는 설득 커뮤니케이션이 일어나려면 설득적 메시지가 먼저 사람들의 주의를 끌고 그것을 사람들이 이해해야 할 뿐만 아니라 그 설득적 메시지의 내용을 마음속으로 시연(rehearsal)할 수 있어야 한다고 주장했다. 시연이란 수용자가 메시지를 생각하고 음미하며 그에 대한 결론을 기억하는 과정을 뜻한다. 그러나 궁극적으로 설득이 성공하기 위해서는 수용자가 설득적 메시지에서 강조된 내용을 통해서 자신의 기본 태도를 바꾸도록 하는 동기가 필요하다. 한편 동기화란 메시지 내용을 받아들이고 따를 경우 자신에게 유리한 결과를 가져다줄 것이라는 태도를 형성하는 과정을 의미한다. 메시지에 충분한 동기가 있는 상황에서 수용자에게 전달되었을 때 수용자가 이를 파지(retention), 즉 메시지를 기억 속에 저장한다면 결국 태도가 변화하게 된다. 파지란 수용자가 메시지를 주의 깊게 살피고 이해하며 학습하는 과정이 끝날 때 일어난다. 호블랜드 등은 이러한 커뮤니케이션 과정의 효과로 수용자의 신념, 태도, 그리고 행동의 변화를 들고 있다. 이들은 커뮤니케이션에서의 과정보다 결과를 중시하며 이때 메시지의 특징, 메시지 수용자의 성격, 정보원의 특성, 그리고 메시지가 전달되는 채널이 모두 태도와 행위에 영향을 주는 요소들이라고 주장했다. 메시지 학습 모델의 기본 가정을 요약하면 커뮤니케이션 상황은 수용자로 하여금 자신의 기존 태도를 바꾸어 새로운 태도를 형성하도록 유도한다. 이때 수용자는 새로운 태도에 주의를 기울이고 이를 이해하고 파지하려면 동기화되거나 유인책을 제공받아야 한다.

7) 맥과이어의 정보처리모형

사회학자이자 심리학자인 McGuire는 1980년대에 커뮤니케이션 이론과 행동변화를 접목하여 새로운 커뮤니케이션 모형을 개발하였다. 맥과이어의 정보처리모델은 호블랜드의 메시지 학습 모델을 좀 더 발전시켜 정보처리과정이 제시-주의-이해-수용-파지-행동의 과정을 거쳐 일어난다고 보았다.[442] 궁극적으로 행동의 변화가 있으려면 메시지 수용자는 메시지를 제시받고 여기에 주의를 기울이며 이해하는 과정을 거쳐 메시지에 동의하고 이를 통해 태도 변경의 파지 과정을 겪는다. 그리고 수용자의 행위가 변경되는 결과에 이르게 된다. 맥과이어는 설득적 의사소통의 요소를 다섯 가지 측면에서 보았는

442) McGuire WJ. Some internal psychological factors influencing consumer choice. Journal of Consumer Research. 1976; 2: 302-319.

데 그것은 정보원, 메시지, 채널, 수용자, 최종목표 혹은 원하는 결과이다. 이 과정에서 설득 커뮤니케이션을 통해 바람직한 결과를 도출하려고 할 때 정보 출처의 신뢰성과 호감도, 내용의 정확성과 흥미, 정보전달 매체의 적합성, 정보 수용자의 관심과 특성이 고려되어야 한다. 여기서 제시한 모든 변수들의 관계를 이해하고 활용한다면 많은 사람들을 설득시킬 수 있으며 이러한 접근 방법은 상업 광고뿐 아니라 건강증진 캠페인에도 활용될 수 있다. 즉, 맥과이어는 의사사통을 하나의 정보처리 과정으로 보고 이것이 작동하는 경로 속에서 인지적 설득을 이해하고자 하였다.

[표 3-1] 설득적 의사소통에서 고려해야 할 변수들

주요변수		설명
1. 정보원 (Source Variables)	1) 신뢰도(credibility)	• 메시지원(출처)의 신뢰가 높을수록 메시지를 더 믿는 경향이 있다.
	2) 매력(attractiveness)	• 메시지원(출처)이 매력이 있을 경우 덜 매력적인 메시지원보다 훨씬 더 믿는 경향이 있다.
	3) 권위 혹은 힘(power)	• 파워가 있을수록 더 믿는 경향이 있는데 여기서 파워는 메시지원의 지위, 경력, 혹은 경험이다.
2. 메시지 (Message Variables)	1) 호소방법(type of appeal)	• 유머를 사용하거나 주목을 이끌거나, 사실을 제공하거나 감정을 유발하는 방법이 있다. • 각각의 방법은 상황과 대상자에 따라 적절히 사용될 수 있다.
	2) 내용(content)	• 설득 의사소통의 내용으로 무엇이 포함될지는 매우 중요한데 대부분 간결한 방식으로 이루어져야 하기 때문이다.
	3) 불일치(discrepancy)	• 메시지가 수용자의 상태를 고려하지 않아서 지각된 변화가 크게 나타나지 않을 수 있다. 수용자들의 실제상태보다 더 심오하거나 혁신적으로 비칠 수 있다.
3. 통로 (Channel Variables)	1) 전달매체(media)	• 설득 의사소통은 개인 간 접촉, 인쇄물, 시청각, 또는 상호매체를 통해 유용하게 일어날 수 있다.
	2) 감각형식(modality)	• 시각, 청각, 심지어는 공감각이 다 이용될 수 있다.
4. 수용자 (Receiver Variables)	1) 인구학적 특성 (demographics)	• 대상 수용자의 연령, 성, 문화, 계급, 정체성, 민족, 소비자 특성을 고려하는 것이 필요하다.
	2) 사회심리학적 변수 (psycho-social factors)	• 현재의 지식, 믿음, 태도, 능력, 기술, 연습, 기대, 속성 등은 설득 의사소통시 고려해야 할 중요한 잠재변수이다.

5. 결과 (Outcome Variables)	1) 적절한 시간(timing)	• 즉각적 효과나 현재의 효과를 강화하거나 잠재적 효과가 나오도록 고안할 수 있다.
	2) 범위(scope)	• 설득 의사소통은 특별한 사실, 태도 같이 범위가 매우 좁거나 일반적 지식, 태도, 혹은 실천에 초점을 둘 수 있다.
	3) 목표(target)	• 설득 의사소통은 자각을 일깨우는 것으로 시도될 수 있고 다른 것들을 이해, 수용하거나 감정 혹은 행동을 바꾸는 것으로 고안될 수 있다.

8) 양방향 커뮤니케이션

오늘날의 의사소통은 종종 양방향으로 이루어지는데 이를 위해서 정보원, 메시지, 수신자 이외에 두 가지 요소가 추가될 수 있다. 첫째는 수신자가 메시지를 완전히 이해했는가이며 둘째는 의사소통자에 대한 피드백이다. 보건 커뮤니케이션의 경우 건강에 관한 메시지를 접하는 수신자가 이러한 완전한 이해를 바탕으로 정보를 획득하거나 혹은 태도를 형성하는 피드백을 보여야 하므로 이 두 과정이 있을 경우 양방향 커뮤니케이션(two-way communication)이 가능하다. 대중들의 일상생활에 파고든 카카오톡(kakao talk)이나 페이스북(facebook), 그리고 동영상을 게시하는 유튜브(youtube)는 매스 미디어 시대의 일방적인 의사소통 관계를 넘어서서 수평적이고 상호교환적인 정보전달 구조를 만들어내면서 기존에는 볼 수 없었던 커뮤니케이션 질서 속에서 수신자가 송신자보다 우위에 서거나 서로 간에 의미를 창출하여 집합지성의 형태로 제3의 의미를 만들어내는 역할을 하고 있다. 앞으로의 커뮤니케이션은 이러한 측면에서 대중이 수많은 채널을 가지고 의사소통하는 분절화 현상이 더 심해질 것으로 관측된다. 이론과 모형은 건강증진을 위한 개입을 계획하고 실행하고 평가하는데 필수적이다.[443] 뿐만 아니라 이론을 통해 헬스 커뮤니케이터는 개인이 건강 행태를 실천할 때 성취할 수 있는 혜택들을 제시할 수 있다.[444]

443) Trifiletti LB, Gielen AC, Sleet DA, Hopkins K. Behavioural and social science theories and models: Are they used in unintentional injury prevention research? Health Education Research. 2005; 20: 298-307.

444) Parker EA, Baldwin GT, Isarel B, Salinas M. Application of health promotion theories and models for environmental health. Health Education and Behavior. 2004; 31: 491-509.

3. 설득의 영향 요인들

설득은 상징을 이용해 전달자와 수용자 간 동일시의 상태를 창조하는 과정이다. 그런데 개인의 가치–신념–태도는 피라미드와 같은 위계를 가지며 개인의 다양한 경험과 사회맥락에 의해 오랜 시간 형성된 것이기 때문에 쉽게 변하지 않는다. 그래서 설득을 하려는 전달자의 메시지만큼 수용자의 가치, 신념, 태도 역시 중요하다. 연구자들은 대상에 대한 태도가 변하면 설득이 가능하다고 보았다. 이때 태도란 어떤 대상을 호불호로 나누는 심리적이고 정서적인 경향성이다. 태도는 주의–이해–수용–보유–행동이라는 설득의 다섯 단계 중에서 결국 수용 여부를 결정한다. 그래서 메시지가 어떤 요인에 의해 수용되거나 거부되는지 알기 위하여 전달자(S)가 메시지(M)를 채널(C)을 통해 수용자(R)에게 전달하면서 나타나는 효과(E)를 파악하고자 하였다. 이른바 S–M–C–R–E이론이다. 각 요소는 설득 과정에 영향을 미친다.

첫째, 전달자의 영향력이다. 전달자의 평판이나 신뢰가 높고 신체적 매력이 우수하다면 이는 직·간접적으로 메시지의 설득 효과를 높인다. 시간이 지남에 따라 메시지가 망각되는 수면자 효과(sleeper effect)가 존재하지만 첫인상을 통해 결정되는 강력한 후광효과(halo effect)는 이를 상쇄할 수 있다. 게다가 메시지의 전달자가 성, 연령, 사회경제적 지위 등에서 비슷한 배경을 가지고 있다면 설득력은 배가될 수 있다. 이른바 유유상종 효과(homophily effect)이다.

둘째, 유효한 메시지이다. 메시지는 일면 메시지보다 장·단점을 모두 다루는 양면 메시지가 설득에 효과적이다. 메시지의 내용이 수용자의 신념과 일치할 때는 수월하게 수용되는 측면이 있다. 핵심 주장을 메시지의 처음부터 제시할지 아니면 가장 마지막에 제시할지 여부는 상황에 달려 있다. 핵심 주장을 얼마나 많이 반복할지도 조건적이지만 3회 이상은 역효과를 일으키기도 한다. 메시지를 수용자에게 이성적으로 호소할지 아니면 감성적으로 호소할지 여부도 영향을 미친다. 공중보건 캠페인에는 적절한 위협 소구가 효과적이나 과한 공포감을 조성하면 부메랑 효과(boomerang effect)를 낳을 수도 있다.

셋째, 적절한 채널의 선택이다. 전달자는 고전적인 매체를 이용할지 뉴미디어를 활용할지 정할 필요가 있다. 인쇄 매체인지 전자 매체인지 혹은 텔레비전인지 라디오인지 결정할 때에는 수용자 집단의 특성을 감안해야 한다. 연령에 따라 활용하는 미디어의 종류는 상이하다. 물론 매세지의 특성도 고려해야 하는데 양이 많고 복잡하다면 신문과 같은 인쇄 매체가 수용에 유리하다. 논점을 깊이 있게 전달할 수 있고 수용자의 입장에서도 관여도가 높다면 시간을 두고 찬찬히 내용을 검토할 수 있다. 인터넷의 등장 이후 뉴미디어는 쌍방향 커뮤니케이션이라는 강점을 활용해 맞춤형 메시지를 개발하고 적극적으로 피드백을 받는다. 한편 미디어 채널에는 다양한 잡음이 개입되어 메시지의 전달을 막거나 의미의 왜곡을 유발하는 경우도 있다.

넷째, 수용자의 특성이다. 정보처리 모형에서 다루는 것처럼 개인이 메시지를 처리하는 과정에는 다양한 매커니즘이 작동한다. 사회심리학에서 말하는 귀인 오류(attribution error)는 현상의 원인을 찾는 것으로 문제가 생겼을 때 내부 귀인 성향은 본인 탓을 하지만 외부 귀인 성향은 타인이나 환경, 조건을 탓한다. 인지 부조화(cognitive dissonance) 현상은 지각-지식-행동이 체계적으로 연관되기 때문에 본인이 알고 있는 지식이나 기존 태도와 다른 행동을 실천할 경우 부조화가 생겨 변화 압력을 받는다고 본다. 즉, 아는 대로 행동하거나 기존의 행동을 고수하려면 새로운 지식을 얻어야 정합적이라는 것이다. 흡연이 건강에 나쁘면 금연을 해야 하며 만약 담배를 계속 피우려면 이에 반하는 증거를 얻어야 한다. 그렇지 않다면 인지적 부조화를 통해 불편감이 지속된다.

제2절

설득 커뮤니케이션 이론

1. 의제설정 이론

의제설정 이론(agenda-setting theory)은 매스 미디어가 대중들의 의제설정에 깊이 관여한다는 이론이다. 즉, 미디어가 뉴스, 기사, 시사 프로그램을 통해 중요하다고 보도하는 주제인 미디어 의제가 대중에게도 중요한 주제(즉, 공중 의제)로 설정되는 경우이다.[445] 이 이론에 따르면 매스 미디어는 의도적이거나 비의도적으로 특정 이슈를 중점적으로 보도하여 대중의 이목을 집중시킨다. 이때 미디어는 게이트키핑(gatekeeping)을 통해 이슈를 선택하고 특정한 방식과 맥락에서 내용을 제공하기 때문에 대중의 인식을 만들어낼 수 있다. 그래서 여론은 세상에서 일어나는 실재 현상에 대한 반응이라기보다는 뉴스 미디어가 만들어 낸 유사 환경(pseudo-environment)에 대한 반응이라고 볼 수 있다.

원래 의제설정 이론은 선거에서 특정 이슈를 미디어가 강조하면서 부동층에 영향을 미칠 수 있다는 차원에서 논의되었다.[446] 중요한 점은 당시 미디어의 효과를 매우 제한적으로 보는 이론들이 지배적이었는데 의제설정 이론은 탄환이론처럼 미디어의 강력한 영향을 강조했기 때문이다. 의제설정 이론에 따르면 미디어는 정보와 의견의 단순한 조달자가 아니며 '무엇에 대하여 생각할 것인가'(What to think about)를 규정한다는 점에

445) McCombs M. Setting the Agenda: The Mass Media and Public Agenda. Malden, MA: Blackwell, 2004.
446) McCombs M, Shaw DL. The agenda-setting function of the mass media. Public Opinion Quarterly. 1972; 36: 176-187.

서 강력한 도구이다.

미디어의 의제설정 효과는 다양한 외적 조건들(contingency conditions)에 영향을 받는데 가장 중요한 것이 정향욕구(need for orientation)이다. 이는 연관성과 불확실성이라는 두 가지 하위차원으로 구성된다. 예를 들어, X라는 공중 의제가 Y라는 개인에게 연관성이 높으면서 불확실성도 높다면 정향욕구는 가장 높아지며 의제설정 효과에 더 영향을 받는다. 정향욕구는 개인이 미디어에서 특정 이슈에 대한 정보를 찾으려는 경향의 정도로 의제설정에 대한 반응이다.[447] 정향욕구가 높은 집단은 정보추구 성향이 강하기 때문에 미디어를 더 많이 소비하며 의제설정에 더 반응한다.[448] 이외에도 개인의 사회경제적 지위, 정치적 관심, 미디어 신뢰도 같은 요인들이 의제설정의 효과에 영향을 미칠 수 있다.

의제설정 이론은 미디어가 무엇을 여론의 주요 이슈로 결정하는지 관여하여 그 이슈를 더 잘 상기시키게 만든다. 이를 1차 의제설정이라고 부른다. 한편 2차 의제설정은 미디어의 특정 주제에 대해 대중이 어떻게 이해하는지 영향을 미친다는 개념이다.[449] 1차 의제설정의 효과가 이슈를 주목하는 것에 집중하는 반면 2차 의제설정 효과는 커뮤니케이션의 결과인 수용자의 이슈에 대한 이해에 주목한다. 그래서 2차 의제설정은 '무엇에 대해 생각할 것인가'(what to think about)를 넘어 '무엇을 생각할 것인가'(what to think)에 대한 측면을 다룬다.[450] 1차 의제설정이 대상의 현저성에 집중한다면 2차 의제설정은 대상의 어느 속성이 현저하게 드러나는지 주목한다. 대상의 현저성은 공중 의제의 대상 현저성에 영향을 미치며 속성 현저성은 공중의 속성 현저성에 영향을 미친다.

2차 의제설정 이론은 미디어 프레이밍(media framing) 개념과 연결된다. 미디어는 사건을 특정 프레임을 통해 분석하여 수용자들이 해당 사건을 이해하는데 영향을 미친다.[451] 즉, 프레임은 뉴스 보도에서 전반적인 맥락을 제공하며 선택과 집중을 통해 사건

---

447) Weaver DH. Audience need for orientation and media effects. Communication Research. 1980; 7: 361-376.

448) Matthes J. The need for orientation towards news media: Revising and validating a classic concept. International Journal of Public Opinion Research. 2006; 18: 422-426.

449) McCombs M, Lopez-Escobar E, Llamas JP. Setting the agenda of attributes in the 1996 Spanish general election. Journal of Communication. 2000; 50: 77-92.

450) McCombs M. op. cit., 2004.

451) Weaver DH. Thoughts on agenda setting, framing, and priming. Journal of Communication. 2007; 57: 142-147.

을 편집한다. 이는 2차 의제설정과 마찬가지로 미디어가 어떤 이슈에 대한 이미지를 형성하기 위하여 특정 속성을 선택하는 과정과 유사하다. 프레임은 인지된 현실의 특정 측면을 선택하여 이를 커뮤니케이션 텍스트 안에서 현저하게 만들면서 개념을 정의하고 인과관계를 해석하며 도덕적 평가나 처방까지 내린다.[452] 이는 2차 의제설정 이론에서 대상의 특정 속성을 선택적으로 강조하거나 배제하는 것과 닮아 있다. 그래서 미디어 프레이밍이나 2차 의제설정 이론은 미디어가 대중에게 미치는 강한 효과를 부각한다.

매일 쏟아지는 뉴스 중에서 어떤 뉴스는 오래 기억에 남지만 상당수는 금새 기억에서 잊혀진다. 의제설정 이론은 매스 미디어가 대중에게 무엇을 생각하도록 설득할 수는 없으나 무엇에 대해 생각하도록 할 수는 있다는 이론이다. 매스 미디어가 뉴스 보도를 반복적으로 강조하여 대중의 심상(心想)에 해당 이슈의 중요성을 의도적으로 부각시킬 수 있다는 것이다. 즉, 현실과 다르게 미디어가 특정 이슈를 주목하고 많이 다루면 대중은 그것이 현실이라고 믿게 된다. 이는 20세기 행동과학의 패러다임이 행태주의 심리학에서 인지심리학으로 수정된 결과라고 볼 수 있다. 행태주의가 보상과 강화, 처벌을 통해 행동형성의 조건화 과정에 집중했다면 인지주의는 인간의 능동성에 기반한 지식형성에 주목했기 때문이다.

이처럼 신문사와 방송사의 미디어 의제(media agenda)가 미디어 수용자의 공중 의제(public agenda)에 체계적으로 영향을 미칠 수 있다는 주장은 상호지연 효과(cross-lagged effect) 때문에 사실 증명하기 쉽지 않다. 게다가 의제설정 이론에 영향을 미치는 중개변인은 매우 다양하다. 우선 가장 널리 알려진 지향욕구(need for orientation)는 해당 이슈에 대해 더 알고자 하는 욕구의 정도인데 개인적 관여도가 크면서 불확실성은 높을 때 증가한다. 다음으로 이슈의 두드러짐(obtrusiveness)이 큰 이슈보다 작은 이슈에서 의제설정 효과가 더 일어난다. 대중들이 해당 주제에 대해 잘 모르거나 경험이 적기 때문이다. 게다가 종종 점화효과나 언론사의 이데올로기적 편향성도 의제설정 효과에 영향을 미친다.

의제설정 이론은 미디어 노출과 수용자의 지향 욕구라는 측면에서 미디어와 수용자의 상호작용을 보여준다.[453] 그리고 상호작용에 따라 수용자의 태도와 의견에 점화효과를

452) Entman RM. Framing: Toward clarification of a fractured paradigm. Journal of Communication. 1993; 43: 51-58.

나타낸다. 미디어에 노출된 대중은 거기서 제공된 소량의 선택적이면서 현저한 정보에 의존하여 판단한다. 그래서 의제설정 이론은 언론사의 역할과 책임감에 경종을 울린다. 언론이 어떤 주제를 부각하고 다룰 것인지에 따라 대중의 생각이 달라질 수 있으며 따라서 정치적인 이해관계가 작동할 수 있기 때문이다. 과잉, 선택, 편향보도를 통해 의제구축(agenda building)을 한다면 프레이밍 효과를 통해 당파적인 유·불리가 나타날 수 있다. 따라서 공정하고 객관적인 보도를 위한 시민 저널리즘(civil journalism)이 대두되고 어떻게 미디어 민주주의를 실현할 것인지 논의하게 된다.

2. 프레이밍 이론

프레이밍(framing)은 어떤 사건을 이해하거나 반응하기 위하여 전형적 기억을 바탕으로 해당 사건을 해석하는 틀을 일컫는다. 원래 프레이밍은 화면의 구도와 구성을 정하는 것으로 사진을 찍을 때 피사체를 파인더의 테두리 안에 적절히 배치하는 것이다. 그래서 프레임은 의사결정자의 어떤 특정한 선택에 따른 행동, 결과 그리고 만일의 경우까지 고려하는 이해라고 볼 수 있는 행동과학적 개념이다. 프레이밍은 메시지 프레이밍과 미디어 프레이밍으로 구분할 수 있다.

메시지 프레이밍 개념은 원래 전망이론(prospect theory)에 뿌리를 둔 것이다. 이는 행동주의 경제학 이론으로 인간은 이익과 손실에 있어서 특정한 경향으로 반응한다고 본다.[454] 즉, 프레임은 의사결정자의 어떤 특정한 선택에 따른 행동, 결과 그리고 만일의 경우까지 고려하는 이해를 말하며 인지된 이득과 인지된 손해에 있어서 사람들이 전형적으로 반응하는 하나의 경향이라고 주장한다. 전망이론에 따르면 사람들은 이익보다는 손실에 더 민감하기 때문에 이익이 예상되는 경우에는 이익이 비록 적더라도 손실이 확실히 배제되는 선택을 하는 경향이 있다. 즉, 많은 이익을 취할 수 있더라도 손실의 가능성이 있어서 이익이 불확실한 경우보다는 이익의 크기가 작더라도 손실 없이 확실하게 이

453) Baran SJ, Davis DK. Mass Communication Theory: Foundations, Ferment, and Future (8th ed.). New York, NY: Oxford University Press, 2020.

454) Tversky A, Kahneman D. The framing of decisions and the rationality of choice. Science. 1981; 221: 453-458.

익을 얻을 수 있는 안전한 선택을 취한다는 것이다. 그러므로 이익 프레임에서는 '위험 회피적인 선택'을 선호한다는 것이다. 반면, 손실이 예상될 경우 비록 적은 손실이라도 그것이 확실히 예견된 것보다는 더 큰 손실이라도 그것이 불확실한 선택을 하는 경향이 있다. 그러므로 손실 프레임에서는 '위험 추구적인 선택'을 선호한다는 것이다.

전망이론은 다양한 실험을 통해 확인되었다.[455] 예를 들어, 타이타닉호에 총 600명의 승객이 있는데 배가 좌초하여 침몰하고 있다고 가정하자. 이때 승객들을 구조할 수 있는 방법을 이익 프레임과 손실 프레임 메시지로 제시한 후 응답자들의 응답 경향을 살펴본다면 어떨까? 이익 프레임의 메시지는 다음과 같다. 200명은 확실히 살릴 수 있는 구조선 A와 600명 전원을 살릴 수 있는 확률이 1/3, 어느 누구도 살리지 못할 확률이 2/3인 구조선 B가 있다(둘의 기대 효용은 동일하다). 그렇다면 당신은 어느 구조선에 탑승하겠는가? 조사결과에 따르면 응답자의 약 70%가 대안 A를 선택했고 대안 B를 선택한 응답자는 약 30%에 불과했다. 두 방법이 경제학적으로는 같은 내용이지만 응답자들은 많은 사람을 살릴 수 있음에도 불확실성이 개입된 B보다 적은 수의 사람이지만 그만큼 확실하게 생명을 살릴 수 있는 A를 선택하는 경향이 존재했다. 반면 손실 프레임의 메시지는 다음과 같다. 400명은 반드시 사망할 수밖에 없는 구조선 C와 어느 누구도 죽지 않을 확률은 1/3이지만 600명 모두 사망할 확률이 2/3인 구조선 D가 있다(역시 기대 효용은 동일하다). 당신은 어느 구조선에 탑승하겠는가? 응답자들의 약 80%가 구조선 D를 선택하였고 구조선 C를 선택한 응답자는 약 20%에 불과했다. 다시 말해 손실 프레임으로 메시지를 제시했을 때는 손실의 규모가 작지만 손실이 확실한 C보다 손실의 규모가 큼에도 불구하고 불확실한 D를 사람들은 선호하는 경향이 있었다.

전망이론에 따르면 이익 프레임의 메시지가 제시되면 사람들은 위험 회피적인 선택을 하고 손실 프레임의 메시지가 제시되면 위험 추구적인 선택을 한다. 따라서 헬스 커뮤니케이션에서 이러한 사람들의 경향을 반영하여 대상 집단의 위험 회피적인 선택을 유도하려면 이익 프레임의 메시지를 활용해야 한다. 반대로 위험 추구적인 선택을 유도하려면 손실 프레임의 메시지를 활용하여 행동 변화를 꾀할 수 있다.

그런데 경제학 분야와는 달리 건강증진 분야에서 전망이론을 적용할 때에는 주의가 필

455) Entman RM. Framing: Toward clarification of a fractured paradigm. Journal of Communication. 1993; 43: 53-54.

요한데 건강 행태 자체의 성격에서 위험 추구성이나 위험 회피성을 분명하게 구분하기 어려운 경우가 많기 때문이다. 그러므로 대상 집단의 위험 인식을 우선 면밀하게 파악한 다음에 메시지 프레임을 선택해야 한다. 결국 이익 프레임은 사람들에게 위험 회피적인 선택(예방)을 유도하기 위한 것이고 손실 프레임은 사람들에게 위험 추구적인 선택(검진)을 유도하기 위한 것이다. "유방암 자가 검진으로 당신의 건강함을 확인하세요. 유방암의 걱정에서 벗어나실 수 있습니다."와 같은 메시지는 이익 프레임을 적용한 것이고 "유방암 자가 검진을 하지 않으시면 당신 가슴의 건강함도 알 수 없습니다. 유방암에 대한 걱정을 안고 사시겠습니까?"와 같은 메시지는 손실 프레임을 적용한 사례이다.

건강 행위에 어떠한 위험이 내재되어 있는지 사람들이 인식할 때에는 시간 차이가 존재한다. 예를 들어 암 조기검진의 경우 이것은 몸에서 자라고 있을지 모르는 암 세포를 조기에 발견하고 치료하는 것을 목적으로 한다. 따라서 암 검진 자체는 장기적으로 생존 가능성을 높이는 '이익'을 수반한다. 그러나 막상 암 조기검진을 위해 내시경을 실시할 경우 그 시점에서는 암이 발견될 수 있다는 공포와 검사 자체의 고통 등이 크게 다가와서 '위험'으로 지각된다. 선행 연구에 따르면 이 경우 검진 자체는 위험을 내재하므로 검진 행동을 유도하기 위해서는 위험 추구적인 선택을 하는 손실 프레임 메시지가 효과적이다.[456] 반면 이익이 확실히 보장되는 건강예방 행동의 경우에는 위험 회피적인 선택을 유도하는 이익 프레임 메시지가 효과적이다. 그러나 좀 더 최근에 수행된 메타분석 연구에 따르면 질병 예방과 관련된 행동에 있어서 손실 프레임보다 이익 프레임이 설득 효과가 다소 높지만 유의한 차이는 아니라고 보고하였다.[457] 다만 구강 보건에 있어서는 이익 프레임의 설득효과가 더 두드러진다고 보았는데 아무래도 칫솔질 등 구강위생과 관련된 행동들은 이익이 비교적 확실하고 예방행태도 구체적이기 때문에 그런 결과가 나타난 것으로 풀이된다. 같은 해에 발표된 다른 연구는 무작위 통제를 한 실험연구로 금연 행동에 있어서 메시지 프레이밍의 효과를 살펴본 것인데 손실 프레임 메시지를 전달 받은 사람들에 비해서 이익 프레임 메시지에 노출된 사람들이 더 금연을 오래한 것으로 보고

456) Rothman AJ, Salovey P. Shaping perceptions to motivate healthy behavior: The role of message framing. Psychological Bulletin. 1997; 121: 3-19.
457) O'Keefe DJ, Jensen JD. The relative persuasiveness of gain-framed and loss-framed message for encouraging disease prevention behaviors: A meta-analytic review. Journal of Health Communication. 2007; 12: 623-644.

[그림 3-1] 이익 프레임과 손실 프레임의 적용 사례

주제	이익 프레임 메시지	손실 프레임 메시지
절주	• 절주하려는 이유가 확고하면 절주에 성공할 가능성이 더 큽니다.	• 절주의 이유를 확고히 하지 않으면, 절주에 실패할 가능성이 더 큽니다.
결핵 예방	• 결핵예방은 신체적 건강뿐만 아니라 사회생활에도 긍정적인 영향을 미칩니다.	• 결핵에 걸리면 몸을 해칠 뿐만 아니라 사회생활에서도 부정적인 영향을 미칩니다.
암 예방	• 당신이 암을 예방하고자 하면 당신의 건강은 당신의 통제 하에 있습니다. • 당신은 돈을 절약할 수 있습니다. • 당신은 건강해 보일 것 입니다. • 당신은 건강함을 느낄 수 있을 겁니다.	• 당신이 암을 예방하지 않으면 당신의 건강은 당신의 통제밖에 있습니다. • 당신은 돈을 낭비하게 됩니다. • 당신은 아파 보일 것입니다. • 당신은 몸이 좋지 않다는 것을 느낄 것입니다.
금연	• 금연을 확실히 결정하세요. 어떻게 금연의 장애를 극복 할 것인지에 대하여 긍정적으로 생각해 보십시오. • 금연의 이점들을 모두 기록 해 보십시오.	• 금연을 확실히 결정하세요. 금연이 얼마나 어려운 것인 부정적으로 생각하지 마십시오. • 흡연의 대가를 모두 기록해 보세요.

되었다.458) 금연은 상대적으로 긴 시간 복잡한 의사결정 과정을 통해서 이루어지는 것이기 때문에 이 연구는 메시지 프레이밍의 효과가 그만큼 분명하며 다양하게 활용될 수 있다는 점을 시사한다.

이런 사례를 생각해 보자. 가전제품 판매상 A씨는 TV를 100만원에 판매하고 있다. 배달도 해주긴 하지만 배송료를 추가로 5만원 받는다. 그러나 판매상 B씨는 똑같은 TV를 105만원에 판매하지만 무료로 배송을 해준다. 물론 고객이 직접 방문한다면 배송료 5만원을 제품가에서 깎아준다. 당신이라면 둘 중 어느 판매상에게서 물건을 구입하겠는가? 이것은 전형적인 메시지 프레임의 문제이다. 우리가 학습한 것처럼 건강행동 변화를 위한 의사결정에는 전망이론에 기반한 메시지 프레임의 효과가 작동한다. 이때 모험 회피 성향의 이익 프레임은 "~를 얻을 수 있다"는 식으로 메시지를 구성하고 모험 추구 성향의 손실 프레임은 "~를 잃을 수 있다"는 식으로 메시지를 구성할 수 있다. 그림 3-1은 이러한 메시지 구성 사례를 자세하게 보여주고 있다. 아래 그림은 이익 프레임과 손실

458) Toll BA, O'Malley SS, Katulak NA, Wu R, Dubin JA, Latimer A, Salovey P. Comparing gain- and loss-framed message for smoking cessation with sustained-release bupropion: A randomized controlled trial. Psychology of Addictive Behavior. 2007; 21: 534-544.

프레임의 다양한 적용 사례이다.

한편 미디어 프레이밍은 미디어가 한 사건이나 이슈의 특정한 측면을 부각하고 강조하여 선택적으로 해석을 하고 평가한다는 이론이다.[459] 즉, 여기서 프레임이란 현대인들이 정치・사회적 의제를 인식하는 과정에서 본질과 의미, 사건과 사실 사이의 관계를 정하는 직관적인 인식의 틀이다. 그래서 프레임을 잘 짜면 대중의 생각이나 여론을 특정한 방향으로 이끌 수 있다. 이 효과로 인하여 대중들은 특정 이슈에 대한 이해관계가 달라지고 입장이 변화할 수 있다.[460] 물론 프레이밍이 만들어지는 것은 다양한 맥락 조건에 의한 것이다. 뉴스를 제작하는데 있어서 언론사와 언론인은 특정한 시각을 가지기 마련이고 주변의 영향이나 정보원의 신뢰성, 대중의 분위기 등도 고려한다. 그런데 중요한 것은 일단 프레이밍이 이루어지면 수용자가 뉴스를 해석하는 관점도 영향을 받는다는 것이다. 따라서 왜곡되지 않은 공정한 시각을 어떻게 갖출 것인가의 문제가 대두된다.[461] 뉴스 미디어에는 에피소드 프레임과 테마 프레임이라는 두 가지 미디어 프레임이 있다.[462] 에피소드 프레임은 하나의 사건을 다루되 그와 연관된 개인의 일상에 보다 주목한다. 반면 테마 프레임은 이슈를 보다 넓고 개념적으로 다룬다. 따라서 전자가 사건을 흥미롭고 생생하게 다룬다면 후자는 문제의 본질과 원인을 규명하고 구조적인 접근을 하는데 보다 유리하다. 오늘날 흡연이나 고도음주, 비만 등은 점차 다차원적이고 생태학적 관점에서 심층적으로 원인을 규명하고 사회적 파급효과를 논의하는 방향으로 프레이밍되고 있다. 다시 말해 이들을 개인의 문제로 보지 않고 가족과 지역사회, 그리고 국가가 함께 관심을 기울여야 해결될 수 있는 거대한 문제로 다루고 있는 것이다. 특히 흡연은 높은 흡연율이 어떻게 사회경제적 비용을 유발하고 국민건강보험의 재정을 악화시키는지 조사하는 등 테마 프레임을 보다 더 활용하고 있다.

459) Entman RM. Projections of Power: Framing News, Public Opinion, and U.S. Foreign Policy. Chicago, IL: University of Chicago Press, 2004.
460) Scheufele DA, Tewksbury D. op. cit., 2007.
461) Seale C. Media and Health. London, England: Sage, 2002.
462) Iyengar S. Is anyone responsible? How Television Frames Political Issues. Chicago, IL: University of Chicago Press, 1991.

3. 점화 이론

프레이밍은 사물에 대한 관찰과 이해를 통해 경험을 조직화 하는 과정이며 각자의 가치와 관점을 이용하여 세상을 해석하는 준거틀을 만드는 것이다. 그래서 누구나 틀짓기 과정을 통해 행동의 맥락을 규정하며 커뮤니케이션 프레임은 이를 메시지가 유통되는 과정 안에 위치시키는 것이다. 미디어 프레이밍은 매스 미디어가 현실의 특정 부분을 강조하는 성향으로 뉴스를 선택하고 해석하며 도덕적 판단이나 처방을 내리는 모든 과정과 연관된다. 그래서 뉴스는 세상을 바라보는 창이며 수용자는 그 틀을 통해 세상을 이해하고 경험한다. 미디어 프레이밍은 수용자들이 정보를 분류, 해석, 평가하는 과정에 개입하여 도움을 준다. 그래서 미디어가 어떻게 해당 이슈를 틀짓기 하느냐에 따라서 부정적이거나 긍정적인 여론이 만들어질 수 있다. 예를 들어, 한때 논란이 된 '안아키'(약 안 쓰고 아이 키우기) 카페 사태는 대중이 자연주의 의료를 어떻게 받아들어야 하는지에 대해 큰 질문을 던졌다.[463] 우리나라의 세 개 지상파는 각기 심층 탐사 프로그램을 통해 이 주제를 다루었고 프레이밍을 하는 방식에서 차이를 보였다. 어떤 채널은 피해자를 주된 정보원으로 활용하면서 '안아키'를 비난하는 것에 집중한 반면 다른 채널은 '안아키'는 문제가 있으나 자연주의 의료 전부를 부정하는 것에는 신중해야 한다고 보았다. 결국 뉴스를 어떻게 프레이밍 하느냐에 따라서 수용자의 생각은 바뀔 수 있다. 즉, 미디어 프레임에 따라 개인의 해석은 달라지며 이것이 여론의 형성에 영향을 미칠 수 있기 때문에 프레이밍은 중요하다. 우리는 미디어의 틀짓기 양상을 특정 사건에 대한 진보 언론과 보수 언론의 사설에서 나타나는 논조나 입장에서 쉽게 확인할 수 있다.

그런데 미디어 프레이밍이 이슈에 대한 선택과 제공을 강조하는 반면 점화 효과(priming)는 미디어에 의해 공급되는 정보의 처리 과정에 주목한다. 인지 심리학에서 온 이 개념은 두뇌가 정보를 처리하는 세포로 연결되어 있어서 어떤 시각이나 청각 자극이 뇌 속에 저장된 심상을 촉발시킨다고 주장한다. 이른바 행동주의 사조의 자극-반응(stimulus-response) 이론에 기대고 있는 점화 효과는 인간의 두뇌에 축적된 지식 구조인 스키마(schema)가 외부 자극을 통해 이미 부호화되어 있는 마음 속의 특정 처리구

463) 조혜림, 정민수. 자연주의 의료에 대한 언론보도와 미디어 프레이밍의 탐색적 연구. 보건사회연구. 2019; 39: 332-357.

조를 자극한다고 본다. 예를 들면, 매스 미디어가 방송하는 폭력물에 반복적으로 노출되면 마음 속에 있는 폭력성이 자극될 수 있다는 것이다. 뉴스기사의 헤드라인은 다양한 방식으로 틀짓기나 점화 효과를 낳는다.

미디어에서의 점화 작용은 영상 노출이 후속하는 행위나 판단에 미치는 단기적 영향을 지칭한다. 광의의 점화 효과는 우리 삶에서 미디어가 편재적(ubiquitous)이라는 점에서 일상적으로 존재한다고 볼 수 있다. 실제로 정치적 이슈나 폭력에 대한 점화 효과는 다양하게 증명되었다.[464] 문제는 점화 작용이 어떻게 작동하며 얼마나 지속하는지 여부이다. 폭력적 비디오 게임은 적어도 단기간에 공격성을 점화시킨다고 할 수 있다.[465] 정치뉴스보도 역시 마찬가지이다.[466] 최근에는 인종과 젠더를 포함한 다양한 고정관념을 미디어가 점화시킨다는 사실 역시 밝혀졌다.[467] 범죄 뉴스에 등장하는 흑인의 모습은 인종적 고정관념을 점화시켜서 흑인에 대한 정책적 판단에 영향을 미친다.[468] 고정관념에 대한 점화 효과는 흡연자에 대한 사례에서도 나타났다.[469]

점화 작용은 기억 내에서 정보의 표상을 분석하고자 처음 사용되었다. 인지심리학에서 말하는 기억의 네트워크 모형은 정보가 기억 내에서 각각의 개념으로 저장되며 활성화 임계치를 넘을 때 점화된다고 본다(이른바 시냅스 모형). 점화가 일어나면 주변의 개념들에 영향을 미치지만 추가적인 활성화가 확산되지 않으면 점차 원래의 비활성화 수준으로 돌아온다. 그래서 점화 효과에서는 강도(剛度)와 최신성(recency)이 중요하다. 강도는 점화빈도가 잦고 지속시간이 길 때 커지며 더 큰 점화 효과를 만들어낸다. 최신성은

---

464) Roskos-Ewoldsen DR, Klinger M, Roskos-Ewoldsen B. Media priming. In: Preiss RW, Gayle BM, Burrell N, Allen M, Bryant J. Mass media theories and processes: Advances through meta-analysis. Mahwah, NJ: Erlbaum, 2007.

465) Carnagey NL, Andersen CA. The effects of reward and punishment in violent video games on aggressive affect, cognition, and behavior. Psychological Science. 2005; 16: 882-889.

466) Moy P, Xenos MA, Hess VK. Priming effects of late-night comedy. International Journal of Public Opinion. 2005; 18: 198-210.

467) Oliver MB, Ramasubramanian S, Kim J. Media and racism. In: Roskos-Ewoldsen DR, Monahan J (eds.). Communication and Social Stigma: Theories and Methods. Mahwah, NJ: Erlbaum, 2007.

468) Abraham L, Appiah O. Framing news stories: The role of visual imagery in priming racial stereotypes. Howard Journal of Communications. 2006; 17: 183-203.

469) Pechmann C, Zhao G, Goldberg ME, Reibling ET. What to convey in antismoking advertisements for adolescents? The use of protection motivation theory to identify effective message themes. Journal of Marketing. 2003; 67: 1-18.

점화 요소의 점화와 수용자의 행동 사이의 시간 간격이다. 미디어에서 점화 효과는 시간이 지남에 따라 점차 사라진다. 그러나 미디어의 점화 효과가 낳는 인지적 과정을 검증한 것은 폭력에서 '정서적 공격성 모형'[470]과 정치 영역에서 '정치적 네트워크 모형'[471]이다. 따라서 기억의 네트워크가 존재한다는 주장이 받아들여지기 위해서는 점화 효과가 보다 보편적으로 검증될 필요가 있다. 미디어 보도가 특정 개념의 상시적 접근성을 높이고 미디어 효과를 증가시킨다는 가정이 보다 유연하게 확장될 수 있는지 살펴봐야 한다.

4. 보호동기 이론

보건 커뮤니케이션 캠페인은 전략적으로 다양한 방법을 활용하여 메시지를 소구(訴求)할 수 있다. 메시지 소구(message appealing)는 전달되는 메시지의 내용과 관련하여 어떤 측면에 호소를 하여 수용자의 설득과 행동변화를 유도할 것인지에 대한 기법이다. 그러나 물리적으로 제한된 시공간 안에서 특정한 방법으로 대중에게 어필하기 때문에 대부분의 캠페인은 이성, 감성, 양심 등 인간의 행동변화를 일으키는 특정한 영역에 초점을 맞추어 메시지 내용을 소구한다.[472] 이성 소구(rational appeal)란 수용자들의 인지적 합리성과 경제적 판단에 기반을 두고 주어진 정보나 메시지를 논리적으로 전달하여 이성적 의사결정을 유도하는 방법이다. 그러므로 이성 소구는 상품의 경우에 제품의 질이나 경제성, 가치와 성능 등을 강조하며 헬스 커뮤니케이션의 경우에는 본인의 건강과 관련된 이해득실을 따질 수 있도록 구성된다. 구체적이고 직접적인 정보를 제시하고 특정한 의사결정을 위해서 소비자가 해당 정보를 계산하고 경제성을 판단하도록 유도하는 것이다. 이성 소구는 사실이나 통계치를 제공하기 때문에 정보 소구(information appeal)라고 불리기도 한다. 이때 메시지의 내용은 일반인들에게 생소한 건강 정보나 질병

470) Andersen CA, Denser WE, DeNeve KM. Hot temperatures, hostile affect, hostile cognition, and arousal: Tests of a general model of affective aggression. Personality and Social Psychology Bulletin. 1995; 21: 434-448.

471) Price V, Tewksbury D. New values and public opinion: A theoretical account of media priming and framing. In: Barnett GA, Boster FJ (eds.). Progress in Communication Sciences: Advances in Persuasion. Greenwich, CT: Ablex Publishing, 1997.

472) Kotler P. Principles of Marketing. London, England: Prentice Hall, 1996.

으로 인한 경제적 비용, 예방법, 관련 건강 위험인자 등을 알려주고 불건강 행동을 바로 잡을 수 있도록 유도한다. 이에 반해 감성 소구(emotional appeal)는 수용자가 특정 감정을 갖도록 메시지를 구성하고 그 감정에 대응되거나 자연스럽게 귀결되는 행동을 하도록 만든다. 주로 마케팅에서 많이 활용되는데 어떤 소비자 집단의 사회심리적 특성을 파악하여 그들의 상징적 욕구가 반응할 수 있는 감성을 메시지에 담는다. 예컨대, 특정한 재화가 주는 행복이나 만족감이 흔히 호소되는 감정이다. 그러나 건강증진 캠페인에서는 불건강 행동(흡연, 음주 등)이나 건강 위험요인(바이러스, 박테리아 등)에 주의를 환기하고 금하는 내용이 많기 때문에 그러한 행동을 공포나 슬픔, 혐오와 같은 감성과 연관시켜 메시지 소구를 한다.

오늘날과 같은 대량생산 대량소비의 사회에서는 제품의 질로 경쟁하기 어렵기 때문에 합리적 판단에 호소하는 이성 소구나 정보 소구는 점차 줄어드는 경향이고 감성 소구가 증가하고 있다. 감성 소구는 유머 등을 활용해 수용자의 이목을 집중시키기에도 좋고 수용자의 이슈 관여도가 낮을 때 메시지의 회상률도 더 높다고 보고되기 때문이다. 그런데 헬스 커뮤니케이션 캠페인에서 부정적 감성 소구보다 더 많이 사용되는 것은 공포 소구(fear appeal)이다.[473] 미국 등 서구에서 진행되었던 건강과 관련된 각종 공익광고의 상당수가 공포소구를 활용했는데 그 이유는 바람직한 건강행동을 따르지 않을 경우 유발될 수 있는 신체·사회적인 부정적 결과를 강조하는 방법이 공포에 소구하는 것이기 때문이다. 공포는 특정한 위협 메시지를 담고 있는데 위협이 외부에서 주어지는 객관적인 자극이나 메시지 단서라면 공포는 그러한 위협에 대한 개인의 주관적인 반응과 지각을 말한다.[474]

공포 소구를 작동시키는 인지적 매커니즘에 대한 연구는 많이 수행되어 왔다. 우선 공포동인모델(fear-as-acquired drive model)은 호블랜드 학파가 1960년대 중반에 제시한 것으로 공포 소구의 강도와 메시지의 수용 사이에 역 U형 관계가 있음을 밝혔다. 공포의 수준이 너무 높거나 낮은 것 모두 바람직하지 않으며 적절한 공포 수준이 메시지

473) Henley N, Donovan RJ. Young people's responses to death threat appeals: Do they really feel immortal? Health Education Research. 2003; 18: 1-14.

474) Hale JL, Dillard JP. Fear appeals in health promotion campaigns: Too much, too little, or just right? In: Maibach E, Parrott R (eds.). Designing Health Messages: Approaches from Communication Theory and Public Health Practice. London, England: Sage, 1995: pp. 65-80.

수용을 극대화한다는 것이다. 그렇지만 당시 연구들은 공포 수준에 대해서 정교한 실험 연구를 수행하지는 못하였다. 1970년대에 등장한 병행과정 모델(parallel process model)은 이후 등장한 보호동기 이론과 함께 공포 소구에 대한 반응 매커니즘에 있어서 일종의 전성기를 연다. Leventhal이 주도한 '병행과정 모델'[475]과 이를 발전시킨 Rogers의 '보호동기 이론'[476]은 인간이 단지 공포로부터 회피하기 위해서가 아니라 공포를 야기한 위협 요소로부터 탈피하기 위한 반응으로 행동을 변화시킨다고 설명한다.

보호동기 이론(protection motivation theory)은 건강 또는 안전과 관련된 위협적인 메시지에 노출되었을 때 보호동기를 유발시켜 자신을 보호하고자 하는 행동의 변화를 가져온다는 가정을 기반으로 메시지의 효과를 설명하기 위해 개발되었다. 건강증진 및 질병 예방을 비롯하여 부상 방지, 정치적 이슈, 환경 염려, 타인 보호 등 어떠한 위협이든 개인적인 차원에서 효과적으로 예방할 수 있는 방법이 제시될 수 있다면 보호동기 이론의 적용이 가능하다.[477] 호블랜드 학파의 공포동인모델이 정서적 측면을 자극하는 요소로 공포를 부각시켰다면 병행과정 모델과 후속 이론들은 공포와 위협 메시지를 수용자가 어떻게 반응하고 처리하는지를 정교하게 분석하여 공포 소구의 인지 매커니즘을 규명하였다.

1980년대에 와서 병행과정모델을 더 발전시킨 보호동기이론은 개인이 위협 메시지에 노출되었을 경우 거치게 되는 인지적 경로를 분석하면서 세 가지의 조절변인에 의하여 보호동기가 변화된다고 보았다. 공포 소구를 마주한 사람들은 첫째, 위협의 심각성, 둘째, 위협에 대한 취약성, 셋째, 권고 행동에 대한 반응 효능감에 의해서 공포 소구에 대한 보호동기에 차이를 보인다.[478] '위협의 심각성'이란 개인이 지각하는 공포 메시지에 대한 심각성의 정도이며 '위협에 대한 취약성'이란 제시된 메시지에서 특정 건강유해 요소가 자신에게도 악영향을 미칠 가능성이고 '권고 방안의 반응 효능감'은 자신에게 닥칠

475) Leventhal H. Fear appeals and persuasion: The differentiation of a motivational construct. American Journal of Public Health. 1971; 61: 1208–1224.

476) Rogers RW. Cognitive and physiological process in fear appeals and attitude change: A revised theory of protection motivation. In: Cacioppo J, Petty R (eds.). Social Psychophysiology. New York, NY: Guilford, 1983: pp. 153–176.

477) Rogers RW, Prentice-Dunn S. Protection motivation theory. In: Gochman DS (ed.). Handbook of Health Behavior Research: Personal and Social Determinants. New York, NY: Springer, 1997: pp. 113–132.

478) Rogers RW. op. cit., 1983.

위험을 막는데 있어서 권고된 행동이 얼마나 유용하고 효과적이라고 인지하는지 여부이다. 이후에 보호동기 이론은 기존 모형에 자기 효능감과 보상 요소를 보완하여 수정된 보호동기이론으로 발전되었다. 익히 알려진 것처럼 자기 효능감은 개인이 어떤 행동을 의지대로 수행할 수 있는 신념과 역량이며 보상은 바람직한 행동을 시작하거나 유지할 때 얻는 구체적인 이득과 혜택이다.

수정된 보호동기 이론에 따르면 공포 소구를 통해 주어지는 위협 정보는 인지적 중재 경로를 거친다. 여기서 첫 번째는 위협의 평가 과정(threat-appraisal process)으로 공포의 크기를 측정하는 경로이다. 공포의 크기는 건강에 해로운 행동을 했을 때 야기될 수 있는 부정적 결과와 이에 대한 개인의 취약성을 합산한 후에 권고 행동을 했을 경우에 얻는 혜택을 차감한 함수이다. 따라서 어떠한 건강 결과의 심각성과 개인의 취약성이 크다고 판단하면서 건강에 바람직한 행동을 통해 얻을 수 있는 혜택이 크다고 인지할 경우 권고 행동을 따를 가능성이 증가한다. 그러나 반대의 경우에는 권고 행동을 무시할 것이다. 두 번째의 인지적 중재 경로는 대응 평가 과정(coping-appraisal process)인데 이것은 반응 효능감과 자기 효능감을 합산한 후에 건강에 바람직한 권고 행동을 취할 때 희생해야 하는 비용을 차감한 함수이다. 결국 첫 번째 경로가 부적응 행동에 대한 평가라면 두 번째 경로는 적응 행동(adaptive process)에 대한 평가 과정이다. 그러나 이러한 설명 방식은 공포 그 자체의 정서적 효과를 외면하면서 위협 메시지의 기계적인 처리 과정에만 너무 치중했다는 비판을 받았다.

5. 확장병행과정 모형

개인이 미디어 노출을 통해서 행동변화를 일으키는 과정은 인지점화, 사회학습, 맥락효과, 사회정보처리 이론으로 설명된다. 우선 인지점화(cognitive priming)는 미디어가 제공한 특정 자극이 시청자에게 관련된 행동을 활성화시킨다는 이론이다.[479] 인지점화

479) Jo E, Berkowitz L. A priming effect analysis of media influences: An update. In: Bryant J, Zillmann D. (eds.). Media Effects: Advances in Theory and Research. Hillsdale, NJ: Lawrence Erlbaum, 1994: pp. 43-60.

는 기존에 습득된 행동이 미디어를 통해서 연상될 수 있음을 잘 설명하는데, 예를 들어 흡연자가 미디어를 통해 흡연 장면을 보았을 경우 흡연 욕구가 더 생길 가능성이 크다. 둘째, 사회학습(social learning)은 사회적 타자가 어떤 행동을 하여 얻게 되는 강화를 목격한 경우 이를 통해 대리학습(vicarious learning)을 할 수 있다는 이론이다. 아동의 학습과정은 직접경험을 통해 얻어지기도 하지만 자신의 사회환경 속에 있는 타인을 모방하는 간접경험을 통해 얻어지기도 한다. 매스 미디어 환경에서 나오는 인물들도 이러한 모방학습의 원천이 되는데, 예를 들어, 영화 속 배우가 흡연을 하고 긍정적인 보상을 받는 장면을 본 시청자는 이것을 기억 속에 저장해 두었다가 조만간 행동에 옮길 가능성이 높다. 셋째, 맥락효과는 개인이 어떤 행동 자체에 대한 욕망보다는 사회적 맥락(social context)에 의해 그 행동을 실천할 수 있다는 이론이다. 다시 말해, 어떠한 행동이 사회적으로 정상적인 행위라고 미디어가 표준화한다는 것인데[480], 예를 들어 미디어가 10대들의 흡연 장면을 계속 노출하여 청소년 흡연이 일반적인 것처럼 묘사하면 10대 시청자는 흡연에 대한 긍정적인 맥락을 가질 가능성이 크다는 것이다. 마지막으로, 사회정보처리 이론(social information processing theory)은 사람은 인지적 정보처리의 효율성을 위하여 사회적인 행동과 문제해결에 관한 각본(script)을 기억 속에 저장하여 전형적인 사건에 대해 합리적으로 반응한다는 이론이다.[481] 매스 미디어는 개인이 다양한 각본을 간접적으로 경험할 수 있도록 돕지만 그 각본 안에 있는 특정한 가치판단도 함께 주입할 위험이 있다.

1990년대에 와서 Witte는 보호동기 이론이 가진 단점을 보완하여 확장병행과정 모형(extended parallel process model; EPPM)을 제시한다.[482] 이 모형은 병행과정 모델을 발전시킨 것으로 어떤 상황 조건에서 공포 소구가 수용자의 행동 변화를 야기하는지 설명하고자 하였다. 위 그림은 확장병행과정 모형의 분석틀이다. 이에 따르면 개인은 공포 소구 메시지에 노출되었을 경우 두 가지 구성요소를 평가한 다음에 반응한다.[483] 우

480) Strasburger VC. Sex, drugs, rock 'n' roll, and the media: Are the media responsible for adolescent behavior? Adolescent Medicine. 1997; 8: 403-414.
481) Huesmann LR. An information processing model for the development of aggression. Aggressive Behavior. 1988; 14: 13-24.
482) Witte K. Putting the fear back into fear appeals: The extended parallel process model. Communication Monographs. 1992; 59: 329-349.
483) Green EC, Witte K. Can fear arousal in public health campaigns contribute to the decline of HIV prevalence. Journal of Health Communication. 2006; 11: 245-259.

[그림 3-2] 확장병행과정 모형

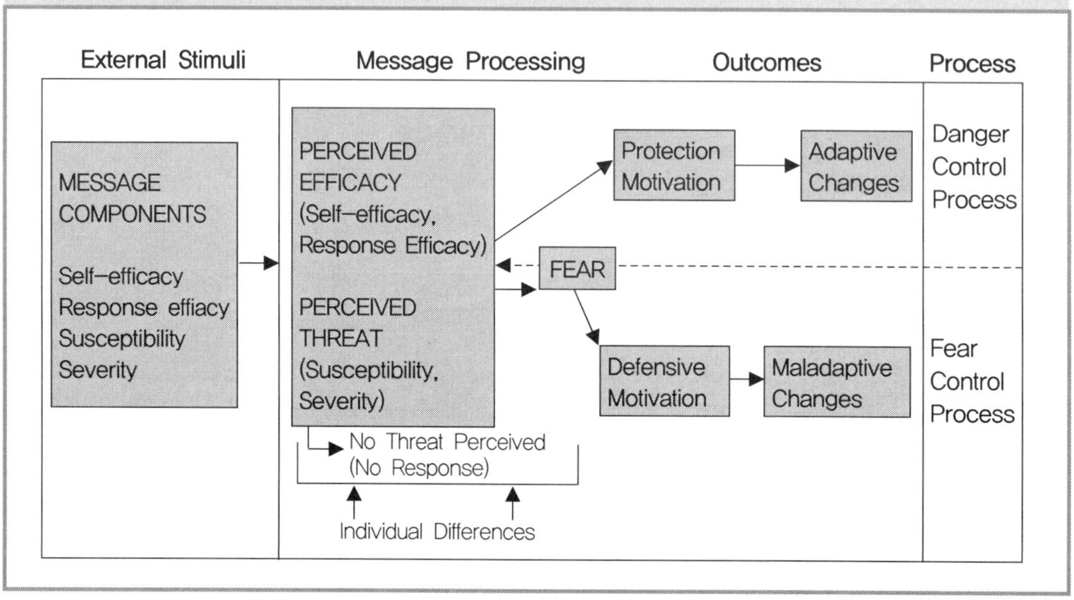

선 메시지의 지각된 위협(perceived threat) 정도를 판단하며 다음으로 권고된 건강 행동에 대한 본인의 지각된 효능감(perceived efficacy)을 평가한다. 효능감이 높으면 '위험'을 통제하겠지만 그렇지 않다면 '공포'를 통제할 것이다. 또는 어느 것에도 반응하지 않는 무반응도 있을 수 있다. 다시 말해 확장병행과정 모델은 지각된 위협과 지각된 효능감의 크기에 따라 세 가지 반응이 가능하다고 본다. 우선 '위험 통제 반응(danger control process)'은 수용자가 메시지에 노출된 후 위협을 느끼고 제시된 권고 행동이 그러한 건강 위험을 피하는데 효과적이며 스스로 권고 행동을 이행할 수 있다고 믿는다면 수용자는 제시된 위험으로부터 자신을 보호하려고 권고 행동을 따르게 된다. 다음으로 '공포 통제 반응(fear control process)'은 메시지의 위협을 지각하고 수용자가 공포심을 느꼈더라도 권고 행동이 효과적이지 않다고 지각했거나 자신이 주어진 권고 행동을 따를 수 없다고 판단한다면 수용자는 권고 행동을 따르기보다 심리적인 방어 반응을 택하게 된다. 다시 말해 공포 소구 메시지를 일부러 회피하거나 주어진 위협에 반박할 가능성이 높다. 그런데 공포 소구 메시지를 접했더라도 위협을 높게 지각하지 못할 수도 있다. 이러한 경우에는 세 번째 경우인 '무반응'이 나타난다.

확장병행과정모형에 따르면 효과적인 공포 소구는 공포감을 느낄 정도의 위협적인 메시지와 이러한 결과를 막을 수 있는 구체적인 권고 행동을 제시하여 반응 효능감을 극대화해야 한다. 다시 말해 효과적인 공포 소구를 위해서는 공포감을 느낄 만큼 위협의 강도가 강해야 하며 권고 행동에 대한 효능감 역시 높아야 한다. 그래서 커뮤니케이터는 고위협·고효능감의 메시지를 구성해야 하는데 메시지가 생생하고 구체적이며 자극적일 때 공포감을 더 유발할 수 있다.[484] 그리고 제시되는 메시지도 양질이어야 한다. 물론 공포 소구의 효과는 메시지 수용자의 특성에 따라서도 가변적이다. 우선 개인의 연령에 따라 차이가 나는데 대개 안정 지향적인 성인에 비해 청소년은 두려움이 적고 모험을 즐기는 경향이 강해서 공포나 위협 메시지에 덜 민감하다. 다시 말해 공포 소구는 보통 연령이 증가할수록 효과가 나타난다. 비슷한 맥락에서 익스트림 스포츠를 즐기거나 공포와 스릴을 좋아하는 집단에서도 공포 소구의 효과가 낮을 가능성이 큰데 위협 메지를 무시하거나 대수롭지 않은 먼 미래의 일로 치부하는 경향이 있기 때문이다. 이와 달리 평소에 걱정이 많은 불안 체질(trait anxiety) 유형의 사람들은 다른 사람들에 비해 위협 메시지를 더 심각하게 받아들이는 반면 권고 반응을 준수하기가 어렵다고 느낀다. 그래서 이들은 공포 메시지를 접했을 때 위험 통제 반응보다는 공포 통제 반응을 택할 가능성이 높다.[485]

다음으로 자발적으로 메시지에 노출된 집단이 그렇지 않은 집단보다 소구의 효과가 클 가능성이 높다. 아무래도 자발적으로 메시지를 본 사람들은 그러한 메시지에 이미 관심을 가지고 있거나 이슈 관여도가 높은 집단일 것이다. 그러나 비자발적으로 메시지에 노출된 집단은 위협 메시지가 담긴 공포 소구에 심리적으로 반발하거나 메시지의 권고 행동을 의도적으로 무시할 가능성이 크다. 한편 메시지의 전달 매체 측면에서 텔레비전이나 라디오 같은 고전적인 매스 미디어를 통해 공포 소구 메시지를 전달할 때는 설득 효과가 상대적으로 낮은 것으로 알려져 있다. 쌍방향 소통에 기반한 뉴미디어와 달리 이러한 매스 미디어는 시청자나 청취자의 프로그램 선택권이 없고 수동적으로 메시지에 노출되는 성향이 크기 때문이다. 앞서 말한 것처럼 비자발적인 폭로는 수용자 집단의 메시지

484) Witte K. Message and conceptual confounds in fear appeals: The role of judgment methods. Southern Communication Journal. 1993; 58: 147-155.

485) Halpern-Felsher BL, Biehl M, Kropp RY, Rubinstein ML. Perceived risk and benefits of smoking: Differences among adolescents with different smoking experiences and intentions. Preventive Medicine. 2004; 39: 559-567.

거부나 반발을 야기할 수 있다.

마지막으로 낙관적 편견(optimistic bias)은 자신은 다른 사람과 달리 질병이나 죽음과 같은 부정적 사건을 경험할 가능성이 적을 것이라고 생각하는 심리 현상이다. 이것이 중요한 이유는 이러한 편견으로 인해 권고된 건강행동에 대한 순응도가 낮아지기 때문이다.[486]

확장병행과정 모형은 고위협이면서 고효능감의 조건을 충족할 때 공포 소구의 설득효과가 극대화된다고 본다. 적절하게 유효한 위협 메시지가 수용자의 지각을 자극해야 하며 개인은 효능감을 갖고 있어서 권고된 행동을 실천할 수 있다고 스스로 믿어야 한다. 그렇지 않을 경우 장기간의 공포 소구는 운명주의나 패배주의를 양산하여 국민들이 건강문제 전반에 대하여 피로감을 느끼는 상태로 빠져들 수도 있다. 아직까지 공포 소구의 장기적인 효과에 대한 연구는 상당히 부족한 실정이다. 마치 외부물질인 항원을 치료하기 위해 항생제를 지속적으로 복용한 경우에 내성이 생겨서 신체의 면역력이 저하되고 결국은 외부의 병원균에 대해 스스로 싸워 이겨낼 수 있는 힘을 모두 잃어버릴 수 있는 것처럼 장기적인 효과가 검증되지 않은 채 공포 소구를 과도하게 사용하는 것은 더 큰 문제를 야기할 수 있다. 따라서 흡연과 음주, 약물 같은 중독성이 큰 건강 행태의 경우에는 라이프스타일을 바꾸고 다양한 의료지원을 병행하는 등의 다차원적인 접근이 필요하겠다.

6. 인지정교화가능성 이론

동일한 메시지라도 어떤 사람은 주의 깊게 반응하지만 또 다른 사람은 큰 주의를 두지 않는다. 헬스 커뮤니케이션 분야에서 많은 연구가 필요한 주제 중 하나는 수용자의 메시지 반응에 대한 인지적 과정이다. 이 과정을 알아야 메시지 자체의 설득 효과를 가늠할 수 있고 행동 변화도 꾀할 수 있기 때문이다. 이론 없는 개입은 실패할 가능성이 높다는

486) Barnoy S, Bar-Tal Y, Treister L. Effect of unrealistic optimism, perceived control over disease, and experience with female cancer on behavioral intentions of Israeli women to undergo screening tests. Cancer Nursing. 2003; 26: 363-369.

사실은 잘 알려져 있다.[487] 초기의 정보처리 모형은 예일학파가 주도하였으나 이를 보완한 McGuire의 6단계 모형은 직관적으로 많은 지지를 얻었는데 메시지 수용자가 메시지 노출 후 이를 주목하고 메시지를 이해하며 수용한 다음에 기억(보유)하면서 차차 행동 변화로 귀결된다는 과정이 우리가 통상적으로 알고 있는 설득의 과정을 논리적으로 모두 포함하고 있기 때문이다.[488] 아울러 여섯 단계의 과정이 헬스 커뮤니케이션 효과를 얻기 위해서는 각 단계별로 적절한 전략을 취하여야 행동 변화를 유도할 수 있다는 함의도 제시하고 있다. 실제로 '정보의 홍수(data deluge)'인 현대 사회에서 메시지를 주목하게 만들고 기억시키며 궁극적으로 설득을 통한 행동 변화를 꾀하는 것은 너무 복잡해서 메시지 폭로 후에 권고 행동을 따르는 비율은 10% 미만에 그쳤다는 보고도 있다.[489]

그러나 맥과이어 모형은 마치 Maslow의 욕구-위계이론이 그러했듯이 정보처리의 과정이 단선적으로 이루어지며 이론의 구성요소가 여섯 가지라는 점에 대한 경험적 근거를 제시하기 어렵기 때문에 비판을 받았다. 다만 헬스 커뮤니케이션 메시지에 노출된 후에 행동 변화까지 이르는 단계에서 메시지의 수용과 보유가 매개 변인일 수 있다는 정도의 후속연구만 있었을 뿐이다. 이러한 배경에서 학자들은 인간의 인지적 반응을 체계적으로 규명하려는 시도를 하였다. 물론 이것은 맥과이어의 모형처럼 메시지 노출 후에 수용자가 내부적으로 학습 과정을 거쳐서 설득과 행동 변화에 이르게 된다는 점에서 유사한 부분도 있다. 그러나 맥과이어의 모형이 메시지의 보유를 중요시한 반면에 인지적 반응에 대한 모형들은 수용자의 메시지 인지 과정에 더 집중을 하였다. 메시지의 내용이나 질이 동일하더라도 수용자에 따라 행동 변화에는 분명한 차이가 존재하는데 그 원인이 인지적 반응의 차이라고 보는 것이다.

수정된 경제학적 접근이 그러했던 것처럼 인간은 늘 합리적인 판단을 하는 존재가 아니며 주어진 메시지에 대해서도 항상 주의집중을 하고 면밀하게 내용을 살피는 것은 아니다. 개인이 처한 상황과 메시지에 대한 동기와 처리 능력을 반영한 인지정교화가능성

487) Jones L, Donovan MH. Does theory inform practice in health promotion in Australia? Health Education Research. 2004; 19: 1-14.

488) McGuire WJ. Personality and attitude change: An information processing theory. In: Greenwald AG, Brock TC, Ostrom TM (eds.). Psychological Foundations of Attitudes. San Diego, CA: Academic Press, 1968: pp. 171-196.

489) Snyder LB, Hamilton MA, Mitchell EW, Kiwanuka-Tondo J, Fleming-Milici F, Proctor D. A meta-analysis of the effect of mediated health communication campaigns on behavior change in the United States. Journal of Health Communication. 2004; 9: 71-96.

모형(elaboration likelihood model; ELM)은 개인의 인지적 반응에 따라 설득의 정도도 달라진다고 보는 이론이다.[490] 여기서 핵심 단어는 '정교화'인데 이것은 인지적 처리의 정도를 반영하는 것으로 수용자가 메시지에 관심을 갖고 이를 인지적으로 면밀히 검토하여 평가하는 개인의 적극적인 인지 행위를 말한다. 이때 수용자는 메시지가 자신에게 필요한 것인지 아니면 유용한 것인지 등을 판단하면서 메시지에 대한 수용 여부나 태도 등을 결정하게 된다. 그러나 사람은 '게으른 유기체(lazy organisms)' 또는 '인지적 게으름뱅이(cognitive misers)'라고 불린다. 그 이유는 주어진 모든 정보에 대해 꼼꼼하게 검토하는 것이 아니며 인지적 과부하(cognitive overload)를 피하기 위해서 어떤 정보들은 가볍게 여기거나 주의 집중하지 않기 때문이다. 메시지의 주제나 특성에 따라 인지 정교화의 정도가 달라진다는 인지정교화가능성 모형은 인간의 정보처리 과정을 '중심 경로'와 '주변 경로'로 분류한다. 중심 경로는 메시지 수용자가 메시지를 능동적으로 분석하고 논지들을 주의 깊게 검토하며 수용 여부를 신중하게 고려하는 것이다. 반면 주변 경로는 메시지의 논지보다는 정보원의 신뢰도나 매력 같은 주변 단서만으로 메시지를 처리하는 것이다.

메시지 정교화에 있어서 처리 경로를 결정하는 요인은 동기(motive)와 능력(capacity)이다.[491] '동기'란 개인이 인지적 노력을 투입하여 메시지를 처리하고자 하는 의향이며 '능력'이란 주어진 메시지를 실제로 정교하게 처리할 수 있는 역량을 말한다. '동기'는 개인이 어떤 주제에 대해서 개인적 연관성(personal relevance)이 높을 때 증가하는데 메시지 자체가 양질이 아니면 제대로 설득이 되지 않을 수 있다. 한편 동기 요인은 메시지의 디자인을 통해서도 증진시킬 수 있는데 메시지의 당사자를 '그'나 '그녀'와 같이 3인칭으로 지칭하기 보다는 '당신'처럼 2인칭 대명사로 지칭할 경우에 연관성이 높아져서 동기화를 꾀할 수 있다. 이와 함께 메시지를 평서형보다 의문형으로 구성할 경우에 메시지에 대한 책임감을 고취할 수 있어서 동기화에 도움을 준다. 다음으로 인지 욕구(need for cognition)가 높은 사람은 메시지를 접했을 때 중심 경로를 통해 메시지를 처리할 가능성이 높다. 논리적으로 생각하기를 좋아하는 사람들이 이러한 유형에 속한다. 한편 '능

490) Petty RE, Cacioppo JT. Attitudes and Persuasion: Classic and Contemporary Approaches. Dubuque, IA: William Brown, 1981.
491) Petty RE, Cacioppo JT. op. cit., 1981.

력'이란 메시지를 해독하고 충분히 이해하여 이해득실을 판단할 수 있는 역량을 말한다. 교육수준과 건강 문해력(health literacy) 등 다양한 요소들이 여기에 영향을 미친다. 결국 메시지를 처리하는데 있어서 동기와 능력이 모두 있을 경우에만 중심 경로를 통한 인지적 처리가 일어나며 어느 한 가지라도 부족할 경우에는 주변 경로를 통한 처리가 일어나게 된다.

인지정교화가능성 모형은 상당수의 메시지가 중심 경로가 아닌 주변 경로를 통해서 처리된다고 본다. 개인들에게서 이슈 관여도가 높은 주제들은 대개 일부에 한정되어 있으며 다양한 주제들을 충분히 인지적으로 판단할 역량도 제한적이기 때문이다. 그래서 수용자들은 종종 주변의 단서들을 활용하여 많은 인지적 정보를 처리하게 된다. 물론 주변 경로를 통해서 처리되는 정보들도 전략적으로 잘 접근한다면 행동 변화를 유도할 수 있다. 여기에 영향을 미치는 변인들에는 캠페인 메시지를 전달하는 정보원의 신뢰도와 매력, 메시지의 양 혹은 개수, 그리고 메시지에 노출될 때의 상황과 맥락 등이 있다.[492]

Briol & Petty는 인지정교화가능성 모형이 암(癌)과 같은 만성질환의 조기검진을 유도하는데 유용한 모형임을 지적하면서 헬스 커뮤니케이션 요소들이 메시지 수용자의 태도 변화 과정에서 갖는 역할을 설명했다.[493] 특히 인지정교화가능성 모형이 메시지의 처리 과정을 중심 경로와 주변 경로로 이원화한 것에 반대하면서 사실상 인지적 정교화는 하나의 과정이며 단지 정도의 차이라고 보았다.[494] 이들에 따르면 메시지의 전달자, 메시지 내용, 인지 욕구와 같은 메시지 수용자의 개인적인 특성과 주변 환경, 그리고 메시지가 전달되는 채널 등은 인지적 정교화가 일어나는 가능성에 대한 선행 조건들이며 여기에 따라 정보처리 과정에 차이가 존재한다고 보았다. 그리고 논지 자체의 질이나 편

492) 중심 경로에서 중요한 역할을 하는 변인(예: 논지의 질)이 항상 중심 경로에서만 영향을 미치는 것은 아니며 주변 경로에서 중요한 역할을 하는 변인(예: 논지의 양, 정보원의 특징)이 항상 주변 경로에서만 영향을 미치는 것도 아니다. 즉 각각의 변인들은 상황에 따라 때로는 중심 경로에서 때로는 주변 경로에서 영향을 미칠 수 있다. 어떤 변인들은 논증 그 자체로서 설득에 영향을 미칠 수 있고 같은 변인이라도 때로는 메시지의 논증으로 때로는 주변 단서로 작용한다. 결국 어떤 변인이 어떤 상황에서 어떻게 작용하는지를 파악하는 것이 중요하다. 예를 들면 메시지 정교화 수준이 낮은 조건에서 정보원의 매력은 주변 단서로 작용할 것이다. 반면 메시지 정교화 수준이 높은 조건에서는 정보원의 매력, 특히 제품과 연관이 있는 정보원의 매력은 메시지의 논증 자체가 될 수도 있으며 메시지 수용자의 편견에 따라 정보 처리 과정에 영향을 미칠 수 있다.

493) Briol P, Petty RE. Fundamental processes leading to attitude change: Implications for cancer prevention communications. Journal of Communication. 2006; 56: 81-104.

494) O'Keefe DJ. Persuasion: Theory and Research (2nd ed.). Thousand Oak, CA: Sage, 2002.

향, 주변의 단서들도 인지적 정교화에 영향을 미칠 수 있는 변인이라고 보았다.

[그림 3-3] 인지정교화가능성 모형

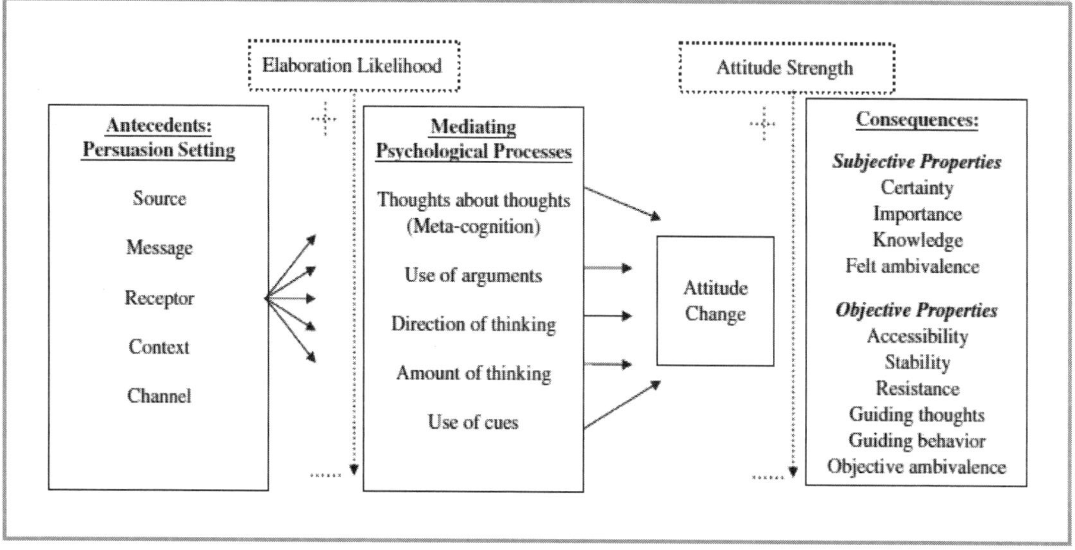

인지적 정보처리 결과에 따라 수용자는 태도나 행동 변화를 꾀하게 된다. 예를 들어, 암 커뮤니케이션(cancer communication)에서 암 생존자는 건강 정보를 적극적으로 탐색하거나 회피할 수 있다.[495] 따라서 인지정교화가능성모형을 헬스 캠페인에서 활용할 수 있는 여지는 많다. 그러나 인지심리학이나 인지공학의 측면에서 이 모형을 비판하는 입장도 적지 않은데 한 변인이 고정된 역할이 아닌 다양한 기능을 하며 모형의 예측 가능성이 낮다는 지적 때문이다.[496] 이에 따라 휴리스틱-체계모델(heuristic systematic model)과 같은 대안 이론들도 등장하였다. 이 이론은 깊은 사고를 통해 설득과 태도 변화가 일어나는 체계적 정보 처리(systematic processing)와 단순한 과정을 통해 태도 변화가 일어나는 휴리스틱 정보 처리(hueristic processing)로 구분된다. 이에 따르면 인지적 정교화는 완전하게 하나의 기능이며 중심 경로와 주변 경로는 전혀 분리되지 않

495) Jung M, Ramanadhan S, Viswanath K. Effect of information seeking and avoidance behavior on self-rated health status among cancer survivors. Patient Education and Counseling. 2013; 92: 100-106.

496) Stephenson MT, Benoit WL, Tschida DA. Testing the mediating role of cognitive responses in the elaboration likelihood model. Communication Studies. 2001; 52: 324-337.

는다. 그럼에도 일부 학자들은 휴리스틱-체계모델이 인지정교화가능성 모형보다 영향 변인들과 조건들을 더 섬세하게 다룬다고 평가하기도 한다.497)

7. 사회인지 이론

행동주의 이론은 조작적 조건 형성을 통해 인간의 학습 과정을 설명했으나 조작화 과정에서는 관찰할 수 없는 신념이나 기대와 같은 인지 과정의 역할에 있어서는 한계를 보였다. 그래서 Bandura를 필두로 하는 사회인지 이론(social cognitive theory)은 개인의 동기, 환경과 상황, 그리고 행동이 서로 영향을 미친다고 보는 상호 결정주의(reciprocal determinism)를 주장하였다.498) 이는 다양한 요소로 구성된다. 첫째, 환경과 상황이다. 환경은 개인의 행태에 영향을 미칠 수 있는 객관적인 조건인 반면 상황은 그러한 환경에 대한 개인의 주관적인 인지 상태이다. 둘째, 모델의 행동을 모방하는 관찰 학습(observational learning)이다. 이는 다른 사람의 행동을 관찰하여 보상이나 처벌이 주어지는 규칙을 터득하는 대리적 조건형성(vicarious conditional)을 통해 특정 행동을 증가시키거나 감소시킨다. 셋째, 행위 능력(behavioral capability)이다. 이는 학습이나 훈련, 지적 상태에 따라 개인에 따른 편차가 존재한다. 넷째, 자발학습의 일차적 구성요건인 강화(reinforcement)이다. 사회인지 이론에서 긍정적이거나 부정적인 강화는 학습에 대한 보상으로 자발학습(직접강화), 관찰학습(대리강화), 자기조절(자기강화)로 구분된다. 강화는 스스로 동기부여 되는 내부강화도 있고 대체로 물질적 보상이 수반되는 외부강화도 있다. 다섯째, 결과 예측이다. 개인은 행동의 결과에 대한 예측을 통해 행동 실행을 결정한다. 이때 유사한 상황에 대한 기존 경험이나 타인에 대한 관찰을 통해 학습한 지식들이 영향을 미친다. 여섯째, 인센티브이다. 이는 행동 결과에 대한 수치적인 가치로 -1부터 +1까지의 연속값을 갖는다. 사람은 편익을 최대화하고 비용을 최소화하려는 경향이 있다. 게다가 편익이든 비용이든 직접적이고 단기적인 효과에 더 많이 영향을 받는다.

497) O'Keefe DJ. op. cit., 2002.
498) Bandura A. Social Foundations of Thought and Action: A Social Cognitive Theory. Englewood Cliffs, NJ: Prectice-Hall, 1986.

일곱째, 자기 효능감(self-efficacy)이다. 이는 특정한 행동을 수행하는 것에 대한 개인의 자신감의 정도이다. 반복 학습은 개인에게 성과에 대한 기대를 높여 자기 효능감을 증진하는 결과를 가져온다. 여덟째, 성과의 자기 조정이다. 사람은 목표한 과제를 성취하면 자신의 수행 결과를 관찰하고 성과를 판단하며 그 결과에 따라 향후 행동을 재설정한다. 아홉째, 감정의 조절이다. 과도한 감정은 학습과 자기 조절을 저해하며 특정 행동에 대한 방어기제를 불러올 수 있다. 결국 사회인지 이론은 보건교육과 건강증진의 측면에서 포괄적인 건강행태 변화 프로그램을 기획할 때 폭넓게 활용된다.

학습을 강조하는 사회인지 이론에서 모델링(modeling)은 하나 이상의 행동 모형을 관찰하여 나타나는 인지적 변화를 의미한다.[499] 이는 행동 전수의 중요한 수단인 모방(imitation)과 유사하며 미메시스(mimesis)라는 개념으로 전승되어 왔다. 모방은 초기 반응이 후속 반응의 자극을 유발하는 도구적이며 순환적인 행동이다. Skinner에 따르면 조작적 조건화는 SD → R → SR의 3단계로 이루어진다. 모델화된 행동은 변별 자극(SD)이 되며 관찰자가 같은 반응을 보이고(R) 강화를 받을 때(SR) 모방이 일어난다. 유년기에 아동의 모델인 부모가 어떤 자극을 주고 아이가 이를 따라했을 때 부모가 반응을 하면 그것이 아동의 행동을 강화한다. 그러나 Bandura는 모델이나 관찰자에 대한 강화가 없더라도 관찰자는 모델로부터 학습할 수 있다고 주장했다. 이는 기존의 조건주의에 비하여 더 많은 모방 행동을 설명한다. 그에 따르면 모델링의 주된 기능은 반응 촉진(response facilitation), 억제와 탈억제(inhibition and disinhibition), 관찰 학습(observational learning)이다.

우선 반응 촉진은 관찰자들의 행동 변화에 사회적 자극의 역할을 하는 모델화된 행동이다. 이는 종종 무의식적으로 일어나기도 하며 적합한 행동으로 평가되면 이후 동기화된다. 다음으로 억제는 모델이 어떤 행동을 수행한 것 때문에 처벌을 받았을 때 관찰자가 그러한 행동을 그만두게 만든다. 반면 탈억제는 모델이 부정적인 결과를 경험하지 않은 채 위협적이거나 금지된 행동을 수행했을 때 관찰자로 하여금 동일한 행동을 수행하도록 유도한다. 그래서 모델을 관찰하는 것은 이전에 학습된 행동에 대한 억제나 탈억제를 강화하거나 약화시킬 수 있다. 행동에 대한 억제와 탈억제는 모델의 행동이 관찰자에게 만약 자신이 모델화된 행동을 수행한다면 비슷한 결과를 가져올 것이라는 것을 전달

499) Bandura A. op. cit., 1986.

해 주기 때문에 일어난다. 마지막으로 관찰 학습은 모델링을 통해 관찰자가 새로운 행동 패턴들을 보여줄 때 일어난다. 모델링이 유용할 때 관찰자의 주의 집중을 끌어낼 수 있으며 이는 학습할 가치가 있는 정보로 기억 속에 저장된다(파지, retention). 그리고 추후 모델링된 행동이 산출되면 적절성에 대한 평가를 통해 해당 행동이 계속 동기 유발되거나 자기 효능감을 높이게 된다. 학습된 도구적 행동으로서 모델링은 유용한 개념이지만 이미 학습된 행동을 모방한다는 점에서 새로운 반응 행동을 설명하는 것에는 제약이 있으며 강화되지 않은 모방이나 지연된 모방에 대해서도 후속 연구가 더 필요하다.

상징적 커뮤니케이션이 인간의 사고나 행위에 미치는 매커니즘과 그 결정요인에 대한 연구는 보건과학에서 매우 중요하다. 사회인지 이론은 이러한 결정요인을 개인적, 행위적, 환경적 차원에서 설명하며 그 전제는 사람이 환경과 조건에 대한 단순한 반응적 유기체가 아니라 자기발전적이고 자기규제적 개체라는 점이다. 즉, 행위자와 사회구조는 분리된 것이 아니며 통합된 인과구조 안에서 상호결정한다. 특히 인간의 본성에 내재된 유연성은 진화적인 신경생리학 매커니즘에 의존한다. 그래서 상징화 능력은 인간 개체가 자신의 환경을 이해하고 이를 재구성하는 강력한 도구로 작동한다. 사람은 상징을 통하여 자신의 경험에 의미, 형태, 지속성을 부여하며 그런 인지적 과정이 행위를 결정한다.[500] 우리가 자주 언급하는 동기부여 효과란 행위에 대한 평가와 긍정적이거나 부정적인 반응에서 나오는 것이다.

인간은 스스로 목표를 정한 다음에 주도적 통제를 통해 행위에 동기를 부여한다는 점에서 자기규제적이다.[501] 그래서 목표와 결과 사이의 불일치를 조절할 수 있다. 동시에 인간은 사고와 행위의 적절성에 대해 성찰하기 때문에 결과에 근거하여 사고의 적절성을 판단하고 그 판단에 따라 유연하게 사고를 바꾼다. 자신의 생각에 대한 성찰은 스스로의 행위를 통해 이루어지지만 종종 타인이 환경과 상호작용한 결과를 관찰하여 대리적으로 검증되거나 사회적 잣대를 통해 평가하기도 한다. 스스로 삶에 영향을 미치는 사건을 통제할 수 있다는 신념은 바로 자기 효능감(self-efficacy)의 강력한 원천이 된다.[502]

---

500) Bandura A. Toward a psychology of human agency. Perspectives on Psychological Science. 2006; 1: 164-180.

501) Bandura A. Selective exercise of moral agency. In: Thorkildsen TA, Walberg HJ (eds.). Nurturing Morality. Boston, MA: Kluwer Academic, 2004: pp. 37-57.

502) Bandura A. The reconstrual of free will from the agentic perspective of social cognitive theory. In: Baer J, Kaufman JC, Baumeister RF (eds.). Are We Free? Psychology and

오늘날의 매스 미디어 환경은 광범위한 상징적 모방이 가능하게 만들었다. 인간은 미디어를 통해 모방행위를 모델링하고 인지적으로 표상하며 행위를 통한 적절성을 판단한다. 이 과정을 통해 사회적 인정과 자기 인정이 양립할 수 있는 행위 패턴이 자리 잡게 된다. 미디어는 다양한 행위양식이 수반하는 결과를 묘사하여 수용자가 사회적 제재를 지각하는데 있어서 영향을 미친다. 드라마에서 폭력에 대한 처벌이 함께 묘사되지 않았다면 이를 시청한 사람들에게 폭력은 정당하고 평범한 것으로 수용될 수 있다. 궁극적으로는 TV가 묘사한 사회적 현실에 반영된 사회규범이 미디어 수용자에게 반복적으로 폭로되어 실제 사회적 현실의 사회규범을 재구성할 수 있다. 상징적 모방행위나 혁신이 빠르게 사회적으로 확산되는 것도 이처럼 설명할 수 있다. 2020년 Covid-19의 전지구적인 유행 상황에서 마스크를 쓰는 행위는 어떻게 빠르게 전파되고 수용될 수 있었을까? 이를 가능하게 만든 것에 반드시 포함되어야 할 두 가지가 바로 미디어와 사회인지 이론에서의 자기 효능감일 것이다. 사회적 확산에서 자기 효능감이 중요한 이유는 건강을 증진시키는 습관을 채택하도록 만들기 때문이다. Meyerowitx & Chaiken에 따르면 이러한 행위 변화의 매커니즘은 사실적 정보전달, 두려움 유발, 위험지각, 자기 효능감의 증대를 통해 이루어진다.[503] 적절한 보건 커뮤니케이션은 개인이 건강 위험 요인을 통제할 수 있다는 믿음을 강화하여 예방적 건강행위의 채택을 촉진한다.[504] 건강지식은 자기효능감에 대한 지각을 매개로 습관화된다.[505] 마스크가 신종 감염병을 막는데 도움이 된다고 믿으면서 스스로가 이를 잘 실천할 수 있다고 믿으면 사회 연결망을 통해 혁신 행동은 전파된다.

Free Will. Oxford, England: Oxford University Press, 2008: pp. 86-127.

503) Meyerowitx BE, Chaiken S. The effect of message framing on breast self-examination attitudes, intentions, and behavior. Journal of Personality and Social Psychology. 1987; 52: 500-510.

504) Bek KH, Lund AK. The effects of health threat seriousness and personal efficacy upon intentions and behavior. Journal of Applied Social Psychology. 1981; 11: 401-405.

505) Rimal RN. Closing the knowledge-behavior gap in health promotion: The mediating role of self-efficacy. Health Communication. 2000; 12: 219-237.

미디어와 건강정보 충돌

제4장

제1절

유형과 범주

1. 건강정보 충돌의 시대

오늘날 우리는 그야말로 무한한 정보의 홍수 시대에 살고 있다. 21세기의 등장과 함께 보편화된 인터넷은 스마트폰이라는 도구를 통해 우리 삶의 곳곳에 자리 잡았다. 인터넷(Internet)은 인터넷 프로토콜인 TCP/IP를 기반으로 하여 전 세계적으로 연결된 컴퓨터 네트워크이다. 인터넷의 대세인 WWW은 URL(uniform resource locator)과 같은 통일된 형식으로 웹 자원의 위치를 지정하며 이 자원에 접근하는 HTTP와 같은 프로토콜(protocol)을 가지면서 자원들 사이를 쉽게 이동할 수 있는 HTML 같은 언어를 사용한다. 특히 HTML은 하이퍼텍스트를 사용하고 표시해주는 언어로 사용자의 클릭으로 문서들을 연결하여 원하는 정보를 얻게 도와준다. 그리고 애플의 iPhone이 나타난 2007년 이후부터 이른바 스마트폰이 등장했다. 이는 이동통신이 가능한 소형 컴퓨터로 확장성이 높은 모바일 운영 체제를 탑재하였다. 이제 정보의 부재나 정보에 접근하지 못하여 나타날 수 있는 문제들은 현저히 줄어들었다. 예를 들어, 운전을 하다가 길을 헤멘다거나 부동산의 시세를 모른다거나 필요한 정보를 구하지 못하여 의사결정을 내리지 못하는 일이 거의 사라지게 된 것이다. 오히려 너무 많은 정보가 쏟아져서 그러한 정보들을 걸러내고 나에게 꼭 필요한 양질의 정보들만 취사선택 하는 것이 새로운 일거리가 되었다. 예를 들어, 포털 사이트를 통해 우리는 편리하게 신문 기사를 읽지만 누가 어떻게 선별한 기사인지 모른다면 의도하지 않게 편향된 정보만 취할 가능성도 있다. 더 나아가 유튜브(YouTube)에 있는 정보들은 언론사와 같은 검증 장치를 갖고 있지 않아서 신뢰성이 낮다.

텔레비전 뉴스와 종이신문으로 대표되던 미디어 환경은 급격하게 변했다. 사람들은 스마트폰을 통해 정보를 검색하고 그것에 끌린다. 그러한 정보들은 개개인의 취향을 반영하고 있기도 하거니와 재미있다. 그러나 정보에 대한 검증 책임이 상대적으로 약한 소셜미디어에서는 조작되고 왜곡된 정보들이 쉽게 확산된다. 게다가 인터넷 기사에 의존하게 된 기성 매체들 역시 정보의 왜곡에 취약해짐에 따라 언론의 민주주의에 대한 위기가 도래했다. 바야흐로 가짜뉴스의 시대에 살면서 정보원에 대한 신뢰로부터 마련된 우리의 인식 기반은 빠르게 무너지고 있다. 일부 계층에 독점되었던 정보들에 대한 접근성을 획기적으로 개선하여 새로운 전자 민주주의 사회를 가능하게 할 것으로 기대되었던 인터넷은 이제 혐오, 불신, 선동과 왜곡으로 점철된 거짓 공간으로 변질되고 있다. 정보에 대한 왜곡 속에서 인류가 지켜온 가치들인 자유, 인권, 정의가 쇠락하고 극단주의가 넘쳐나고 편향된 시선들이 매일 재생산된다. 유튜브, 카카오톡, 페이스북, 인스타그램, 트위터, 포털 사이트 등 우리가 일상에서 수시로 마주하는 인터넷 공간에서 유통되는 정보들은 과연 어디까지 진실일까? 동일한 현상에 대해서도 정치적 성향이나 성별, 인종, 지역, 이념에 따라 진실은 왜곡되고 변질된다. 그렇다면 우리는 어떻게 진실과 거짓을 가려내야 할까? 정보를 유통하는 미디어 채널이나 언론, 포탈 서비스 업체, 소셜 플랫폼이나 모바일 메신저 업체는 어떤 역할을 해야 할까? 정보의 진실성을 관리하는 것은 사회의 책임일까? 아니면 정보통신혁명의 시대에 개개인이 알아서 갖춰야 할 역량일까? 거짓 정보와 가짜뉴스[506]를 통해 발생하는 피해는 존재하지만 아직까지 이 문제를 어떻게 관리하고 대응해야 할지에 대해서는 명쾌한 답을 얻지 못한 상태이다.

가짜뉴스란 사실에 기반한 뉴스처럼 포장되어 있으나 정치적이거나 상업적인 의도에 따라 거짓정보가 교묘하게 섞여 있는 조작물이다. 이는 풍자나 패러디, 또는 특정 정파의 입장이나 태도, 가치관과는 다른데 저널리즘은 원칙적으로 언론과 표현의 자유를 통해 보호받기 때문이다. 따라서 권력을 감시하기 위하여 저널리스트는 합리적인 의심을 품고 질문을 던지며 거짓에 가려진 진실을 찾기 위해 노력할 수 있다.[507] 그래서 가짜뉴

506) 사실 거짓과 가짜라는 단어는 오해를 야기할 수 있다. 이들은 진실과 진짜가 존재한다는 전제하에 사용되는 말이기 때문이다. 오히려 정보를 교란하고 객관성을 갖추지 못했거나 사실을 왜곡하는 정보라는 측면에서 나쁜 뉴스라고 부르는 것이 더 적절할 수 있다. 임종섭(2017), 언론의 위기와 가짜 뉴스 파동, 관훈저널, 142호를 참조.

507) 영화 "더포스트"나 "트루스"가 그러한 맥락이다.

스를 정치인들이 언론을 공격하기 위해 만든 용어로 보기도 한다.[508] 그러나 인터넷과 소셜 미디어를 기반으로 한 오늘날의 정보통신 환경은 거짓 정보가 대규모로 유통되는 것에 취약한 구조를 띤다. 기존에는 자극적이고 선정적인 황색 저널리즘이 특정 매체의 문제였고 주류 언론사가 다루는 정보와 어느 정도 구분이 되었다. 그러나 종이신문이나 텔레비전에서 인터넷 기반 공간으로 정보유통의 중심이 옮겨온 지금은 신뢰할 수 있는 정보와 신뢰할 수 없는 정보가 뒤섞여 개인이 이를 식별해야 하는 상황이다. 예를 들어, 인공지능을 기반으로 사람의 이미지를 합성한 딥페이크(deepfake) 기술로 유명인이 등장하는 조작된 뉴스를 만들면 일반인이 이를 판별하기 매우 어렵다. 게다가 사실과 거짓을 적당히 섞어 대중을 선동하는 사이비 인터넷 언론사들의 난립은 가짜뉴스의 외연(外延)을 더욱 확장시키고 있다. 엄청난 정보가 유통되는 인터넷 기반 사회에서 진위를 가리기 어려운 거짓 정보라는 씨앗들이 자라났고 이들은 유사 언론과 소비자들이 주도하는 채널을 통해 가짜뉴스라는 개념으로 나날이 확장되었다.

반향실(echo chamber)이라는 개념이 있다. 이것은 특수재료로 벽을 만들어서 소리가 방 밖으로 나가지 않고 메아리처럼 울리게 만든 공간이다. 그래서 커뮤니케이션 분야에서는 뉴스 미디어가 전하는 정보를 이용자의 기존 신념에 따라 폐쇄적인 커뮤니케이션에 의해 증폭, 강화되고 같은 입장을 지닌 정보만 지속적으로 재수용하는 현상을 일컫어 반향실 효과(echo chamber effect)라고 부른다. 쉽게 말해 같은 세계관을 공유하고자 하는 심리인데 소셜 미디어에서 두드러진다. 어떤 이가 뉴스나 정치적 사건에 대해 소셜 미디어 계정에 자신의 견해를 드러낸 경우 누군가가 '좋아요'를 누르면 둘의 관계가 강화되는 것이다. 그래서 반향실 효과는 확증 편향(confirmation bias)이라는 인지 오류를 야기한다. 인간이 기존 신념을 재확인하는 것들만 찾고 자기 의견에 동조하는 사람들하고만 어울리면 갈등과 모순된 정보가 없는 환경이 구축되어 편견에 사로잡히는 것이다. 그래서 스스로의 오류를 수정할 수 없고 결국 극단주의적인 태도를 갖게 된다. 자신의 정치적 성향을 지지해주는 뉴스 채널을 지속적으로 선택하는 경향이 그러하다. 이에 따라 소셜 미디어에 기반한 사회에서는 타협과 절충이 더 어려워지는 것처럼 보인다. 타인의 생각은 무조건 그르다고 확신하면서 자신의 주장을 관철시키려 한다. 사회 전체적으로 볼 때 가짜뉴스의 증가는 공동체의 분열을 가중시키며 극단주의적 신념을 조장하는

508) 트럼프 미국 전 대통령의 사례를 들 수 있다.

듯하다.

인간의 본성은 어쩌면 시기와 질투, 분노일지도 모른다. 시민은 교육을 통해 정치적 올바름(political correctness)을 견지하도록 훈련받지만 내면에는 자신의 이익을 관철하기 위해 포악한 욕망이 꿈틀댈 수도 있다. 그래서 이성이 지배하는 공론장에서는 이러한 욕망을 숨기고 있다가 익명화된 인터넷 공간에서 이를 발산하는 경향이 두드러지기도 한다. 인종차별, 소수자에 대한 억압, 근본주의에 대한 지지가 그러하다.[509] 오늘날의 미디어 환경은 인터넷 공간을 통해 재구성되면서 정보의 '질'보다 정보의 '양'을 중심으로 폭발적으로 성장했다. 그 결과 나타난 가짜뉴스 현상은 여론을 왜곡시키고 공동체를 분열시키면서 사회해체와 민주주의의 후퇴를 야기하고 있다. 어느 누구도 통제하고 감시하지 않기 때문에 민주적일 수 있다고 칭송 받았던 인터넷 공간은 공교롭게도 같은 이유 때문에 아무도 책임지지 않는 공간이 될 수 있다. 그렇다면 인터넷 플랫폼의 정보만 받아들이면서 음모론을 믿는 사람과 우리가 함께 전자 민주주의를 구현할 수 있을까?

물론 긍정적인 부분도 분명히 존재한다. 인류는 구글(Google)의 검색엔진을 통해 이른바 구글화(Googlization)라는 정보의 글로벌 커뮤니케이션 공간을 만들어냈고 페이스북(Facebook)을 통한 사회 연결망은 관계를 맺는 패러다임을 완전히 바꿔 놓았다. 우리는 이들이 얼마나 위력적인지 일련의 사건들을 통해 함께 경험하였다. 2010년 이른바 '아랍의 봄'으로 불렸던 중동의 민주주의 운동, 2015년 미국의 뿌리 깊은 인종차별에 기반한 '흑인의 목숨도 중요하다(Black Lives Matter) 운동', 2017년 세계를 흔들어 놓았던 성폭력 고발 운동인 미투(#MeToo)는 모두 소셜 미디어를 구심점으로 한 사회운동이었다. 그러나 비대면 소통에 기반한 의사표현의 폭발적 확산은 우리의 관계를 긍정적으로 만들기 보다는 분열과 증오를 더욱 심화시키는 방향으로 발전하고 있다. 이것은 인터넷 공간이 다수성에 기초하여 행동하고 관계하는 공적 영역이면서 동시에 보다 노골적으로 욕망을 드러내는 사적 영역이기도 하기 때문이다.[510] 공적 영역인 현실 세계에서는 스스로를 객관화하고 거울에 비춰본다.[511] 자신을 검열하면서 관계를 유지하며 평판을

509) '미국 우선주의(America First)'를 앞세워 미국 대통령에 당선되었던 도날드 트럼프의 선거 전략과 트위터를 이용한 정치가 대표적인 사례이다. 이는 극단주의적 주장을 통해 대중을 열광시키고 지지세를 결집하는 트럼프주의(Trumpism)라는 신조어를 낳았다. 트럼프 전 대통령은 미국내 멕시코인들을 잠재적 범죄자로 취급하며 멕시코와의 국경에 거대한 장벽을 세웠고 흑인, 이민자, 무슬림을 공격하며 편가르기를 통해 확실한 지지세력을 구축했다.

510) 한나 아렌트의 연구를 참고할 수 있다.

중요시한다. 그러나 불특정 다수와의 관계가 가정된다면 이런 자기 검열에서 탈피하여 인간은 세속적인 욕망을 드러낸다. 그 욕망은 종종 돈이나 이해관계와 엮여 있다. 특히 유튜브와 같은 사용자 제작 콘텐츠(user generated contents; UGC)는 가짜뉴스나 음모론을 확산시키는 창구가 되고 있다. 영상 제작이 편리하고 추천 알고리즘으로 인해 익명의 다수에게 폭로되는 효과가 있기 때문에 문제가 계속 지적되고 있지만 플랫폼 업체에서 모두 관리하기는 역부족이다.[512] '표현의 자유'나 '언론·통신의 자유'가 거짓 정보의 유통을 방치하는 용도로 사용되어서는 안 된다. 페이스북 같은 소셜 미디어가 공산주의 국가에서 민주주의를 촉발하는 강력한 수단이 될 수도 있지만 그 반대로 작용한 경우도 마찬가지이다.[513]

오늘날 정보는 '돈'이다. 소셜 미디어 업계의 선두인 페이스북의 경우 월 실 사용자(monthly active users; MAU) 기준으로 약 27억 명의 가입자를 보유하고 있다. 전세계 인구 세 명 가운데 한 명이 페이스북을 한다. 이처럼 엄청난 가입자를 보유할 수 있었던 이유는 동영상, 뉴스, 사진을 무료로 이용하고 친구 맺기를 할 수 있기 때문이다. 그러나 사실 이러한 서비스는 이용자가 페이스북에 자신의 개인정보를 이용할 수 있도록 허락한 댓가로 제공된다. 가입자의 친구 관계, 위치, 좋아하는 사진과 동영상 등 엄청난 정보를 광고주에게 판매하여 돈을 번다. 자회사인 왓츠앱(가입자 20억 명)과 인스타그램(10억 명)도 유사한 수익 구조를 가지고 있다. 최고경영자인 마크 저커버그(Mark Zuckerberg)는 개방형 플랫폼을 통해 페이스북을 거대한 소셜 미디어 생태계로 발전시켰다. 그러나 개인정보가 유출되는 몇 차례의 사고를 겪으면서 대중들은 페이스북을 삭제하자는 운동까지 벌였다. 그럼에도 불구하고 페이스북이 전세계 시가총액 5위권에 있는 이유는 개인정보 유출 우려에도 불구하고 페이스북을 떠나면 인간관계가 단절되는 것은 물론 정보의 흐름에서 소외되기 때문이다.

마크 저커버그는 시간과 공간의 제약을 뛰어 넘는 세계 공동체를 만들어서 사람들 간에 새로운 관계를 창출하고 정보의 민주적인 확산을 통해 세상을 바꾸고자 하였다. 그러

511) 사회심리학에서 "I"가 아닌 "me"도 챙기는 것이 그러하다.

512) 미국의 테크 기업들은 이른바 통신품위법(Communication Decency Act) 230조에 의거하여 자사의 인터넷 플랫폼에 사용자들이 올린 콘텐츠를 책임 지지 않는다. 이것이 기업들의 소극적 대응을 유발하는 근거로 악용되고 있다. 플랫폼을 제공하는 업체에서 유통되는 정보를 일차적으로 모니터링 해야 하는 이유는 그들이 여기서 수익을 얻기 때문이다.

513) 실제로 미안마에서 페이스북은 군부를 통해 소수민족인 로힝야족을 학살하는 무기로 사용되었다.

나 순기능만큼 역기능도 상당했다. 소셜 미디어 공간이 사실은 돈으로 작동하면서 정보의 질이나 사실관계가 담보되지 않았고 혐오와 갈등, 정치적인 충돌이 마구잡이로 분출되는 통제받지 않는 공간으로 변질된 것이다. 이는 단지 일시적인 현상으로 끝나지 않으며 만성적인 '정보 피로'를 야기한다. 게다가 거짓 정보가 만연하면서 일부는 이를 받아들여 과학부인주의(science denialism)가 유발되었다. 과학을 부인하는 사람들은 사실을 부정하는 것뿐만 아니라 증거를 수집하고 분석하는 과정까지 오염시켰다. 즉, 과학적인 탐구 과정을 인정하지 않으면서 현대 과학에 대한 믿음을 부정한다. 이렇다보니 소셜 미디어 공간에서는 객관적인 사실조차 부정되며 오히려 감정과 개인의 신념에 호소하는 여론 형성만이 중요해졌다. '팩트'에 대한 인정 없이 억지 주장만 난무하는 탈진실(post-truth)의 세상이 된 것이다. 결국 디지털 시대에 대중들은 더 바보가 되기 쉽다. 인터넷 공간에서는 정치적이고 종교적인 목적으로 오염된 거짓이 떠돌며 이들은 교묘하게 인간의 인지적 편향(cognitive bias)을 공격한다. 모두 처리할 수 없을 정도로 정보가 과잉된 상황에서 확증 편향이 작동하는 인간의 인지적 취약성이 나타나는 것이다.

인터넷의 등장과 함께 시작된 정보통신기술의 혁명은 인간이 정보를 주고받는 방식을 완전히 바꾸어 놓았다. 정보에 대한 접근성은 획기적으로 개선되었고 인터넷 공간은 더 다양하고 유익한 정보를 활용할 수 있도록 도왔다. 그래서 오늘날에는 모르는 장소에서 길을 찾는 것이 전혀 어렵지 않고 대중교통의 도착 시간이나 여타 적재적소에 필요한 정보를 누구나 쉽게 이용한다. 물론 이를 위해서는 기반시설로 통신망이 갖춰져야 하며 고령층이나 빈곤층의 정보 격차(digital divide) 같은 디지털 불평등도 새로운 사회문제로 나타났다. 그러나 이들은 점진적으로 극복 가능한 과제들로 보인다. 오히려 정보의 유통과 관리라는 차원에서 보다 심각한 문제는 따로 있다. 필터 버블(filter bubble)은 개인화된 검색의 결과물로 사용자의 검색 이력과 같은 정보에 기반하여 웹사이트 알고리즘이 사용자가 알고 싶어 하고 동의하는 정보만을 선별적으로 제공하는 것의 부작용을 말한다. 페이스북, 아마존, 구글 등은 이런 알고리즘에 따라 개인 맞춤형의 정보를 노출시킨다. 그러나 정보를 필터링하는 알고리즘에 상업적이거나 정치적인 논리가 개입되면 사용자는 정보를 편식하고 가치관의 왜곡이 일어날 수 있다. 우리는 수시로 스마트폰을 이용해 정보를 검색하지만 검색결과가 '참'인지는 알 수 없다. 검색한 여러 결과들 중에서 사용자가 양질의 진짜 정보를 가려서 취해야 하는 것이다. 이는 인터넷에 기반한 정보화 세상의 큰 약점이다.

혹자는 검색 알고리즘에 진실 여부를 판별하는 매커니즘을 왜 넣지 않는지 되물을지 모른다. 그러나 현재 검색엔진에는 그런 알고리즘을 구현하기 어렵다. 정보의 참, 거짓을 판별하는 것은 고도의 판단력을 요할 뿐 아니라 상당수의 정보는 부분적으로 참이거나 거짓이다. 그래서 검색엔진은 정보의 내용을 판별하여 사용자에게 검색결과를 알려주기 보다는 인터넷 공간에서 얼마나 노출된 것인지를 따진다. 그러므로 애초에 정보를 생성하는 사람이 교묘하게 거짓 정보를 만들어 대량으로 유통한다면 세상은 그것의 팩트를 체크하는 것이 아니라 그 정보를 진실로 받아들이도록 변하게 된다. 이것이 확증 편향과 필터 버블 현상을 양산할 수 있는 오늘날 소셜 미디어의 맹점이다. 객관적 사실을 추구하는 비판적 사고는 도태되고 개인의 가치와 신념이 진실을 가려내는 기준이 되었다. 그 결과 건전한 이성에 기반한 토론은 실종되었고 자신의 실수나 오류를 인정하는 지성주의적 태도는 사라졌다. 오직 극단적 주장과 왜곡, 증오, 분열이 만연하며 이것이 다시 거짓 정보를 재생산하는 악순환을 야기한다.[514] 실제로 포털 사이트의 기사에 달린 댓글은 보수와 진보가 상대 진영을 경멸하고 사악한 적으로 볼만큼 깊이 분열되었다.[515] 이러한 극단주의가 어떻게 시작되었는지 그 뿌리를 찾아가보면 결국 거짓정보가 있었다.

정보의 사실 여부를 검증하는 것은 생각보다 매우 복잡하다. 참과 거짓으로 정확히 양분할 수 없는 형태의 명제도 많을뿐더러 종종 전문가들 사이에서도 의견이 상충되는 경우가 있기 때문이다. 따라서 유통되는 정보를 모두 검열하고 거짓이 아닌 정보만을 공유하려는 시도는 불가능하며 그 목적도 달성할 수 없다. 그래서 정보의 소비자 측면에서 인터넷 정보의 특징을 이해하고 신뢰할 수 있는 출처를 확인하려는 노력이 필요하다. 동시에 정보의 생산자 측면에서는 저널리즘의 기준과 원칙을 확립하는 것이 요청된다. 미디어는 공정성이 생명이지만 완벽하게 중립적일 수는 없다. 따라서 미디어가 특정 사안을 보도할 때 미디어 프레이밍(media framing)을 통해 어떤 태도를 견지하게 된다. 그러나 이 태도가 정파적이거나 이념적일 때는 문제를 야기할 수 있다. 저널리즘이 뉴스와 정보를 취재하고 평가하며 보도하는 이유는 사회의 현안에 대해 비판하고 건전한 공동체를 만들기 위함이다. 그래서 저널리즘이 제대로 작동해야지 우리는 민주주의를 지켜낼

514) 홍역 대란의 사례가 그러하다.
515) 언론매체에 게시된 기사의 댓글을 분석하면 알 수 있다.

수 있다. 이때 저널리즘의 핵심 가치는 진실이다. 그래서 언론사는 기본적으로 뉴스에 대한 팩트체크를 한다. 객관적이고 과학적인 방법으로 정보를 검증하고 취재원으로 독립하여 이들을 감시해야 한다.

그러나 언론사 역시 사주(社主)나 이해관계에 얽혀 있고 국가나 권력기관의 영향을 받는다. 그래서 언론 보도가 정파적이거나 객관성과 공정성을 잃게 되면 시청자들은 미디어를 불신하게 된다. 특정 세력을 대변하는 집단에서 생성하는 정보가 공정할 수 없기 때문이다. 그러나 더 이상 종이신문을 구독하지 않는 인터넷 미디어 환경에서 저널리즘은 상당히 변할 수밖에 없다. 사건·사고 중심의 보도에서 심층취재 중심으로 바뀌는 경향도 언론사가 존립을 고민한 결과의 하나이다. 문제는 정보를 정파적으로 소비하는 일부 대중들이 정당한 보도에 대해서도 가짜뉴스로 공격하는 현상이다. 디지털 미디어 환경에서 이러한 현상은 저널리즘의 본질에 대한 심각한 고민을 야기하였다.[516] 인터넷 환경은 정보의 독점구조를 깨뜨렸지만 동시에 '진실'을 '거짓'처럼 '거짓'은 '진실'처럼 섞어 버리는 혼란을 낳았다. 이러한 현상이 심화되면 대중은 '정보에 대한 무관심'[517]으로 어떤 것도 믿지 않을 수 있다. 실제로 AI를 활용해 동영상을 합성하는 딥페이크(deep fake)는 큰 충격을 주었으며 이것이 만연할 경우 우리는 정말 위조와 변조가 판치는 세상에 살게 될 수 있다.

어쩌면 가짜뉴스는 한 순간의 문제일 뿐 AI가 고도화되면 저절로 해결될 문제일 수도 있다. 정보의 맥락을 파악하고 검증하여 명백하게 사실과 다른 것뿐만 아니라 불확실하거나 거짓·왜곡·혐오의 소지가 있다면 업로드할 수 없도록 원천 차단하는 기능을 탑재하는 세상이 도래할지도 모른다. 그렇다면 우리는 디지털화된 세상에서 인간의 미디어 리터러시(media literacy)에만 의존하여 정보를 판별해야 하는 부담을 상당히 줄일 수 있을 것이다. 그러나 그런 세상이 상상에만 존재한다면 우리는 다른 방식으로 가짜뉴스에 대처해야 한다. 반향실 효과는 뉴스 미디어가 전하는 정보를 이용하는 시청자의 태도와 신념이 같은 입장을 지닌 정보만 반복적으로 수용하여 중복, 강화되는 현상을 말한다. 즉, 보고 싶은 것만 보고 듣고 싶은 것만 들어서 극단주의적 가치관을 갖는 현상이다. 앞서 언급한 인지적 편향이나 필터 버블이 이와 연장선상에 있는 개념이다. 매일 소

516) JTBC의 최순실 노트북 사례가 그러하다.
517) 정치적 무관심과도 연결된다.

셜 미디어에 노출되어 여기서 제공되는 정보에 상당히 의존하는 현대인은 이러한 반향실 효과에 구조적으로 취약할 수밖에 없다. 따라서 이를 인정하고 정보를 소비할 때 그 출처와 신뢰성 정도, 윤리적인지 여부 등을 스스로 검토하고 진실성을 따져보는 태도를 길러야 한다. 이것이 현대인이 갖춰야 할 시민 저널리즘(citizen journalism)이다. 더 이상 정보는 일방향적으로 유통되지 않으며 생산자와 소비자가 혼재되어 있는 쌍방향 채널이다. 따라서 일반 시민이 가짜뉴스를 비판하고 이를 소비하지 않으며 유통을 막는다면 저널리즘과 인터넷 공동체의 민주주의는 회복될 수 있다.

2. 정보충돌의 유형과 범주

허위 정보를 담고 있는 미디어 뉴스는 다양한 특징을 갖는다.[518] 첫째, 이들은 대개 흥미를 자극한다. 진실하지 않거나 불확실한 정보를 바탕으로 자극적인 부분을 확대・강조한다. 이는 소비자의 주목을 끌어 클릭수를 늘리거나 광고 수익을 얻는 것과 연관되기 때문에 미디어는 지속적인 유혹을 받는다. 일단 주목을 받으면 대중은 즉각 반응하기 때문에 진실 여부는 중요하지 않게 된다. 둘째, 정보원이 불확실한 경우가 많다. 특정 정보나 메시지의 유통을 통해 이득을 보는 집단이 고의적으로 내용을 가공하기 때문에 정보원이 불분명하다. 그래서 뉴스의 진위 여부를 확인하고자 할 때 책임을 면하고 사회적 파장만 남긴다. 셋째, 차별과 혐오를 조장한다. 이는 인종, 성별, 종교, 이념, 정치성향 등 다양한 영역에서 작동한다. 거짓 정보가 차별과 혐오를 조장하는 이유는 어느 한쪽의 분명한 지지기반이 있기 때문이다. 그래서 다른 쪽을 공격하는 수단으로 이러한 정보들이 활발하게 소비되고 재생산된다. 쉽게 말해 잘 팔리는 정보이기 때문에 계속 가공되며 더욱 더 차별과 혐오를 유발하는 방식으로 특정 지지층의 신념을 강화한다. 넷째, 일방적인 주장을 펼친다. 대개 거짓 뉴스는 공정성이나 균형성 같은 준칙을 무시하고 반론권을 보장하지도 않는다. 다섯째, 종종 치명적인 결과를 낳는다. 소셜 미디어나 인터넷을 통해 빠르게 확산되는 오늘날 미디어 환경의 특성으로 인해 거짓 뉴스는 팩트체크 이전

518) 허위 기사의 역사를 참고할 수 있다. 뉴욕타임스의 Jessica Lynch 일병 관련 허위 인터뷰(2003-3-23), 워싱턴포스트의 Jimmy's World(1980-9-28)를 볼 것.

에 먼저 대중에게 각인된다. 그래서 검증되지 않은 추측이나 확인되지 않은 루머가 난무한다. 이 때문에 가짜 뉴스에 '낚인' 독자들은 기자를 흔히 '기레기'[519]라고 부르게 되었다. 문제는 어떤 이유에선지 '기레기'는 넘쳐나고 가짜 뉴스로 인한 피해는 갈수록 커지고 있다는 점이다.

한때 기자는 선망의 직업이었고 언론은 주요한 권력기관 중 하나였다. 그러나 인터넷의 등장 이후 사건・사고 중심의 발로 뛰는 취재기사는 경쟁력을 잃어갔다. 게다가 SNS 즉, 사회관계망 서비스가 일상화되면서 보도의 '신속・정확'이란 원칙은 유명무실해졌다. 개인들이 스마트폰으로 찍어서 올린 사고 영상들을 언론에서 가져다 쓰게 된 것이다. 이로 인해 신문사는 사라질 것이라는 예측도 있었으나 텔레비전이 등장한 이후에도 라디오가 계속 존재하는 것처럼 신문사는 다른 탈출구를 찾았다. 우선 인터넷 기사를 유료화하여 급감한 신문판매 부수를 메웠다. 그리고 미국의 3대 일간지로 꼽히는 뉴욕타임스, 월스트리트저널, 워싱턴포스트 같은 경우 심층보도를 강화했다. 이는 쉽게 쓰이고 소비되는 인터넷 기사와 달리 저널리즘의 본질을 추구한 차별성이었다. 그럼에도 불구하고 신문사의 광고 실적은 현격히 줄었고 이를 만회하기 위해 고심하다 보니 '클릭 수'에 의존하기 시작했다. 소비자가 원하고 기대하는 기사를 점차 쏟아내기 시작한 것이다. 이는 자본의 공격에 언론도 취약하다는 사실을 증빙한다. 국내 지상파 3사(KBS, MBC, SBS) 역시 종합편성채널의 등장과 그들의 중간광고(commercial break)에 밀려 광고시장에서의 우월적 지위를 잃어버렸다.[520] 그런데 더 강력한 경쟁자가 등장했으니 그것은 유튜브(YouTube)였다. 사용자 생성 콘텐츠, 즉 UGC(User-Generate Content)를 기반으로 하는 유튜브는 구독자들의 피드백을 반영하는 방식으로 양방향 커뮤니케이션을 하기 때문에 기존의 고전 미디어에 비하여 유연하며 구독서비스를 통해 강력한 지지층을 등에 업는다. 문제는 언론의 본질인 독립성이 오히려 구독서비스를 통해 훼손될 수 있다는 점이다. 대부분의 유튜버들은 업로드한 영상의 광고 수익을 기대하기 때문에 많은 구독자들이 자신이 만든 영상을 꾸준하게 끝까지 봐주기를 기대한다. 그렇다보니 영상을 만들 때 구독자가 남기는 댓글의 요구사항을 가급적 반영하려는 경향을 갖는다. 애당초 언론

519) 기레기는 '기자'와 '쓰레기'의 합성어로 허위 사실과 과장된 기사로 저널리즘의 수준을 현저하게 떨어뜨리고 기자로서의 전문성이 결여된 사람을 지칭한다.
520) 방송법 시행령의 개정을 통해 지상파도 2021년 7월부터 중간광고를 시작했다.

의 책무인 바른 주장을 펴고 사실을 그대로 전한다는 의미의 정론직필(正論直筆)과는 거리가 멀고 그것을 강요할 수도 없다. 유튜브는 언론사가 아니기 때문이다. 그러나 문제는 거기서 생성하고 유통하는 정보와 매스 미디어에서 다루는 정보 간에 중첩되는 영역이 상당히 많다는 점이다. 그럼에도 불구하고 유튜브는 언론사보다 훨씬 가벼운 책임을 진다. 취재보도 준칙이나 윤리강령 따위는 없다.[521] 그러나 소비자는 언론사와 유튜버가 생성하는 정보를 사실상 같은 선상에서 받아들인다. 그리고 코로나-19 이후의 언택트 시대에 유튜브의 광고수익은 사상 최고치를 기록했다.

언론사가 아닌 주체가 정보를 생성하고 유통할 때는 대개 정치적이거나 경제적인 의도를 갖는다. 지지자들을 결집하거나 선거 등을 앞두고 상대 정파에 흠집을 내기 위함일 수도 있고 광고 수익을 편취하기 위해서일 수도 있다. 문제는 정보가 정치경제적인 목적에 오염될 경우 해당 매체의 공신력은 크게 떨어져야 하지만 유튜브나 SNS로 유통되는 정보에는 그러한 불이익이 거의 없다. 관리나 책임의 주체가 불분명하고 사전통제가 어렵기 때문이다. 수익을 얻는 플랫폼 기업들이 1차적으로 유통되는 정보의 질을 관리할 의무가 있으나 적용되는 알고리즘이 그렇게 정교하지 못하다. 사용자의 '클릭'은 오히려 이들의 숨어 있는 정치적·사회적 선호를 정교하게 복원하여 플랫폼 기업들이 사용자 맞춤형 광고를 제시하는 데 이용될 뿐이다. 그래서 사용자의 특성을 더 잘 변별하는 콘텐츠일수록 플랫폼 기업의 입장에서는 가치가 높다. 특정 대상이나 집단에 대한 혐오를 조장하는 가짜뉴스 같은 것이 그런 예이다. 결국 온라인 미디어에서는 수요가 유통을 창출하며 개인들의 잠재적인 취향과 편견은 수요를 끌어내는 강한 촉매제이다. 지상파에서는 대개 걸러지는 이러한 편향된 콘텐츠가 마치 황색 저널리즘[522]이나 B급 미디어처럼 유튜브에서 소비되지만 파급효과에 대해서는 쉽게 간과한다. 유튜브의 개인 채널에서 들은 내용을 지상파의 메인 뉴스에서 나오는 보도와 동일하게 취급할 경우 그 개인은 매우 비과학적이고, 편향되며, 사실과 다른 신념을 가질 수 있다. 당국이나 권위 있는 기관의 공식 발표를 부정하며 사실을 호도하고 사회 분열을 꾀하며 피해자를 양산하는 정파적인

---

521) 기성 언론은 저널리즘에 있어서 직업윤리를 요구받는다. 그래서 자본과 권력을 감시, 견제하고 민주주의의 역사에도 기여했다. 예컨대, 영국은 취재보도 준칙이나 언론 윤리강령과 같은 자율규제를 감시하는 독립기구로 언론표준기구(Independent Press Standards Organization; PSO)를 설립하여 언론의 자유를 보호하면서 동시에 오보에 의한 개인의 법익침해도 막고 있다.

522) 원초적 본능을 자극하고 흥미 위주의 보도를 하는 선정적 저널리즘이다. 언론윤리를 저버린 채 지나치게 자극적이고 편향적인 방식으로 뉴스를 다루는 언론이다.

뉴스 소비는 심각한 문제이다. 그런데 미디어 리터러시와 비평을 통해 이를 바로잡을 수 있을까?

뉴미디어 시대의 도래 후 유통되는 정보량이 엄청나게 증가하여 팩트체크의 필요성이 대두되었다. 그러나 팩트체크는 어디까지나 사후 검토・확인이지 사전 예방은 아니다. 게다가 억제효과나 처벌을 기대할 수도 없다. 경찰이 순찰활동을 벌이는 것은 범죄를 억제하는 효과가 있는 것으로 보고되지만[523] 팩트체크가 가령 유튜버의 책무성을 높일 것이라고 기대하기는 힘들다. 처벌 역시 팩트체크의 주체가 검찰이나 경찰이 아닌 대개 기성 언론사나 연구기관이기 때문에 불가능하다. 팩트체크는 다음과 같은 구조적 이유로 인하여 정보의 질을 관리하는 주체가 되기에는 역부족이다. 첫째, 인간은 타고난 확증편향성으로 인하여 정보를 주관적으로 해석하는 경향이 있다. 유통되는 정보량이 커질수록 인지적 과부하가 발동하여 인간은 지름길을 택하려 한다. 선입견과 편견도 합리적이진 않지만 처리해야 할 정보를 줄이는 방법 중 하나이다. 이러한 검약성 때문에 정보량이 커질수록 질은 반비례하여 훼손된다. 둘째, 1인 미디어의 물량 공세이다. 인터넷에서는 시・공간의 제약이 없고 지면 역시 무한대이다. 그래서 이론적으로는 무한대의 정보를 쏟아낼 수 있다. 그러나 언론사의 팩트체크팀은 제한된 인원과 시간으로 극소수의 정보만 검증할 수 있다. 게다가 팩트체크 역시 여기에 묻히는 하나의 정보일 뿐이다. 셋째, 속도의 격차이다. 가짜뉴스가 공급되는 속도에 비하여 팩트체크의 속도는 훨씬 느리다. 전문적인 지식을 가지고 시간을 들여 뉴스를 검증하지만 검증을 마칠 땐 이미 대중의 관심에서 멀어진 경우가 많다. 정정보도나 오보에 관심을 쏟는 이는 적다. 게다가 이목을 집중시키는 가짜뉴스는 초기에 SNS로 급속하게 확산된다. 넷째, 불확실성에 대한 거부감이다. 대중이 기대하는 것과 달리 많은 팩트체크의 결과는 '부분적으로 진실(또는 거짓)'이거나 '판단근거가 부족함', 아니면 '확인 불가'이다. 특히 인과성을 판단해야 하는 경우라면 상당수의 과학적 검증 결과는 '판단이 어렵다'는 결론이 도출된다.[524] 그러나 대중은 이러한 불확실성을 싫어하거나 그 이유를 납득하지 못한다.[525] 게다가 그 이유로 인하여 팩트체크를 무시하게 된다. 참인지 거짓인지 알기만 원할 경우 '가짜뉴스'는 그런

523) 법적인 시각이다.
524) 본고의 결론에서 언어철학적 측면에서 명제판단에 대한 것을 다룬다.
525) 각종 괴담이 그렇다.

대중의 기대에 부합하며 정보의 편향성은 강화된다.

3. 정보의 검증과 관리

뉴미디어의 시대에 정보의 유통 방식은 완전히 바뀌었다. 언론사에서 대중에게로 정보를 전달하던 하향식 유통은 사라졌고 당연히 언론에 대한 보도통제도 작동하기 어렵다. 카카오톡, 트위터, 유튜브 같은 플랫폼이 유통하는 사적 영역에서의 정보가 오히려 공적 영역으로 흘러들어가 아젠다가 되는 상향식 유통이 대세이다. 인터넷 언론이나 블로그는 수시로 정보를 재가공하며 스마트폰이라는 유비쿼터스한 도구는 실시간으로 개인에게 정보를 떠먹인다. 데스크에서 엄선한 뉴스를 정해진 시간에만 대중에게 알려주던 시대는 완전히 종식되었다. 누구든지 필요할 때 '검색'을 하고 필요한 정보를 습득하는 새로운 시대가 된 것이다. 그러나 진정으로 더 나은 세상인지에 대해서는 많은 회의감이 든다. 유통되는 정보를 '선별'하고, '판단'하며, '수용'하는 일이 미디어에서 개인에게로 이전되었기 때문이다. 기성 언론이 통제했던 정보의 장벽이 허물어졌지만 그렇다고 해서 세상이 진실해진 것은 아니다.[526] 진실을 가려낼 수 있는 역량이 개인에게 요구되는 시대로 변한 것이다.

미국의 펜실베니아 대학교 아넨버그 커뮤니케이션 스쿨(Annenberg School for Communication)의 팩트체크 웹사이트(https://www.factcheck.org/)는 정보를 검증할 때 뉴스의 출처와 근거자료, 작성자를 반드시 확인할 것을 권고한다. 추후 법적인 책임소재 때문에 가짜뉴스는 출처와 작성자가 모호한 경우가 상당히 많다. 게다가 취재원이나 정보원이 불분명하고 공신력이 떨어지는 미디어[527]에서 다룬 정보일 경우 반드시 재확인이 필요하다. 권장할만한 방법 중 하나는 "two sources rule"이다. 이는 서구 언론에서 사실관계 확인을 위해 특종을 포기하고 타 언론사와 해당 내용을 대조(cross-check)하는 것이다. 마찬가지로 전문적인 내용도 관련 분야에 있는 복수의 정보원(대체로 3인 이상의 전문가)이 일치된 견해를 보이는지 확인한다면 오보나 정보의 충돌을 최소화할 수 있다.

526) 기존에는 좁은 망원경으로 세상을 보는 느낌이라면 현재는 전체를 다 보지만 혼탁한 느낌이다.
527) 종합편성채널, 인터넷 언론, 블로거(전직 기자) 등이 해당한다.

그러나 유통되는 정보를 가급적 확인하고 정제하여 제공하려는 커뮤니케이터는 그러한 역할을 법적·사회적으로 부여받은 기성 언론사에 대개 국한된다. 새로운 커뮤니케이션 테크놀로지는 더 이상 필요한 정보를 언론에만 기대지는 않는다. 미디어에서 다루기 힘들거나 다루지 않는 정보들에 대한 수요가 급변한 ICT 환경에서 적절한 공급자를 찾아 소비되고 있다. 개인 채널을 가진 유튜버들은 고객의 니즈를 즉각적으로 반영한다. 예를 들어, 어젯밤 미국 증시에서 XX 기업의 주가가 폭락한 원인이 궁금한 개인투자자들은 원하는 정보를 관련 유튜버들의 개인 채널을 구독하여 얻는다. 이때 특정 종목에 대한 매수나 매도 심리를 강하게 형성하는 내용들이 콘텐츠에 포함되지 않을 수 없다. 지상파에서는 당연히 다룰 수 없는 영역이고 유튜브에서도 이에 대한 경고를 포함하도록 한다. 그러나 대부분의 사람들은 그 정보를 의사결정에 반영한다. 더 중요한 변화는 정보가 유통되는 방식이다. 플랫폼에 기반한 사회연결망은 개인과 단체, 사회의 네트워크를 대대적으로 바꾸어 놓았다. 미국의 경우 TGIF(트위터, 구글, 아이폰, 페이스북)는 대인관계를 언택트한 방식으로 변화시키면서 유통되는 정보량의 폭증을 야기했다. 그래서 디지털 뉴미디어에 기반한 초연결 사회에서는 개인이 정보를 수집, 해석, 활용, 생산하는 역량이 매우 중요하다.[528] 기존과 달리 개인이 정보의 소비뿐 아니라 유통에도 관여하기 때문이다. 리터러시(literacy)는 문자를 읽고 쓰는 능력으로 교육의 결과물이다. 이를 확장한 '미디어 리터러시'는 디지털 커뮤니케이션 환경에서 문자 언어와 영상 정보가 다양하게 결합되어 유통될 때 허위 정보를 가려내고 출처를 확인하며 신뢰도를 판단할 수 있는 종합적인 역량이다.[529]

유통되는 정보량이 급증했으나 정보에 대한 신뢰도는 그에 반비례하여 악화되었다. 그래서 가짜뉴스가 난무하고 정보의 충돌 현상도 심화되었다. 오죽하면 기자나 언론들도 SNS에 떠도는 가짜뉴스에 낚여 오보를 낼까?[530] 오보처럼 평소에 신뢰했던 공신력 있는 채널에서 거짓 정보를 걸러내지 못할 경우 디지털 미디어 환경 전반의 불신의 더욱 커진다. 식품의약품안전처(식약처)는 식품·건강기능식품·의약품·마약류·화장품·의약외품·의료기기 등의 안전에 관한 사무를 관장하는 대한민국의 중앙행정기관이다. 예

528) 커뮤니케이션 불평등에 대한 논의를 참고할 수 있다.
529) 허위 정보를 퍼 나르는 것만으로도 처벌될 수 있다.
530) 공신력 있는 언론매체가 가짜뉴스를 보고하면 오보가 된다.

를 들어, '살충제 계란 과자'처럼 국민의 건강을 위협하는 식품은 식약처에서 단속한다. 마찬가지로 방송통신심의위원회(방심위)는 방송의 공공성, 정보 통신의 건전한 문화를 창달하며 올바른 이용 환경을 조성하기 위하여 설립된 대한민국의 민간독립기구이다. 방심위는 지상파 프로그램이 공종성이나 객관성을 위반한 경우 경고 처분을 내릴 수 있다. 아울러 유해성이 짙다고 판단한 사이트에 국민들이 접속하지 못하도록 특정 사이트로 우회시키는 방식의 인터넷 검열도 실시한다.[531] 그러나 이것이 인터넷 검열이라는 비판도 많다. 그래서 가짜뉴스도 이른바 '표현의 자유'에 속할 수 있는지 논란이 된다.[532] 권리가 충돌할 때 가장 중요한 판단기준은 '공공의 이익'에 부합하는지 여부이다. 개인의 '표현의 자유'가 건전하고 객관적인 정보의 유통이라는 공익(公益)에 앞설 수 없다. 다만 문제는 사전 예방이 어렵고 사후 단속 역시 제한적이라는 점이다. 그래서 개인의 역량(미디어 리터러시)이 필요하며 이를 증진할 수 있는 사회 전반의 조치가 요구된다.

언론의 존재이유는 정확한 보도를 통해 국민의 알권리를 충족시키는 것이다.[533] 그러나 때로는 미디어에서 잘못된 정보를 전하기도 한다. 그래서 이를 스스로 바로 잡기 위한 노력으로 미디어 비평이 존재한다. 이는 미디어 전문가나 내부 동료가 뉴스 텍스트와 취재 보도 전과정을 검토하여 보도의 완전성과 신뢰성을 높이기 위한 자체적인 방안이다. 미디어 비평을 통해 내부 감시와 모니터링을 하는 동시에 이를 보도하여 미디어 소비자의 역량도 키울 수 있다. 언론의 가장 중요한 역할은 권력과 자본으로부터 독립한 감시견(watchdog)이 되는 것이며 여기에는 스스로에 대한 비판 역시 포함된다. 미디어 비평이 활성화될수록 사회 전반의 미디어 리터러시 수준도 올라간다. 미디어 비평은 저널리즘의 발전과 개선을 위해 취재와 보도 관행, 기사 전달의 진실성과 공정성, 윤리, 그리고 관련된 제도를 비평하고 공론화한다. 쉽게 말해 뉴스와 정보를 대중에게 전달하는 미디어가 맡은 바 역할을 잘 수행하고 있는지 돌아보는 내부 감시자의 역할을 하는 것이

531) 대개는 음란물이나 도박 관련 사이트이다.

532) 이와 관련된 대법원 판례가 여러 건 있다.

533) 공공의 알권리를 보호법익으로 하는 경우 언론보도는 면책의 대상이 된다. 공공성이나 공익의 목적이 분명히 존재하고 진실을 알릴 다른 대안이 없었을 경우 취재와 보도는 형법 제310조의 위법성 조각 사유에 적용을 받는다. 즉, 보도할 당시 진실이라고 믿을만한 '상당한' 사유가 있었고 공익적 가치가 높다면 비록 오보로 밝혀진다 하더라도 죄책을 묻지 않는다는 것이다(물론 이를 증빙할 정보원의 증원이나 취재노트 같은 것이 있어야 한다). 그 이유는 언론의 자유를 보장하기 위함이다. 그러나 진실이라고 믿을 '상당한' 사유가 얼마나 존재했는지는 법원에서 판단하기 때문에 이러한 자유에도 제약은 있다.

다. 게다가 미디어 비평은 팔은 안으로 굽는다는 식의 미디어 옹호가 아닌 개인의 인격권 보호나 언론윤리강령도 중요하게 다루기 때문에 언론 민주주의에 근간이 된다. 팩트에 근거한 공정하고 편향되지 않은 보도는 객관성을 지키려는 나름의 원칙이다. 그래서 언론사 내부적으로는 정파성이 있다 하더라도 외적으로는 정치적 중립성을 표방한다. 그리고 공익을 위해 취재를 하지만 반론권이나 인격권도 보장한다.

결국 디지털 미디어 시대에 정보의 홍수에 휩쓸리거나 피해를 보지 않으려면 다음의 준칙을 염두에 둘 필요가 있다. 첫째, 정보의 출처를 확인한다. 언론사에서 기자가 실명으로 제공한 정보인지 증빙이 되면 신뢰할 수 있다. 그러나 해당 언론사의 공신력에 따라 신뢰의 정도는 달라진다.[534] 둘째, 정보의 내용을 검토한다. 일방적이고 편향되었거나 특정 집단의 이해관계와 부합할 것으로 의심되는 정보라면 진위를 의심해야 한다.[535] 셋째, 취재원이나 정보원이 믿을 수 있는지 확인한다. 익명의 소식통을 인용하는 뉴스라면 추후에 수정될 가능성이 높다.[536] 넷째, 복수의 레퍼런스를 통해 정보의 정확성을 교차검증한다. '단독'이나 '특종'이라는 이름으로 보도되는 기사의 경우 오보일 확률도 그만큼 높다. 따라서 독립된 둘 이상의 레퍼런스를 통해 진위를 확인할 수 있어야 한다. 다섯째, 웹페이지의 원문을 찾아가 본다. 인터넷 정보는 페이지랭크[537]를 통해 복잡하게 얽혀 있는 특성상 위·변조가 가능하다. 따라서 CNN, AP, New York Times 같은 해외의 유명 외신이 보도했다는 말을 그대로 믿지 말고 원문을 확인하는 것이 필요하다. 여섯째, 정보 획득의 방법과 성실성을 평가한다. 요즘은 취재 없이 인터넷 검색으로 짜깁기된 기사도 많다. 그래서 취재 성실의 의무를 다했는지 판단할 필요가 있다. 그리고 기사가 충실하게 작성되었는지 꼼꼼하게 읽고 언론보도 윤리강령의 준수 여부를 확인해야

534) 언론사의 공신력은 오랜 기간 객관적 사실에 근거하여 정확하고 투명하게 보도하는지에 달려 있다. 한편 공신력 평가에 반영되어야 할 또 하나의 요소는 반론 보도와 정정 보도와 같은 의무사항을 준수하는지 여부이다. 아울러 명예훼손이나 사생활 침해와 같은 이력은 없는지도 공신력에 영향을 준다.

535) 해당 보도나 뉴스를 통해 특정 집단이 심각하게 타격을 입을 수 있다면 이러한 정보가 유통되지 않기 위해 개입할 것이다. 이는 비단 사회조직에 국한되지 않으며 국익이 걸린 경우 공권력을 통해 정보를 완전히 차단할 때에도 발생한다.

536) 이는 취재원 비닉권(Protection of sources)과는 별개의 문제이다. 참고로 취재원 비닉권은 기자에게 고발한 정보원의 신분을 비공개할 권리를 말한다. 최근에는 과거 군부독재 정권 때와는 달리 취재원을 가급적 밝혀 보도의 신뢰도를 높이는 편이며 이를 윤리강령에 명문화한 언론사도 있다.

537) 페이지랭크(PageRank)는 WWW와 같은 하이퍼링크 구조에서 검색엔진이 상대적 중요도에 따라 가중치를 부여하는 방법이자 알고리즘이다.

한다. '기레기'라는 표현이 등장했던 배경 중 하나가 기자가 취재도 하지 않고 인터넷으로 대충 기사를 작성하면서 단순한 사실관계도 맞지 않고 맞춤법까지 틀린 기사들을 포탈에 올렸기 때문이다.

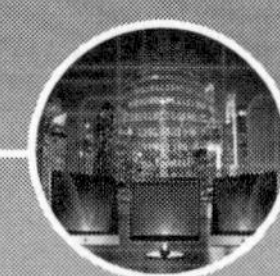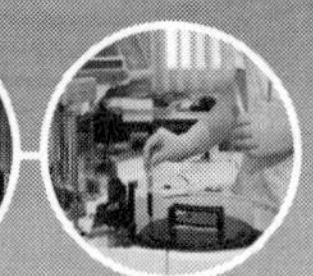

제2절 뉴스 사례의 분석

1. 손정민, 단식, 탈모

2021년 4월 28일 "아들을 찾습니다"라는 한 개인 블로그의 글이 화제가 되었고 뉴스에까지 보도되었다. 이는 같은 달 25일 새벽에 서울 반포 한강공원에서 잠들었다 실종된 손정민 군의 아버지가 쓴 글로 여러 장의 사진과 함께 많은 누리꾼들의 안타까움을 자아냈다. 해당 블로그에 따르면 손정민 군은 24일 오후 11시경 친구 A씨를 만나기 위해 반포 한강공원에 간 뒤 돌아오지 않았다고 한다. 손정민 군과 그의 어머니는 새벽 1:30까지 카톡을 주고받았고 1:50에는 만취하여 춤추는 영상이 인스타그램에 올라왔다고 전해졌다. 그 후 친구 A씨는 새벽 4:30경에 혼자 귀가했고 이후 친구인 손정민 군이 없어진 것을 알고 자신의 부모님과 한강공원을 다시 찾아 살펴보았다고 한다. 실종한 손 군의 아버지 블로그가 SNS를 타고 순식간에 퍼지면서 지상파 메인 뉴스에까지 등장했고 아버지는 인터뷰에서 아들을 영원히 안 봐도 좋으니 살아만 있으면 좋겠다고 울먹였다. 이는 시청자들의 마음을 울렸고 단번에 국민적인 이슈가 되었다. 손 군의 아버지는 매일 수색 상황을 블로그에 올렸으나 손정민 군은 끝내 4월 30일 반포 한강공원 수상택시 승강장 인근에서 시신으로 발견되었다. 그러나 만취한 손 군이 어떻게 물에 빠져 사망했는지를 두고 사고가 아닌 타살 혐의점은 없는지 갖은 추측이 난무했고 친구 A씨를 의심하는 여론이 형성되었다. 이는 청와대 국민청원에까지 올라 많은 이들의 동의를 얻었으나 큰 후폭풍을 낳았다.

안타깝게 사망한 故 손정민 군 사건은 오늘날 정보가 어떻게 유통되며 사회적으로 영향을 미치는지 보여준다. 일단 예전과 달리 상향식의 정보 확산이 눈에 띤다. 개인 블로그에 올린 글이 실종자를 찾았으면 좋겠다는 안타까운 마음과 함께 삽시간에 SNS로 퍼졌으며 지상파 뉴스에까지 등장했기 때문이다.[538] 이는 특정 문제를 아젠다로 공식화하는 의미가 있다. 뉴스는 하루에 일어난 모든 사실을 보도하지 않으며 이슈를 선택한다. 따라서 뉴스에 등장했다는 것은 지금 이것이 중요하다는 메시지를 시청자에게 던진다. 데스크에서 이 사건을 '선택'하였다는 의미는 상식적으로 납득이 가지 않거나 의심스러운 부분이 있다는 뜻도 내포한다. 그래서 지상파 3사는 故 손정민 군 사건을 첫 보도한 이후 수사가 진척되거나 의미 있는 증거가 나올 때마다 보도를 하였다. 이는 억울한 죽음은 없어야 한다는 취지의 보도 당위성에 입각한 것이겠지만 다른 한편으로는 음모론도 부추긴다. SBS의 5월 18일 8시 뉴스에 따르면 조윤하 기자는 "사건 은폐 조작... 반박하는 것도 지쳤다"는 제목으로 아래 내용을 취재하였다. 위 사건과 관련하여 경찰 수사가 진행되고 있고 아직 결론이 나오지 않았는데도 근거 없는 의혹들이 쏟아지고 있다는 내용이다. 한 인터넷 커뮤니티에는 손 군의 사건과 관련하여 당일 한강에 출동한 경찰차 6대를 봤는데 이것이 실종된 손 군을 찾으러 온 수색 차량이 아니냐는 의문이 제기되었다. 이에 대해 그날 서울 반포대교 인근 주차장에서 교통사고가 있었고 음주운전 차량에 피해를 입은 김 씨가 오해를 풀기 위해 '출동한 경찰차 6대'는 자신의 사건과 관련된 것이며 손 군 사건과는 무관하다는 글을 올렸다. 그러나 이에 대해 '직접 나서서 사건을 은폐하는 이유가 뭐냐'는 글이 이어졌고 김 씨가 증거로 올린 보험접수 관련 사진까지 조작이라며 김 씨를 공격했다. 한 유튜버는 김 씨를 '손 씨 수색을 은폐하려는 인터넷 여론 조작 세력'이라고까지 몰아붙였다. 또 다른 극우 인사는 17일 SBS의 보도화면에 故 손정민 군의 영혼이 나타났다는 황당한 주장까지 펼쳤다. 하지만 확인결과 이는 당시 취재진

538) 이와 같은 정보의 흐름은 행정학적 측면에서 정책 결정과 닮아 있다. 정책 결정 방식은 주로 동원형(mobilization model)과 외부주도형(outside initiative model)으로 나뉜다. 전자는 정책결정자가 새로운 정책을 채택하여 발표하면 공식적인 정부정책이 되고 이를 집행하기 위해 대중의 관심과 지원을 동원한다(예: 새마을 운동, 의료보험제도 초기, 올림픽 유치, 가족계획사업, 행정수도 이전 등). 반면 외부주도형은 정부 바깥의 집단이 압력을 가하여 사회문제를 해결해 줄 것을 요구한다(예: 금융실명제, 군필자 가산점 폐지, 개방형 임용제, 양성평등 채용목표, 낙동강 수질오염 개선 등). 그래서 대개 동원형은 하향식으로 외부주도형은 상향식으로 정보를 유통시킨다. 흥미로운 점은 인터넷을 통해 정보 확산의 '기울어진 운동장'이 많이 수평에 가까워지면서 개인 블로그에 올린 정보도 마치 외부주도형 정책 결정처럼 정부를 압박할 수 있다는 점이다. 동원형과 달리 외부주도형은 사회문제를 공중의 제화하고 결국 정부의제로 채택하는 순서를 띤다.

이 갖다 놓은 커피전문점 봉투가 비친 것이었다. 결국 손 군의 사건이 안타까운 나머지 마음속으로 결론을 예단한 사람들의 확증편향과 이를 이용하는 유튜버들의 검증되지 않은 정보들이 실체적 진실에 다가가려는 노력을 방해하고 정보를 혼탁하게 만들었다.

우리가 건강정보를 소비하는 방식은 사실 앞서 설명한 안타까운 사연과 크게 다르지 않다. 다만 건강정보는 개인들이 어떤 의사결정을 할 때 필요에 의해 소비되기 때문에 보다 일상적이고 선택적이다. 예를 들어, 다이어트는 많은 현대인들의 관심사이다. 적절한 체중을 유지하는 것은 성인병의 근원인 비만을 예방하는 데 있어서 필수적이기 때문이다. 그러나 다이어트에 성공하기란 꽤 어렵다. 그래서 다이어트의 유형과 방법, 효과, 경험담 등에 대해 알고 싶어 하는 경우가 많다. 주변에서 체중 조절에 실패했다는 이야기나 허위광고 때문에 비싼 돈을 주고 효과도 없는 약을 샀다는 하소연을 종종 듣기도 한다. 그래서 다이어트에 대한 정확하고 올바른 정보를 알고자 한다. 여러 가지 선택지 중에서 '간헐적 단식'을 살펴보자. 이는 시간 간격을 두고 밥을 먹는 것으로 건강에는 나쁘지 않은지, 정말로 살은 빠지는지 사람들은 궁금해 한다. 그렇지만 주변에 물어봐도 경험담이나 사례를 찾기는 쉽지 않다. 이럴 때 미디어에서 '간헐적 단식'을 하고 있는 연예인의 사례가 방송되면 포털 엔진에서의 검색량이 폭증한다. 그러나 방송을 보고 들으면서 얻은 간접 경험이나 인터넷 검색은 매우 임의적인 정보 취득 방식이다. 이른바 정보의 선택 편향(selection bias)으로 인해 위와 같이 수집한 내용들로는 일반화된 결론을 도출해선 안 된다. 이때 필요한 것이 '체계적인 검색' 또는 '전문가의 조언'이다. 필요한 정보 습득을 위해 해당 분야의 권위 있는 전문가를 직접 만나기란 쉽지 않기 때문이 그들이 관련 지면에 내놓은 공식적인 견해가 무엇인지 알아보는 것이 최선의 방법이다. 이는 바로 학술저널에 실린 논문을 읽는 것을 말한다.

2000년대 이전만 하더라도 논문에 대한 접근성은 매우 떨어졌다. 직접 도서관에 가서 서지정보를 통해 해당 저널을 찾아야 했기 때문이다. 그러나 오늘날의 디지털 미디어 환경은 전자저널과 인터넷 접속을 통해 일반인들도 여기에 접근할 수 있도록 허용하고 있다.[539] 학술논문을 검색할 수 있는 사이트에는 여러 곳이 있다. 그러나 간헐적 단식은 전지구적인 관심사이며 해당 전공분야에서 가장 권위 있는 학술지는 거의 대부분 영어로 발간되기 때문에 펍메드(PubMed)를 이용해보자. 펍메드는 보건의료와 생명과학 전반을

539) 물론 모든 논문이 무료는 아니며 해당 저널을 구독하고 있는 공공 도서관을 이용해야 한다.

아우르는 세계에서 가장 큰 학술 검색엔진이다.[540] 펍메드(https://pubmed.ncbi.nlm.nih.gov)에서 간헐적 단식(intermittent fasting)을 검색하면 십만 건 이상의 논문이 결과로 도출된다. 그러나 이는 검색어가 초록에 포함된 경우까지 아우르는 결과이기 때문에 논문 제목에 해당 단어가 등장하는 경우로 제한해보자.[541] 그러면 약 300건으로 논문의 편수가 대폭 줄어든다. 논문의 발표시점을 '최신'순으로 정렬하여 살펴보면 NEJM에 실린 2019년 존스홉킨스 의대 신경과학과의 R. 카보와 M. P. 맷슨이 쓴 "Effects of Intermittent Fasting on Health, Aging, and Disease"라는 논문을 찾을 수 있다.[542] 연구진에 따르면 간헐적 단식은 복부 지방을 줄이고 항노화, 항암 효과, 치매 예방 효과가 있다. 식사 직후 인체는 포도당을 에너지로 사용하지만 공복 8시간부터는 지방을 분해한 케톤을 사용하는데 이것이 항산화 물질들을 활성화해 뇌세포 등을 복원시키기 때문이다. 결국 이들의 연구는 6시간 식사하고 18시간 금식하면 스트레스 저항성이 증가하고 수명이 길어지며 비만과 암의 유병률이 감소하면서 포도당 기반 에너지에서 케톤 기반 에너지로의 대사 전환을 유발할 수 있다는 주장을 강화한다. 그러나 연구에 따르면 실험 참가자들이 대부분 힘들어서 간헐적 단식을 중간에 포기하기 때문에 장기간 체중의 감량 효과는 없었다. 그러므로 일주일 중에 하루나 이틀만 간헐적 단식을 하는 등 영양결핍이 없으면서 지속 가능한 본인만의 방식을 찾는 것이 필요하다. 어떤가? 권위 있는 학술지에 실린 논문을 잘 찾아서 읽어보기만 한다면 궁금증에 명확한 해답을 얻을 수 있는 경우가 많다.[543] 이것은 결국 가짜뉴스와 정보 충돌로부터 헤어 나오기 위해서는 개인이

540) 펍메드(PubMed Central; PMC)는 미국 국립보건원(National Institutes of Health; NIH) 산하 국립의학도서관(National Library Medicine; NLM)에서 운영하고 있는 바이오, 의학, 생명공학 분야의 전자 도서관이다. PMC는 국립생물공학정보센터(National Center for Biotechnology Information; NCBI)에서 제공하는 의학학술지 전문 전자보존 데이터베이스로 NLM에서 제공하는 최고 권위의 보건의료 서지 데이터베이스인 MEDLINE과 합쳐져서 펍메드를 구성한다. 펍메드는 NIH의 연구성과물 공공접근정책(Public Access Policy)에 따라 무료로 서지정보를 제공하지만 open access가 아닌 논문의 원문은 구독을 하는 개인이나 기관만 접근 가능하다.

541) 이 경우 "intermittent fasting"[TI]라고 검색어를 지정하면 된다.

542) 정확한 서지정보는 다음과 같다: de Cabo R, Mattson MP. Effects of Intermittent Fasting on Health, Aging, and Disease. N Engl J Med. 2019; 381(26): 2541–2551.

543) 앞서 본 카보와 맷슨의 2019년 논문은 NEJM에 실렸기 때문에 증거능력이 매우 높다. NEJM(New England Journal of Medicine)은 Lancet, JAMA(Journal of the American Medical Association)와 함께 IF(impact factor)가 30 이상인 최고 권위의 학술지로 대개 무작위대조연구(RCT)에 기반하여 연구설계상 엄밀성이 높고 임상적 영향력과 파급효과가 크다. 그래서 해당 분야의 최상위 학술지(top-tier journal)에 게재된 논문을 꾸준히 읽는다면 까다로운 주제들에 대하여 높은 식견을 가질 수 있다. 그러나 비전공자들이 모든 영역에 대한 지식을 이렇게 습득할 수는 없기 때문에

미디어 리터러시와 관련 역량을 키우는 방법이 최선이라는 점을 시사한다.

앞서 살펴본 간헐적 단식은 방법과 효과에 대한 팩트체크였다면 이번에는 보다 일반적으로 겪는 질환을 예로 들어 치료제의 안전성에 대해 논의하고자 한다. 웹 문서의 검색을 통해 선정한 질환은 탈모(alopecia)이다. 국내 탈모 인구는 1,000만 명을 넘는 것으로 알려져 있다. 그러나 탈모약은 남성호르몬 대사작용을 억제하기 때문에 성 기능 저하를 우려하는 목소리가 높고 그 안전성과 효과성, 부작용에 대해서도 충돌하는 정보가 많다. 일단 탈모는 남성 호르몬이 모발에 붙어 머리카락이 빠지는 자생주기를 점차 짧게 만들어 발생한다. 탈모는 대개 유전적 요인에 의해 호발하는 m자형 탈모와 스트레스에 기인하는 o자형 탈모로 구분된다. 그래서 m자형 탈모의 경우 탈모약이 더 필요하다. 탈모에 대한 모든 문제들을 살펴볼 수는 없기 때문에 국내에서 가장 많이 검색되는 뉴스 사례를 분석하자면 두 가지이다.

첫째, 먹는 탈모약인 프로페시아 대신 프로스카를 복용해도 되는지의 문제이다. 우리가 아는 탈모약은 탈모를 예방하는 것으로 양성 전립선 비대증 치료제(benign prostatic hyperplasia; BPH) 성분을 가진 프로페시아 계열 약이 주로 쓰인다. 그런데 탈모 환자들 사이에 전립선 비대증 치료제 '프로스카'를 탈모 치료제 '프로페시아' 대신 복용하는 탈모 환자들이 적지 않다. 실제로 알약인 프로스카를 환자가 임의로 5등분으로 조각내서 하루에 한 조각씩 복용한다는 글을 인터넷 커뮤니티에서 쉽게 발견할 수 있다. 탈모 환자들이 탈모 치료제 직접 조제에 나선 이유는 비용 부담 때문이다. 프로스카는 건강보험 급여가 적용되지만 프로페시아는 비급여 약이다.[544] 그럼에도 두 약품은 전문의약품이며 허가된 용도가 다르다. 그렇지만 성분명이 '피나스테리드(finasteride)'로 동일하고 함량만 다르다.[545] 결론부터 말하면 효과는 동일하다. 그러나 이는 편법 처방을 통해 약을 타야하기 때문에 엄연히 위법이다. 즉, 의사가 전립선 비대증 환자가 아니라는 사실

해당 분야를 전공한 전문가의 조언을 구하는 것이 비용-효과적인 방법이다. 그들은 전공 지식을 쌓았고 전문적인 훈련을 받았으며 학술지를 꾸준히 읽고 최신 견해를 업데이트하기 때문이다.

544) 프로스카의 1정당 가격은 2021년 4월 현재 727원이다. 1일 1정 복용으로 30일치를 처방받으면 약가 2만 1810원에 조제료가 합산돼 총약제비는 3만 4240원이다. 여기에 건강보험 급여가 적용되어서 환자가 부담할 금액은 총약제비의 30%인 1만 200원이다. 1정을 5일 동안 복용한다고 가정하면 5개월치 약을 만원 내외로 구입한 것과 같다. 반면 비급여 약품인 프로페시아는 약국마다 가격이 다르다. 1일 1정 복용 기준 30일치 약의 가격은 5만원 내외다.

545) 피나스테리드가 5mg이면 프로스카이고 1mg이면 프로페시아다. 프로스카 1정을 5등분 하면 프로페시아 5정이 되는 셈이다.

을 알면서도 탈모 환자에게 프로스카를 처방하는 것은 불법 행위다. 아울러 전립선 비대증 환자가 정당하게 처방받은 프로스카를 탈모 환자에게 제공했다고 해도 불법이다. 약사법 제44조에 따르면 의약품 판매 자격이 없는 개인들이 의약품을 거래하는 행위는 허용되지 않기 때문이다.

둘째, 피나스테리드 약제의 안전성과 부작용 문제이다. 이는 프로페시아를 비롯해 다양한 복제약(제네릭)으로 출시되어 있다. 남성형 탈모인 안드로젠 탈모증을 유발하는 DHT (dihydrotestosterone)의 생성을 차단하여 탈모를 치료하는 기전이다. 그런데 최근 JAMA Dermatology에 발표된 하버드 의대 및 브리검 여성병원 소속의 Nguyen과 동료들의 논문에 따르면 피나스테리드를 복용하는 45세 이하 남성은 극단적 선택과 우울증의 위험이 높았다.[546)]이들은 세계보건기구가 수집한 부작용 사례들을 분석하여 피나스테리드를 복용한 사례군은 비사례군에 비하여 극단적 선택을 시도할 위험성이 63% 더 높았고 우울증을 경험할 가능성도 약 4.3배 더 높았다고 보고하였다. 그런데 연구진은 피나스테리드를 탈모 치료 용도로 사용한 사람의 극단적 선택 위험이 2배였음에 반해 전립선 치료 용도로 사용한 사람의 극단적 선택 위험은 크지 않았다는 점을 밝혀냈다. 피나스테리드는 원래 전립선 비대증 치료제로 승인되었으나 탈모 치료에 효과를 인정받아 용도가 변경된 것이다. 그러나 피나스테리드를 탈모 치료에 사용할 경우에는 전립선 비대증 치료시 용량의 1/5만 처방하기 때문에 약제가 부작용 위험을 높이는 직접적인 원인은 아닐 것으로 추측된다. 탈모약 복용이 정신과적 부작용을 유발한 게 아니라 이미 심리적으로 불안한 사람이 탈모약을 복용하는 역인과의 가능성을 배제할 수 없다는 의미이다. 따라서 입증된 안전성은 유효하며 부작용에 대한 인과적 판단은 유보한 상태이다.[547)] 결국 대부분의 뉴스 사례는 출처에 대한 보다 정밀한 확인을 통해 정보의 질을 판별할 수 있다.

546) Nguyen DD, Marchese M, Cone EB, Paciotti M, Basaria S, Bhojani N, Trinh QD. Investigation of Suicidality and Psychological Adverse Events in Patients Treated With Finasteride. JAMA Dermatol. 2021; 157(1): 35-42.

547) 이외에 탈모약의 다른 부작용인 발기부전이나 바르는 발모제인 미녹시딜과 관련해서는 지면의 제약으로 인해 다루지 않는다.

2. 공산품은 과연 안전한가?

2017년 1월 중순에 다수의 지상파에서 Y사의 물티슈 10종에서 허용치의 두 배를 초과하는 메탄올이 검출되었다는 보도가 나왔다. 이에 따라 식품의약품안전처에서는 즉각 해당 제품의 판매를 중지하고 회수조치를 명령했다. 그런데 2021년 2월 중순에 비슷한 논란이 반복되었다. 코로나-19로 인하여 필수품이 된 손소독제에서 독성물질인 메탄올이 확인되었으며 어떤 것은 기준치의 28배를 넘는 것도 있었다는 보도였다. 그러나 이것은 부정확한 표현과 이해 부족이 야기한 것으로 오보에 가까웠다. 손소독제는 알코올 성분 중 에탄올로 만들어지며 독성이 있는 메탄올은 포함되지 않는다. 그러나 제조과정에서 불가피하게 불순물의 형태로 메탄올이 섞일 수 있다. 화장품, 물티슈, 술에도 메탄올이 조금씩 포함되는 이유가 여기에 있다. 문제는 몸에 해로울 정도의 함량인지 여부이다. 그래서 제품마다 허용되는 기준치를 정해놓는데 손소독제에는 그런 기준치가 마련되어 있지 않다. 그래서 2021년 당시의 보도는 시청자들의 오해를 야기할 수 있었다. 보도에서 인용한 E대학 연구팀에 따르면 판매 중인 손소독제 34개를 조사해봤는데 33개에서 메탄올이 검출되었고 한 제품은 리터당 0.567g으로 유독 함량이 높았다. 그러나 손소독제에는 자체 기준이 없어서 물티슈의 기준치로 보니 28배나 초과하는 수치였다는 것이다. 그러나 식약처에 따르면 문제의 제품은 손소독제가 아니라 손세정제였으며 이 경우 리터당 2g까지 허용되기 때문에 제품 기준치의 1/3 수준이라는 것이다. 따라서 손소독제에 유독성 메탄올이 기준치의 수십 배가 나왔다는 보도는 해석에 문제가 있으며 시청자들에게 잘못된 정보를 줄 수 있다. 물론 손소독제를 마시거나 눈에 들어가게 해서는 절대 안 되지만 메탄올이 기준치 이상 포함되었으니 사용해서는 안 된다고 말할 수는 없는 것이다. 그러므로 올바른 건강정보가 유통되기 위해서는 취재하는 기자와 기사를 검토하는 미디어 데스크의 역량과 책임의식이 먼저 확보되어야 한다.

우리는 텔레비전에서 뉴스를 볼 때 기사에서만 정보를 얻는 것이 아니다. 프로그램 사이에 있는 광고에도 노출되는데 이러한 광고들이 전달하는 정보가 얼마나 정확한 것인지에 대해서도 검토할 필요가 있다. 잘 알려진 것처럼 D제약의 인△□과 M제약의 이△□은 해당 제약사들에게 상당한 매출을 꾸준히 알려준 효자상품이다. 이들은 각각의 광고에서 잇몸이 붓고 시리고 피날 때에는 잇몸병을 치료해주는 이 약을 찾으라고 홍보해왔다. 두 제품은 광고에서 잇몸 속 기초를 단단하게 하는 치조골 개선제라면서 치조골이 허물어지는 것을 막아줄 뿐 아니라 무너진 치조골을 재건시켜 잇몸 속 기초를 단단하게 한다고 설명했다. 그러나 시청자들의 뇌리에 각인된 위 정보와는 달리 이 약들은 잇몸병을 낫게 해주는 치료제가 아니다. 식약처는 2016년 8월 5일 "치주 질환에 사용하는 의약품의 효능·효과 변경 조치: 인**정, 이** F캡슐 등 치과구강용 92품목"라는 보도자료를 발표했다. 여기에 따르면 식약처는 ***정 등 17개 품목과 *** F캡슐 등 75개 품목의 효능과 효과를 '치주치료 후 치은염, 경중등도 치주염의 보조치료'로 일괄 변경조치 하였다. 즉, 치료제에서 치료보조제로 강등한 것이다. 치주질환(잇몸병)의 근본원인은 치아에 쌓이는 치태와 치석이다. 치의학적으로 치주질환을 예방하기 위해서는 치태와 치석을 물리적으로 자주 제거해야 한다. 먹는 잇몸약으로는 치태와 치석이 제거되지 않는다. 즉, 치태와 치석을 제거하지 않고 잇몸약만 먹는 것은 손가락에 박힌 가시는 제거하지 않고 항생제만 먹는 것과 다르지 않다. 게다가 이 약들은 1개월 이상 장기간 복용해서는 안 된다고 주의사항에 명시되어 있다. 따라서 식약처의 조치는 해당 제품들이 치주치료 후 보조치료를 돕는 용도임을 명확히 한 것이다. 광고를 통해 시청자가 잇몸약을 잇몸치료제라고 잘못 인식하여 오남용 하게 되면 적절한 치료시기를 놓칠 위험이 있다. 잇몸이 붓고 시리고 피 나고 아플 때는 치과 진료가 우선되어야지 잇몸약을 먹어서는 안 되는 것이다. 이 내용은 2013년 12월 MBC 「불만제로」에 "잇몸 약의 배신"이라는 제목으로도 방영되었다.[548] M제약은 2019년 8월에 이△□이 잇몸질환을 치료한다고 광고했다가 과징금 7천만 원의 처분을 받았다.

그러나 M제약의 대응은 논란을 키웠다. 국제학술지에 게재된 논문[549]을 후속 광고에 표기하면서 임상시험에서 본 제품의 잇몸염증 치료 효과가 입증된 것처럼 주장했다. 그러나 바른의료연구소에서는 M제약의 이△□ 논문이 효능을 입증하기엔 부실한 논문이라고 비판했고[550] 제약사 측의 공식적인 반론 없이 얼마 후 광고에서 논문 표기가 사라

548) 방송에 따르면 해외에서도 인**과 이** 같은 잇몸약은 치료제가 아니라 건강기능식품 또는 영양제로 분류된다.

549) Hong, JY., Lee, JS., Choi, SH. et al. A randomized, double-blind, placebo-controlled multi-center study for evaluating the effects of fixed-dose combinations of vitamin C, vitamin E, lysozyme, and carbazochrome on gingival inflammation in chronic periodontitis patients. BMC Oral Health. 2019; 19: 40.

550) 메디케이트. 바른의료연구소, 명인제약 '이**' 논문에 의문 제기… "효능 입증하기에 턱없이 부실". 2019-12-23.

졌다. 이 논문은 100명의 만성치주염 환자를 대상으로 실험군과 대조군을 무작위 배정한 연구로 8주의 기간을 둘로 나눠 전반기에는 실험군만 이△□을 복용하고 후반기에는 실험군과 대조군 모두 이**을 복용하게 했다. 연구진은 잇몸의 건강상태를 치은염 지수로 측정했는데 실험을 끝까지 마친 93명에게서 실험군은 대조군에 비하여 치은염 지수가 2.5배 개선되는 효과가 있었다고 보고하였다(혼란요인을 보정한 결과임). 그러나 해당 실험은 지연 시작 연구설계(delayed-start study design)를 적용했고 후반기에 이△□을 복용한 대조군에게서는 통계적으로 유의미한 치은염 지수 개선 효과가 나타나지 않았다. 게다가 무작위 배정을 표방했음에도 실험 전 두 집단의 치은염 지수에 차이가 이미 존재하여(실험군의 잇몸 상태가 더 열악했음) 치은염 지수의 개선 효과가 이**에 의한 것인지 우연인지 결론을 확정하기 어려웠다. 또한 실험군 내(within the group)에서의 치료 효과와 달리 실험군과 대조군 간(between the groups)의 비교에서는 치료 효과가 나타나지 않았다. 게다가 연구진은 M제약에서 연구비를 지원받았었기 때문에 여러모로 오해와 의심의 여지가 있었다. 그러나 여기에 대해서는 제약사 측의 공식적인 해명이 없었고 시청자들은 그냥 이△□을 계속 믿거나 아니면 충돌하는 정보 속에서 혼란과 불신을 가지게 되었다. 물론 식약처나 연구기관 등의 모니터링과 개입은 필요하지만 오보 후의 정정보도는 효과가 미미하듯이 디지털 미디어 시대에는 정보를 소비하는 주체들의 판단과 결정이 중요해졌다.

3. 식품과 관련된 정보들

정보의 과잉과 함께 충돌하는 정보의 양도 늘어나면서 모든 판단을 소비 주체들에게 맡기는 것이 옳은지에 대해서는 의문이 있다. 누구나 쉽게 즐기는 우유를 예로 들어보자. 우유는 건강에 이로울까? 2020년 1월 KBS 뉴스에 따르면[551] 우유에 들어있는 IGF-1이라는 성장인자가 암세포를 증식시켜 암을 유발할 수 있다는 속설이 있지만 폐경기 이전 여성에서 우유는 유방암을 예방하는 데 도움이 되는 것으로 나타났다고 한다.

551) 이충헌 의학전문기자, 서울대 연구팀 "우유 한 잔, 유방암 위험 42%나 낮춘다", KBS 뉴스, 2020-1-11.

서울의대 예방의학교실 연구팀이 여성 9만 3천여 명을 조사한 결과, 매일 우유를 한잔 이상 마시는 여성은 우유를 거의 마시지 않는 여성에 비해 유방암 발생 위험이 42% 낮았다는 것이다.[552] 이 보도는 같은 해 1월 8일에 송고된 연합뉴스 김길원 기자의 기사인 "우유, 매일 1잔 이상 마시면 유방암 위험 최대 42%↓"를 토대로 하고 있으나 지상파 뉴스 형태로 재가공 되면서 정보의 소실이 있었다. 그래서 연구진의 소속, 연구설계(코호트 연구), 교란변수의 보정 여부(유방암 발생에 영향을 미치는 출산력, 첫출산 나이, 초경 나이 등 여성력과 사회인구학적 변수가 보정되었음) 등에 대한 정보가 생략되어 논문의 해석이 다소 부정확해졌다. 더 중요한 것은 해당 논문의 본문에서는 우유 섭취와 유방암 발생 위험 간에 연령대별 효과가 달랐다는 점을 강조했으나 KBS 보도에서는 이 내용이 모두 사라졌다는 점이다. 논문에 따르면 우유를 하루에 1컵(200㎖) 이상 마시는 집단이 1컵 미만으로 마시는 집단에 비하여 40대에서는 유방암 발생 위험이 42%나 낮았고 양반응 관계도 확인되었으나 50대 이상에서는 이러한 예방효과가 10%에 그쳤다. 물론 KBS 뉴스에서는 1인당 연간 우유 소비량이 줄었고 그 이유가 우유에 대한 잘못된 속설 때문이라는 점을 알려주는 등 배경설명을 추가했다. 특히 우유가 비만의 주범이고 뼈 건강을 해친다거나 유방암을 일으킨다는 속설이 있는데 이에 반하는 연구결과가 나왔다는 점에 초점을 맞췄다. 그러면서 시민들과의 인터뷰를 통해 실제로 우유에 대한 인식이 크게 다르고 정보도 충돌하는 양상이 있음을 보여주었다. 그러나 보건학적인 측면에서 정보 노출이 건강행동 실천으로 이어지려면 정확한 권고나 지침을 줄 필요가 있다. 즉, 40대 여성은 우유 섭취를 통해 얻는 유방암 위험 감소의 이득이 분명히 존재하는 것으로 파악되며 많이 마셔도 좋으나 다른 유제품(요구르트, 치즈 등)은 효과가 확인되지 않았다는 식의 구체적인 정보를 제공하는 것이다. 아울러 권고에 대한 이해, 수용, 파지 효과를 높이기 위해서는 어떻게 그러한 효과가 나타나는 것인지 기전을 설명해주는 것이 필요하다. 즉, 우유 속 칼슘은 유방암 세포에 항증식성을 갖고 있으며 비타민 D는 세포 분화와 증식을 억제하는 효과가 있기 때문이라는 설명을 더하는 것이 좋다.[553]

552) Shin WK, Lee HW, Shin A, Lee JK, Kang D. Milk Consumption Decreases Risk for Breast Cancer in Korean Women under 50 Years of Age: Results from the Health Examinees Study. Nutrients. 2019; 12(1): 32.

553) 우유의 암 예방 효과에 대해서는 기존에도 여러 보도가 있었다. SBS에서 류란 기자가 2016년 6월 1일에 보도한 "하루에 우유 반 잔 섭취…대장암 발병률 '뚝'"에 따르면 우유를 하루에 반잔(100㎖) 이상 마시는 사람의 대장암 발생 위험률은 거의 마시지 않는 사람에 비하여 54% 낮았다. 국립암센

그렇다면 정말 우유를 반드시 마셔야 할까? 앞서 언급한 기사들에 따르면 유방암이나 대장암의 발생 위험을 낮출 가능성이 높다. 뿐만 아니라 SBS에서 남주현 기자가 2017년 10월 16일에 보도한 "살찔까 봐 꺼려했는데…'하루 우유 2잔'에 뱃살이 '쏙'"에 따르면 우유는 일반인의 생각과 다르게 복부비만도까지 낮춰준다. 연구 결과에 따르면 우유 한 컵(200㎖)에는 탄수화물 10g과 단백질 6g, 지방 8g이 들어 있어서 열량으로 따지면 밥 반 공기에 해당하지만 하루 두 잔 우유를 마시는 여성은 복부비만 위험도가 21%, 고지혈증 위험도는 39% 낮았다고 한다. 남성의 경우에도 하루 한 잔씩 우유를 마시면 비만 위험도와 고지혈증 위험도가 각각 9%, 17% 낮은 것으로 나타났다고 한다. 그러나 건강에 도움이 되는 것들은 많으며 우리는 다른 방식으로도 암을 예방하거나 고지혈증과 복부비만을 막을 수 있다. 우유는 왜 이렇게 미디어에서 조명을 많이 받게 된 것일까? 2016년 1월 30일 서울신문 방승언 기자의 "당신이 마시는 우유, 당신의 몸은 힘겨워 해"라는 기사에 따르면 유제품 섭취는 소화불량을 일으킬 수 있고(특히 한국인은 유당불내증인 경우가 많음), 피지분비나 여드름 발생을 줄일 수 있으며, 전립선암이나 자궁암의 발생 확률을 증가시키며 제2형 당뇨병 발병과도 상관관계가 있다. 게다가 우유를 통한 칼슘 섭취량 증가가 골절 예방으로 이어진다는 증거는 없다고 한다. 이쯤되면 소비자들은 우유 섭취에 강한 의구심을 갖게 되거나 무엇이 진실인지 혼란스러워 할 수밖에 없다.

좀 더 시간을 거슬러 올라가 2014년 11월 7일에 SBS 8시 뉴스에서 보도된 내용을 살펴보자. 임태우 기자는 "우유 마시면 사망 위험?…엉터리 정보 넘쳐난다"는 기사를 통해 스웨덴 웁살라 대학의 칼 마이클슨 교수의 논문을 소개한다.[554] 이 논문은 스웨덴의 중장년 남녀 10만여 명을 추적 조사한 결과, 하루에 우유를 3잔 넘게 마신 사람의 사망과 골반 골절 위험이 컸으며 특히 여성의 사망률은 두 배나 높다는 결과를 내렸다고 보고하였다. 이는 언론을 통해 대대적으로 보도되었고 대형마트의 우유 매출은 5% 가량 추락했다. 당시 보도의 내용도 충격적이었지만 코호트 연구에 권위 있는 영국의학회지(BMJ)

터 암역학예방연구부의 논문을 인용하면서 칼슘을 가장 적게 먹는 집단에 속한 사람들의 대장암 발생 위험을 1로 봤을 때 가장 많이 섭취하는 집단의 대장암 발생 위험이 0.26에 불과했다는 것이다. 그러나 이는 실험연구가 아니기 때문에 엄밀하게 말하면 칼슘의 대장암 예방효과를 추정하는 것이며 더 높은 증거능력을 가진 연구들이 수행되어야 인과관계를 확정할 수 있다.

554) Michaëlsson K, Wolk A, Langenskiöld S, Basu S, Warensjö Lemming E, Melhus H, Byberg L. Milk intake and risk of mortality and fractures in women and men: cohort studies. BMJ. 2014; 349: g6015.

에 게재된 논문이라는 점에서 더욱 주목을 받았다. 그러나 보다 정확히 살펴보면 하루에 3잔(680㎖) 이상의 우유를 마시는 사람은 그보다 적게 마시는 사람에 비해 심장병 등으로 사망할 위험이 높다는 내용이다. 특히 우유를 많이 섭취한 여성의 경우 조기 사망 위험이 그렇지 않은 집단에 비해 두 배 높았고 골절에 대한 예방 효과는 없었다. 그래서 논문의 책임저자는 노인성 골절을 막기 위해 우유를 많이 마시라는 권고의 타당성에 의문이 제기된다고 지적했다. 그러나 해당 연구는 응답자의 흡연, 음주 여부, 체중 등을 보정하지 못하였으며 우유에 포함된 비타민 A 같은 다른 요인의 영향도 배제할 수 없다. 따라서 우리는 우유 섭취가 단순하게 건강에 좋은지 나쁜지로 구분하는 것이 어렵고 그렇게 질문을 던지는 순간 답을 내리는 것이 매우 복잡해지거나 불가능해질 수 있다는 점을 받아들여야 한다. 우유를 어떤 집단에서(인구학적 특성), 얼마만큼(용량) 섭취할 때 장기적으로 어떤 효과를 기대할 수 있다고 진술하는 것이 필요하다. 게다가 대중들의 우유 섭취는 해당 국가의 거대한 낙농산업과 긴밀하게 연관되어 있다.[555] 즉, 소비 촉진을 위하여 일부 정보가 선택적으로 과잉 재생산될 수 있다는 뜻이다. 따라서 건강과 관련하여 어떤 제품이나 행위를 선악의 측면에서 절대적으로 규정하는 것은 바람직하지 않다.[556] 인지적 처리비용을 줄이기 위하여 우리는 이분법적 사고를 흔히 하지만 중요한 정보를 꼼꼼하게 살펴볼 필요도 있는 것이다. 내가 취하는 모든 정보를 세세하게 다 따져볼 수

---

555) 이것은 음모론을 말하는 것이 아니다. 미국에서 가장 성공한 헬스커뮤니케이션 켐페인 중 하나인 “Got milk?”가 1990년대 우유 소비량이 급격히 줄어든 미국 낙농가의 어려움을 배경으로 탄생했다는 것은 익히 알려진 사실이다. 우리나라에서도 유명 여성그룹인 씨스타가 낙농자조금관리위원회의 지원으로 비슷한 광고를 찍었다. 이는 어린이들에게는 탄산음료보다 우유가 훨씬 건강한 음료라는 것을 부각하고 어른들에게는 성인도 우유를 마셔야 건강하다는 프레임으로 우유에 대한 인식과 사회규범을 바꾸는 데 기여했다. 그러나 우유 자체가 만능 식품이고 모든 인구집단에 섭취가 강력히 권고되는 지에 대해서는 과학적인 근거가 아직 부족하다고 보는 시각도 있다.

556) 모자보건의 측면에서 모유 수유는 강력하게 권장되는 행동이다. 물론 상황이 여의치 않아서 그렇지 모유 수유를 일부러 하지 않는 부모는 아마 거의 없을 것이다. 이런 배경에서 모유 수유의 장점에 대한 과학적 근거는 늘 미디어의 환영을 받는다. 예를 들어, 분유의 고단백 성분이 아이의 비만 발생도를 증가시키기 때문에 조제 분유보다 모유 수유를 해야 한다는 보도가 그렇다(안서현 기자, 모유 먹고 자란 아이, 비만 가능성 적다, SBS 뉴스, 2015-12-1). 즉, 모유 수유는 선(善)이 되고 조제 분유는 악(惡)이 된다. 선악의 구도에서는 정보의 잡음도 커진다. 엄마가 김치나 마늘이 든 매운 음식을 먹으면 모유를 먹은 아기 항문이 빨개진다던지 커피를 마시면 아기에게 카페인이 흡수된다는 식의 속설이 그런 예이다(박선하 기자, 모유 수유 시 먹으면 안 되는 음식? 대부분이 '속설', MBC 뉴스데스크, 2017-5-26). 이는 모두 과학적 근거가 불충분한 것들이다. 문제는 이것이 틀렸다는 증거도 부족하다는 점이다. 따라서 정보의 잡음도가 커질수록 대중은 혼란을 느끼기 때문에 선악의 구도가 강화된다. 불확실성을 꺼리는 인간의 본성상 과학적 검토의 문제를 선악의 문제로 치환해 버린다.

는 없기 때문에 인지적 검약성의 측면에서 신뢰할 수 있는 커뮤니케이터나 정보원을 정하여 두는 것이 바람직하다.

4. 라돈 침대

세상을 살다보면 뜻하지 않게 피해를 보거나 손해를 입을 수 있다. 이때 원상복구가 가능하다면 그 방식이 피해자를 위한 최선의 해결일 것이다. 그러나 많은 경우 회복 불가능한 피해나 손해를 입어서 부득이하게 차선의 방법으로 이를 보전하게 된다. 불법행위에 기인한 문제라면 대개 형사소송을 통한 처벌과 민사소송을 통한 손해배상이 이루어진다. 이때 가해자의 사정도 있을 수 있으니 법정에서는 양측 당사자의 변론을 듣고 판결을 하고 양형이나 배상의 범위도 정한다. 입증책임을 누가 부담하는지 여부는 사건의 유・불리에 크게 작용한다. 형법을 위반한 경우 사회질서의 유지를 위해 경찰이 증거를 수집하고 검찰이 죄를 입증한다. 즉, 국가기관에서 입증책임을 지기 때문에 기소가 된 경우 상당수 범죄 혐의가 있는 것으로 간주된다. 그러나 민사소송의 경우 사인 간의 채무관계가 주된 분쟁의 원인이라서 피고의 채무불이행 책임을 원고가 입증해야 한다. 여기서 입증할 대상은 사건의 실체적 진실이자 원인행위와 피해 간의 인과성이다.

서론이 길었다. 앞서 설명한 법률적 배경은 우리가 주어진 정보의 객관성을 판단하고 어느 주장이 옳은지 숙고할 때 취할 수 있는 가장 엄격하고 공정한 제도적 장치라고 볼 수 있다.[557] 법정을 비유할 때 흔히 회색인 것을 두고 한쪽 변호인은 희다고 주장하고 다른쪽 변호인은 검다고 주장한다고 말한다. 이것은 가짜뉴스나 정보의 충돌을 이해하는 데 있어서 유용한 시각을 제공한다. 몇 해 전 언론을 들썩였던 라돈 침대 사건을 기억하실 것이다. 라돈은 지각의 암석 중에 들어있는 우라늄(238U)이 몇 단계의 방사성붕괴 과정을 거친 후 생성되는 무색・무취・무미의 기체로 지구상 어디에나 존재하는 자연방사능 물질이다. 세계보건기구에 따르면 라돈은 1급 발암물질인데 물리적 특성상 공기보다 무겁기 때문에 공기순환이 잘 이뤄지지 않은 곳에서는 쌓여서 축적될 수 있다. 실내

557) 물론 현실적으로 인간사회가 수용가능한 방법일 뿐 역사적으로 볼 때 모든 판결이 올바른 것은 아니었다.

생활을 하는 경우 고농도의 라돈에 지속적으로 노출되어 폐암이 유발될 수 있으며 실제로 비흡연자의 폐암 발생 제1원인으로 라돈이 추정되고 있다. 문제는 국내 굴지의 침대회사 제품에서 라돈이 다량 검출되었고 매트리스와 베개 커버 등이 폐기되었다.[558] 인체에 유해한 물질을 장기간 사용한 피해자들과 피해 내용이 확인된다면 마땅히 배상이 이루어져야 할 것이다. 그런데 인과관계의 입증이 쉽지 않다. SBS의 보도에 따르면 10년 넘게 문제의 라돈 침대를 사용하다가 두 번이나 암에 걸렸지만 라돈 침대와 암 발병 간에 인과성이 명확히 입증되지 않아서 업체 대표가 불기소 되었다고 한다.[559] 라돈 침대 사용자의 폐암 유병률이 일반인보다 최대 5.9배 높다는 보고도 있지만 역학적 증거를 인과성 판단의 기준으로 수용하지 않았기 때문이다.[560] 따라서 해당 업체의 대표에 대한 불기소 처분을 라돈이 인체에 유해하지 않다고 인정한 것으로 해석해서는 안 된다. 법정에서는 과학적 사실에 대한 판단을 하는 것이 아니라 민사상 불법행위에 대한 책임을 물을 수 있을만큼 라돈 침대 사용과 원고의 암 발생 간에 상당 인과관계가 있는지를 평결하는 것이다.

558) 조승한 기자, 라돈침대 사태 1년…완전수거 사실상 실패, 폐기방식도 베일속, 동아사이언스, 2019-5-7.
559) 유수환 기자, "암 걸린 이유 의심스러워"…인과관계 입증 관건, SBS 뉴스, 2021-5-16.
560) 역학적 인과성과 법적 인과성을 구분하는 것이 필요하다.

제3절

신문 사례의 분석

1. 커피

뉴스는 '새로운 소식'이란 뜻으로 정보의 '업데이트'에 가까운 의미로 사용된다. 그러나 정보가 아닌 '지식'의 경우 단선적인 축적이 가능할지 의문이 든다.[561] 과학의 진보란 다양한 명제들이 검증과 반증을 통해 모형으로 발전하며 의심의 여지가 없이 진리에 가까운 것으로 확신할 수 있을 때 이론의 반열에 오르기 때문이다. 그래서 의학 저널리즘이라는 것은 모순어법(oxymoron)이라는 주장도 있다.[562] 장기적으로 볼 때 학문 자체는 발전하는 것이 맞지만 특정 순간만 놓고 본다면 양립 불가능한 명제들이 난립하는 양상을 띠는데 어떻게 저널리즘과 공생할 수 있느냐는 취지이다. 게다가 의학보도는 기획기사가 많고 전문성으로 인하여 취재원에 대한 의존도가 큰데 전문가들 사이에서도 논란의 여지가 있거나 상충하는 지식이 존재한다. 그래서 특정 분야를 깊이 있게 공부할수록 아직 충분한 과학적 근거가 쌓이지 않아서 무엇이 옳은지 알 수 없다거나 불확실하여 아직 판단할 수 없는 경우가 많다. 그럼에도 불구하고 저널리즘에서는 건강정보의 특정 단면만을 강조하여 보도하는 경우가 많고 그것이 정보 충돌을 야기한다. 커피의 보도사례를 살펴보자.

커피는 과연 건강에 좋을까? 물론 커피가 하루에 얼마나 소비되는지 관련 통계를 본다면 적어도 건강에 나쁘지는 않을 것이라고 추측할 것이다. 엄청난 소비량도 그렇거니와

561) 토마스 쿤의 "과학혁명의 구조"에 따르면 나선형으로 발전한다.
562) 박정의, 손명세. 공중보건과 의학보도: 의학보도의 현황분석을 중심으로. 한국언론재단, 2001.

시장도 꾸준히 성장했기 때문이다. 요즘 국내에서는 밥보다 더 비싸게 대우받는 커피가 건강에 위해한 것이라면 보건당국에서 조치를 취하지 않았겠느냐 반문할 수도 있다. 그러나 이런 논리라면 술, 담배, 라면 등 건강에 나쁘지만 합법적으로 유통되는 것들은 무척 많다. 따라서 커피를 올바르게 소비하려면 보다 정확한 건강 정보가 필요하다. 한국일보의 권대익 기자가 쓴 기사[563]에 따르면 커피를 하루에 3잔 이상 마시는 40세 이상 남녀의 사망률이 커피를 전혀 마시지 않는 자들의 사망률보다 21% 낮다고 한다. 기사의 근거가 된 논문은 질병관리청의 한국인 유전체 역학조사 사업(KoGES) 중 도시기반 코호트(HEXA)에 등록한 40세 이상 남녀 11만920명의 커피 섭취량과 원인 사망률 간의 인과성을 분석한 것이다.[564] 논문에 따르면 주요 만성질환이 없는 중년층을 약 9.1년 추적한 결과 커피를 하루 3잔 이상 마신 사람의 모든 원인에 의한 사망 위험은 커피를 마시지 않는 사람보다 0.79배 낮았다. 그리고 커피를 하루 1잔 이상 마신 사람이 심혈관 질환으로 숨질 위험은 커피를 마시지 않는 사람보다 0.58배 낮았다. 특히 이 논문은 봉지 커피[565]를 음용하는 경우에도 사망률 감소의 효과가 있다고 보고하였다. 그렇다면 이 결과를 근거로 커피는 몸에 좋다고 받아들이면 될까?

사실 커피와 관련된 가장 흔한 대중적 우려는 다이어트에 대한 것이다. 불면증 같은 경우는 당일 밤에 바로 나타나는 증상이라 개인적 체험을 통해 판단을 하기 쉽지만 복부비만은 서서히 생겨나기 때문에 쉽게 자각하기 어렵다. 그래서 여러 미디어에서는 커피를 마실 때 시럽 같은 것의 첨가를 최소화해야 한다고 지적했다. 특히, 쓴맛 물질은 단맛을 느끼는 미각세포를 억제하기 때문에 커피의 경우 맹물에 시럽을 첨가할 때보다 이를 훨씬 많이 타 넣는 경향이 있다.[566] 이렇다보니 봉지 커피를 포함하여 단 커피는 나쁘고 아메리카노는 열량이 없어서 괜찮다는 대중적 인식이 있다. 커피에 시럽을 넣으면 50kcal가 넘고 하루 석 잔을 마시면 공기밥 반 공기를 더 먹는 셈이기 때문이다. 그런데 최근에는 아메리카노를 마셔도 살이 찐다는 보도들이 나왔다. 2018년 2월 12일 주택건설신문의

563) 권대익 의학전문기자, 커피 하루 3잔 이상 마시면 모든 원인의 사망 위험 21% 감소, 한국일보, 2021-5-20.
564) Kim SA, Tan LJ, Shin S. Coffee Consumption and the Risk of All-Cause and Cause-Specific Mortality in the Korean Population. J Acad Nutr Diet. 2021. Epub ahead of print. doi: 10.1016/j.jand.2021.03.014.
565) 봉지 커피란 커피 · 설탕 · 크리머가 함께 든 것으로 "three-in-one coffee"라고 불린다.
566) 이충헌 의학전문기자, 커피, 시럽 넣은 만큼 단맛 못 느끼는 이유는?, KBS 뉴스, 2013-10-12.

기사를 보면 카페인이 스트레스 호르몬의 분비를 촉진하기 때문에 아메리카노도 뱃살이 늘어나게 할 수 있다는 것이다. 매체명과 기사 내용의 연관성이 떨어지고 기자 이름과 출처도 없어서 신빙성이 낮은 콘텐츠일거라고 판단할 수도 있다.[567] 그러나 카페인이 함유된 커피는 실제로 코티솔이라는 스트레스 호르몬이 체내에 높게 유지되는 데 기여한다.[568] 이는 신체 대사의 균형을 깨뜨리고 식욕을 높인다. 즉, 코티솔의 과도한 분비는 만성피로, 고지혈증, 복부비만을 유발할 수 있기 때문에 아메리카노가 뱃살을 찌개 만든다는 것은 개연성이 높은 주장이다.[569] 그럼에도 블랙커피 섭취와 비만 간에는 연관성이 입증된 바 없다는 보도가 JTBC의 팩트체크로 방송되었다.[570] 당시 보도는 특정 논문[571]을 충실하게 보도하지 않은 기사들을 지적하는 것에 초점이 맞춰졌으나 시청자 입장에서는 "인과관계가 입증된 바 없다"는 보도를 "연관성이 없다"는 것으로 해석할 여지가 있었다. 그러나 앞서 설명한 것처럼 첨가물이 없는 블랙 커피(아메리카노)도 비만을 유도할 생물학적 개연성은 존재한다.

어떤 성분이 건강에 해로운지 여부는 대개 함량에 달려 있다. 특히 커피의 주성분인 카페인은 중추신경을 자극하고 뇌 속의 도파민 농도를 증가시켜 피로를 완화하고 집중력을 향상시킨다. 그러나 과용할 경우 불면증, 두통, 위산분비 과다에 의한 속쓰림, 혈압상승, 동맥경화성 플라크의 유발에 따른 심장마비 등을 야기할 수 있다. 따라서 적정량이 어느 정도인지가 중요한데 연구마다 그 기준이 1~2잔부터 6잔까지 편차가 크다. 그럼에도 소량을 즐기는 것은 암, 대사증후군, 치매 예방에 긍정적으로 작용할 수 있다고 평가한다.[572] 문제는 개인마다 카페인의 민감도가 매우 상이하다는 점이다. 그래서 관상

567) 실제로 유튜브에서는 허위 출처에 짜깁기된 정보가 뉴스처럼 유통되고 있다: "블랙커피 매일 두 잔 이상 4년간 마셨더니 놀라운 결과"(https://www.youtube.com/watch?v=AldJ60OEYbo). 2021-5-2.

568) Gavrieli A, Yannakoulia M, Fragopoulou E, Margaritopoulos D, Chamberland JP, Kaisari P, Kavouras SA, Mantzoros CS. Caffeinated coffee does not acutely affect energy intake, appetite, or inflammation but prevents serum cortisol concentrations from falling in healthy men. J Nutr. 2011; 141(4): 703-7.

569) Rosmond R, Dallman MF, Björntorp P. Stress-related cortisol secretion in men: relationships with abdominal obesity and endocrine, metabolic and hemodynamic abnormalities. J Clin Endocrinol Metab. 1998; 83(6): 1853-9.

570) 오대영 기자, [팩트체크] 커피를 마시면 비만 위험이 커진다?, JTBC 뉴스룸, 2019-1-7.

571) 김수연, 윤미진, 진영문, 김형민, 김정아, 박기현, 이수형. 한국 성인에서 커피 섭취와 비만과의 연관성: 2013-2015년 제6기 국민건강영양조사 활용. 가정의학. 2018; 8(6): 911-918.

572) 이외에도 커피에는 세포산화 방지에 좋은 항산화 성분이 많고 당뇨병 위험을 줄여주며 면역력을 향상시키고 장내 유익균을 활성화시키는 것으로 알려져 있다.

동맥 질환, 부정맥, 뇌졸중, 심장질환, 골다공증 같은 커피의 다양한 잠재적 위험을 본인에게 맞게 고려하여 섭취량을 정하는 것이 쉽지 않다. 게다가 커피 음용에 대한 수많은 연구들의 연구설계가 갖는 역학적 평가를 비교하고 제한점을 고려하여 정확하고 적절한 정보만을 가려내는 것은 매우 까다로운 일이다. 우리는 코호트 연구에서도 측정 오차와 편향이 다차원적으로 개입할 수 있음을 인정해야 한다. 그리고 질병력 등에 따라 개인의 라이프스타일은 변할 수 있고 커피를 소비하는 방식이나 취향도 달라질 수 있다. 게다가 관찰연구의 특성상 건강상태가 나쁜 사람들은 커피를 끊거나 마시지 않는 경우가 있어서 역인과의 가능성도 존재한다. 이런 경우 사람을 대상으로 직접 실험연구를 하는 것이 인과적 판단에 유용할 수 있으나 윤리적으로 허용되기 어려울 가능성이 높다. 결국 커피가 건강에 미치는 영향을 포괄적으로 판단하기는 쉽지 않을 전망이다. 제한된 연구설계를 이용한 단편적인 증거들이 있으며 이를 퍼즐맞추듯 끼워 맞춰도 하나의 일반적인 결론을 도출하기는 당장 어려울 것이다. 그러나 과학적 불확실성을 불편해하기 보다는 이를 감내하면서 계속 입증과 반증을 해 나가는 과정을 겪어야 한다.

2. 비약물적 중재

스페인 독감[573] 이후 약 100년 만에 전인류를 대유행(pandemic)의 공포로 몰아넣은 코로나-19 감염병은 2019년 12월 중국의 후베이성 우한(武漢, Wuhan)에서 처음 보고된 이후 다양한 비약물적 중재(non-pharmaceutical interventions; NPIs)를 통해 억제되었다.[574] 비록 코로나-19 백신 접종이 2020년 12월부터 시작되었으나 백신 공급량은 매우 부족하고 다양한 변이도 발생하여 NPIs는 백신 접종이 시작된 이후에도 인류가

---

573) 스페인 독감(Spanish flu)은 1918년에 범유행했던 인플루엔자 A(H1N1) 바이러스로 "1918 flu pandemic"으로 불린다. 전세계 인구의 약 1~3%가 죽었으며 일부는 감염된 지 2~3일 만에 사망하였다. 제1차 세계 대전의 사망자가 1500만 명 정도였는데 스페인 독감으로 죽은 사람이 1700만~5000만 명에 이를만큼 치명률이 높았던 20세기 최악의 전염병이었다.

574) 코로나-19의 기원에 대한 WHO의 보고서는 코로나바이러스를 옮긴 박쥐와 사람 사이의 인수공통감염병 감염에 매개 역할을 하는 어떤 동물을 통해 중국의 우한 시장에 유입되었다고 한다. 이는 원래 적도 부근에서 가능한 일이었으나 지구온난화 현상으로 인해 박쥐 등의 서식지가 북반구로 점차 올라오면서 발생한 것이라는 가설이 유력하다.

코로나-19에 대응하는 매우 중요한 전략이었다. NPIs는 기본적으로 바이러스의 사람간 전파를 막기 위한 활동으로 진단검사를 통해 확진자를 빨리 찾아내는 것 이외에도 확진자와 밀접 접촉한 사람을 조기에 (자가) 격리하고 2m 이상 물리적 거리두기(six-foot distancing)를 실시하며 마스크를 쓰고(face masking) 손을 씻는 것(hand washing) 등이다. 이는 소위 말하는 3밀(밀집・밀접・밀폐) 환경에서 코로나-19 바이러스의 전파가 훨씬 활발하여 높은 감염 사망률(infection fatality rate; IFR)을 야기했기 때문이다. 긴급사용 승인을 받은 화이자-바이오앤텍(a 유형), 모더나(a 유형), 존슨앤존슨 얀센(b 유형), 아스트라제네카(b 유형) 백신은 고령층의 사망률을 낮추고 감염되어도 중증으로 진행될 확률을 현저히 떨어뜨렸다.[575] 특히 60세 이상 고령층의 사망률이 크게 낮아졌고 전반적인 감염 위험도 떨어졌다. 이에 따라 2020년 12월부터 세계 각국에서는 부작용에 대한 면책조항을 감내해야 함에도 불구하고 당국의 긴급사용 승인을 받아 국민들에게 코로나-19 백신 접종을 시작하게 되었다.

코로나-19는 바이러스 게놈(유전 코드)의 돌연변이를 통해 베타, 감마, 델타, 엡실론, 에타,... 그리고 오미크론까지 여러 변이를 낳았다. 이에 따라 개인이 겪었던 증상도 다양하게 보고되었으나 통상 감염자의 사망 확률(IFR)은 0.5%~1.5%의 범위에 수렴하였다. 이때 감염자의 연령은 중증도와 사망률에 큰 영향을 미친다. 그래서 중위연령이 상대적으로 젊은 개발도상국보다 고령화가 진행된 선진국에서의 IFR이 더 높은 경향을 보인다. 다른 조건이 동일하다면 고령일수록 코로나-19에 의한 치명률이 높아지며 계절성 인플루엔자보다 훨씬 위험할 수 있다. 게다가 미국 CDC에 따르면 암, 만성 신장질환, 만성 간질환, 만성, 폐질환, 낭성 섬유증, 치매, 당뇨, 심장병, HIV 감염, 및 기타 면역 저하자는 건강한 동년배보다 코로나-19에 걸렸을 경우 중증화 가능성이 훨씬 높다. 이들은 백신 접종에 있어서도 부작용 가능성이 큰 취약집단이다. 따라서 코로나-19가 풍토병(endemic)이 되고 향후 새로운 코로나-X가 언제든지 유행할 수 있는 현 상황에서 백신에만 의존하는 약물적 중재 전략은 최선의 감염병 억제 전략이라 보기는 어렵다.

비약물적 중재(NPIs)는 백신이나 치료제가 없거나 사용이 여의치 않은 상황에서 인구

575) 핵산 백신(mRNA; a 유형)은 코로나-19 바이러스의 표면항원 유전자를 RNA 형태로 몸에 주입하여 체내에서 표면항원 단백질을 생성해 면역반응을 유도하고 전달체 백신(바이러스 벡터; b 유형)은 코로나-19 바이러스의 표면항원 유전자를 다른 바이러스 주형에 넣어 몸에 주입한다. 두 백신 모두 생백신이 아니므로 백신이 코로나19 감염을 유발하지 않는다.

집단에서의 감염병 확산을 늦추기 위해 시도할 수 있는 모든 조치를 일컫는다. 이번 코로나-19 사태에서 인류가 경험했던 것처럼 통상적으로 백신 개발에 필요한 여러 과정을 생략하거나 축소했음에도 신종 감염병 백신을 출시하는 데는 상당한 시간이 필요하다. 따라서 NPIs는 백신이 나오기 전까지 최대한 인구집단의 전파를 막고 피해를 최소화하기 위해 시간을 버는 목적이 있다. 물론 백신과 치료제가 출시되었다고 해서 NPIs가 바로 종료되는 것은 아니다. 경제적 피해와 불편에도 불구하고 백신 출시 초기에는 공급량이 절대적으로 부족하며 여러 국가에 이것이 보급되는 데 상당한 시간이 소요된다. 따라서 감염병 유행의 정점이 지날 때까지 상당 기간 동안은 백신 접종과 NPIs를 병행하게 된다. NPI는 크게 다섯 가지 범주로 구성된다: 개인위생 조치, 환경 관리, 사회적 거리두기, 여행 관련 조치, 위기 소통.[576] 타임지에 따르면 WHO가 코로나-19의 대유행을 선언한 첫해 NPIs를 활용한 모범 방역국가로 아시아태평양 지역에서는 한국, 대만, 싱가포르, 호주, 뉴질랜드가 꼽혔다.[577] 이들 나라는 다양한 비약물적 중재 조치를 적극 활용하였는데, 특히 한국은 감염 장소의 폐쇄, 밀접 접촉자 추적 조사, 마스크 착용 의무화, 모임 인원수 제한, 고위험 시설의 영업제한 등의 조치와 함께 정례 브리핑을 실시하였다. 이는 코로나-19와 관련된 정보를 정부에서 직접 생성, 유통, 검증하여 국민들의 질병 공포를 최소화하고 NPIs를 올바르게 실천할 수 있도록 돕는데 큰 역할을 하였다. 코로나-19는 결국 호흡기 감염병이기 때문에 전파를 차단하기 위해서는 R0라고 부르는 기초감염재생산지수(basic reproduction number)를 모니터링하고 감소시켜야 한다. 이를 위해서는 확진자와 감염 의심자를 격리하고 추적해야 하는데 역학조사를 위해서 메르스 사태 이후 감염병예방법을 개정했던 것이 주효했다. 아무리 ICT 인프라를 통해 개인의 동선을 추적할 수 있는 앱을 만들었다 하여도 정보를 수집할 수 있는 법적 근거가 없다면 무용지물이기 때문이다. 게다가 우리나라 건강보장 제도의 근간이 되는 전국 시・군・구의 보건소에서 진단 검사(RT PCR testing)를 실시하는 선별검사소를 무료로 운영했던 것은 질병의 조기발견과 조기대응이라는 역학조사의 원칙에 잘 부합하는 대처였다.

576) WHO(2019) Non-pharmaceutical public health measures for mitigating the risk and impact of epidemic and pandemic influenza, https://www.who.int/influenza/publications/public_health_measures/publication/en/ (Accessed 2022년 1월 20일)

577) Time. The Best Global Responses to COVID-19 Pandemic, 1 Year Later (Accessed 2022년 1월 20일)

[그림 4-1] 집단 면역의 원리

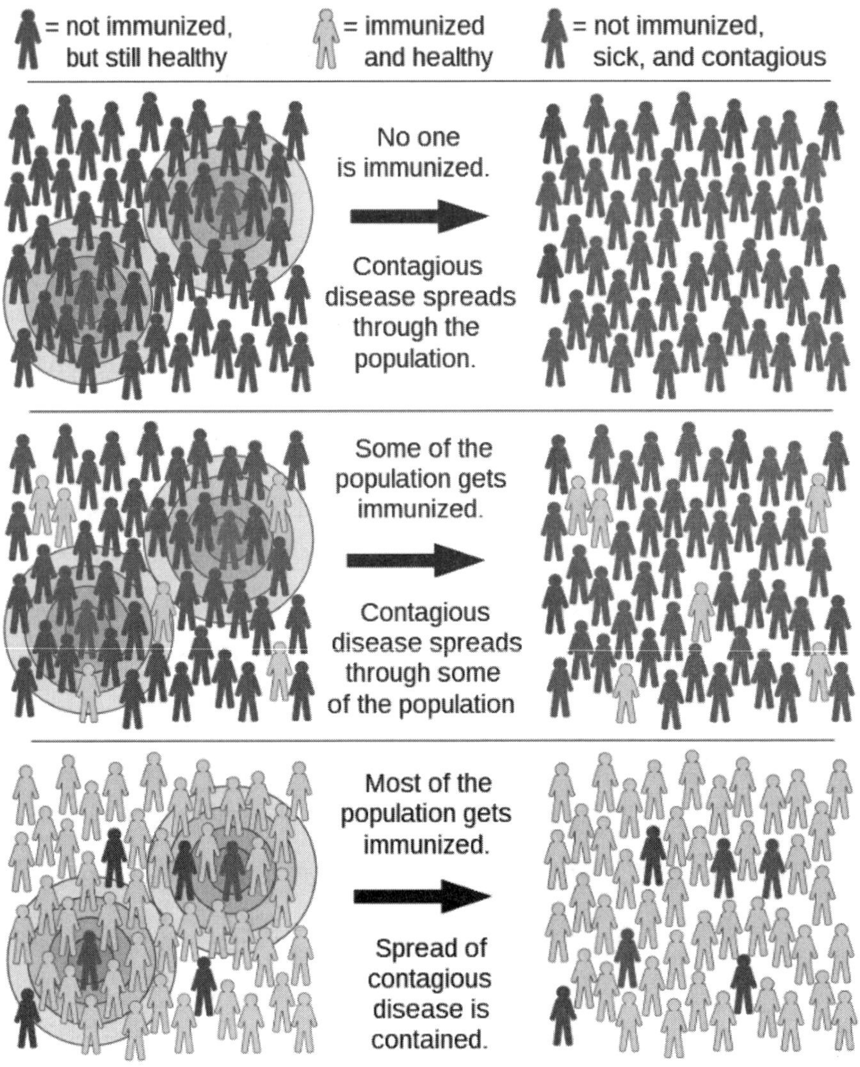

※ 인구집단에서 백신 접종자(노랑)의 비율이 특정 임계치에 도달하면 감염자(빨강)가 발생하여도 백신 미접종자(파랑)에게 질병이 전파되는 것은 막을 수 있음

그런데 NPIs는 전국민의 백신 접종률이 2차 접종 완료자를 기준으로 80%를 넘어섰음에도 유지되었다. 그리고 2022년 상반기에 단계적으로 방역조치가 해제된 주된 이유도 역학적 판단이라기보다는 소상공인 등 자영업자들의 경제적 타격을 더 이상 외면할 수

없었기 때문이었다. NPIs가 상당 기간 지속된 이유는 코로나-19의 변이 바이러스가 계속 등장했기 때문이다. 이로 인하여 역학 교과서에서 공고한 개념이었던 집단 면역(herd immunity)은 허상이라는 비판을 받았다. 이는 예방 접종을 통해 집단 구성원의 대략 80% 정도가 항체를 보유하게 되면 면역력이 없는 나머지 집단에 대한 감염 확률은 급격히 낮아지고 질병의 전파력도 낮아진다는 원리이다.[578]

그런데 모든 백신에는 부작용이 있어서 개인에게 접종을 강제할 수 없고 일부 기저질환자나 면역저하자들은 의학적인 사유로 접종이 곤란하다. 게다가 미성년 자녀를 둔 부모들에게도 자녀의 접종을 강요하기는 어렵다. 따라서 사실상 백신 접종률이 80~90%가 되면 접종률은 정체되고 완전 접종으로 분류된다. 그러나 바이러스의 변이는 돌파감염(breakthrough infections)의 사례를 낳는다. 백신 부스터샷까지 맞았으나 개인차에 따라 항체가 덜 생길 수도 있고 변이까지 유입되다 보니 백신의 예방효과를 85%로 가정했을 때 R0는 1.5 정도로 추정되어 집단 면역에 따른 질병의 종식은 불가능해지게 되는 것이다. 따라서 코로나-19가 풍토병으로 전환되는 조건은 감염을 통해서 면역을 획득하는 것이다. 이는 백신이 개발되기 전에 우리 인류가 감염병을 극복했던 방법이다. 물론 백신 접종을 통해 항체를 어느 정도 보유한 상황에서 감염되는 것이므로 치명률은 훨씬 낮다. 게다가 신종 감염병은 대개 치명률이 높은 유형과 전파력이 높은 유형으로 나뉜다. 코로나-19의 경우 델타 변이는 치명률이 높고 오미크론 변이는 전파력이 높은 유형이다. 그런데 변이가 거듭될수록 바이러스는 보통 치명률은 낮아지고 전파력이 높아지는 경향을 보인다. 왜냐하면 치명률이 높을 경우 숙주가 사망할 가능성이 높아서 바이러스 역시 종말하기 때문이다. 따라서 위드 코로나(with Corona) 전략은 백신 접종률이 임계치에 도달했다고 판단되면 보건 당국에서 방역조치를 완화하여 획득 면역을 얻도록 유도하는 방법이다. 백신을 접종한 건강한 성인은 코로나-19에 감염되더라도 가볍게 앓고 지나갈 가능성이 매우 크다. 폐 깊숙이에서 증식하는 델타 변이보다 상기도에서 증식하는 오미크론은 치명률이 낮은 방향으로 진화되었기 때문이다.

세계에서 가장 먼저 국민들에게 코로나-19 백신을 접종시켰던 미국은 이러한 이유로 방역조치를 단계적으로 해제하였다. 백신을 완전 접종한 인구의 비율이 절반에 이르자

578) Fine P, Eames K, Heymann DL. Herd immunity: A rough guide. Clin Infect Dis. 2011; 52(7): 911-6.

마스크를 벗어도 된다고 CDC에서 발표한 것이다.[579] 그러나 미국은 정치적 이유로 코로나-19가 음모이며 정부에서 물백신을 공급한다고 믿는 사람의 비율이 꽤 높다.

[그림 4-2] 코로나-19의 전파력과 치명률

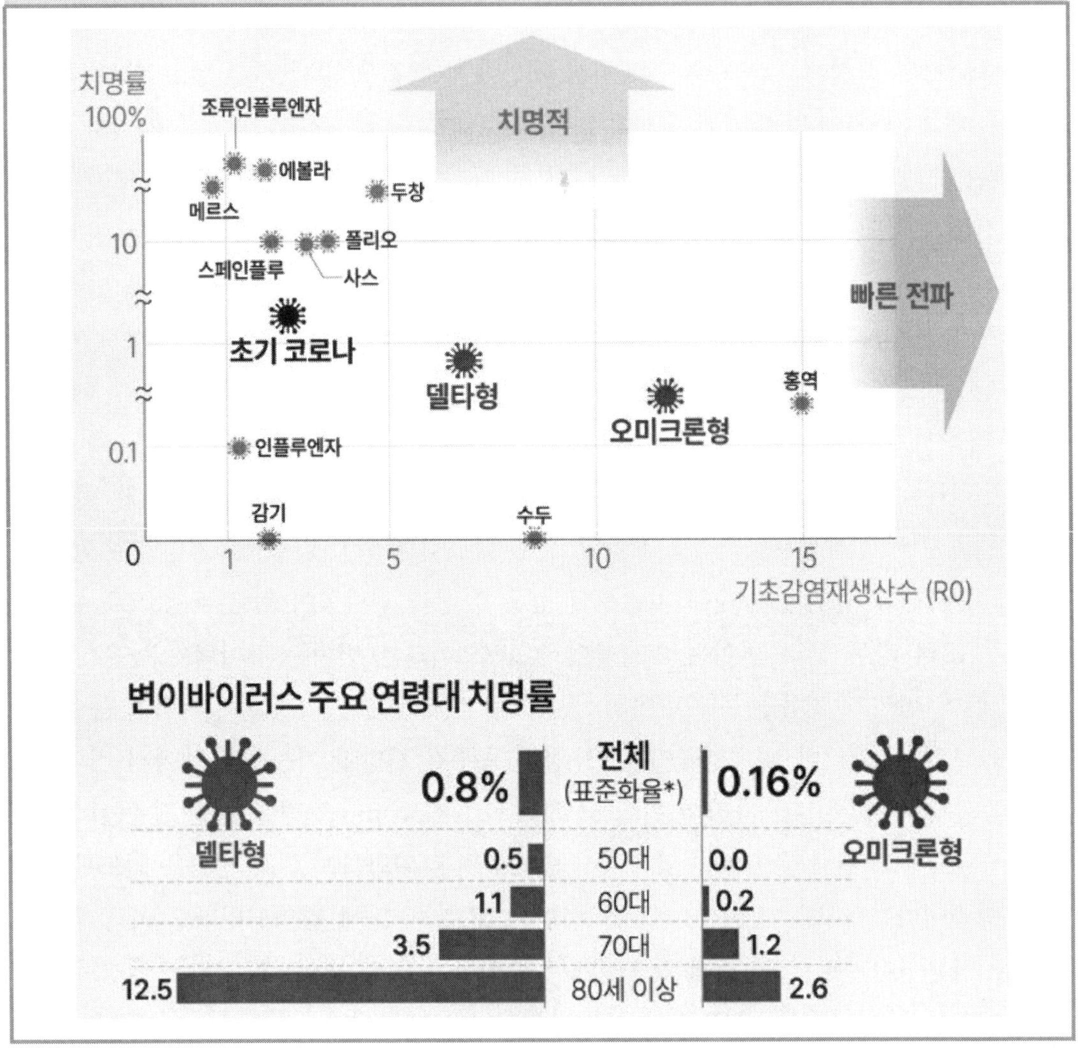

※ 연령 분포의 차이는 전체 확진자의 연령구성비를 기준으로 기대사망자 수를 산출하여 표준화한 것임(출처: 질병관리청)

---

579) CDC(2021) When You've Been Fully Vaccinated, https://www.cdc.gov/coronavirus/2019-ncov/vaccines/fullyvaccinated.html (Accessed 2022년 1월 20일)

예방접종의 효과는 확실하며 과학적으로 이미 검증되었다.[580] 그럼에도 불구하고 가짜 뉴스와 거짓정보는 백신 망설임(vaccine hesitancy)과 접종거부 현상을 낳는다.[581] 이는 복잡한 미디어 환경에서 증가한 확증편향 현상과 함께 믿고 싶은 것만 믿게끔 개인을 유도한다. 개인의 취향을 반영하는 플랫폼 업체의 알고리즘이 내가 믿는 정보를 비판적으로 바라보거나 객관화할 수 있는 가능성을 줄여서 비과학적이고 극단적인 사고를 하는 사람들을 만들어내는 것이다. 예방접종을 받지 않은 상태에서 스스로 방역조치를 완화하는 것은 개인뿐 아니라 지역사회도 위험하게 만든다.[582] 1918년 스페인 독감(Spanish flu) 이후 최악의 대유행으로 기록되고 있는 이번 코로나-19 사태에서 우리는 집단 면역이 신화적인 개념일 수 있다는 점을 깨달았다. 따라서 코로나-19의 완전한 종식은 불가능할 수 있고 NPIs를 성급하게 완화할 경우 감염 확산에 따른 입원률과 사망률의 증가가 우려된다.[583] 이에 따라 우리나라 중앙재난안전대책본부(중대본)는 백신 접종률을 올리는 것만큼 개인의 자율적인 방역조치 준수를 강조했다. 2022년 봄부터 시작된 단계적인 방역조치 해제가 코로나의 종식을 의미하는 것이 아니며 단지 대응전략의 변경이기 때문이다. 이에 따라 개인이 NPIs를 내재화하고 일상회복과 함께 병행할 수 있는 진단검사와 역학조사(contact tracing)의 시퀀싱(sequencing)이 필요하다.

---

580) Garnett GP. Role of herd immunity in determining the effect of vaccines against sexually transmitted disease. J Infect Dis. 2005; 191(Suppl 1): S97-106; Quadri-Sheriff M, Hendrix KS, Downs SM, Sturm LA, Zimet GD, Finnell SM. The role of herd immunity in parents' decision to vaccinate children: A systematic review. Pediatrics. 2012; 130(3): 522-30.

581) Dubé E, Laberge C, Guay M, Bramadat P, Roy R, Bettinger J. Vaccine hesitancy: an overview. Hum Vaccin Immunother. 2013; 9(8): 1763-73; Ropeik D. How society should respond to the risk of vaccine rejection. Human Vaccines & Immunotherapeutics. 2013; 9(8): 1815-1818.

582) CNN(May 18. 2021) New York won't require masks or social distancing for fully vaccinated people starting Wednesday, https://edition.cnn.com/2021/05/17/politics/new-york-lift-masks-social-distancing-vaccinated/index.html (Accessed 2022년 1월 20일)

583) Moore S, Hill EM et al., Vaccination and non-pharmaceutical interventions for COVID-19: A mathematical modelling study. Lancet Infect Dis. 2021 Published Online March 18, 2021, (Accessed 2022년 1월 25일)

3. 예방접종

신종 감염병에 대응하는 방법은 대개 세 가지이다. 첫째는 자연능동면역이다. 이는 각종 질환에 이환된 후 형성되는 면역으로 가장 확실하게 감염병에 대항하는 방법이지만 많은 확진자와 사망자를 낳게 된다. 게다가 질환의 특성에 따라 면역의 지속기간이 상이하고 영구면역을 얻지 못할 수도 있다.[584] 둘째는 인공능동면역, 즉 예방접종이다. 인위적으로 항원을 체내에 투입해서 항체가 생성되게 하는 방법으로 생균백신이나 사균백신을 이용한다.[585] 위의 두 가지 방법은 모두 숙주 스스로가 면역체를 형성하여 면역을 얻는 후천적 능동면역의 종류이다. 셋째는 앞서 언급한 비약물적 중재, 즉 NPIs이다. 이번 코로나-19 사태에서 스웨덴 같은 국가는 이웃 국가들에 비하여 방역조치를 거의 하지 않아서 집단감염을 유도하는 방식의 첫 번째 대응전략을 쓴 것으로 보인다. 그러나 이는 여전히 효과성에 많은 의문이 제기된다. 그래서 대부분의 국가는 두 번째와 세 번째 방식인 백신접종과 NPIs를 병행하는 전략을 취했다. 이 경우 방역당국의 역량이 발휘되는 지점은 시간차에 따라 두 전략의 조화를 꾀하는 부분이다. 즉, 인구집단에서 백신접종의 우선순위를 부여하여 순차적으로 접종을 시키면서 접종률에 상응하는 방식으로 NPIs의 강도를 조절하는 것이다. 이 과정에서 검사, 접종, 치료에 필요한 의료자원의 규모가 달라지기 때문에 단계에 맞게 자원 배분을 조정하고 백신접종의 순응도를 높여야 한다.

백신접종의 수용도는 대개 S자 곡선을 그린다. 코로나-19 백신접종에 있어서 우리나라 중대본의 우선접종 대상집단은 고위험군, 노인, 의료진이었다. 이는 의료기관과 요양병원에서의 집단감염은 폐쇄적 특성과 환자들의 낮은 면역력 및 기저질환 등으로 인해 발병시 사망률을 크게 높일 수 있기 때문이었다.[586] 그리고 연령대별로 위험 대비 효과를 계산하여 접종계획을 추진해 나갔다.

---

584) 한 번 이환되면 두 번 걸리는 일이 드문 감염병은 두창, 홍역, 수두, 콜레라, 백일해, 장티푸스, 페스트, 유행성 이하선염 등으로 영구면역이 잘 되는 질병들이다. 일본뇌염이나 소아마비도 불현성 감염에 의해 강한 면역이 형성된다. 반면, 디프테리아, 인플루엔자, 폐렴, 세균성 이질, 수막염 등은 이환되어도 약한 면역만 형성된다.

585) 두창, 탄저, 결핵, 광견병, 홍역 등에는 주로 생균백신을 사용하고 장티푸스, 콜레라, 백일해, 일본뇌염에는 사균백신을 쓴다.

586) 질병관리청(2021.05.06) 2021년 1분기 코로나19 백신 접종대상자에서 예방 접종 초기 효과 분석 결과. 주간 건강과 질병. 제14권 제19호.

[그림 4-3] 백신 접종률의 S자 곡선: BCG 사례

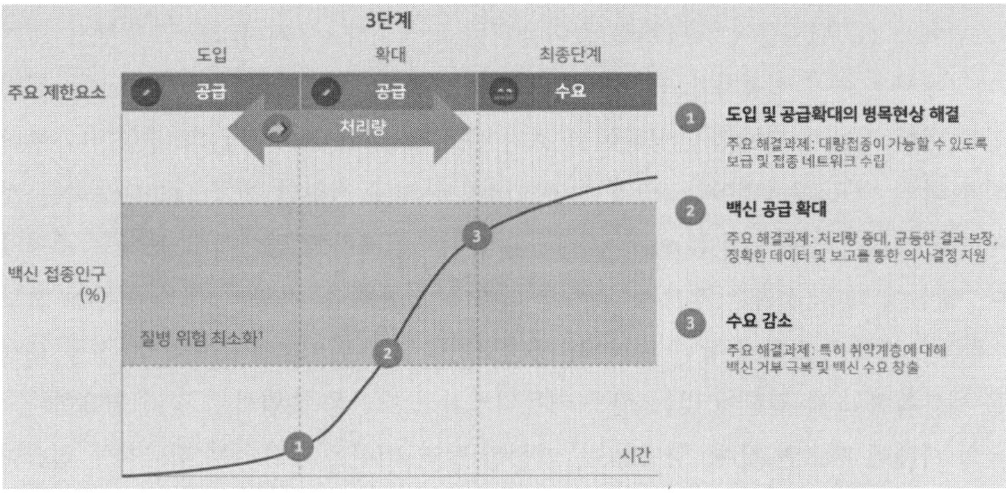

※ 질병위험의 최소화 정도는 백신접종을 한 취약계층의 인구 비중에 따라 달라질 수 있음

[그림 4-4] 취약계층 백신 우선접종 전략의 경제적 효과

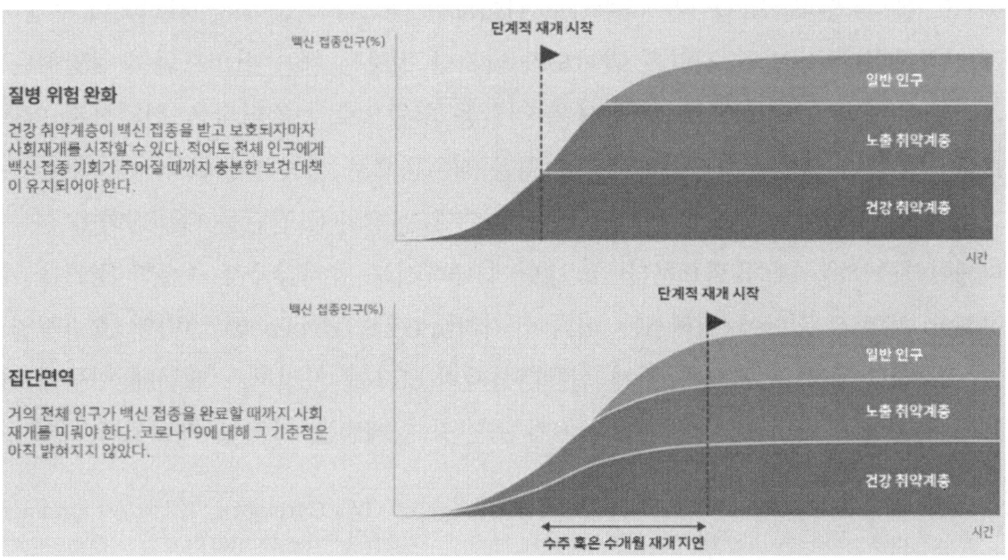

백신 공급물량의 초기 병목현상이 해결되고 수용도가 높아지면서 취약계층부터 서서히 감염의 위험이 완화되는 양상은 접종률의 S자 곡선과 동조화(coupling) 된다. 문제는 위 그림에서 (1) 단계를 (2) 단계로 끌어올리는 과정이다. 우리나라도 그러했던 것처럼 이 과정에서는 초기 접종자가 작아서 백신 공포(vaccine phobia)가 극대화된다. 질병과 백신에 대한 정보가 제한적인 상황에서 초기 수용자(early adaptor)의 경험이나 부작용 사례가 과잉 대표되는 것이다. 만약 보건당국에서 이때 적절한 전략으로 대응하는 것에 실패한다면 백신 접종률의 (1)에서 (2)로 이어지는 임계점을 넘어서지 못하고 주저앉게 된다. 백신에 대한 정확한 정보가 부족한 상태에서 접종 후 사망 사례가 언론에 보도되면 대중은 크게 동요하게 된다. 따라서 공중보건학적인 위기대응 전략으로 접종 대상집단을 세분화하고 각 집단에 맞는 설득 커뮤니케이션 방안을 수립하는 것이 필요하다.[587] 미국의 사례에 따르면 첫째, 약 30%는 가능한 빨리 백신을 맞으려는 적극적인 집단이다(A). 둘째, 약 35%는 다른 사람들이 접종하는 것을 지켜보면서 조금 기다렸다가 맞겠다는 집단이다(B). 셋째, 약 20%는 백신 접종을 할지 말지 고민하는 집단이다(C). 넷째, 약 15%는 백신 접종을 할 계획이 없는 집단이다(D).[588] 리스크 커뮤니케이션 이론에 따르면 A 집단은 적극적 초기 수용자로 백신 접종에 대한 관여도가 높고 정보도 많은 활동청중으로 볼 수 있다. B 집단은 다수자로 관여도는 높으나 신중하며 정보를 더 수집하려는 관심청중이다. 반면 C 집단은 관여도가 낮지만 정보는 계속 살펴보면서 관망하는 인지청중에 가깝다. 마지막으로 D 집단은 비활동 청중으로 보건당국을 신뢰하지 않거나 정보를 거부한다. 이들은 대개 과학적 사실을 정치적으로 해석하며 설득이 어렵다. 따라서 D 집단을 제외하고 태도의 변화를 일으킬 수 있는 B와 C 집단을 타겟팅하여 설득 커뮤니케이션을 하는 것이 필요하다. B 집단에 대해서는 방역당국이 충분한 정보를 계속 제공해야 하며 C 집단에 대해서는 미디어 지지(media advocacy) 전략이 효과적일 수 있다. 두 집단을 합한 규모가 전체 접종대상자의 55%를 차지하기 때문에 이들에 대한 설득에 성공하게 되면 백신 접종률은 S자 곡선의 임계점을 넘어설 가능성이 크다.

587) AHIP, Vaccine Hesitancy and Trusted Messengers: CVS Caremark, https://soundcloud.com/user-535235188/vaccine-hesitancy-and-trusted-messengers-cvs-caremark-26 (Accessed 2022년 1월 25일)

588) CVS Health, Understanding and Addressing Vaccine Hesitancy Achieving Control in the U.S. Today https://www.aetna.com/document-library/cvs-health-payor-solutions-understanding-and-addressing-vaccine-hesitancy-dec-2020.pdf (Accessed 2022년 1월 25일)

4. 미디어 리터러시

정보가 넘쳐나고 이를 전달하는 매체나 플랫폼 역시 형식적으로 신뢰할 수 있다면[589) 유통되는 정보를 취사선택하여 믿을지 판단하는 것은 정보를 생산하는 주체가 아닌 이를 소비하는 주체의 문제로 귀결되기 쉽다. 즉, 가짜정보를 믿은 개인의 책임을 더 무겁게 따진다는 뜻이다. 이에 따라 제시된 해결책이 미디어 리터러시(media literacy) 역량을 키우는 교육이었다. 이는 1960~1970년대 텔레비전이나 영화의 폭력성과 선정성에 대한 해결방안으로 등장했다.[590)] 그러나 문제의 소지가 있는 영상물 자체를 규제하지 않고 여기에 언제든 폭로될 수 있는 대중의 비판적 역량을 교육시킨다는 접근은 차선책에 불과할 뿐이다.[591)] 그럼에도 불구하고 미디어 리터러시는 정보통신혁명의 바람을 타고 미디어를 자유롭고 올바르게 사용할 줄 아는 능력으로 뿌리내렸고 정보 리터러시, 인터넷 리터러시, 소셜 미디어 리터러시 등의 개념으로 분화했다.[592)] 과연 미디어 리터러시 교육을 받은 사람들은 미디어를 통해 생성되는 정보에 적절하게 접근하여 올바르게 이해하고 잘못된 내용을 가려낼 수 있을까? 여기에 대한 경험적 증거는 충분하지 않지만 적어도 소셜 미디어의 등장이 이 문제를 훨씬 복잡하게 만들었다는 점은 분명하다.[593)]

---

589) '형식적인 신뢰성'이란 정보를 유통하는 당사자가 법이나 제도의 적용을 받는 사회적 주체일 경우 소비자가 부여하는 믿음이다. 즉, 어떤 정보의 구체적인 사실 여부는 잘 모르면서 특정 매체에서 생성한 정보라면 그 매체를 신뢰하기 때문에 해당 정보도 믿게 되는 경향을 말한다. 그런데 형식적인 신뢰성은 꼭 '실질적인 신뢰성'을 담보하는 것은 아니다. 예를 들어, 유튜브와 같은 동영상 공유 플랫폼의 경우 세계 시가총액 3위에 드는 초거대 기업인 Google의 소유이다. 그래서 이 혁신기업에 대한 대중의 신뢰와 충성도는 매우 높지만 유튜브를 통해 정보를 실제로 생성하는 개인 유튜버들은 법이나 제도의 엄격한 감독 하에 놓이지 않는다. 따라서 그들이 양산한 정보에 대한 사후적 책임이 가볍고 구독자와 조회수를 늘리려는 금전적 동기마저 작용하여 유튜버는 검증되지 않은 정보를 유통할 가능성이 있다. 그러나 소비자들은 이런 정보들을 해당 기업에 대한 신뢰로 치환하여 믿어버리는 경향이 있다. 그래서 형식적인 신뢰성과 실질적인 신뢰성의 불일치 여부를 따져보는 것이 오늘날의 정보 소비자에게는 중요하다.

590) Buckingham D. Media Education: Literacy, learning and contemporary culture. Cambridge, UK: Polity Press, 2003.

591) Austin E, Pinkleton B, Chen Y, Austin B. Processing of sexual media messages improves due to media literacy effects on perceived message desirability. Mass Communication and Society. 2015; 18(4): 399-421.

592) Ofcom [Office of Communications] (2003). About media literacy. Retrieved from https://www.ofcom.org.uk/research-and-data/media-literacy-research/media-literacy (Accessed 2022년 7월 19일)

593) Frau-Meigs D. Trans-literacy as the new research horizon for media and information literacy. Media Studies. 2012; 3(6): 14-26.

정보의 충돌은 무엇보다 명확해야 할 것 같은 과학적 사실을 불확실하게 만든다. 애초에 정보가 상충되었던 것은 아니다. 디지털 미디어 시대에 온라인 채널이 빠르게 늘어나고 유통되는 정보량이 기하급수적으로 증가하면서 정보의 간섭 효과가 나타났다. 올드 미디어의 게이트키핑 기능은 사라졌고 대중은 소셜 미디어를 통해 정보에 노출되다 보니 필터링 없이 트래픽을 유도하는 클릭성 기사(clickbait)에 낚인다. 게다가 노골적인 정파적 보도나 수용자의 심리적 편향도 이런 경향을 자극한다. 소셜 미디어 플랫폼은 파편화된 정보를 빠르게 증폭시키고 다수에게 전달하면서 탈진실의 시대로 우리를 이끈다. 정치적 반목이 심하고 저널리즘을 불신하는 사회에서 가짜뉴스는 대중이 소비하는 주된 뉴스가 되었다. 알고리즘에 기반하는 소셜 미디어와 포털 사이트는 뉴스가 소비되는 길목(플랫폼)을 장악하고 있어서 허위정보(disinformation)로 언제든 여론을 왜곡하고 사실을 날조할 수 있다. 거대한 음모론을 말하는 것이 아니다. 디지털 미디어 사회가 정보의 총량과 접근성은 높였지만 필터링을 통해 양질의 정보만을 유통하는 역할은 거의 하지 못하기 때문에 최종 소비주체에게 판단의 책임이 전가된다는 뜻이다. 인터넷 민주주의가 프로파간다를 없애지 못했고 디지털 환경에서도 대중들이 왜곡된 정보에 길들여지는 현상이 나타나고 있는 것이다.[594)]

디지털 미디어 환경에서 인터넷 민주주의가 제대로 실현되지 못하고 커뮤니케이션 불평등을 야기하는 숨은 이유 중 하나는 광고 수익의 확보가 저널리즘의 가치에 우선하기 때문이다. 클릭 수나 뷰(view)에 따라 수익을 얻는 온라인 기사의 특성상 내용보다는 자극적인 미끼성 제목이 범람하고 그 결과 정보의 오남용(abusing)이 심화되었다. 트래픽이 늘어나면 광고 노출의 대가를 받아 수익을 얻는 구조는 정보의 진실성보다는 호기심을 자극하는 방향으로 경제적 동기를 제공한다. 게다가 경합하는 정보가 양산되는 것과 달리 공신력을 가진 매체나 기관이 커뮤니케이션 채널에서 우위에 있지 못하여 대중은 믿고 싶은 정보만 취하게 된다. 더군다나 클릭을 유도하는 미끼 기사에 연동되는 광고는 소셜 미디어 플랫폼의 알고리즘을 통해 이용자들에게 맞춤형으로 제공되는 것들이라 유효 광고가 될 가능성이 높다. 플랫폼에서 각 계정이 검색했던 키워드와 관심사를 기초로 이용자의 성향이나 필요에 맞는 광고를 연결하기 때문이다. 그래서 클릭한 기사 내용에는 실망했지만 광고에 대한 만족으로 해당 정보에 대한 소비자의 평가를 왜곡할 수 있

594) 월터 리프먼이 그의 저서 여론(public opinion)에서 지적한 현상이다.

다. 게다가 대중은 디지털 미디어 사회에서 항상 정보에 노출되는 환경에 처해 있기 때문에 정보 처리에 들이는 인지적 노력을 점점 줄이는 방향으로 변화・적응하고 있다. 지상파 프로그램을 처음부터 끝까지 완결 시청하는 인구가 줄고 대신 유튜브를 통한 소위 '짤(방)'[595]의 소비가 일상화되고 인스타그램 같은 플랫폼을 통해 유통되는 '밈(meme)'은 풍자나 패러디를 목적으로 하기 때문에 정보의 진실성이나 사실관계의 중요성은 점차 희석되는 분위기이다. 따라서 가짜뉴스가 난무해도 인터넷 공간은 원래 그런 곳으로 치부하면서 정보 전반에 대한 신뢰성을 낮게 평가하다보니 거짓이나 가짜로 판명난 것들에 대해서도 그냥 믿어버리는 비합리성이 나타나고 있다.

오염된 정보가 유통된다는 것은 마치 위조지폐가 거래되는 것과 같다. 그 정도가 크지 않을 때는 시장을 거의 교란하지 않지만 그대로 방치할 경우 경제 전반에 엄청난 혼란을 야기할 수 있다. 그래서 객관성과 진실의 전달을 가치로 하는 저널리즘은 팩트체킹을 강화하고 있다. ABC뉴스와 AP통신은 팩트체크(FactCheck.org)와 폴리티팩트닷컴(Politifact.com), 스누프스(Snopes)와 뉴스의 진실성 여부를 검증하며 국내에서도 JTBC 뉴스룸을 시작으로 이런 기능이 정착되어 가고 있다. 그러나 팩트체크의 결과 특정 뉴스가 명백히 허위로 판명난다 하더라도 미디어의 특성상 여기에 노출된 모든 대중들에게 이를 전달할 수 없으며 피해를 본 당사자의 경우에도 소송 과정 등을 거치면 사실상 피해보상의 효과는 제한적이다. 따라서 팩트체킹은 사후가 아닌 사전에 작동해야 한다. 게다가 일부 언론사는 사실에는 가치가 내재되어 있기 때문에 객관적 사실에 대한 명백한 오류가 아닌 이상 정보의 진실성이 높다거나 낮다는 식으로 판정해야 한다고 주장한다.[596] 즉, 모든 정보는 해석의 여지가 있으며 이때 믿을지 말지 결정하는 것은 결국 소비자의 몫이라는 입장이다.

그러나 과학적 진실은 명백히 학술적 기준에 따라서 판단하여야 하고 여기에 미치지 못할 경우 분명히 제재가 있어야 한다. 왜냐하면 건강 정보의 경우 인체에 해를 입힐 수 있으며 비과학적 신념은 그릇된 행동을 통해 사회에 악영향을 미칠 수 있기 때문이다. 따라서 포털 중심으로 뉴스의 공급구조가 바뀌었고 소셜 미디어를 통해 정보가 소비되는

595) '짤(방)'이란 인터넷에서 떠도는 각종 자투리 이미지 파일이나 짧은 동영상을 의미하는 신조어이다.
596) 마치 구글의 knowledge graph처럼 문장을 입력했을 때 사실에 부합하는 정도를 수치로 보여주는 식이다.

사회에서 디지털 플랫폼 사업자들의 권력을 견제하지 못한다면 확인되지 않은 소문이 순식간에 퍼져서 비참한 결과를 초래할 수도 있다.[597] 인지심리학과 사회심리학을 잘 아는 전문가라면 인간의 심리적 취약점을 이용하여 왜곡된 뉴스를 생산하고 여론을 조작할 수도 있다. 사실 사람은 정보가 제공되었을 때 거기에 맞춰 신념이나 태도를 결정하는 경우보다 동기화된 추론(motivated reasoning)을 하는 경우가 더 많다.[598] 즉, 커피를 좋아하는 사람은 커피가 몸에 좋다는 정보만 선택적으로 취할 가능성이 있다. 문제는 개인의 성향(predisposition)에 대한 빅데이터를 가진 플랫폼 기업이 이 정보를 활용해 선망편향(desirability bias)에 기댄 뉴스를 쏟아낸다면 디지털 미디어 환경은 오히려 이전보다 정보의 질 관리에 취약해질 수 있다는 점이다.[599]

대중은 불확실성을 피하고자 정보를 찾는다. 원래 미디어와 언론의 주된 기능은 이처럼 사회에 필요한 정보를 제공하는 것이다. 그래서 저널리즘은 더 정확하고 분명한 정보를 취하려는 경향이 있다. 그런데 과학적 사실은 함부로 단정적이어서는 안 된다. 정해진 절차와 기준에 따라 검증이 되지 않았다면 '아직 확인되지 않았다'고 밝혀야 한다. 특히 어떤 물질이 인체에 '안전'하다고 평가할 때에는 더욱 신중을 기해야 한다.[600] 한 번의 실험으로 위해성이 다 밝혀지는 경우는 없다. 따라서 언제든 반증가능성(falsifiability)을 열어두고 신중을 기해야 한다.[601] 위해성을 저평가하거나 무시하는 것도 안전성을 확대해석 하는 것도 경계하면서 확인된 과학적 팩트만을 보도해야 하는 것이다. 과학을 정치화하거나 상업화하는 것은 정보의 왜곡과 오남용을 유발하여 대중들에게 피해를 끼칠 수 있기 때문이다.[602] 따라서 언론에서는 대중들이 과학뉴스에 대한 문해력을 키울 수 있도록 노력하고 과학 전문기자를 육성해야 한다. 사회적 이슈와 연결하여 틈틈이 저명한

597) 페이스북이 소유한 왓츠앱(Wahtsapp)이라던지 카카오톡 같은 경우 유사한 사고가 많았다. 출처가 불분명하고 확인되지 않은 링크를 손쉽게 공유할 수 있기 때문이다.

598) Why smart people are more likely to believe fake news. The Guarian (April 1, 2019) Michael Thaler "The Fake News Effect: an experiment on motivated reasoning and trust in news. Harvard University (Nov 1, 2019)

599) 마치 미디어 플랫폼이 제공하는 추천 정보에 갇힌 필터버블(filter bubble) 효과와 같다.

600) 반대로 위해성에 대해서는 사전예방의 원칙(precautionary principle)을 적용해야 한다. 피해가 현실화되지 않았어도 미리 경각심을 갖는 차원이다. 즉, 동물실험에서 어떤 물질의 위해가 있었다면 인체에도 그럴 개연성이 높다고 판단해야 한다. 반대로 백신처럼 인간의 안전을 위해 적용해야 하는 물질이라면 동물실험에서의 안전성 검증만으로는 부족하며 절차에 따라 임상시험을 통과해야 한다.

601) 비과학이나 사이비과학의 문제이다. 매트 브라운의 〈사이언스 팩트 체크〉를 참고할 것.

602) 가습기 살균제, 암 치료 구충제(fenbendazole), 백신 GMO 식품 등 사례가 다양하다.

학술지에 실린 최신 연구결과를 소개하고 그것의 의미와 한계를 쉽게 풀어준다면 시청자들의 전반적인 문해력은 증진될 것이다. 이러한 노력은 점진적으로 질병 공포(disease phobia)를 줄이는 데 도움을 줄뿐 아니라 집단적 효능감도 강화할 수 있다. 코로나-19로 인하여 백신접종에 대한 부작용과 사망 사례가 미디어를 뒤덮고 결국 극심한 접종 주저(vaccine hesitancy)를 유발했지만 결국 어떻게 접종률이 반전되었는지 우리는 기억하고 있다.

결국 디지털 미디어 시대에 우리에게 필요한 것은 어떤 정보이든 찬찬히 따져보는 자세이다. 특정 정보가 확산되는 배경을 따져보면 정치경제적 이해관계 때문인 경우가 종종 있다.[603] 따라서 정보의 출처를 확인하고 이를 통해 이득을 얻는 것은 누구인지 고민해 보는 것이 필요하다. 소셜 미디어를 통해 누구나 정보 생산자가 될 수 있는 시대이다. 그래서 정보 피로도가 매우 높고 질 낮고 정제되지 않은 뉴스로 인하여 속기 쉬운 환경에 처했다. 인터넷 기반 사회에서 이 문제는 어느 한 곳의 역할로 해결되기 어렵다. 언론과 미디어는 팩트체크를 충실히 하고 플랫폼 기업은 필터링을 강화하며 개인 소비자는 미디어 리터러시를 강화해야 할 것이다.

603) 뉴스나 정보를 빙자한 사실상 광고나 건강식품이 그러하다.

제4절

인터넷 사례의 분석

1. 미디어 플랫폼과 허위조작정보

인터넷이 등장하기 전까지 레거시 미디어(legacy media)는 빠르고 정확한 보도를 가장 중요시했다. 그러나 인터넷과 SNS가 일상화된 디지털 사회에서는 사건과 사고를 빠르게 보도하는 데 있어서 레거시 미디어의 독점적 지위가 사실상 사라졌다. 페이스북이나 유튜브와 같은 이용자가 정보를 생산할 수 있는 플랫폼이 뉴스의 유통 방식을 완전히 바꾸어 놓았기 때문이다. 그래서 레거시 미디어는 사건이나 현상의 이면을 파헤치는 탐사 보도에 집중하게 된다. 한편, 유튜브와 같은 온라인 플랫폼은 정반대의 길을 걷게 된다. 대표적인 예가 사이버렉카 같은 신종 유튜버의 등장이다. 사이버렉카란 사고가 언제 났는지도 모르는데 가장 먼저 교통사고 현장에 출동하는 렉카를 빗대어 온라인 공간에서 이슈가 생길 때마다 재빠르게 짜깁기한 영상을 만들어 조회수를 올리는 채널을 말한다. 넓은 의미로 사이버렉카는 남의 불행이나 사고, 실수, 결점을 인터넷상에 공론화하고 이슈로 만들어서 여론을 갈라치기하고 혐오를 조장하며 그 틈새에서 조회수를 올려 이득을 취하는 집단이다. 인터넷 공간에서 댓글은 초기 선점효과가 강하기 때문에 초기 댓글이나 베스트 댓글에 반대의견을 쓰기 힘든 구조이다. 그래서 진실보다는 여론의 쏠림현상이 두드러진다. 그러나 플랫폼 업체들은 인터넷의 이러한 구조를 통해서 수익을 극대화할 뿐 피해를 예방하거나 진실을 추구하는 데는 소극적이다. 즉, 온라인 콘텐츠를 생성함에 있어서 가이드라인을 충분히 제시하지 않으며 이를 어겼을 경우 적극적으로 제재를 가하지도 않는다. 그래서 독일의 경우에는 네트워크집행법을 통해 플랫폼 사업자는 게시자가 올린 공격적 게시물을 24시간 내에 삭제토록 의무화하고 있다. 우리나라도 2020년 정보통신망 이용촉진 및 정보보호 등에 관한 법률 일부법률개정안(정필모 의원 대표발의)이 발의되었던 적이 있다. 이는 사회적 피해가 확산되고 있는 가짜뉴스를 "허위조작정보"로 정의하고 이것의 피해를 막기 위해 플랫폼 업체의 책임을 강화하는 취지이다. 그러나 규제대상정보를 명확히 정의하기 어렵고 표현의 자유와 알권리가 충돌하는 문제로 국회에서 계류되다가 폐기되었다.

정보통신의 급속한 발달로 국민 대다수는 정보통신망을 이용해 뉴스를 접하고 필요한 정보를 소비한다. 그러나 SNS와 포털사이트를 통해 퍼지는 가짜뉴스의 경우 허위 또는 조작된 정보를 담고 있어 사회적 피해를 야기한다. 그러나 이러한 피해에 정작 플랫폼 사업자의 책임은 가볍다. 시장경제의 원리상 수익을 얻는 자에게 책임도 있다. 따라서 허위조작정보가 확산되는 것을 막기 위해 기업과 사회, 그리고 개인 모두의 노력이 필요하다. 우선 정보통신망을 통해 상업적으로나 정치적으로 정보를 매개로 타자를 속이려는 기만적 의도성을 가진 행위, 이른바 가짜뉴스 유포시 정보 수용자가 이를 진실로 오인하도록 해서는 안 된다. 즉, 정보통신서비스 제공자는 자신이 운영・관리하는 정보통신망에 허위조작정보가 게재된 경우 지체 없이 그 내용을 삭제할 책무가 부과되어야 하며 이를 이행하지 않을 경우 국가 또는 주무부처에서는 과태료를 부과하여 사회적 피해를 막아야 한다. 그리고 사회적으로 사실검증이나 저널리즘의 기능을 부과하는 공공단체를 만들어 건전하고 올바른 정보가 유통될 수 있도록 자정노력을 하여야 한다. 개인 역시 SNS가 비슷한 사람과만 관계를 맺는 유유상종 효과(homophily effect)가 있음을 이해하고 거짓정보가 유통되는 사적 정보원을 의심해야 한다. 그렇지 않으면 믿고 싶은대로 믿는 확증편향이 강화될 수 있다. 결국 가짜뉴스를 피하려면 정보와 나 자신을 의심할 필요가 있다. 텍스트와 정보원, 나, 이 중에서 어느 것이든 틀릴 수 있으므로 정답을 정하고 거기에 증거를 끼워 맞추지 말아야 하는 것이다.

지금까지 인터넷에 유통된 가짜뉴스 사례는 다양한데, 그 중에서 대표적인 것을 몇 개 소개하면 다음과 같다. 피자게이트(Pizzagate)는 위키리크스의 유출본을 기반으로 45대 대선을 앞둔 미국에서 힐러리 클린턴 캠프 등 민주당 인사들이 소아성애자 단체와 연관이 있다는 음모론이자 총기 난사 테러 사건이다.[604] 즉, 위키리크스에서 힐러리 클린턴

604) BBC News, "Pizzagate: Anatomy of a fake news scandal"(2017); The New York Times, "Man

의 선대본부장이던 존 포데스타(John Podesta)의 이메일을 해킹해 2016년 3월 폭로했는데, 이메일 중에 pizza, pasta, cheese 등의 단어가 몇 차례 등장하자 트위터와 유튜브 등에서 활동하는 우익 음모론자들은 '치즈 피자'가 아동 포르노 그래피의 은어로 사용된다는 점에 착안하여 음모론을 개진하였고 이것이 걷잡을 수 없이 확대된 것이다. 음모론은 소셜 미디어와 대안 우파 웹사이트에서 주목을 받았고 피자 가게와 그 직원에 대한 위협과 괴롭힘으로 이어졌다. 그러나 주장을 뒷받침할 증거가 없었고 FBI의 조사에서도 범죄의 증거가 발견되지 않았다. 그럼에도 음모론을 믿은 사람은 가짜뉴스에서 아동 성착취 현장으로 지목된 코멧 핑퐁(Comet Ping Pong)이라는 피자가게에 찾아와 총기난사를 벌이기도 했다. 그러나 음모론과 달리 피자 가게에는 지하실이 없다는 것을 확인하고는 스스로 자수했다. 그리고 우파 계열의 유일한 메이저 뉴스채널인 FOX NEWS 역시 사건 당시 다른 언론처럼 이를 가짜 뉴스(fake news)로 보도했다.

모모 챌린지(Momo challenge)는 2018년 소셜 미디어와 메신저 앱을 통해 유포된 바이러스성 사기극이다.[605] 해당 사기극은 '모모'라는 정체불명의 캐릭터가 아동용 동영상이나 게임에 등장해 위험하거나 자해하는 행동을 하도록 부추긴 사건을 말한다. 모모 챌린지는 왓츠앱(Whats App)이나 페이스북을 통해 연락하는 사람과 50일간의 미션 과제를 채팅 또는 전화를 받아 진행되며 과제를 모두 수행하면 모모를 직접 만날 수 있는 보상이 주어지는데 도전 과제는 시간이 흐를수록 폭력적으로 변질되고 과제를 마치면 인증사진을 보내라고 요구하는 등 마지막에는 자해나 자살을 유도하여 문제가 되었다. 게다가 중도에 미션을 거부하거나 무시하면 앱을 통해 직접 찾아가 해치겠다는 위협성 메시지를 보냈다. 이러한 소셜 미디어 게임은 아이들의 불안정한 심리를 악용하며 협박과 비밀유지를 강요하여 친구에게 위협을 가하거나 위험한 행동을 종용한다. 그리고 과제를 마치면 인증사진을 요구하면서 최종 미션인 자살이나 자해를 지시한다. 이는 유튜브 알고리즘도 문제이지만 어른과 아이 모두 미디어 리터러시가 낮기 때문에 유해한 정보를 제대로 걸러내지 못해서 발생하기도 한다.

오바마 탄생과 관련된 음모론(The Obama birther conspiracy)은 버락 오바마 전 대

With Rifle Arrested at D.C. Restaurant Targeted by Fake News"(2016)

605) BBC News. (2019, February 27). What is the Momo challenge? Retrieved from https://www.bbc.com/news/technology-47393510 (Accessed 2023년 1월 20일)

통령이 미국에서 태어나지 않았기 때문에 대통령이 될 자격이 없다고 주장한 가짜뉴스이다.[606] "birther"는 버락 오바마(Barack Obama) 전 미국 대통령의 출생 증명서의 진위를 부인하며 대통령 당선이 위헌이라고 주장하는 사람을 일컫는 말이다. 이 음모론은 2008년과 2012년 대통령 선거 기간 동안 소셜 미디어와 보수 언론 매체에 널리 퍼졌다. 이는 오바마가 하와이에서 태어났다는 압도적인 증거에도 불구하고 일부 그룹 사이에서 계속해서 유포되었다. 결국 다수의 팩트체크 기관에 의해 음모론이 사실이 아님이 밝혀졌고 오바마는 2011년에 긴 형식의 출생 증명서를 공개하여 논란을 종식시켰다. 오바마 탄생과 관련된 이러한 음모론은 인종차별적이고 외국인 혐오적이며 미국 최초의 흑인 대통령을 불법화하려는 시도라는 점에서 널리 비판을 받았다.

프란치스코 교황이 사망했다고 주장하며 SNS에 퍼진 가짜 뉴스인 "프란치스코 교황 서거(The death of Pope Francis)"도 마찬가지이다.[607] 이는 2020년 소셜 미디어에서 교황이 심장마비로 사망했다고 주장한 사기극이었다. 바티칸은 즉각 소문을 부인했고 프란치스코 교황은 이후 여러 차례 공개석상에 모습을 드러냈다. 따라서 뉴스나 소문을 믿거나 공유하기 전에 정보원을 확인하는 게 필요하다. 교황에 대한 소식이라면 바티칸의 공식 뉴스 매체인 Vatican News를 통해 정보의 진위를 확인하는 것이 가장 정확하다.

2. 국내의 허위 건강정보 사례

허위 건강정보는 특히 인터넷과 소셜 미디어의 발달로 인해 잘못된 정보가 빠르게 확산되기 쉬워지면서 최근 대중의 주요 관심사가 되었다. 잘못된 건강정보는 공중보건에 해로운 영향을 미쳐 혼란과 불신을 낳고 잘못된 조언을 따르는 개인에게 해로운 결과를 초래할 수 있다. 국내에서는 잠재적으로 위험한 결과를 초래할 수 있는 허위 건강정보가 인터넷 사이트에 유포되어 세간의 이목을 끌었던 사례가 여러 차례 있었다. 대표적인 사

606) The New York Times. (2019, April 27). How the Obama Birth Certificate Conspiracy Theory Was Born. Retrieved from https://www.nytimes.com/2019/04/27/us/politics/obama-birther-conspiracy-theory.html (Accessed 2023년 1월 22일)

607) BBC News. (2020, January 13). Pope Francis: Vatican dismisses report on health and 'imminent' resignation. Retrieved from https://www.bbc.com/news/world-europe-51047240 (Accessed 2023년 2월 20일)

례는 2020년 COVID-19 치료에 어성초(Houttuynia cordata)라는 약초의 효과에 대해 잘못된 주장이 제기되었을 때 발생했다.[608] 이는 어성초를 100℃의 물, 에탄올 또는 상온의 메탄올로 추출하여 얻은 추출물이 포유동물에서 호흡기 질환, 소화기 질환, 간질환, 뇌질환 등을 일으키는 코로나바이러스에 대해 항바이러스 활성을 가지는 조성물이라는 주장이다. 그러나 이러한 주장을 뒷받침할 과학적 증거는 없었고 보건당국은 해당 약을 복용하는 것이 위험할 수 있다고 경고했다. 이외에도 밀폐된 공간에 선풍기를 틀어놓으면 죽음에 이를 수 있다는 믿음은 수십 년 동안 국내에서 지속되었다. 이 주장을 뒷받침하는 과학적 증거가 부족함에도 불구하고 그 신화는 널리 퍼져 불필요한 두려움과 과잉조치를 낳았다. 뿐만 아니라, 2000년대 초반 우리나라의 웰빙 열풍은 건강식품에 대한 관심을 불러일으켰다. 일부 회사는 제품에 확인되지 않은 건강 강조 표시를 하고 이를 홍보함으로써 잘못된 정보를 널리 퍼뜨렸다. 게다가 백신의 안전성과 효능에 대한 허위 주장을 포함하여 백신에 관한 다양한 잘못된 정보가 국내에 등장했다. 이러한 사례는 백신 주저(vaccine hesitancy), 의료 제공자에 대한 불신, 심지어 백신으로 예방할 수 있는 질병의 확산을 낳았다. 코로나-19 팬데믹에 대한 음모론은 다량의 거짓 뉴스를 만들었고 이는 바이러스의 확산을 통제하려는 보건 당국의 노력을 방해하고 인구집단의 불안을 가중시켰다.

허위 건강 정보의 확산에 기여하는 요인은 다양하다. 첫째, 선정적 언론보도이다. 언론은 종종 대중의 관심을 끄는 선정적인 이야기를 우선시하여 잘못된 건강 정보를 증폭시키는 역할을 한다. 둘째, 소셜 미디어 및 온라인 플랫폼이다. 소셜 미디어와 온라인 플랫폼을 통한 정보의 급속한 확산은 사용자가 다른 사람과 공유하기 전에 정보의 정확성을 확인하지 못할 수 있으므로 잘못된 건강 정보의 확산에 기여할 수 있다. 셋째, 인지 편향 및 정서적 호소이다. 잘못된 건강 정보는 종종 개인의 인지적 편향과 정서적 유발 요인을 이용하여 정보의 매력과 공유 가능성을 높인다.

따라서 우리는 허위 건강 정보에 대처하기 위한 전략을 세울 필요가 있다. 우선 건강 지식을 증진해야 한다. 건강 정보의 신뢰성을 평가하고 잘못된 정보의 징후를 인식하는 방법에 대해 대중을 교육하는 것은 잘못된 건강 정보를 퇴치하는 데 매우 중요하다. 다

608) 사이언스온(2006) 어성초 추출물을 함유하는 항코로나바이러스 조성물https://scienceon.kisti.re.kr/srch/selectPORSrchPatent.do?cn=KOR1020040097587 (Accessed 2022년 1월 20일)

음으로 사실 확인 및 검증 매커니즘을 강화해야 한다. 사실 확인을 위한 정보원 교육을 장려하고 정보 확인의 중요성을 홍보하면 잘못된 건강 정보의 확산을 줄이는 데 도움이 될 수 있다. 그리고 미디어, 보건 당국 및 온라인 플랫폼 간의 협업도 필요하다. 정확한 정보 유통을 보장하고 잘못된 건강 정보의 확산을 방지하려면 미디어, 보건 당국 및 온라인 플랫폼 간의 협력이 필수적이다. 결국 허위 건강 정보의 확산에 기여하는 요인을 이해하는 것은 잘못된 정보를 퇴치하고 공중 보건을 보호하기 위한 효과적인 전략을 개발하는 데 중요하다. 건강 지식을 증진하고 사실 확인 매커니즘을 강화하고 관련 이해당사자 간의 협력을 촉진함으로써 우리는 보다 팩트에 입각한 회복력 있는 사회를 구축할 수 있다.

3. 가짜 뉴스에 대한 레거시 미디어의 대응

가짜 뉴스의 시대에 레거시 언론 매체는 청중과의 신뢰를 유지하기 위해 전례 없는 도전에 직면해 있다. 따라서 우리는 가짜 뉴스의 확산에 대응하여 레거시 미디어가 사용하는 다양한 전략과 적응을 살펴보고 이를 이해함으로써 진화하는 미디어 환경을 이해할 필요가 있다. 가짜 뉴스의 증가는 특히 뉴스 소비를 위해 소셜 미디어와 온라인 플랫폼에 점점 더 의존하고 있는 청중들 사이에서 미디어에 대한 신뢰의 침식으로 이어졌다. 결과적으로 레거시 미디어는 신뢰성을 담보하고 무결성을 유지하기 위해 이러한 문제에 적응하고 대응해야 했다. 그래서 레거시 미디어는 사실 확인 노력을 강화했으며 종종 전담팀을 만들거나 외부 조직과 협력하여 정보의 정확성을 반복 확인했다. 이러한 노력은 기사의 정확성과 투명성에 대한 약속을 강조함으로써 레거시 미디어를 사이비 언론과 구분짓게 한다. 아울러 가짜뉴스에 대응하기 위한 전략으로 집단 행동의 필요성을 인식한 많은 레거시 미디어는 Trust Project 및 First Draft Coalition과 같은 협업 이니셔티브를 등장시켰다.[609] 이는 다양한 정보원과 출처, 팩트 체킹 작업과 사실 확인에 대한 지혜를 공유한다.[610] 특히, 레거시 미디어는 조사 저널리즘 및 심층 보도 강조를 통해 인

609) The Trust Project (2022) https://thetrustproject.org/ (Accessed 2022년 11월 2일)
610) International Fact-Checking Network (2020) https://credibilitycoalition.org/credcatalog/

터넷과 소셜 미디어 시대에 존재이유를 대중에게 다시 각인시키고 있다. 가짜 뉴스와 차별화하기 위해 레거시 미디어는 탐사 저널리즘과 심층 보도에 점점 더 많은 투자를 하고 있다. 양질의 잘 기획된 콘텐츠를 제작함으로써 해당 매체가 신뢰할 수 있고 저널리즘의 본질에 입각하고 있음을 알려 기업가치를 공고히 하는 전략이다. 한편 레거시 미디어는 디지털 플랫폼과 소셜 미디어를 수용하여 새로운 청중에게 다가가고 있다. 혁신적인 스토리텔링 형식을 채택하고 데이터 저널리즘을 활용하며 소셜 미디어에서 시청자와 관계를 구축하여 소셜 미디어의 강점을 활용하고 디지털 플랫폼으로 거듭나고 있다. 이러한 매체는 보다 강력한 온라인 입지를 구축하고 잘못된 정보에 대응하기 위해 노력한다. 뿐만 아니라, 미디어 리터러시를 증진하고 저널리즘에 대한 이해를 높이는 캠페인도 벌인다. 이는 미디어 수용자가 가짜 뉴스를 구별할 수 있는 역량을 키워 레거시 미디어에 대한 신뢰를 강화하고 투명성을 높이는 결과를 낳는다. 결국 가짜 뉴스에 대한 레거시 미디어의 대응은 디지털 세계의 진화하는 도전에 직면하여 저널리즘의 무결성을 보존하려는 지속적인 노력이다. 사실 확인, 협업 및 대중 참여와 같은 전략을 채택함으로써 고전 미디어는 적응력과 탄력성을 강화하고 있다. 그래서 미디어 환경이 계속 변화하더라도 레거시 미디어가 민주주의의 창구로써 본연의 역할을 하고 저널리즘의 본질을 지킬 것으로 기대를 받는다.

4. 가짜 뉴스에 대한 소셜 미디어 플랫폼의 대응

소셜 미디어 플랫폼의 부상으로 가짜 뉴스 및 허위 정보가 다량으로 유포되고 있다. 이 문제에 대응하기 위해 페이스북, 트위터 및 유튜브 같은 글로벌 플랫폼 회사는 잘못된 정보의 확산을 조기에 탐지하고 제한하며 대응하기 위해 다양한 전략을 마련했다. 이러한 플랫폼을 통해 사용자는 실시간으로 콘텐츠를 생성, 공유 및 소비할 수 있으므로 잘못된 정보의 확산을 부추길 수 있다.[611] 그래서 가짜 뉴스와 허위 정보는 소셜 미디어

project/international-fact-checking-network/ (Accessed 2022년 8월 20일)

611) Allcott, H., & Gentzkow, M. (2017). Social Media and Fake News in the 2016 Election. Journal of Economic Perspectives, 31(2), 211-236.

플랫폼의 급속한 성장으로 인해 디지털 시대에 두드러진 골칫거리가 되었다. 이에 대응하여 플랫폼 회사는 정책 업데이트, 알고리즘 변경 및 사실 확인 기관과의 파트너십을 통하여 가짜 뉴스와 싸우기 위해 상당한 노력을 기울였다.[612)]

가장 큰 소셜 미디어 플랫폼 중 하나인 페이스북은 가짜 뉴스 확산 문제를 해결하는 데 상당한 진전을 이루었다. 주요 전략은 다음과 같다. 첫째, 팩트체킹 파트너십이다. 페이스북은 IFCN(International Fact-Checking Network)의 인증을 받은 PolitiFact, FactCheck.org 및 Snopes와 같은 제3자 사실 확인 기관과 협력하여 플랫폼 콘텐츠의 정확성을 검토하고 평가한다.[613)] 둘째, 알고리즘 변경이다. 페이스북은 팩트 체커가 표시하거나 사용자가 거짓으로 보고한 콘텐츠의 순위를 낮추는 등 가짜 뉴스의 가시성을 제한하기 위해 뉴스피드 알고리즘에 몇 가지 변경 사항을 구현했다.[614)] 셋째, 라벨링과 경고이다. 페이스북은 허위 사실로 밝혀진 콘텐츠에 경고 라벨을 적용하고 사실 확인용 기사를 링크하여 추가 컨텍스트를 제공한다.

또 다른 주요 소셜 미디어 플랫폼인 트위터도 가짜 뉴스에 대응하기 위한 조치를 강구했다. 가짜 뉴스에 대응하려는 트위터의 노력은 다음과 같다. 첫째, 라벨링과 경고이다. 트위터는 오해의 소지가 있거나 논쟁의 여지가 있는 정보가 포함된 트윗과 국영 미디어의 트윗에 레이블과 경고를 적용한다.[615)] 둘째, 정책 업데이트이다. 트위터는 사용자를 속이거나 해를 입힐 수 있는 합성 및 조작된 미디어의 공유를 금지하기 위해 정책을 업데이트했다. 셋째, 계정 확인이다. 트위터는 정확한 정보를 우선시하기 위해 공중 보건 전문가와 정부 관리와 같은 더 많은 정보원을 포함하도록 확인 프로그램을 확장했다.

최고의 동영상 공유 플랫폼인 유튜브도 잘못된 정보를 방지하기 위한 조치를 취했다. 가짜 뉴스에 대한 유튜브의 노력은 다음과 같다. 첫째, 사실 확인 패널이다. 유튜브는 특

612) Vosoughi, S., Roy, D., & Aral, S. (2018). The Spread of True and False News Online. Science, 359(6380), 1146-1151.

613) Facebook. (2020). Combating Misinformation on Facebook. Retrieved from https://about.fb.com/news/2020/09/combating-misinformation-on-facebook/ (Accessed 2022년 10월 11일)

614) Mosseri, A. (2016). News Feed FYI: Addressing Hoaxes and Fake News. Retrieved from https://about.fb.com/news/2016/12/news-feed-fyi-addressing-hoaxes-and-fake-news/ (Accessed 2022년 10월 11일)

615) Roth, Y., & Pickles, N. (2020). Updating our Approach to Misleading Information. Retrieved from https://blog.twitter.com/en_us/topics/product/2020/updating-our-approach-to-misleading-information.html (Accessed 2022년 10월 11일)

정 지역에서 사실 확인 패널을 도입하여 사용자가 동영상에서 제기된 특정 주장에 대한 권위 있는 정보에 액세스할 수 있도록 했다.[616] 둘째, 알고리즘 변경이다. 유튜브는 오해의 소지가 있는 콘텐츠의 확산을 줄이기 위해 추천 알고리즘을 수정했으며 검색 결과 및 추천에서 신뢰할 수 있는 출처의 중요성을 높였다.[617] 셋째, 정책 업데이트이다. 유튜브는 치료, 선거 및 상당한 피해 가능성이 있는 기타 주제에 대한 잘못된 정보를 금지하도록 정책을 업데이트했다.

결국 페이스북, 트위터, 유튜브가 그들의 플랫폼에서 가짜 뉴스와 거짓 정보를 근절하기 위해 기울인 노력은 잘못된 정보와 관련된 위험에 대한 사회적 인식이 높아진 결과이다. 그러나 표현의 자유와 콘텐츠 절제 사이의 균형을 유지하고 정치적 광고의 역할과 가짜 뉴스 확산에 대한 국외 간섭을 해결하는 것은 여전히 과제로 남아 있다.

5. 소결

한국에서 가짜 건강 정보가 확산되는 주요 요인 중 하나는 인터넷과 소셜 미디어의 광범위한 사용이다. 한국인터넷진흥원의 2020년 조사에 따르면, 대한민국 국민의 96%가 인터넷을 사용하고, 80% 이상이 소셜 미디어를 사용하고 있다. 인터넷과 소셜 미디어는 많은 이점을 가지고 있지만 허위 정보가 빠르고 쉽게 확산될 수 있는 환경을 만들었다. 또 다른 요인은 인터넷 사이트의 건강 관련 콘텐츠에 대한 규제 및 감독 부족이다. 한국에는 인터넷 사이트의 건강정보 유포를 통제하는 명확한 지침이나 규정이 없다. 이것은 건강정보가 정확한지 여부에 관계없이 누구나 온라인에 건강 정보를 게시할 수 있음을 의미한다. 의료제품 광고에 적용되는 일부 법률이 있지만 제품을 직접 판매하지 않는 인터넷 사이트에는 이 법률이 적용되지 않는다. 세 번째 요인은 한국에서 전통의사에 대한 불신이 커지고 있다는 점이다. 한의학을 국가에서 공인한 우리나라는 사람들이 기존 의

616) YouTube. (2020). An Update on our Efforts to Protect the 2020 US Election. Retrieved from https://blog.youtube/news-and-events/update-our-efforts-protect-2020-us-election (Accessed 2022년 12월 11일)

617) YouTube. (2018). Building a Better News Experience on YouTube, Together. Retrieved from https://blog.youtube/news-and-events/building-better-news-experience-on-youtube-together (Accessed 2022년 12월 11일)

료 시스템에 환멸을 느끼면서 대체 및 보완의학에 의존하는 경향이 있다. 대체의학은 경우에 따라 도움이 될 수 있지만 거짓 정보나 오해의 소지가 있는 정보가 퍼질 경우 위험할 수도 있다.

한국에서 가짜 건강 정보 문제를 해결하기 위해 취할 수 있는 몇 가지 조치가 있다. 첫째, 잘못된 건강 정보의 위험성에 대한 대중의 인식을 높이고 사람들이 인터넷 사이트와 소셜 미디어에서 제기되는 건강 주장에 회의적이 되도록 장려하는 것이다. 이것은 공공 교육 캠페인을 통해 그리고 학교와 협력하여 학생들에게 건강 정보의 신뢰성을 평가하는 방법을 가르치면서 수행할 수 있다. 둘째, 인터넷 사이트의 건강 관련 콘텐츠에 대한 규제와 감독을 강화하는 것이다. 여기에는 인터넷 사이트에 건강 정보를 유포하기 위한 지침 및 규정을 개발하고 허위 정보를 퍼뜨리는 사람들에 대한 처벌을 시행하는 것이 포함될 수 있다. 또한 잘못된 건강 정보를 식별하고 제거하기 위해 보건 당국과 인터넷 사이트 운영자 간에 더 큰 협력이 있을 수 있다. 셋째, 기존 의료 시스템에 대한 신뢰를 높이는 것이다. 이는 의료 시스템의 투명성과 책임성을 높이고 다양한 의료 치료의 위험과 이점에 대해 환자에게 더 많은 정보를 제공함으로써 이루어질 수 있다. 또한 환자가 최상의 치료를 받을 수 있도록 기존 의학 및 대체 의학 실무자 간의 협력을 강화할 수 있다.

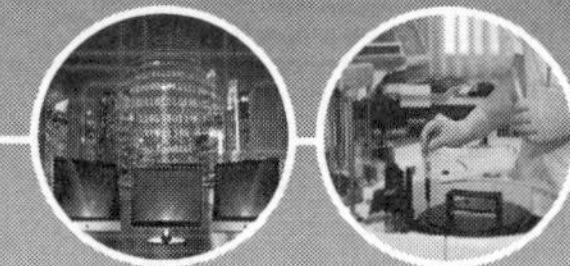

제5절

건강정보 충돌의 실증적 접근이 주는 함의

1. 상충되는 건강정보의 사례와 사회적 대응

상충되는 건강정보는 세계 각국에서 중요한 문제였으며 대중의 혼란과 불신으로 이어졌다. 여기에서는 건강에 대한 모순된 정보가 대중에게 어떻게 영향을 미쳤는지 설명하는 세 가지 사례를 제시하고 이러한 갈등을 해결하는 데 있어서 미디어 및 보건 당국의 역할은 무엇인지, 근거에 기반한 커뮤니케이션 협업이 왜 중요한지 살펴보려 한다.

상충되는 건강정보는 대중의 혼란과 회의를 불러일으킬 수 있으며 잠재적으로 개인과 공중 보건에 부정적인 결과를 초래할 수 있다. 다양한 미디어 채널을 통한 정보의 급속한 전파로 인해 정확하고 신뢰할 수 있는 건강 지침을 식별하기는 어렵다. 미국에서 발생했던 세 가지 건강 정보 충돌 사례를 살펴보고 이에 대한 대응책을 검토하면 다음과 같다.

첫째 사례는 백신 주저(vaccine hesitancy)와 MMR 백신이다. 홍역・볼거리・풍진(MMR) 백신은 그 안전성을 둘러싼 잘못된 정보와 상충되는 정보로 인해 논란의 중심에 있었다. 논쟁은 MMR 백신과 자폐증 사이의 연관성을 잘못 주장한 1998년에 발표된 허위 논문에서 시작되었다.[618] 이 논문은 사회에 광범위한 공포와 혼란을 불러일으켰고, 그 결과 백신 접종률이 감소했고 미국 및 기타 국가에서 홍역이 재창궐했다.[619]

---

618) Wakefield, A. J., Murch, S. H., Anthony, A., Linnell, J., Casson, D. M., Malik, M., Berelowitz, M., Dhillon, A. P., Thomson, M. A., Harvey, P., Valentine, A., Davies, S. E., & Walker-Smith, J. A. (1998). Ileal-lymphoid-nodular hyperplasia, non-specific colitis, and pervasive developmental disorder in children [Retracted]. Lancet, 351(9103), 637-641.

619) Gerber, J. S., & Offit, P. A. (2009). Vaccines and Autism: A Tale of Shifting Hypotheses.

둘째 사례는 식이 지방과 심장병에 대한 논쟁이다. 수십 년 동안 보건 당국은 심장 질환의 위험을 줄이기 위해 저지방 식단을 권장했다.[620] 그러나 보다 최근의 연구에서는 저탄수화물 식이요법이 체중 감량과 심혈관 건강에 더 효과적일 수 있다는 일부 연구를 거론하며 심장 질환에서 식이 지방의 역할에 의문을 제기했다.[621] 이 상충되는 정보는 영양 권장 사항의 타당성에 대해 혼란과 회의론을 불러일으켰으며 일부 개인은 케톤식이요법과 같은 대체식이 요법으로 전환했다.[622]

셋째 사례는 COVID-19 팬데믹 기간 동안 안면 마스크 사용에 대한 상충되는 정보였다. COVID-19 대유행 기간 동안 보건 당국은 처음에 일반 대중 사이에서 안면 마스크의 광범위한 사용을 의무가 아닌 권장만 했었다.[623] 그러나 바이러스의 전파 감소에 대한 마스크 착용의 효능이 과학적으로 검증됨에 따라 권고지침이 의무화로 변경되었다.[624] 이런 상충되는 정보는 대중의 혼란을 야기했으며 경우에 따라 마스크 착용에 대한 저항(backlash)을 불러일으켰다.[625]

개인은 과학적 합의가 끊임없이 변하고 결국 신뢰할 수 없다고 인식할 수 있기 때문에 상충되는 건강 정보를 방치하면 과학에 대한 대중의 불신이 증대될 수 있다.[626] 이러한

Clinical Infectious Diseases, 48(4), 456–461.

620) Keys, A. (1970). Coronary heart disease in seven countries. Circulation, 41(1_suppl_1), I–1.

621) Taubes, G. (2007). Good calories, bad calories: Challenging the conventional wisdom on diet, weight control, and disease. Anchor Books; Mozaffarian, D., Micha, R., & Wallace, S. (2010). Effects on coronary heart disease of increasing polyunsaturated fat in place of saturated fat: a systematic review and meta–analysis of randomized controlled trials. PLoS Medicine, 7(3), e1000252.

622) Paoli, A., Rubini, A., Volek, J. S., & Grimaldi, K. A. (2013). Beyond weight loss: a review of the therapeutic uses of very–low–carbohydrate (ketogenic) diets. European Journal of Clinical Nutrition, 67(8), 789–796.

623) Feng, S., Shen, C., Xia, N., Song, W., Fan, M., & Cowling, B. J. (2020). Rational use of face masks in the COVID–19 pandemic. The Lancet Respiratory Medicine, 8(5), 434–436.

624) Chu, D. K., Akl, E. A., Duda, S., Solo, K., Yaacoub, S., Schünemann, H. J., & COVID–19 Systematic Urgent Review Group Effort (SURGE) Study Authors. (2020). Physical distancing, face masks, and eye protection to prevent person–to–person transmission of SARS–CoV–2 and COVID–19: a systematic review and meta–analysis. The Lancet, 395(10242), 1973–1987.

625) Gallagher, K. M., Updegraff, J. A., Rothman, A. J., & Sims, L. (2011). Perceived susceptibility to breast cancer moderates the effect of gain– and loss–framed messages on use of screening mammography. Health Psychology, 30(2), 145–152.

626) Lewandowsky, S., Ecker, U. K., & Cook, J. (2017). Beyond Misinformation: Understanding and Coping with the “Post–Truth” Era. Journal of Applied Research in Memory and Cognition,

불신은 소셜 미디어 플랫폼에 대한 잘못된 정보나 음모 이론의 확산으로 더욱 악화될 수 있으며, 결과적으로 백신을 주저하고 보건 당국의 근거 기반 건강 지침들의 수용을 거부하는데 기여할 수 있다.[627] 상충되는 건강 정보는 공중 보건에서 중요한 문제이며 대중의 혼란, 불신 및 잠재적으로 유해한 결정으로 이어진다. 이 문제는 소셜 미디어를 통한 정보의 급속한 전파로 인해 혼란이 더욱 가중되며, 이는 종종 전통적인 학술 출간물의 엄격한 동료심사 과정에도 잡음을 만든다. 그렇다면 건강정보를 포함하여 상충되는 팩트에 대한 효과적인 건강 커뮤니케이션을 위한 잠재적 솔루션에는 무엇이 있을까?

첫째로 커뮤니케이션 및 행동과학 전문가를 포함한 다학제적 팀을 구성하여 건강 메시지의 명확성과 일관성을 개선할 필요가 있다.[628] 둘째로 보건교육 이니셔티브를 통해 대중의 비판적 사고와 과학적 문해력을 장려하여 개인이 건강 정보의 신뢰성을 스스로 평가할 수 있도록 역량을 증진해야 한다.[629] 셋째로 과학의 대중적 투명성을 높이고 연구에 대한 공개적 접근과 데이터 및 방법론의 공유를 촉진하는 것이 바람직하다.[630] 상충되는 건강 정보는 공중 보건과 과학에 대한 신뢰에 중대한 도전을 제기한다. 따라서 우리는 다양한 사례를 검토하여 이러한 갈등에 대한 사회적 반응을 이해함으로써 건강 커뮤니케이션을 개선하고 근거기반 의사결정을 촉진하는 전략을 개발하는 것이 절실하다.[631]

6(4), 353-369.

627) Broniatowski, D. A., Jamison, A. M., Qi, S., AlKulaib, L., Chen, T., Benton, A., ... & Dredze, M. (2018). Weaponized health communication: Twitter bots and Russian trolls amplify the vaccine debate. American Journal of Public Health, 108(10), 1378-1384.

628) Gollust, S. E., Nagler, R. H., & Fowler, E. F. (2020). The Emergence of COVID-19 in the U.S.: A Public Health and Political Communication Crisis. Journal of Health Politics, Policy and Law, 45(6), 967-981.

629) Pluviano, S., Watt, C., & Della Sala, S. (2017). Misinformation lingers in memory: Failure of three pro-vaccination strategies. PLoS ONE, 12(7), e0181640.

630) McKiernan, E. C., Bourne, P. E., Brown, C. T., Buck, S., Kenall, A., Lin, J., ... & Yarkoni, T. (2016). How open science helps researchers succeed. eLife, 5, e16800.

631) 많은 정보들은 단편적이어서 참, 거짓을 가려낼 수 없는 모호한 진술의 형태로 유통된다. 따라서 이러한 역량의 증진은 매우 중요한 문제가 된다. 예를 들어 다음 사례를 참조. SBS 8시 뉴스 "간헐적 단식, 항노화·항암·치매 예방에 효과…체중은?"(2020/1/4, 조동찬 기자)

2. 인공지능의 발전을 통해 기대할 수 있는 해법들

ChatGPT와 같은 AI 기술의 잠재력은 기존에는 시도하지 못했던 방식으로 가짜 정보를 가려내고 상충되는 정보들 중에서 실체적 진실을 판별하는데 새로운 가능성을 창출하고 있다. 우리는 이러한 방법을 이해하고 활용함으로써 디지털 시대에 잘못된 정보를 식별하고 대응하는 능력을 향상시킬 수 있다. 소셜 미디어를 통한 가짜 정보의 확산은 사회에 심각한 문제를 야기하고 있다. 잘못된 정보는 선거에 영향을 미치는 것부터 공중보건 결정에 영향을 미치는 것까지 광범위한 결과를 초래할 수 있다. 따라서 가짜 정보를 탐지하는 과학적 방법과 이 문제를 해결하는 데 ChatGPT와 같은 AI 기술의 역할을 검토하는 것은 중요하다.

첫째, 사실 확인에 AI를 활용할 수 있다. 사실 확인은 정보의 정확성을 확인하는 중요한 방법이다. Snopes, PolitiFact 및 FactCheck.org와 같은 여러 조직은 허위 주장을 조사하고 팩트를 가려내는데 많은 노력을 해왔다.[632] 사실 확인은 주어진 진술이나 주장을 확립된 정보 출처와 비교하여 정확성을 검증하거나 반박하는 것을 말한다. 둘째, 정보의 출처와 정보원을 평가하는 활동에 AI를 이용할 수 있다. 정보 출처의 신뢰성을 평가하는 것은 가짜 정보를 식별하는 데 매우 중요하다. 출판사의 평판, 저자의 전문 지식, 신뢰할 수 있는 출처에 대한 참조 여부와 같은 요소는 출처의 신뢰성을 평가하는 데 도움이 될 수 있다.[633] 셋째, 빅데이터를 통한 언어 사용 패턴과 불일치 분석은 가짜 정보에서만 나타나는 워터마크를 창출할 수 있다. 예를 들어, 허위 주장은 종종 실제 주장에 비해 더 부정적인 감정과 덜 구체적인 콘텐츠를 포함하는 경향이 있다.[634] 넷째, 범용 AI를 통한 네트워크 및 콘텐츠 분석은 가짜 정보의 유통망을 구현해 낼 수 있다. 인공지능 업체는 소셜 미디어 네트워크에서 정보의 전파와 공유되는 콘텐츠를 분석하여 가짜 정보의 잠재적 출처를 식별할 수 있다. 기술적 진보는 정보 확산 속도, 봇의 존재, 선정

632) Graves, L. (2018). Understanding the promise and limits of automated fact-checking. Reuters Institute for the Study of Journalism, University of Oxford.
633) Metzger, M. J., Flanagin, A. J., & Medders, R. B. (2010). Social and heuristic approaches to credibility evaluation online. Journal of Communication, 60(3), 413-439.
634) Pérez-Rosas, V., Kleinberg, B., Lefevre, A., & Mihalcea, R. (2018). Automatic detection of fake news. Proceedings of the 27th International Conference on Computational Linguistics, 3391-3401.

적인 언어 사용과 같은 패턴은 정보의 신뢰성에 대한 단서를 제공하도록 우리를 이끌고 있다.[635]

결국 진실을 밝히는 데 있어 AI 기술의 잠재적 역할은 앞으로 커질 것으로 기대된다. ChatGPT와 같은 AI 기술은 상충되는 정보 사이에서 진실을 가려내는 데 크게 기여할 수 있다. 첫째, 사실 확인의 자동화가 가능하다. AI 알고리즘은 확립된 정보 소스와 교차 참조 기술을 통해 진술의 정확성을 자동으로 평가하도록 사전 학습될 수 있다.[636] 이 자동화는 대규모 사실 확인을 용이하게 하여 사회나 미디어가 잘못된 정보에 신속하게 대응하는 능력을 비약적으로 향상시킨다. 둘째, 텍스트 패턴 분석이 가능하다. 자연어 처리(NLP) 기술을 사용하면 AI 시스템이 서면 콘텐츠의 텍스트 패턴을 분석하여 가짜 정보를 나타내는 불일치 또는 기능을 식별할 수 있다.[637] 셋째, 소셜 미디어 봇의 발전과 가짜정보의 감지 및 조기대응이 가능하다. 가짜 정보의 확산에 기여하는 소셜 미디어 봇을 사전에 식별하고 조기 대응하기 위해 AI 알고리즘을 배포할 수 있다.[638] 이러한 봇을 탐지하고 그 영향력을 완화함으로써 우리는 잘못된 정보가 대중 담론에 미치는 영향을 줄일 수 있다.[639] 결국 사실 확인, 정보원 평가, 언어 분석, 네트워크 및 콘텐츠 분석과 AI 기술들은 앞으로 가짜 정보를 탐지하는 과학적 방법으로 자리잡을 것으로 기대된다. ChatGPT와 같은 AI 매커니즘은 이러한 프로세스를 자동화하고 상충되는 정보 사이에서 진실을 밝히는 능력을 향상시키는 데 중요한 역할을 할 수 있다.

---

635) Shao, C., Ciampaglia, G. L., Varol, O., Yang, K. C., Flammini, A., & Menczer, F. (2018). The spread of low-credibility content by social bots. Nature Communications, 9(1), 4787.

636) Thorne, J., Vlachos, A., Christodoulopoulos, C., & Mittal, A. (2018). FEVER: a large-scale dataset for Fact Extraction and VERification. Proceedings of the 2018 Conference of the North American Chapter of the Association for Computational Linguistics: Human Language Technologies, Volume 1 (Long Papers), 809-819.

637) Rashkin, H., Choi, E., Jang, J. Y., Volkova, S., & Choi, Y. (2017). Truth of varying shades: Analyzing language in fake news and political fact-checking. Proceedings of the 2017 Conference on Empirical Methods in Natural Language Processing, 2931-2937.

638) 대규모의 정보를 자동으로 처리할 수 있는 AI 기술이 상용화되면 인터넷 기사에 평판을 자동으로 메기는 방법이나 정보원에 벌점을 주는 동의 방식을 통해 콘텐츠의 신뢰성을 평가할 수 있는 척도를 만들어낼 수 있다. 선택편향의 문제가 있는 일부 개인이 아닌 AI 자동화 기술을 적용한다면 대안적인 해법이 될 수 있다.

639) Ferrara, E., Varol, O., Davis, C., Menczer, F., & Flammini, A. (2016). The rise of social bots. Communications of the ACM, 59(7), 96-104.

[그림 4-5] 코로나-19 시기의 민감도와 특이도에 대한 자료

Table 4. Diagnostic performance of the rapid antigen test.

Group	N	Prevalence of Gold standard positivity (%)	Sensitivity (95%CI)	Specificity (95%CI)	PPV (95%CI)	NPV (95%CI)
All	1064	44.6	54.4 (51.4-57.4)	98.5 (97.7-99.2)	96.6 (95.5-97.7)	72.9 (70.2-75.6)
First week of symptoms	715	38.6	69.6 (66.2-72.9)	98.4 (97.5-99.3)	96.5 (95.3-97.8)	83.7 (81.0-86.4)
2nd week of symptoms	144	68.8	43.4 (35.3-51.5)	97.8 (95.4-100)	97.7 (95.2-100)	44.0 (35.9-52.1)
More than one week of symptoms	202	68.8	36.7 (30.4-43.3)	98.4 (96.7-100)	98.1 (96.2-100)	41.3 (34.5-48.1)
No symptoms	146	39.0	26.3 (19.1-33.4)	98.9 (97.2-100)	93.8 (89.8-97.7)	67.7 (60.2-75.3)
Symptoms*	912	45.5	58.3 (60.4-68.3)	98.4 (97.6-99.2)	96.8 (95.7-97.9)	73.8 (71.0-76.7)

CI confidence interval, PPV positive predictive value, NPV negative predictive value

물론 이는 해결 방안의 한 축일 뿐 모든 문제를 AI에게 맡겨놓을 수는 없다. AI에게 정보판단의 책임을 묻기에는 제한이 있으며 따라서 오늘날의 미디어 환경에서 의사결정의 주체인 개인이 판단 역량을 키우는 것이 반드시 필요하다. 예를 들어 코로나-19 시기에 유병률 44%라는 지옥 상황에서 54%의 민감도와 72%의 음성 예측도를 보이는 항원검사를 활용할 것인지 개인에게 선택지를 준다면[640] 이에 답하기는 쉽지 않다. 이는 정답이 있는 문제라기보다 개인의 가치관과 성향이 혼합된 결정이기 때문이다. 선택을 통해 코로나-19 감염 위험을 감수할 것인지 아니면 보다 안전한 방식을 취할 것인지는 정보를 해석한 주체의 선택이자 책임을 감수한다는 의사표현이기 때문이다. 모든 정보를 꼼꼼하게 다 살필 수 없고 대안을 다 검토할 수 없기 때문에 우리는 인지적 검약성이나 제한된 합리성의 전체 하에서 판단을 한다. 그래서 개인의 정보판단 역량을 키우는 동시에 건전한 커뮤니케이션 환경을 만드는 것이 필요하다. 인터넷이 정보 민주주의를 실현할 것이라는 기대는 막상 그런 사회가 도래되고 나니 느슨하고 허술한 추측이었음을 알

640) Thirion-Romero, I., Guerrero-Zúñiga, D. S., Arias-Mendoza, D. A., Cornejo-Juárez, D. D. P., Meza-Meneses, D. P., Torres-Erazo, D. D. S., Hernández-Gilsoul, D. T., Galindo-Fraga, D. A., Villegas-Mota, D. I., Sepúlveda-Delgado, D. J., Ávila-Ríos, D. S., Becerril-Vargas, D. E., Fernández-Plata, R., Pérez-Kawabe, T. M., Coeto-Cano, D. A., Vázquez-Pérez, D. J. A., Kawa-Karasik, D. S., Reyes-Terán, D. G., & Pérez-Padilla, D. J. R. (2021). Evaluation of Panbio rapid antigen test for SARS-CoV-2 in symptomatic patients and their contacts: a multicenter study. International journal of infectious diseases : IJID : official publication of the International Society for Infectious Diseases, 113, 218-224.

게 되었다. 미디어 플랫폼은 확증편향이나 필터버블 같은 인간의 인지적 취약성을 계속 공략하며 세상을 진실과 거짓이 아닌 회색 공간으로 만들고 있다. 결국 불확실성의 시대에 팩트라는 것은 여러 가지 조건에 의해 결정되며 불평등하게 소비된다. 정보를 올바르게 가려내고 제대로 이용하는 것도 계층에 따라 차등적이며 결국 커뮤니케이션 불평등이 건강 불평등을 심화시키는 사회에서 우리는 건강정보의 충돌 문제를 공적으로 해결할 수 있는 시스템을 만들 필요가 있다. 그렇지 않으면 이러한 미디어 환경이 건강 형평성을 요원하게 만들 수 있다.

[참고] Open AI의 chatGPT는 오히려 거짓정보를 유포할 수 있다?

일론 머스크(Elon Musk)는 2023년 4월 말 폭스뉴스와의 인터뷰에서 chatGPT를 언급하면서 인공지능 발전에 규제가 필요함을 강조했다. 그는 Open AI의 창립멤버 중 한 명이었으나 당시 이 회사는 비영리였고 따라서 AI 모형을 개발할 때 모든 소스를 공개함을 원칙으로 했다. 그러나 현재 chatGPT는 마이크로소프트의 지배를 받는 영리기업이 되었다. 일론 머스크는 이 경우 AI의 발전이 이윤추구를 위해 인류에게 위협을 가하는 방식으로 진화할 수 있음을 경고하면서 정부의 통제가 필요하다고 주장했다. 예를 들어, chatGPT는 그럴듯한 거짓을 만들어 사람들이 믿게 만들 수 있고 여론을 조작할 수 있다고 지적했다. 구글의 검색엔진은 광고수익을 위해 이용자가 검색을 통해서 직접 웹사이트를 찾아보고 이를 취합하여 정보를 판단하게 하는 방식을 여전히 고수하고 있다. 그러나 이 경우 이용자가 정보를 판단하기 때문에 검증의 기회가 있다. 그러나 chatGPT의 경우 AI가 직접 검색을 하여 그 결과만 이용자에게 제시하기 때문에 조작된 정보를 도출해도 그대로 믿고 수용할 가능성이 매우 커졌다. 실제로 GPT4가 정보의 진위를 정확하게 판별할 수 있는지 물어보면 스스로 이런 답변을 내놓는다. AI 언어 모델인 ChatGPT (GPT-4 아키텍처 기반)는 수신한 입력을 기반으로 사람과 유사한 텍스트를 생성하도록 설계되었기 때문에 다양한 주제에 대해 교육을 받았고 유용한 정보를 제공할 수 있지만 정보의 진위 여부를 판단하기 위해 특별히 구축된 것은 아니라고 답한다. ChatGPT는 때때로 정보의 신뢰성을 평가하는 데 도움이 되는 컨텍스트 또는 대체 관점을 제공할 수 있지만 오류가 없는 것은 아니며 자신의 모델은 의도하지 않게 잘못된 정보를 전파하거나 경우에 따라 특히 복잡하거나 논쟁의 여지가 있는 주제를 다룰 때 진실을 분별하지 못할 수 있다고 밝힌다. 그래서 ChatGPT와 같은 AI 언어 모델에서 얻은 모든 정보에 비판적인 시각으로 접근하고 정보를 사실로 받아들이기 전에 항상 신뢰할 수 있는 여러 출처를 통해 정보를 확인하는 것을 권고한다. 이런 이유로 인해 일론 머스크는 X.AI라는 회사를 창립했고 이를 통해 "maximum truth-seeking AI"를 만들겠다고 발표했다. 디지털 미디어와 AI의 시대에 정보판단의 책임은 더 중요해졌고 이에 따른 디지털 리터러시 역량을 배양하는 것이 필요해졌다.

매스 미디어와 건강증진

제 5 장

제1절

미디어의 건강효과

1. 매스 미디어의 건강증진 캠페인

지금까지 학계에서는 건강증진을 위한 다양한 디지털 미디어 캠페인이 개인과 사회에 미치는 영향에 대해 논의해왔다. 공중보건 캠페인은 건강 인식을 촉진하고, 태도를 형성하고, 인구집단의 집합적 건강수준을 개선하는 데 중요한 역할을 한다. 게다가 성공적이었던 사례들은 공중보건 환경을 개선하고 차년도 캠페인을 보완하는 데 의미 있는 피드백을 준다. 한편 디지털 미디어 플랫폼의 부상은 공중보건 기관이 다양한 청중과 소통하고 건강 메시지를 전파할 수 있는 새로운 기회를 제공했다. 여기서는 온라인 및 디지털 미디어 캠페인의 다양한 예와 이런 활동이 개인 및 사회에 미치는 영향을 살펴본다.

첫 번째 사례는 담배 규제에 대한 "진실" 캠페인(일명 트루스 캠페인)이다. "Truth" 캠페인은 10대들의 담배 사용을 줄이는 것을 목표로 하는 성공적인 공중 보건 미디어 캠페인이다.[641] 2000년에 시작된 이 캠페인은 강력한 금연 메시지를 전달하기 위해 소셜 미디어, 온라인 비디오 및 양방향 웹사이트와 같은 디지털 미디어 플랫폼을 사용했다. 그리고 "Truth" 캠페인은 미국에서 청소년 흡연율의 상당한 감소에 기여한 것으로 보고되었다.[642]

두 번째 사례는 "Bell Let's Talk"로 불리는 정신 건강 인식 캠페인이다. Bell Let's

641) Farrelly, M. C., Niederdeppe, J., & Yarsevich, J. (2005). Youth tobacco prevention mass media campaigns: past, present, and future directions. Tobacco Control, 14(3), 172-176.
642) Huang, L. L., Lazard, A. J., Pepper, J. K., Noar, S. M., Ranney, L. M., & Goldstein, A. O. (2014). Impact of The Real Cost media campaign on youth smoking initiation. American Journal of Preventive Medicine, 47(2), S109-S114.

Talk는 정신 건강에 대한 인식을 높이고 정신 질환과 관련된 오명을 줄이는 것을 목표로 하는 캐나다 이니셔티브였다. 2010년에 시작된 이 캠페인은 소셜 미디어, 온라인 비디오 및 전용 웹사이트를 포함한 디지털 미디어 플랫폼을 사용하여 이야기, 리소스를 공유하고 정신 건강에 대한 대화를 개선했다.[643] 이 캠페인은 정신 건강 이니셔티브를 위해 수백만 달러를 모금했으며 정신 건강 문제에 대한 긍정적인 태도를 높이는 데 기여했다.[644]

세 번째 사례는 "Movember" 캠페인으로 남성 건강 인식을 개선한 사례이다. Movember는 전립선암, 고환암 및 정신 건강과 같은 남성 건강 문제에 대한 인식과 기금 마련을 위한 연례 행사이다. 이 캠페인은 남성들이 11월에 콧수염을 기르고 소셜 미디어, 온라인 비디오, 웹사이트를 포함한 디지털 미디어 플랫폼을 사용하여 경험을 공유하고 남성 건강 이니셔티브에 대한 지원을 생성하도록 권장했다.[645] Movember 캠페인은 전 세계적으로 수억 달러를 모금했으며 남성 건강 문제에 대한 대중의 인식을 높였다.[646]

살펴본 것처럼 건강증진을 위한 디지털 미디어 캠페인은 개인과 사회에 상당한 영향을 미칠 수 있다. 이러한 캠페인은 다음을 수행할 수 있다. 우선 사회적 인식 제고이다. 디지털 미디어 캠페인은 특정 건강 문제에 대한 인식을 효과적으로 제고하여 개인에게 자신의 건강에 대해 정보에 입각한 결정을 내릴 수 있는 지식과 자원을 제공할 수 있다.[647] 다음으로 대중의 건강행동에 대한 영향이다. 공중보건 캠페인은 디지털 미디어의 설득력을 활용하여 금연 촉진, 정신 건강 지원 추구 또는 건강한 라이프스타일 채택과

643) Knaak, S., Mantler, E., & Szeto, A. (2017). Mental illness-related stigma in healthcare. Healthcare Management Forum, 30(2), 111-116.

644) Stuart, H., Chen, S. P., Christie, R., Dobson, K., Kirsh, B., Knaak, S., ... & Szeto, A. (2014). Opening minds in Canada: Background and rationale. Canadian Journal of Psychiatry, 59(10 Suppl 1), S8-S12.

645) Coulson, N. S., Smedley, R., Bostock, S., Kyle, S. D., Gollancz, R., Luik, A. I., ... & Espie, C. A. (2013). The pros and cons of getting engaged in an online social community embedded within digital cognitive behavioral therapy for insomnia: Survey among users. Journal of Medical Internet Research, 18(4), e88.

646) Klassen, K. M., Borleis, E. S., Brennan, L., Reid, M., McCaffrey, T. A., & Lim, M. S. (2017). What people "like": Analysis of social media strategies used by food industry brands, lifestyle brands, and health promotion organizations on Facebook and Instagram. Journal of Medical Internet Research, 19(6), e212.

647) Wakefield, M. A., Loken, B., & Hornik, R. C. (2010). Use of mass media campaigns to change health behaviour. The Lancet, 376(9748), 1261-1271.

같은 개인 행동에 영향을 미칠 수 있다.[648] 마지막으로 공중보건 캠페인은 사회 변화를 촉진한다. 디지털 미디어 캠페인은 낙인에 도전하고 지원 커뮤니티를 육성하며 공중 보건 정책을 홍보함으로써 사회 변화에 기여할 수 있다.[649]

결국 건강 증진을 위한 디지털 미디어 캠페인은 보건에 대한 사회적 인식을 제고하고 대중의 건강 행동에 영향을 미치며 공중 보건 지표들을 개선하는 데 중요한 역할을 한다. "Truth" 캠페인, Bell Let's Talk, Movember와 같은 사례에서 알 수 있듯이 우리는 건강을 증진하고 사회 변화를 촉진하는 디지털 미디어의 잠재력이 보건 캠페인 전략을 통해 실현될 수 있음을 안다.

2. 미디어 커뮤니케이션과 사회적 영향

미디어를 통한 커뮤니케이션 과정과 그것의 사회적 효과에 대해서는 많은 연구가 수행되었다. 그러나 ICT와 AI로 변화된 미디어 환경은 미디어의 건강효과에 대한 새로운 접근들을 요구하고 있다. 여기에서는 미디어 효과를 측정하는 다양한 방법을 검토하고 미디어와 공중 보건에 대한 선행연구를 분석함으로써 디지털 환경에서 미디어 커뮤니케이션이 공중보건에 미치는 중요성을 파악하고자 한다.

미디어 커뮤니케이션은 우리의 일상 생활에서 중요한 역할을 하는데 각종 시사 뉴스에 대해 알려주고, 여론을 형성하며, 대중의 집합적 행동에 영향을 미친다. 디지털 환경에서 미디어 소비가 증가함에 따라 미디어가 사회와 공중 보건에 미치는 영향을 평가하고 이해하는 것은 필수적이다. 미디어를 통한 커뮤니케이션 과정에는 미디어 제작자가 청중에게 메시지를 전달하는 과정이 포함된다. 이 프로세스는 다음과 같은 주요 구성 요소를 통해 이해할 수 있다.[650]

648) Noar, S. M., Palmgreen, P., Chabot, M., Dobransky, N., & Zimmerman, R. S. (2009). A 10-year systematic review of HIV/AIDS mass communication campaigns: Have we made progress? Journal of Health Communication, 14(1), 15-42.

649) Freeman, B., Potente, S., Rock, V., & McIver, J. (2015). Social media campaigns that make a difference: what can public health learn from the corporate sector and other social change marketers? Public Health Research & Practice, 25(2), e2521517.

650) Lasswell, H. D. (1948). The structure and function of communication in society. In L. Bryson

1) **발신자** : 언론인, 방송인 또는 콘텐츠 제작자와 같은 미디어 제작자
2) **메시지** : 전달되는 정보 또는 콘텐츠
3) **채널** : 텔레비전, 라디오, 신문 또는 디지털 플랫폼과 같이 메시지가 전송되는 매체
4) **수신자** : 메시지를 소비하는 청중 또는 개인
5) **효과** : 메시지가 수신자의 태도, 신념 또는 행동에 미치는 영향

연구자들은 미디어 효과를 측정하기 위해 다음과 같은 다양한 방법을 사용한다. 첫째, 내용 분석이다. 콘텐츠 분석에는 미디어 콘텐츠를 체계적으로 조사하여 패턴과 추세를 파악하는 것이 포함된다.[651] 이 방법은 연구자가 미디어를 통해 전파되는 메시지의 유형과 빈도를 이해하는 데 도움을 준다. 둘째, 서베이다. 설문조사는 미디어가 청중의 태도, 신념 또는 행동에 미치는 영향을 평가하는 데 사용할 수 있다. 연구자들은 개인의 자기 보고 데이터를 수집하여 미디어 노출과 다양한 결과 간의 관계를 조사할 수 있다.[652] 셋째, 실험이다. 실험 설계는 미디어 노출과 개인에 대한 영향 사이의 인과관계를 확립하는 데 도움을 준다. 미디어 노출을 상황조건을 설계하고 결과를 측정함으로써 미디어 메시지의 인과적 영향을 검증한다.[653]

한편 오늘날 미디어 효과 연구는 여러 측면에서 필요하다. 첫째, 공중 보건 전략을 홍보하기 위함이다. 미디어가 건강 행동에 미치는 영향을 이해하면 공중보건 캠페인 및 중재 전략을 설계하는 데 도움을 준다.[654] 둘째, 여론 및 정책 형성이다. 미디어 효과에 대한 연구는 미디어 보도가 여론과 정책 결정에 어떻게 영향을 미치는지 밝혀내어 미디어 조직의 책무성을 강화하는 데 도움을 준다.[655] 셋째, 잘못된 정보를 해결한다. 가짜 정보가 계속 확산되면 미디어 효과 연구는 정확한 정보를 홍보하기 위한 전략을 식별하

(Ed.), The communication of ideas (pp. 37–51). New York: Harper & Brothers.

651) Neuendorf, K. A. (2017). The content analysis guidebook. Thousand Oaks, CA: Sage Publications.

652) Wimmer, R. D., & Dominick, J. R. (2013). Mass media research: An introduction. Boston, MA: Cengage Learning.

653) Potter, W. J. (2011). Conceptualizing mass media effect. Journal of Communication, 61(5), 896–915.

654) Wakefield, M. A., Loken, B., & Hornik, R. C. (2010). Use of mass media campaigns to change health behaviour. The Lancet, 376(9748), 1261–1271.

655) McCombs, M. E., & Shaw, D. L. (1972). The agenda-setting function of mass media. Public Opinion Quarterly, 36(2), 176–187.

는 데 도움을 준다.[656]

공중보건에서 미디어의 영향을 다룬 연구들은 많았다. 흡연 및 금연 캠페인에서는 흡연을 억제하고 금연을 장려하는 측면에서 흡연 행동에 대한 미디어 메시지의 영향을 입증해왔다.[657] 비만과 식품 광고에 대한 연구들은 식품 광고 노출이 어린이의 식품 선택에 영향을 미치고 비만에 기여할 수 있음을 밝혀왔다.[658] 정신질환자 낙인과 관련해서는 정신 질환에 대한 미디어 묘사가 고정관념을 영속화하고 낙인에 기여하여 도움을 구하려는 개인의 의지에 영향을 미친 것으로 보고했다.[659]

결국 미디어를 통한 커뮤니케이션 과정은 개인과 사회에 중대한 영향을 미치므로 이러한 영향을 평가하고 이해하는 것이 필수적이다. 내용 분석, 설문 조사, 실험 등 다양한 방법을 통해 미디어 효과를 측정함으로써 미디어가 공중 보건, 여론 형성 및 정책 결정에 미치는 영향에 대한 통찰력을 얻을 수 있다. 또한 미디어 효과에 대한 연구는 잘못된 정보를 바로잡고 공중보건 전략을 알리고 미디어 책임을 보장하는 데 중요하다. 미디어 환경이 계속 발전함에 따라 연구원, 정책 입안자 및 미디어 전문가는 미디어가 사회에 미치는 잠재적인 부정적 영향을 이해하고 완화하는 데 협력하는 것이 필요하다. 미디어와 공중 보건에 관한 이전 연구를 분석함으로써 긍정적인 미디어 효과를 촉진하고 보다 건강하고 팩트에 입각한 사회를 조성하기 위한 증거 기반 전략을 개발할 수 있다.

---

656) Lewandowsky, S., Ecker, U. K., & Cook, J. (2017). Beyond misinformation: Understanding and coping with the "post-truth" era. Journal of Applied Research in Memory and Cognition, 6(4), 353–369.

657) Farrelly, M. C., Niederdeppe, J., & Yarsevich, J. (2005). Youth tobacco prevention mass media campaigns: past, present, and future directions. Tobacco Control, 14(3), 172–176; Wakefield, M. A., Durrant, R., Terry-McElrath, Y., Ruel, E., Balch, G. I., Anderson, S., ... & Flay, B. (2003). Appraisal of anti-smoking advertising by youth at risk for regular smoking: a comparative study in the United States, Australia, and Britain. Tobacco Control, 12(suppl 2), ii82–ii86.

658) Harris, J. L., Pomeranz, J. L., Lobstein, T., & Brownell, K. D. (2009). A crisis in the marketplace: How food marketing contributes to childhood obesity and what can be done. Annual Review of Public Health, 30, 211–225.

659) Corrigan, P. W., Watson, A. C., & Gracia, G. (2005). Newspaper stories as a measure of structural stigma. Psychiatric Services, 56(5), 551–556.

제2절

뉴미디어 이론의 활용

1. 뉴미디어의 확산과 수용, 그리고 가짜뉴스

새로운 미디어의 확산과 채택은 우리가 소통하고 정보에 접근하고 서로 상호작용하는 방식을 형성하는 중요한 과정이다. 여기에서는 혁신확산이론, 기술수용모델, 경로의존이론이 뉴미디어 기술의 확산과 채택을 설명하는 방식을 검토하고 이것이 건강정보의 충돌에 시사하는 바를 다룬다.

혁신확산이론(Innovation Diffusion Theory)은 Rogers가 제안한 것으로 사회 시스템을 통해 혁신이 확산되는 과정을 이해하기 위해 널리 알려진 분석틀이다.[660] 이 이론에 따르면 새로운 미디어 기술의 확산은 혁신의 특성(예: 상대적 이점, 호환성, 복잡성, 시험 가능성 및 관찰 가능성)에 의해 결정된다. 그리고 혁신을 전파하는 데 사용되는 커뮤니케이션 채널, 사회적 혁신이 도입되는 시스템 및 혁신이 채택되는 데 걸리는 시간 등도 영향을 미친다. 혁신확산이론은 새로운 미디어 기술의 채택이 개인 및 상황적 요인의 상호 작용에 의존하는 사회적 과정이라고 제안한다.

기술수용모델(Technology Acceptance Model; TAM)은 Davis가 제안한 것으로 신기술 채택에 영향을 미치는 요인을 이해하기 위해 널리 사용되는 분석틀이다.[661] TAM은 새로운 미디어 기술에 대한 개인의 수용이 인지된 유용성과 인지된 용이성이라는 두 가지 주요 요인에 의해 결정된다고 가정한다. 인지된 유용성은 사용자가 기술을 사용하

660) Rogers, E. M. (1962). Diffusion of innovations. New York: Free Press.

661) Davis, F. D. (1989). Perceived usefulness, perceived ease of use, and user acceptance of information technology. MIS Quarterly, 13(3), 319–340.

면 성능이 향상될 것이라고 믿는 정도를 말하며, 인지된 용이성은 사용자가 기술을 사용하는 것이 수월할 것이라고 믿는 정도를 나타낸다. TAM은 개인이 새로운 미디어 기술을 유용하고 사용하기 쉽다고 인식할 때 채택할 가능성이 더 높다고 주장한다.

경로의존이론(Path-Dependent Theory)은 David[662]와 Arthur[663]의 작업에 뿌리를 두고 있는데 새로운 기술의 채택은 역사적 궤적과 기존 기술 인프라의 영향을 받는다고 가정한다. 이 이론에 따르면 뉴미디어 기술의 채택은 고유한 특성에 의해서만 결정되는 것이 아니라 이전 기술 발전 경로의 영향도 받는다. 결과적으로 새로운 미디어 기술의 확산은 기존 기술 환경에 의해 제한되거나 촉진될 수 있으며, 잠재적인 종속 효과 및 경로 의존적 결과로 귀결된다.

상술한 세 이론은 뉴미디어의 보급 및 채택에 대한 고유한 관점을 제공한다. 혁신확산이론은 새로운 미디어 기술의 확산을 형성하는 데 있어 개인 및 맥락적 요인의 역할과 커뮤니케이션 채널 및 사회 시스템의 중요성을 강조한다. TAM은 기술 채택의 주요 동인으로서 유용성과 사용 편의성에 대한 개인의 인식에 중점을 둔다. 경로의존이론은 새로운 미디어 기술의 채택에 영향을 미치는 역사적 궤적과 기존 기술 인프라의 역할을 강조한다. 이러한 다양한 관점을 고려함으로써 우리는 뉴미디어 기술의 확산과 채택을 주도하는 요인과 그것이 사회에 미치는 영향을 보다 포괄적으로 이해할 수 있다.

새로운 미디어 기술의 확산과 채택은 다양한 요인의 영향을 받는 복잡한 과정이다. 혁신확산이론, TAM 및 경로의존이론은 각각 이러한 프로세스에 대한 고유한 통찰력을 제공하여 개인 인식, 상황적 요인 및 역사적 궤적의 중요성을 강조한다. 이러한 이론적 렌즈를 통해 뉴미디어의 확산과 채택을 검토함으로써 우리는 뉴미디어 기술의 보급과 수용을 주도하는 요인과 그것이 사회에 미치는 영향을 더 잘 이해할 수 있다. 따라서 우리는 앞으로 이러한 이론을 통합하여 뉴미디어의 확산과 채택을 이해하기 위한 보다 포괄적인 분석틀을 제시할 필요가 있다. 또한 연구자들은 다양한 맥락과 다양한 뉴미디어 기술 전반에 걸쳐 이러한 이론의 적용 가능성을 탐색해야 한다. 이러한 이해는 새로운 미디어 기술의 개발을 안내하고 책임 있고 공평한 사용을 촉진하기 위한 정책 결정 및 교육 이

662) David, P. A. (1985). Clio and the economics of QWERTY. American Economic Review, 75(2), 332-337.

663) Arthur, W. B. (1994). Increasing returns and path dependence in the economy. Ann Arbor, MI: University of Michigan Press.

니셔티브를 알리는 데 필수적이다.

그렇다면 뉴미디어는 공중 보건 캠페인과 정보 민주주의에 어떤 영향을 미쳤는가? 새로운 미디어 기술의 급속한 발전은 우리가 소통하고, 정보에 접근하고, 공중 보건 캠페인에 참여하는 방식을 변화시켰다. 따라서 인터넷 기반의 디지털 미디어 환경이 점점 보편화됨에 따라 공중 보건, 정보 민주주의 및 가짜 뉴스의 확산에 미치는 영향을 평가하는 것이 필요하다. 새로운 미디어 플랫폼은 공중 보건 캠페인이 설계, 전파 및 평가되는 방식에 혁명을 일으켰다. 소셜 미디어 플랫폼, 모바일 애플리케이션 및 디지털 도구를 통해 공중 보건 기관은 더 많은 청중에게 도달하고, 메시지를 개인화하고, 캠페인 결과를 보다 효과적으로 추적할 수 있다.[664] 새로운 미디어의 상호작용적 특성은 또한 대상 인구와의 더 큰 참여를 허용하고 양방향 커뮤니케이션을 촉진하며 개인이 자신의 건강 결정에 참여할 수 있는 권한을 부여한다.[665] 그러나 온라인에서 사용할 수 있는 방대한 양의 건강 정보는 또한 정보 과부하로 이어지고 잘못된 정보가 확산될 가능성이 있어 잠재적으로 공중 보건 노력을 약화시킨다.[666]

정보 민주주의는 사회의 모든 개인이 정보에 평등하고 개방적으로 접근하는 것을 의미한다. 디지털 미디어 환경에서 이 개념은 모든 개인이 디지털 자원에 동등하게 접근하고 이를 효과적으로 사용하는 데 필요한 기술을 보장하는 것의 중요성을 강조하는 디지털 형평성 개념과 밀접하게 관련되어 있다.[667] 새로운 미디어 기술이 정보에 대한 접근을 민주화할 수 있는 잠재력을 가지고 있지만 정보 민주화의 실현을 방해할 수 있는 디지털 접근과 리터러시에는 여전히 상당한 격차가 있다.[668] 이는 디지털 격차를 해소하고 모든 개인이 새로운 미디어 기술이 제공하는 기회의 혜택을 누릴 수 있도록 하기 위한 공동 노력의 필요성을 강조한다.

---

664) Korda, H., & Itani, Z. (2013). Harnessing social media for health promotion and behavior change. Health Promotion Practice, 14(1), 15-23.

665) Lefebvre, R. C. (2009). Integrating cell phones and mobile technologies into public health practice: A social marketing perspective. Health Promotion Practice, 10(4), 490-494.

666) Chou, W. Y. S., Oh, A., & Klein, W. M. P. (2018). Addressing health-related misinformation on social media. JAMA, 320(23), 2417-2418.

667) Hargittai, E. (2010). Digital na(t)ives? Variation in Internet skills and uses among members of the "Net Generation." Sociological Inquiry, 80(1), 92-113.

668) DiMaggio, P., & Hargittai, E. (2001). From the 'digital divide' to 'digital inequality': Studying Internet use as penetration increases. Princeton University Center for Arts and Cultural Policy Studies, Working Paper Series, 15.

새로운 미디어 플랫폼의 확산은 가짜 뉴스의 확산과 공중 보건 및 정보 민주주의에 대한 잠재적 영향에 대한 우려로 이어졌다. 종종 청중을 속이기 위해 의도적으로 유포되는 거짓 또는 오해의 소지가 있는 정보로 정의되는 가짜 뉴스는 정보원에 대한 신뢰를 약화시키고 잘못된 건강 정보를 영속화할 수 있다.[669] 일부 연구에서는 새로운 미디어 환경에서 가짜 뉴스의 확산이 증가했다고 시사하는 반면[670], 다른 연구에서는 그 영향이 과장되었을 수 있으며 전통적인 미디어 소스가 여전히 여론 형성에 중요한 역할을 한다고 주장한다.[671] 따라서 새로운 미디어 환경에서 가짜 뉴스의 진정한 범위와 그것이 공중 보건 및 정보 민주주의에 미치는 영향을 이해하려면 추가 연구가 필요하다.

뉴미디어의 확산과 수용은 공중 보건 캠페인, 정보 민주주의, 가짜 뉴스의 만연에 중대한 영향을 미쳤다. 새로운 미디어 기술은 공중 보건 기관이 대상 청중에게 도달하고 참여할 수 있는 수많은 기회를 제공하지만 정보 과부하, 디지털 불평등 및 잠재적인 잘못된 정보 확산과 관련된 문제도 제기한다. 공중 보건 및 정보 민주주의를 위한 새로운 미디어의 잠재력을 최대한 활용하려면 디지털 형평성을 촉진하고 가짜 뉴스를 퇴치하며 모든 개인이 신뢰할 수 있는 증거 기반 건강 정보에 액세스할 수 있도록 하는 전략을 개발하는 것이 필수적이다.

2. 의제설정 이론과 프레이밍이 디지털 미디어 환경에 미치는 영향

대중의 미디어 소비를 형성하는 의제설정 및 프레이밍 이론은 가짜 뉴스 증폭에 잠재적으로 기여할까? 필터버블 효과와 확증 편향의 맥락에서 이러한 가능성은 존재할 수 있다. 새로운 미디어 기술의 급속한 발전은 우리가 뉴스와 정보를 소비하는 방식을 변화시

669) Lewandowsky, S., Ecker, U. K. H., & Cook, J. (2017). Beyond misinformation: Understanding and coping with the "post-truth" era. Journal of Applied Research in Memory and Cognition, 6(4), 353-369.

670) Vosoughi, S., Roy, D., & Aral, S. (2018). The spread of true and false news online. Science, 359(6380), 1146-1151.

671) Guess, A., Nyhan, B., & Reifler, J. (2018). Selective exposure to misinformation: Evidence from the consumption of fake news during the 2016 US presidential campaign. European Research Council, Working Paper.

켰고 가짜 뉴스의 증폭 가능성과 그것이 대중 담론에 미치는 영향에 대한 우려를 불러일으켰다. 의제설정 및 프레이밍 이론은 미디어가 여론을 형성하고 미디어 소비 패턴에 영향을 미치는 방식을 설명하는 널리 알려진 두 가지 관점이다. 여기에서는 특히 필터버블 효과와 확증 편향에 주목하여 이러한 이론과 가짜 뉴스의 증폭 사이의 관계를 살펴본다.

의제설정 이론(Agenda-setting Theory)은 McCombs와 Shaw가 제안한 것으로 미디어가 중요하게 인식되는 문제를 스스로 결정함으로써 여론을 형성할 수 있는 힘이 있다고 가정한다.[672] 이 이론에 따르면 언론 매체가 특정 문제에 더 많은 관심을 기울일수록 대중이 해당 문제를 중요하게 인식할 가능성이 높아진다. 가짜 뉴스의 맥락에서 의제설정 이론은 미디어 환경에서 가짜 뉴스의 중요성이 대중으로 하여금 가짜 뉴스를 중요한 문제로 인식하게 하여 잠재적으로 여론에 미치는 영향을 증폭시킬 수 있다고 본다.[673]

프레이밍 이론(Framing Theory)은 Goffman이 제안하고[674] Entman이 발전시킨 것으로[675] 미디어가 문제를 특정 방식으로 프레이밍하여 대중의 이해와 사건 해석을 형성함으로써 여론에 영향을 미친다고 주장한다. 미디어 프레임은 문제의 특정 측면을 강조하면서 다른 측면을 경시하여 잠재적으로 편향되거나 왜곡된 인식으로 이어질 수 있다. 가짜 뉴스의 맥락에서 프레이밍 이론은 언론 매체가 가짜 뉴스 기사를 제시하는 방식이 대중이 가짜 뉴스를 인식하고 반응하는 방식에 영향을 미쳐 잠재적으로 잘못된 정보를 증폭시키는 데 기여할 수 있다고 본다.[676]

필터버블 효과와 확증 편향은 디지털 시대에 가짜 뉴스의 증폭에 기여할 수 있는 두 가지 인지 과정이다. 필터버블 효과는 개인화된 알고리즘과 선택적 노출의 결과로 개인

672) McCombs, M. E., & Shaw, D. L. (1972). The agenda-setting function of mass media. Public Opinion Quarterly, 36(2), 176-187.

673) Vargo, C. J., Guo, L., & Amazeen, M. A. (2018). The agenda-setting power of fake news: A big data analysis of the online media landscape from 2014 to 2016. New Media & Society, 20(5), 2028-2049.

674) Goffman, E. (1974). Frame analysis: An essay on the organization of experience. Cambridge, MA: Harvard University Press.

675) Entman, R. M. (1993). Framing: Toward clarification of a fractured paradigm. Journal of Communication, 43(4), 51-58.

676) Lewandowsky, S., Ecker, U. K. H., & Cook, J. (2017). Beyond misinformation: Understanding and coping with the "post-truth" era. Journal of Applied Research in Memory and Cognition, 6(4), 353-369.

이 기존 신념과 일치하는 정보에 주로 노출되는 현상을 말한다.[677] 확증 편향은 개인이 자신의 기존 신념을 확인하는 정보를 찾고 선호하는 반면, 자신과 모순되는 정보는 무시하는 경향이다.[678] 필터버블 효과와 확증 편향은 모두 의제설정 및 프레이밍 프로세스에 의해 악화될 수 있다. 언론 매체와 소셜 미디어 플랫폼이 기존 신념과 선호도를 강화하는 방식으로 정보의 우선순위를 지정하고 프레이밍하여 잠재적으로 가짜 뉴스의 확산과 영향을 증폭할 수 있기 때문이다.[679]

결국 의제설정 이론과 프레이밍 이론은 대중의 미디어 소비 패턴을 형성하는 데 중요한 역할을 하며 필터 버블 효과와 확증 편향을 강화하여 가짜 뉴스의 증폭에 기여할 수 있다. 이러한 이론적 관점과 미디어 소비를 뒷받침하는 인지 과정 사이의 관계를 이해함으로써 우리는 미디어 리터러시를 촉진하고 비판적 사고를 촉진하며 디지털 시대에 잘못된 정보의 확산을 방지하기 위한 보다 효과적인 전략을 개발할 수 있다. 아울러 미디어 조직, 정책 입안자, 교육자 및 개인은 가짜 뉴스 증폭에 대한 의제설정 및 프레이밍 프로세스의 잠재적 영향을 인식하고 해결하는 것이 중요하다. 여기에는 미디어 소비를 형성하는 의제설정 및 프레이밍의 역할과 필터버블 효과 및 확증 편향의 기초가 되는 인지 과정에 대해 개인을 교육하는 미디어 리터러시 프로그램의 개발이 포함될 필요가 있다. 비판적 사고 기술을 육성하고 이러한 이론적 관점과 인지 과정에 대한 인식을 촉진함으로써 개인은 디지털 시대에 뉴스와 정보에 대해 보다 안목 있는 소비자가 될 수 있다. 또한 미디어 조직과 소셜 미디어 플랫폼은 가짜 뉴스 확산에 대한 의제설정 및 프레이밍 프로세스의 영향을 고려하고 실수로 문제에 기여하지 않도록 조치를 취해야 한다. 여기에는 정확하고 근거에 기반한 정보의 보급을 우선시하는 정책을 개발하고 사용자의 미디어 소비에 대한 필터버블 및 확증 편향의 영향을 최소화하기 위한 전략을 구현하는 것이 포함될 필요가 있다.

---

677) Pariser, E. (2011). The filter bubble: What the Internet is hiding from you. New York, NY: Penguin Press.

678) Nickerson, R. S. (1998). Confirmation bias: A ubiquitous phenomenon in many guises. Review of General Psychology, 2(2), 175-220.

679) Bakir, V., & McStay, A. (2018). Fake news and the economy of emotions: Problems, causes, solutions. Digital Journalism, 6(2), 154-175.

[참고] 웨이슨 선택 과제(Wason Selection Task)와 확증 편향

웨이슨 선택 과제(Wason Selection Task)는 확증 편향에 대한 인간의 성향을 테스트하기 위해 고안된 인지심리학의 고전 실험이다. 확증 편향은 자신의 선입견이나 초기 믿음을 확인하는 방식으로 정보를 검색, 해석 및 기억하는 경향이다.[680] 웨이슨 선택 과제는 확증 편향이 어떻게 작용하고 그것이 인간의 추론 능력에 어떤 영향을 미칠 수 있는지를 보여준다.[681] 이 작업에는 네 장의 카드가 포함되며 각 카드의 한쪽에는 숫자가 있고 다른 쪽에는 문자가 있다. 참가자에게는 규칙이 제시된 후 그 규칙이 유효한지 확인하기 위해 어떤 카드를 뒤집어야 하는지 결정하라는 지시를 한다. 이 작업은 개인이 가설을 테스트할 때 확증 또는 반증의 증거를 찾는지 여부를 평가하도록 설계되었다. 원래 실험에서 Wason은 참가자들에게 빨간색, 갈색, 3, 8이 위로 오게 놓인 네 장의 카드를 제시했다. 이 중 어떤 카드를 뒤집으면 '한쪽에 짝수가 적혀 있으면 반대쪽이 빨간색이다'라는 명제의 진위를 가릴 수 있을까? 두 장의 카드만 고르면 판단이 가능하다. 정답은 8과 갈색이다. 8을 뒤집었을 때 반대쪽에 반드시 빨간색이 있어야 하고 갈색 카드를 뒤집었을 때는 반대쪽에 짝수가 없어야 하기 때문이다. 이는 규칙을 확증하면서 동시에 반증하기 때문이다.[682] 만약 둘 중에 하나라도 충족하지 못하면 명제는 거짓이다. 그러나 대부분의 참여자들은 8과 빨간색 카드를 뒤집는 것을 선택하여 규칙을 반증하려고 시도하기보다 확인된 증거를 찾는 것을 선호했다. 이는 확증 편향을 가리키는데 참가자들은 규칙을 반증할 수 있는 사례를 고려하기보다는 규칙을 확인하는 데 더 집중했기 때문이다.[683] 확증적 증거에 경도되는 편향은 개인이 자신의 믿음이나 가정을 비판적으로 검토

680) Nickerson, R. S. (1998). Confirmation bias: A ubiquitous phenomenon in many guises. Review of General Psychology, 2(2), 175–220.

681) Wason, P. C. (1966). Reasoning. In B. M. Foss (Ed.), New horizons in psychology (pp. 135–151). Penguin Books.

682) 부연설명하면 "p이면 q이다"는 형식의 명제로 비유하면 본 사례에서 p는 '카드의 한쪽에 짝수가 적혀 있다'이고 q는 '카드의 다른 쪽이 빨간색이다'가 된다. 이 명제는 p인데도 q가 아닌 경우가 존재하면 거짓이다. 즉, 카드의 한쪽에 짝수가 적혀 있는데 다른 쪽이 빨간색이면 명제는 거짓이다. 그런데 이것으로 족하지 않고 대우명제를 통한 반증도 필요하다. '카드의 한쪽이 짝수라면 다른 한쪽은 빨간색이다'라는 말을 뒤집어보면 카드에서 색깔이 있는 쪽이 빨간색이 아니라면 반대쪽은 짝수여서는 안 된다.

683) Evans, J. St. B. T. (1989). Bias in human reasoning: Causes and consequences. Psychology Press.

하지 못하게 하여 잘못된 추론으로 이어진다.[684] 정보의 홍수 속에서 대중들은 확증편향을 지지해줄 미디어에 선택적으로 노출되며 반사실적 사고를 할 기회를 놓친다. 확증 편향은 종종 동기화된 추론(motivated reasoning)을 낳는다. 이는 개인이 기존의 신념, 가치 또는 감정과 일치하는 결론에 도달하기 위해 편향된 방식으로 정보를 처리하는 인지 현상이다.[685]

동기화된 추론의 핵심에는 인지와 정서 사이의 상호 작용이 존재한다. 순전히 합리적인 추론과 달리 동기 부여된 추론은 자신의 신념과 처리 중인 정보 사이의 일관성을 유지하려는 욕구에 의해 추동된다.[686] 이러한 욕구는 종종 특정 결과에 대한 감정적 애착이나 자신의 자아 개념과 정체성을 보호해야 할 필요성에서 비롯된다. 결과적으로 동기 부여된 추론은 편향된 증거 평가로 이어질 수 있으며 개인은 자신의 거짓 믿음을 뒷받침하는 정보를 주로 받아들이고 자신과 모순되는 정보를 무시할 가능성이 높다.[687] 동기화된 추론에는 개인의 특성도 영향을 미치지만 인지 부하와 같은 인지적 제약에 직면할 때 자신의 믿음을 뒷받침하는 결론에 도달하기 위해 종종 쓰인다.[688] 즉, 정보과잉 사회에서 그 현상이 더 도드라지는 것이다. 이런 동기화된 추론은 집단 내에서는 사회적 응집력을 키워 긍정적으로 작용할 수도 있지만, 대개 객관적인 의사 결정을 방해하거나 해로운 믿음을 영속화할 때 부정적인 결과를 초래한다. 예를 들어, 동기화된 추론은 정치적 양극화, 현대과학에 대한 거부, 법적 절차에서 편향된 판단에 기여할 수 있다.

---

684) 숫자카드 8을 뒤집는 것은 정답이지만 빨간색 카드를 뒤집었을 때 짝수가 나오든 홀수가 나오든 명제의 진위와는 논리적으로 무관하기 때문에 오답이다. 즉, 확증편향은 믿음의 진위를 가려야 할 때 대중들은 반박하는 사례보다 확인하는 사례에 치우치는 경향이 있으며 이는 논리적으로 참을 확립하는 것과는 무관하다는 것이다.

685) Kunda, Z. (1990). The case for motivated reasoning. Psychological Bulletin, 108(3), 480–498.

686) Ditto, P. H., & Lopez, D. F. (1992). Motivated skepticism: Use of differential decision criteria for preferred and nonpreferred conclusions. Journal of Personality and Social Psychology, 63(4), 568–584.

687) Taber, C. S., & Lodge, M. (2006). Motivated skepticism in the evaluation of political beliefs. American Journal of Political Science, 50(3), 755–769.

688) Skitka, L. J., Mullen, E., Griffin, T., Hutchinson, S., & Chamberlin, B. (2002). Dispositions, scripts, or motivated correction? Understanding ideological differences in explanations for social problems. Journal of Personality and Social Psychology, 83(2), 470–487.

제3절

정보격차 모형의 활용

1. 디지털 미디어 환경에서 정보격차 이론과 지식격차 가설의 상호 작용

오늘날의 급변한 디지털 미디어 환경은 정보격차 이론과 지식격차 가설의 측면에서 많은 고민거리를 낳는다. 두 모형을 비교하면 전자는 사람이 알고 있는 것과 알고 싶은 것 사이에 간극이 있을 때 호기심이 생긴다고 가정하고, 후자는 정보 자원에 대한 개인의 접근 차이가 지식 습득의 불균형으로 이어질 수 있다고 제안한다. 여기에서는 이 두 모형이 디지털 미디어 환경에서 어떻게 작동하는지 탐구하고 그 효과를 논의한다.

디지털 미디어의 급속한 발전은 사람들이 정보에 액세스하고 소비하는 방식을 크게 변화시켰다. 특히, 디지털 미디어의 등장으로 정보에 대한 접근성이 높아졌지만 인구의 다양한 계층 간에 지식 격차가 확대되고 있다는 우려도 제기되었다. 이러한 배경에서 우리는 정보격차 이론과 지식격차 가설 사이의 상호 작용을 분석할 필요가 있다.

Loewenstein이 제안한 정보격차 이론(Information Gap Theory)은 사람이 알고 있는 것과 알고 싶은 것 사이에 간극이 있을 때 호기심이 발생한다고 가정한다.[689] 이 격차는 혐오스러운 불확실성 상태를 만들어 개인이 불편함을 줄이기 위해 정보를 찾도록 동기를 부여하는 매커니즘 위에 만들어졌다. 즉, 디지털 미디어 환경에서 이 이론은 온라인 콘텐츠가 호기심을 불러일으키고 개인이 더 많은 정보를 발견하기 위해 헤드라인을

689) Loewenstein, G. (1994). The psychology of curiosity: A review and reinterpretation. Psychological Bulletin, 116(1), 75-98.

클릭하도록 설계되는 "클릭 베이트" 현상과 같이 다양한 방식으로 나타난다.[690)]

Tichenor과 동료들이 제안한 지식격차 가설(Knowledge Gap Hypothesis)은 정보 자원에 대한 접근의 불균형이 개인 간의 지식 습득의 차이로 이어질 수 있다고 주장한다.[691)] 이 가설은 특히 정보에 대한 접근이 사회경제적 지위, 교육 수준 및 기술 능력과 같은 요인에 의해 주로 결정되는 디지털 미디어 환경과 관련이 있다고 본다.[692)]

디지털 미디어 환경에서 정보격차는 지식격차의 확대에 기여할 수 있다. 온라인에서 사용할 수 있는 방대한 양의 정보로 인해 높은 수준의 호기심과 더 강한 정보 탐색 동기를 가진 개인은 새로운 지식을 습득할 가능성이 더 높은 반면 낮은 수준의 호기심을 가진 사람들은 뒤쳐질 수 있기 때문이다.[693)] 또한 지식격차 가설은 지식격차를 악화시키는 디지털 격차의 역할을 강조한다. 사회경제적 지위가 낮거나 디지털 리터러시가 제한적인 사람과 같이 디지털 미디어 자원에 대한 접근이 제한된 개인은 정보가 풍부한 환경에서 혜택을 받을 가능성이 적고 지식 습득에서 뒤쳐질 수 있다.[694)]

디지털 미디어 환경에서 정보격차 이론과 지식격차 가설의 상호작용은 몇 가지 잠재적인 의미를 갖는다. 첫째, 디지털 격차를 해소하고 인구의 모든 부문에서 디지털 리터러시를 촉진하는 것이 중요하다는 점을 강조한다. 즉, 디지털 미디어 리소스에 대한 동등한 액세스를 보장하고 개인의 디지털 기술을 향상함으로써 우리는 넓어지는 지식 격차를 완화하는 데 도움을 줄 수 있다.[695)] 둘째, 정보탐색 행동(information-seeking behavior)을 유도하는 호기심의 역할은 교육자와 콘텐츠 제작자가 청중의 호기심을 조장

690) Blom, J. N., & Hansen, K. R. (2015). Click bait: Forward-reference as lure in online news headlines. Journal of Pragmatics, 76, 87-100.
691) Tichenor, P. J., Donohue, G. A., & Olien, C. N. (1970). Mass media flow and differential growth in knowledge. Public Opinion Quarterly, 34(2), 159-170.
692) DiMaggio, P., Hargittai, E., Celeste, C., & Shafer, S. (2004). Digital inequality: From unequal access to differentiated use. In K. Neckerman (Ed.), Social inequality (pp. 355-400). New York: Russell Sage Foundation.
693) Hargittai, E., & Hinnant, A. (2008). Digital inequality: Differences in young adults' use of the internet. Communication Research, 35(5), 602-621.
694) Van Dijk, J. A. (2005). The deepening divide: Inequality in the information society. Thousand Oaks, CA: Sage Publications.
695) Hilbert, M. (2011). Digital gender divide or technologically empowered women in developing countries? A typical case of lies, damned lies, and statistics. Women's Studies International Forum, 34(6), 479-489.

하는 것을 목표로 해야 함을 시사한다. 흥미롭고 생각을 자극하는 콘텐츠를 만들어 호기심을 자극하고 개인이 더 많은 정보를 찾도록 동기를 부여하여 지식 격차를 좁힐 수 있기 때문이다.[696]

결론적으로 디지털 미디어 환경은 정보접근과 지식습득 측면에서 기회와 도전을 동시에 제시한다. 정보격차 이론과 지식격차 가설 사이의 상호 작용을 이해함으로써 우리는 문제를 해결하고 디지털 미디어의 이점을 극대화하기 위한 중재전략을 개발할 수 있다. 여기에는 디지털 리터러시 촉진, 정보격차 해결, 정보탐색 행동을 자극하기 위한 개인간의 호기심 조성이 포함된다. 또한 정책 입안자와 이해 관계자는 모든 개인이 디지털 미디어 리소스에 동등하게 액세스할 수 있도록 디지털 인프라 및 교육 프로그램에 대한 투자를 고려해야 한다. 여기에는 저렴한 인터넷 액세스 제공, 디지털 기술교육 제공, 다양한 사용자의 요구를 충족하는 포괄적인 디지털 플랫폼 설계가 포함될 수 있다. 또한 디지털 미디어 환경을 형성하는 데 있어 미디어 조직과 콘텐츠 제작자의 역할을 인식하는 것이 중요하다. 투명성, 정확성 및 윤리적 콘텐츠 제작을 우선시함으로써 이러한 행위자는 모든 개인의 지식 습득을 용이하게 하는 정보가 풍부한 환경을 만드는 데 기여할 수 있다. 요컨대, 디지털 미디어 환경에서 정보격차 이론과 지식격차 가설 사이의 상호작용은 개인과 사회 전체에 중요한 의미를 갖는다. 이러한 이론이 제기하는 문제를 해결하려면 정책 입안자, 교육자, 미디어 조직 및 콘텐츠 제작자를 포함하는 다각적인 접근 방식이 필요하다. 일치된 노력을 통해 우리는 지식 습득을 촉진하고 지식 격차를 줄이는 보다 포용적이고 공평한 디지털 미디어 환경을 만들기 위해 노력할 수 있다.

2. ICT 기반 사회의 정보격차와 커뮤니케이션 불평등

정보통신기술(information and communication technology; ICT)이 발달한 현대 사회에서 정보격차와 커뮤니케이션 불평등의 원인을 분석하는 것은 중요하다. 디지털 격차는 정보 및 통신 기술에 대한 접근 기회와 관련하여 다양한 사회경제적 수준에서 개인, 가정, 기업 및 지리적 영역 간의 격차를 드러내기 때문이다. 여기에서는 사회경제적

696) Berlyne, D. E. (1960). Conflict, arousal, and curiosity. New York: McGraw-Hill.

지위, 교육, 연령, 지리적 위치를 포함하여 디지털 격차에 기여하는 다양한 요인을 탐구하고 이러한 불평등을 해결할 수 있는 전략에 대해 살펴본다.

정보통신기술의 급속한 발전은 오늘날 사회에서 사람들이 정보에 액세스하고 정보를 공유하는 방식을 근본적으로 변화시켰다. 그러나 ICT의 광범위한 가용성에도 불구하고 모든 사람이 이러한 자원에 동등하게 액세스할 수 있는 것은 아니므로 디지털 격차와 커뮤니케이션 불평등이 발생한다.[697] 디지털 격차의 주요 원인 중 하나는 개인과 가구 간의 사회경제적 지위 불평등이다. 선행연구에 따르면 소득이 높을수록 인터넷, 컴퓨터, 스마트폰에 접근할 가능성이 높은 반면 소득이 낮을수록 이러한 자원에 접근할 가능성이 적다.[698] 소득 기반의 디지털 격차는 저소득층이 정보, 교육 및 고용 기회에 접근할 수 있는 기회를 제한하기 때문에 커뮤니케이션 불평등을 영속화하며 세대 간에도 전이된다.

교육 또한 디지털 격차에서 중요한 역할을 한다. 높은 수준의 교육을 받은 개인은 ICT 자원에 접근할 가능성이 더 높으며 이러한 기술을 효과적으로 사용하는 데 필요한 기술을 보유하고 있다.[699] 반대로 교육 수준이 낮은 사람들은 디지털 세계를 탐색하는 데 필요한 디지털 리터러시 기술이 부족할 수 있으므로 디지털에 포함된 사람과 제외된 사람 사이의 격차가 더욱 벌어진다.

연령은 디지털 격차에 기여하는 또 다른 요인이다. 노인은 일반적으로 젊은 사람에 비해 ICT를 덜 사용하기 때문이다.[700] 이러한 연령 기반의 디지털 격차는 커뮤니케이션 불평등으로 이어질 수 있다. 노인은 정보 액세스 및 온라인 활동 참여에서 제외되어 잠재적으로 사회적 고립과 삶의 질 저하를 초래할 수 있다.

지리적 위치도 디지털 격차에서 중요한 역할을 한다. 농촌 및 외딴 지역에 거주하는 개인은 도시 지역에 거주하는 개인에 비해 고속 인터넷 및 기타 ICT 자원에 대한 접근이 제한적인 경우가 많다.[701] 이 지리적 디지털 격차는 정보, 교육 자원 및 고용 기회에 접

697) Norris, P. (2001). Digital divide: Civic engagement, information poverty, and the Internet worldwide. Cambridge University Press.

698) DiMaggio, P., & Hargittai, E. (2001). From the 'Digital Divide' to 'Digital Inequality': Studying Internet use as penetration increases. Princeton University Center for Arts and Cultural Policy Studies, Working Paper Series number, 15.

699) Hargittai, E. (2002). Second-level digital divide: Differences in people's online skills. First Monday, 7(4).

700) Selwyn, N. (2004). Reconsidering political and popular understandings of the digital divide. New Media & Society, 6(3), 341-362.

근하는 시골 및 외딴 지역에 있는 개인의 능력을 방해하기 때문에 커뮤니케이션 불평등을 악화시킨다.

그렇다면 ICT를 통해 야기된 이러한 불평등을 ICT로 극복하는 방법은 없을까? 오늘날의 디지털 격차와 커뮤니케이션 불평등을 해결하기 위해 다음과 같은 몇 가지 전략과 솔루션을 구현할 수 있다. 첫째, 인프라 개발이다. 특히 농촌 및 외딴 지역의 ICT 인프라 개발에 투자하면 모든 개인이 고속 인터넷 및 기타 디지털 리소스에 액세스할 수 있도록 보장함으로써 디지털 격차를 줄이는 데 도움이 될 수 있다.[702] 둘째, 디지털 리터러시 교육이다. 디지털 리터러시 교육 및 훈련 프로그램을 제공하면 다양한 배경을 가진 개인이 디지털 세계를 효과적으로 탐색하는 데 필요한 기술을 습득하는 데 도움이 될 수 있다.[703] 셋째, 경제성 및 접근성이다. 사회경제적 지위에 관계없이 모든 개인이 ICT 자원을 저렴하고 접근 가능하도록 보장하면 소득 기반의 디지털 격차를 줄이는 데 도움이 될 수 있다.[704] 넷째, 세대 간 프로그램 개발이다. 젊은 사람들이 나이든 사람들에게 ICT 자원을 사용하는 방법을 가르치도록 장려하는 세대 간 프로그램을 구현하면 연령 기반의 디지털 격차를 해소하는 데 도움이 될 수 있다.[705] 이러한 프로그램은 노인들 사이의 디지털 통합을 촉진할 뿐만 아니라 세대 간 연결과 이해를 촉진한다. 다섯째, 공용 액세스 거점의 구축이다. 개인이 무료로 ICT 리소스에 액세스할 수 있는 도서관 및 커뮤니티 센터와 같은 공용 액세스 거점을 설정하면 모든 사람이 개인 자원에 관계없이 디지털 세계에 참여할 기회를 가질 수 있다.[706] 여섯째, 포용적 디자인 개발이다. 장애가 있는 개인과 디지털 리터러시가 제한된 개인을 포함하여 다양한 사용자의 요구를 충족시키는 ICT 애플리케이션 및 서비스의 개발을 장려하면 디지털 포용을 촉진하고 커뮤니케이

701) Firth, L., & Mellor, D. (2005). Broadband and rural areas: The digital divide in an Australian context. Rural Society, 15(2), 175–188.

702) Gillett, S. E., Lehr, W. H., & Osorio, C. A. (2004). Local government broadband initiatives. Telecommunications Policy, 28(7–8), 537–558.

703) Van Deursen, A. J., & Van Dijk, J. A. (2009). Using the Internet: Skill-related problems in users' online behavior. Interacting with Computers, 21(5–6), 393–402.

704) Mossberger, K., Tolbert, C. J., & Stansbury, M. (2003). Virtual inequality: Beyond the digital divide. Washington, DC: Georgetown University Press.

705) Xie, B. (2007). Information technology education for older adults as a continuing peer education process: A Chinese case study. Educational Gerontology, 33(5), 429–450.

706) Bertot, J. C., Jaeger, P. T., & McClure, C. R. (2010). Public libraries and the internet: Roles, perspectives, and implications. Information Technology and Libraries, 29(4), 198–204.

션 불평등을 줄이는 데 도움이 될 수 있다.[707)]

결국 오늘날 정보통신기술이 발달한 사회의 정보격차와 커뮤니케이션 불평등은 다각적인 접근이 필요한 복합적인 문제이다. 이해관계자는 사회경제적 지위, 교육, 연령, 지리적 위치와 같은 디지털 격차에 기여하는 요인을 파악함으로써 디지털 포용을 촉진하고 커뮤니케이션 불평등을 줄이기 위한 목표 전략과 솔루션을 개발할 수 있다. 정책 입안자, 교육자, ICT 제공자 및 커뮤니티 조직의 공동 노력을 통해 모두를 위한 보다 포용적이고 공평한 디지털 사회를 만들기 위해 노력할 수 있다.

3. 디지털 불평등과 건강 불평등의 교차접근

여기서는 디지털 사회에서 새롭게 등장한 디제라티(Digerati)와 테크노크라트(Technocrats)를 분석하고 스마트폰과 같은 디지털 기기가 없어 정보 접근이 어려운 정보 취약계층이 겪는 고통을 건강 불평등의 관점에서 살펴본다. 그리고 디지털 격차를 해소하고 정보취약 계층이 겪는 고통을 완화할 수 있는 잠재적인 솔루션도 탐색한다.

디지털 사회는 디지털 환경에서 다양한 수준의 권력과 영향력을 지닌 별개의 사회 집단, 즉 디제라티와 기술관료를 낳았다. 이러한 그룹이 혁신을 주도하고 디지털 기술의 미래를 형성하는 동안 정보취약 계층은 디지털 시대에 적응하는 데 필요한 정보와 리소스에 액세스하는 데 어려움을 겪었다. "digerati"라는 용어는 디지털 기술과 인터넷에 대한 전문 지식을 갖춘 영향력 있는 개인을 의미한다. 이러한 개인들은 종종 여론을 형성하고 새로운 기술의 개발 및 채택에 영향을 미치는 데 상당한 권한을 가진다.[708)] Digerati의 예로는 기술 기업가, 인터넷 개척자 및 영향력 있는 블로거가 있다. 반면 "technocrat"는 전문 기술 지식을 보유하고 정부 또는 산업계에서 권력을 가진 개인으로, 종종 기술 관련 정책 및 전략의 개발 및 구현에 관여한다.[709)] Technocrats는 규제 환경을 형성하고 디지털 경제의 성장에 필요한 지원을 제공하는 데 중요한 역할을 한다.

707) Jaeger, P. T. (2012). Disability and the internet: Confronting a digital divide. Boulder, CO: Lynne Rienner Publishers.
708) Negroponte, N. (1996). Being digital. Vintage.
709) Mansell, R. (2017). Power, technocrats and the internet. Globalizations, 14(2), 201-216.

정보취약 집단은 스마트폰 및 인터넷과 같은 디지털 장치 및 리소스에 대한 액세스 권한이 없는 개인이다. 이 그룹은 디지털 사회에 대한 제한된 참여로 인해 정보, 교육 및 고용 기회에 접근하는 데 상당한 어려움에 직면해 있다.[710] 이러한 개인의 취약성에 기여하는 요인에는 사회경제적 지위, 교육 수준, 연령 및 지리적 위치가 포함된다.[711] 정보취약 계층이 겪는 고통은 사회적 배제, 경제적 기회 축소, 삶의 질 저하 등으로 이해할 수 있다. 디지털 기술이 일상 생활의 다양한 측면에서 점점 더 중요해짐에 따라 취약 집단은 핵심 정보에 뒤쳐질 위험에 처해 있으며 기존의 사회경제적 불평등이 배로 심화된다.[712]

사회경제적 지위가 낮은 개인과 집단에 대한 건강 불평등과 정보 박탈 사이에는 구조적인 연관성이 있다. 건강 불평등은 오랫동안 사회경제적 지위의 차이와 연관되어 왔으며, 지위가 낮은 개인 및 집단은 지위가 높은 집단보다 질병 유병률이 높고 수명이 짧다.[713] 정보와 자원에 대한 접근이 ICT를 통해 점점 매개되는 디지털 사회에서 여기에 연결된 사람과 연결되지 않은 사람 사이의 정보격차는 기존의 건강 불평등을 악화시킬 수 있다. 많은 연구에서 사회경제적 지위와 건강 결과 사이의 지속적이고 일관된 관계를 보고했으며, 지위가 낮은 개인은 다양한 질병과 상태에서 높은 이환율과 사망률을 경험했다.[714] 이러한 격차에 영향을 미치는 요인에는 소득, 교육, 직업, 주택, 의료 접근성의 차이가 포함된다.[715] 디지털 사회에서 건강과 관련된 정보 및 자원에 대한 접근성은 점점 더 인터넷 및 스마트폰과 같은 디지털 기술을 통해 중재되고 있다.[716] 그러나 모든

710) Van Dijk, J. A. (2005). The deepening divide: Inequality in the information society. Thousand Oaks, CA: Sage Publications.

711) DiMaggio, P., Hargittai, E., Celeste, C., & Shafer, S. (2004). Digital inequality: From unequal access to differentiated use. In K. Neckerman (Ed.), Social inequality (pp. 355-400). New York: Russell Sage Foundation.

712) Hargittai, E., & Hinnant, A. (2008). Digital inequality: Differences in young adults' use of the internet. Communication Research, 35(5), 602-621.

713) Marmot, M. (2005). Social determinants of health inequalities. The Lancet, 365(9464), 1099-1104.

714) Adler, N. E., & Rehkopf, D. H. (2008). U.S. disparities in health: Descriptions, causes, and mechanisms. Annual Review of Public Health, 29, 235-252.

715) Braveman, P., & Gottlieb, L. (2014). The social determinants of health: It's time to consider the causes of the causes. Public Health Reports, 129(Suppl 2), 19-31.

716) Viswanath, K., Kreuter, M. W., Jacobs, R. R., & Gornick, M. (2012). Health information-seeking among the digital divide: Implications for health communication. In T. L. Thompson, R. Parrott, & J. F. Nussbaum (Eds.), The Routledge handbook of health communication

개인이 이러한 자원에 동등하게 접근할 수 있는 것은 아니므로 사회경제적 지위가 낮은 사람들에게 불평등하게 영향을 미치는 디지털 격차가 발생한다.[717] 이러한 디지털 격차는 정보 소외 집단이 건강 관련 정보, 자원 및 서비스에 접근할 수 있는 능력을 제한함으로써 건강 불평등에 기여할 수 있다.[718]

디지털 사회에서 정보 박탈은 여러 매커니즘을 통해 건강 불평등에 기여할 수 있다. 첫째, 건강 정보에 대한 제한된 접근이다. 디지털 격차는 정보 소외 계층이 신뢰할 수 있는 건강 정보에 접근할 수 있는 능력을 제한하여 건강 문제, 예방 조치 및 치료 옵션에 대한 지식 감소로 이어질 수 있다.[719] 둘째, 의료 서비스에 대한 접근성 감소이다. 원격 의료 및 온라인 예약과 같은 의료 서비스에 대한 접근성을 높이기 위해 디지털 기술이 점점 더 많이 사용되고 있다. 정보 소외 계층은 이러한 서비스에서 배제되어 의료 서비스에 대한 접근성이 떨어지고 잠재적으로 건강 상태가 악화될 수 있다.[720] 셋째, 사회적 고립 및 정신 건강 위험이다. 디지털 기술에 대한 제한된 접근은 정보 소외 계층의 사회적 고립에 기여할 수 있으며, 이는 우울증 및 불안과 같은 정신 건강 문제의 위험 증가와 관련이 있다.[721]

따라서 정보취약 계층의 고통을 완화하고 정보격차를 해소하기 위해서는 다음과 같은 다각적인 접근이 필요하다. 이는 곧 디지털 사회에서 건강 불평등을 완화하기 위한 잠재적 전략이기도 하다. 첫째는 인프라 개발이다. 디지털 인프라, 특히 서비스가 부족한 지역에 투자하면 모든 개인이 건강 정보 및 서비스를 포함한 디지털 리소스에 액세스할 수 있도록 보장할 수 있다.[722] 둘째는 디지털 리터러시 교육이다. 디지털 리터러시 교육 및

(pp. 93–110). New York: Routledge.

717) DiMaggio, P., Hargittai, E., Celeste, C., & Shafer, S. (2004). Digital inequality: From unequal access to differentiated use. In K. Neckerman (Ed.), Social inequality (pp. 355–400). New York: Russell Sage Foundation.

718) Lupton, D. (2015). Digital health: Critical and cross-disciplinary perspectives. London: Routledge.

719) Cline, R. J., & Haynes, K. M. (2001). Consumer health information seeking on the Internet: The state of the art. Health Education Research, 16(6), 671–692.

720) Brooks, C. F., & Whitacre, B. E. (2016). Examining the spatial relationship between health facilities and the digital divide. Online Journal of Rural Research & Policy, 11(2).

721) Cotten, S. R., Ford, G., Ford, S., & Hale, T. M. (2013). Internet use and depression among older adults. Computers in Human Behavior, 29(4), 160–161.

722) Gillett, S. E., Lehr, W. H., & Osorio, C. A. (2004). Local government broadband initiatives. Telecommunications Policy, 28(7–8), 537–558.

훈련 프로그램을 제공하면 정보 소외 계층이 디지털 세상을 효과적으로 탐색하고 건강 관련 정보 및 리소스에 액세스하는 데 필요한 기술을 강화할 수 있다.[723] 셋째는 공공 액세스 포인트의 개발이다. 개인이 무료로 디지털 리소스에 액세스할 수 있는 도서관 및 커뮤니티 센터와 같은 공공 액세스 포인트를 구축하면 모든 사람이 디지털 사회에 참여하고 건강 관련 정보 및 서비스에 액세스할 수 있는 기회를 보장할 수 있다.[724] 넷째, 의료 제공자와 디지털 기술 개발자 간의 협업이다. 의료 제공자와 디지털 기술 개발자 간의 협업을 촉진하면 디지털 의료 솔루션이 정보 소외 계층을 포함하여 다양한 인구의 요구를 충족하도록 서비스를 설계할 수 있다.[725]

결론적으로 건강 불평등은 사회경제적 지위와 밀접하게 연관되어 있으며 디지털 격차는 정보 소외 집단이 건강 관련 정보와 자원에 접근하는 능력을 제한함으로써 이러한 불균형을 악화시킬 수 있다. 인프라 개발, 디지털 리터러시 교육, 공공 액세스 포인트, 의료 제공자와 디지털 기술 개발자 간의 협업과 같은 전략을 구현함으로써 정보 박탈이 건강 결과에 미치는 영향을 완화하고 보다 공평한 디지털 사회를 향해 노력할 수 있다.

---

723) Van Deursen, A. J., & Van Dijk, J. A. (2009). Using the Internet: Skill-related problems in users' online behavior. Interacting with Computers, 21(5-6), 393-402.

724) Bertot, J. C., Jaeger, P. T., & McClure, C. R. (2010). Public libraries and the internet: Roles, perspectives, and implications. Information Technology and Libraries, 29(4), 198-204.

725) Kreps, G. L., & Neuhauser, L. (2010). New directions in eHealth communication: Opportunities and challenges. Patient Education and Counseling, 78(3), 329-336.

제4절

커뮤니케이션 캠페인 효과

1. 디지털 시대의 미디어 의존성

오늘날은 바야흐로 미디어 전환의 시대이다. 텔레비전, 라디오, 신문과 같은 전통적인 미디어 채널에서 유튜브 및 소셜 미디어 플랫폼과 같은 새로운 미디어 채널로의 급격한 이동은 미디어 의존성을 더욱 심화시키고 있다. 여기에서는 여론 형성과 정보 소비에서 뉴미디어 채널의 역할을 분석한다. 또한 미디어 리터러시와 정보의 질에 대한 의미를 논의한다. 미디어 의존 이론(Media Dependence Theory)은 개인이 정보, 오락 및 사회적 상호 작용과 같은 다양한 요구를 충족시키기 위해 미디어에 의존한다고 가정한다.[726] 미디어 기술이 발전함에 따라 개인이 정보에 접근하고 소비하는 채널도 변화했으며 유튜브 및 소셜 미디어 사이트와 같은 새로운 미디어 플랫폼이 두각을 나타내고 있다. 따라서 우리는 전통적인 미디어 채널에서 새로운 미디어 채널로의 이동에 특히 중점을 두고 오늘날 대중이 정보를 얻기 위해 미디어에 의존하는 정도를 파악할 필요가 있다.

지난 수십 년 동안 미국인들이 정보를 소비하는 방식에 상당한 변화가 있었다. 텔레비전, 라디오, 신문과 같은 전통적인 미디어 채널은 시청자 점유율이 감소한 반면 유튜브 및 소셜 미디어 플랫폼과 같은 새로운 미디어 채널은 급속한 성장을 했다.[727] 이러한 변

726) Ball-Rokeach, S. J., & DeFleur, M. L. (1976). A dependency model of mass-media effects. Communication Research, 3(1), 3-21.

727) Pew Research Center. (2020). Americans who primarily get news through social media are least likely to follow COVID-19 coverage, most likely to report seeing made-up news. Retrieved from https://www.journalism.org/2020/03/18/americans-who-primarily-get-news-through-social-media-are-least-likely-to-follow-covid-19-coverage-most-likely-to-report-seeing-made-up-news/ (Accessed 2023년 1월 2일)

화는 기술 발전, 사용자 선호도의 변화, 새로운 미디어 플랫폼에서 다양한 콘텐츠의 가용성 증가 등 여러 요인에 기인한다.728) 뉴미디어 채널은 오늘날의 디지털 사회에서 여론과 정보 소비를 형성하는 데 중요한 역할을 한다. 미디어 의존 이론에 따르면 개인은 가장 접근하기 쉽고 자신의 필요와 관련이 있는 미디어 소스로 쉽게 전환한다. 이러한 맥락에서 뉴미디어 채널은 상호작용성, 개인화, 다양한 관점에 접근할 수 있는 능력과 같은 이점을 제공하여 대중에게 중요한 정보 소스로 부상했다.729) 예를 들어 유튜브는 대중이 입맛에 맞는 뉴스를 소비하는 플랫폼이 되었으며 많은 사용자가 최신 이벤트, 전문가 분석 및 대안적 관점에 대한 업데이트를 유튜브에 의존한다.730) 마찬가지로 페이스북 및 트위터와 같은 소셜 미디어 플랫폼은 사용자가 자신의 콘텐츠를 생성할 뿐만 아니라 다양한 매체의 콘텐츠를 공유하고 토론하면서 중요한 뉴스 및 정보 소스로 부상했다.731)

전통적인 미디어 채널에서 새로운 미디어 채널로의 이동은 미디어 리터러시와 정보 보급의 품질에 중요한 영향을 미친다. 아울러 새로운 미디어 플랫폼은 사용자가 소비하는 정보에 대한 더 큰 통제권을 제공하여 다양한 관점에 접근하고 다른 사람들과 토론에 참여할 수 있도록 돕는다. 이를 통해 미디어 활용 능력을 높이고 복잡한 문제를 더 잘 이해할 수 있기 때문이다. 반면, 새로운 미디어 채널의 부상은 정보의 질과 잘못된 정보의 확산 가능성과 관련된 문제도 야기한다. 뉴미디어 플랫폼의 탈중앙화 특성으로 인해 사용자가 신뢰할 수 있는 출처와 신뢰할 수 없는 출처를 구별하기 어려울 수 있으며, 가짜 뉴스와 잘못된 정보의 만연이 이 작업을 더욱 복잡하게 만들 수 있다.732) 이는 미디어 리터러시 교육의 필요성과 사용자가 디지털 미디어 환경을 효과적으로 탐색하는 데 도움이 되는 전략 개발을 모색하게 한다.

---

728) Napoli, P. M. (2011). Audience evolution: New technologies and the transformation of media audiences. New York: Columbia University Press.

729) Kaplan, A. M., & Haenlein, M. (2010). Users of the world, unite! The challenges and opportunities of social media. Business Horizons, 53(1), 59-68.

730) Tewksbury, D., & Rittenberg, J. (2012). News on the internet: Information and citizenship in the 21st century. New York: Oxford University Press.

731) Mitchell, A., Gottfried, J., Shearer, E., & Lu, K. (2018). Social media outpaces print newspapers in the U.S. as a news source. Pew Research Center. Retrieved from https://www.pewresearch.org/fact-tank/2018/12/10/social-media-outpaces-print-newspapers-in-the-u-s-as-a-news-source/ (Accessed 2023년 1월 7일)

732) Vosoughi, S., Roy, D., & Aral, S. (2018). The spread of true and false news online. Science, 359(6380), 1146-1151.

결국 오늘날의 디지털 사회에서 정보를 얻기 위한 대중의 미디어 의존도는 전통적인 미디어 채널에서 유튜브 및 소셜 미디어와 같은 새로운 미디어 플랫폼으로 크게 이동했다. 기술 발전, 사용자 선호도 및 다양한 콘텐츠의 가용성에 의해 주도되는 이러한 변화는 여론과 정보 소비를 형성하는 데 중요한 역할을 하는 새로운 미디어 채널로 이어졌다. 그러나 새로운 미디어 채널로의 이동은 미디어 리터러시 및 정보 보급의 품질과 관련된 문제도 대두시켰다. 그래서 뉴미디어 플랫폼의 탈중앙화 특성과 잘못된 정보의 만연으로 인해 사용자가 디지털 미디어 환경을 효과적으로 탐색할 수 있도록 지원하는 미디어 리터러시 교육 및 전략의 필요성이 커졌다.

2. 행동 변화에 대한 미디어의 영향

미디어의 노출 영향에 대해서는 커뮤니케이션 분야에서 많은 선행연구가 이루어졌다. 여기에서는 인지점화 이론, 사회학습 이론, 사회맥락 이론 및 사회정보처리 이론의 렌즈를 통해 개인의 행동 변화에 대한 미디어의 영향을 검토한다. 이러한 이론들을 분석함으로써 우리는 미디어가 개인의 행동에 영향을 미치는 다층적인 매커니즘을 이해할 수 있다.

미디어는 개인의 행동과 의사 결정에 중요한 역할을 하며 이를 설명하는 다양한 이론이 있다. 첫째, 인지점화 이론(cognitive priming theory)은 특정 자극에 대한 노출이 개인의 기억에서 관련 개념이나 아이디어를 활성화하여 이후의 생각과 행동에 영향을 미칠 수 있다고 본다.[733] 미디어 영향의 맥락에서 점화는 개인이 관련 아이디어를 활성화하는 특정 메시지나 이미지에 노출되어 행동이나 의사 결정의 변화로 이어질 때 발생할 수 있다. 예를 들어, Roskos-Ewoldsen과 동료들에 따르면 폭력적인 미디어 콘텐츠에 대한 노출이 개인의 공격적 사고를 유발하고 공격적인 행동을 증가시킬 수 있다.[734]

---

733) Bargh, J. A., & Chartrand, T. L. (2000). The mind in the middle: A practical guide to priming and automaticity research. In H. T. Reis & C. M. Judd (Eds.), Handbook of research methods in social and personality psychology (pp. 253-285). New York: Cambridge University Press.

734) Roskos-Ewoldsen, D. R., Klinger, M. R., & Roskos-Ewoldsen, B. (2002). Media priming: A synthesis. In J. Bryant & D. Zillmann (Eds.), Media effects: Advances in theory and research (2nd ed., pp. 97-120). Mahwah, NJ: Lawrence Erlbaum Associates.

둘째, 사회학습 이론(social learning theory)은 개인이 다른 사람과 그들의 행동의 결과를 관찰함으로써 새로운 행동과 태도를 습득한다고 가정한다.[735] 이 이론에 따르면 미디어는 개인이 관찰하고 배울 수 있는 바람직하거나 바람직하지 않은 행동의 모델을 제공함으로써 행동 변화에 영향을 미칠 수 있다. 예를 들어, 연구에 따르면 운동이나 잘 먹는 것과 같은 건강한 행동에 대한 미디어 묘사에 노출된 개인은 이러한 행동을 스스로 채택할 가능성이 더 높다.[736]

셋째, 사회맥락 이론(social context theory)은 개인의 행동과 의사 결정을 형성하는 데 있어 사회적 환경의 중요성을 강조한다.[737] 이 이론은 미디어가 사회적 규범과 기대에 대한 개인의 인식을 형성함으로써 행동 변화에 영향을 미칠 수 있다고 본다. 예를 들어, 물질 사용이나 성적 행동에 대한 미디어 묘사는 그러한 행동이 실제보다 더 일반적이거나 용인된다는 인상을 줄 수 있으며, 개인이 이러한 인식된 규범을 따르도록 유도한다는 것이다.[738]

넷째, 사회정보처리 이론(social information processing theory)은 개인이 자신의 행동을 안내하기 위해 사회적 환경에 대한 정보를 처리하고 해석한다고 가정한다.[739] 미디어 영향의 맥락에서 이 이론은 개인이 미디어 메시지를 사용하여 다른 사람의 인상을 형성하고, 사회적 상황에 대한 판단을 내리고, 적절한 행동에 대한 기대치를 발전시킨다고 본다. 따라서 미디어 묘사는 현실에 대한 개인의 인식을 형성하고 그들의 결정과 행동에 영향을 미칠 수 있다.[740]

---

735) Bandura, A. (1977). Social learning theory. Englewood Cliffs, NJ: Prentice-Hall.

736) Harrison, K., & Marske, A. L. (2005). Nutritional content of foods advertised during the television programs children watch most. American Journal of Public Health, 95(9), 1568-1574.

737) Liska, A. E., & Warner, B. D. (1991). Functions of crime: A paradoxical process. American Journal of Sociology, 96(6), 1441-1463.

738) Perkins, H. W., Haines, M. P., & Rice, R. (2010). Misperceiving the college drinking norm and related problems: A nationwide study of exposure to prevention information, perceived norms, and student alcohol misuse. Journal of Studies on Alcohol, 64(4), 470-478.

739) Walther, J. B. (1992). Interpersonal effects in computer-mediated interaction: A relational perspective. Communication Research, 19(1), 52-90.

740) Shrum, L. J. (2009). Media consumption and perceptions of social reality: Effects and underlying processes. In J. Bryant & M. B. Oliver (Eds.), Media effects: Advances in theory and research (3rd ed., pp. 50-73). New York: Routledge.

그러므로 미디어가 개인의 행동변화에 미치는 영향은 인지점화 이론, 사회학습 이론, 사회맥락 이론, 사회정보처리 이론의 렌즈를 통해 이해할 수 있다. 이러한 이론은 미디어 노출이 관련 개념을 활성화하고, 행동 모델을 제공하고, 사회적 규범과 기대에 대한 인식을 형성하고, 사회적 상황에 대한 판단을 알릴 수 있는 다양한 매커니즘을 제안한다. 이들 프로세스를 이해하면 긍정적인 행동 변화를 촉진하고 미디어 노출의 잠재적인 부정적인 영향을 완화하기 위해 미디어의 힘을 활용하는 전략을 알리는 데 도움이 될 수 있다.

3. 미디어 콘텐츠의 모방과 불건강 행태

대중이 미디어에 묘사된 알코올, 담배, 약물 사용과 같은 건강에 해로운 행동을 모방하는 과정을 모방 이론을 통해 설명할 수 있다. 즉, 대중은 미디어에서 재현되는 행동들을 모방하는 경향이 있기 때문에 콘텐츠에 대한 규제가 시행되고 있다. 그러나 넷플릭스와 같은 OTT(over-the-top) 서비스에 대한 적절한 규제가 부족하고 유튜브 크리에이터에 대한 입법 역시 미비하다.

모방 이론은 개인이 미디어에서 관찰한 행동, 특히 영향력이 있거나 공감할 수 있는 인물이 묘사한 행동을 배우고 복제한다고 주장한다. 이러한 현상은 알코올, 담배 및 약물 사용과 같은 건강에 해로운 행동의 광범위한 채택으로 이어질 수 있다. 게다가 기존 방송사는 유해한 콘텐츠에 대한 노출을 제한하기 위해 규제를 시행했지만 유튜브 및 넷플릭스와 같은 OTT 서비스는 적절한 규제가 부족하여 미디어가 공중 보건에 미치는 부정적인 영향을 악화시킬 수 있다.

미디어의 맥락에서 술, 담배, 마약 사용과 같은 건강에 해로운 행동에 대한 묘사는 미화되거나 보편적으로 재현될 때 대중이 이러한 행동을 모방하도록 이끌 수 있다.[741] 사회학습 이론[742]에 뿌리를 둔 모방 이론은 개인이 다른 사람에게서 관찰한 행동을 채택할

741) Pechmann, C., & Shih, C. F. (1999). Smoking scenes in movies and antismoking advertisements before movies: Effects on youth. Journal of Marketing, 63(3), 1–13.
742) Bandura, A. (1977). Social learning theory. Englewood Cliffs, NJ: Prentice-Hall.

가능성이 더 높다고 가정한다. 특히 그러한 행동이 긍정적인 결과와 연관되거나 매력적이거나 존경받는 역할 모델에 의해 수행되는 경우 모방확률은 증가한다. 수많은 연구에서 건강에 해로운 행동에 대한 미디어 묘사가 공중보건에 미치는 영향을 입증했다. 예를 들어, 영화 속 흡연장면에 노출되면 청소년이 흡연을 시작할 가능성이 높아지고[743], 영화와 텔레비전에서의 알코올 소비는 청소년의 알코올 사용 증가와 관련이 있다.[744]

공중보건에 악영향을 미치는 모방 효과에 대한 여러 과학적 근거들에 대응하여 지상파 방송사는 유해 콘텐츠에 대한 노출을 제한하는 규정을 만들어왔다. 예를 들어, 많은 국가에서 텔레비전과 라디오에서 담배 제품 광고를 금지하거나 제한했다.[745] 또한 주류 광고에 대한 지침은 종종 광고가 미성년자를 대상으로 하거나 과도한 소비를 조장하지 않도록 축소되었다.[746] 그러나 지상파 방송사들의 규제 노력에도 불구하고 유튜브나 OTT 서비스는 유해한 콘텐츠 측면에서 상대적으로 규제를 받지 않았다. 특히 젊은층 사이에서 점점 인기를 얻고 있는 이러한 플랫폼은 제한 없이 자극적이고 건강에 해로운 행동을 묘사하는 콘텐츠를 제공한다.[747]

OTT 플랫폼의 유해한 콘텐츠에 대한 적절한 규제가 없기 때문에 여기에 노출될 경우 대중은 불건강 행태를 모방할 가능성이 높다. 이에 따라 기존 방송법에서 적용하는 가이드라인을 실시간 스트리밍 서비스를 제공하는 OTT 서비스에도 적용할 필요성이 대두되었다.[748] 그러나 지상파 방송에서 송출되는 영상과 달리 OTT 서비스는 실시간 스트리

743) Dalton, M. A., Sargent, J. D., Beach, M. L., Titus-Ernstoff, L., Gibson, J. J., Ahrens, M. B., Tickle, J. J., & Heatherton, T. F. (2003). Effect of viewing smoking in movies on adolescent smoking initiation: a cohort study. The Lancet, 362(9380), 281-285.

744) Hanewinkel, R., Tanski, S. E., & Sargent, J. D. (2007). Exposure to alcohol use in motion pictures and teen drinking in Germany. International Journal of Epidemiology, 36(5), 1068-1077.

745) World Health Organization. (2003). WHO Framework Convention on Tobacco Control. Retrieved from https://www.who.int/fctc/text_download/en/ (Accessed 2023년 1월 15일)

746) International Alliance for Responsible Drinking. (2011). Guiding principles: Self-regulation of marketing communications for beverage alcohol. Retrieved from https://www.iard.org/policy-areas/marketing-communications/ (Accessed 2023년 1월 15일)

747) Clement, J. (2021). YouTube: global net advertising revenues 2017-2022. Statista. Retrieved from https://www.statista.com/statistics/289657/youtube-global-net-advertising-revenues/ (Accessed 2023년 1월 15일)

748) Vaterlaus, J. M., Spruance, L. A., Frantz, K., & Kruger, J. S. (2019). College student television binge watching: Conceptualization, gratifications, and perceived consequences. Social Sciences, 8(2), 44.

밍 동영상이기 때문에 정보통신망법에서 별도로 이를 규제해야 하나 산업적인 측면에서 이를 반대하는 이해당사자들이 존재한다.

결국 모방 이론에 의해 설명된 바와 같이 오늘날의 디지털 환경에서 재현되는 콘텐츠들은 예전보다 더욱 건강에 유해한 영상들을 송출하고 있다. 이는 2000년 전후부터 지속적으로 강화해온 공중보건의 안전장치들을 위협하는 결과를 낳고 있다. 유해 콘텐츠의 부정적 영향을 막기 위해서는 지금이라도 지상파 방송에 상응하는 규제를 OTT 서비스에도 적용할 필요가 있다.

4. 책임 있는 공공 커뮤니케이션 캠페인의 구축

오늘날 디지털 미디어 환경, 특히 건강 관련 콘텐츠의 맥락에서 정보의 질이 낮은 이유를 분석하는 것은 공공 커뮤니케이션 캠페인을 발전시키기 위해 필요한 사전작업이다. 디지털 미디어 플랫폼의 부상은 정보가 생산, 전파 및 소비되는 방식을 크게 변화시켰다. 이로 인해 정보에 대한 액세스 빈도가 증가했지만 소셜 미디어 플랫폼과 유튜브와 같은 비디오 공유 웹사이트에서 저품질의 또는 잘못된 정보가 확산되었다. 따라서 우리는 잘못된 정보 유포의 법적 책임과 결과를 살펴보고 디지털 미디어 환경에서 정보의 질을 높이고 이를 공공 커뮤니케이션 캠페인으로 발전시킬 방안에 대해 살펴보고자 한다.

언론 매체와 콘텐츠 제작자는 자신이 게시하거나 방송하는 정보의 정확성과 신뢰성을 보장할 법적 책임이 있다. 많은 국가에서 잘못된 정보의 확산, 특히 개인이나 공공의 이익에 해를 끼칠 경우 벌금, 명예 훼손 소송 또는 형사 고발과 같은 법적 결과를 초래할 수 있도록 규제하고 있다.[749] 예를 들어, 미국의 명예훼손법은 금전적 보상 및 철회를 포함한 잠재적 구제책과 함께 평판을 훼손하는 허위 진술로부터 개인을 보호한다.[750] 유튜버의 가짜뉴스도 마찬가지로 법적 책임을 질 수 있다. 유튜브 크리에이터는 다른 콘텐

749) Gagliardone, I., Gal, D., Alves, T., & Martinez, G. (2015). Countering online hate speech. UNESCO Publishing. Retrieved from https://unesdoc.unesco.org/ark:/48223/pf0000233231 (Accessed 2023년 1월 20일)

750) Cornell Law School. (n.d.). Defamation. Legal Information Institute. Retrieved from https://www.law.cornell.edu/wex/defamation (Accessed 2023년 1월 20일)

츠 제작자와 마찬가지로 자신이 생성한 콘텐츠가 명예 훼손, 폭력 선동 또는 저작권법을 위반하는 경우 잘못된 정보를 퍼뜨린 것에 대해 법적 책임을 질 수 있다.[751] 그러나 방대한 양의 사용자 생성 콘텐츠, 관할권 문제, 규제 당국의 제한된 자원 등의 요인으로 인해 이러한 법률의 집행이 현실적으로 어려울 수 있다.[752]

급격히 발전한 디지털 미디어 환경은 정보의 질보다는 정보의 신속한 보급에 초점을 맞췄기에 팩트체크나 잘못된 정보에 대한 정정 문제에 취약하다.[753] 이로 인해 품질이 낮거나 오해의 소지가 있는 콘텐츠가 급증했으며 건강과 관련하여 잘못된 정보나 고의로 조작된 정보가 만연하고 있다. 예를 들어, 백신의 안전성과 유효성에 대한 잘못된 정보의 유포는 백신을 주저하고 예방접종률을 낮추어 예방 가능한 질병의 발병을 초래한다.[754]

공공 커뮤니케이션 캠페인은 잘못된 정보와 싸우고 정확한 근거 기반의 정보를 유통하는 검증된 중재 전략이다. 이러한 캠페인에는 잘못된 정보의 확산과 위험에 대한 대중의 인식 제고, 미디어 리터러시 촉진, 비판적 사고 및 사실 확인 장려와 같은 다양한 수단이 포함된다.[755] 또한 공중보건 기관, 언론 매체 및 소셜 미디어 플랫폼 간의 협력은 정확한 정보를 전파하고 허위 또는 오해의 소지가 있는 콘텐츠의 확산을 막는 데 도움을 준다.[756]

디지털 미디어에서 잘못된 정보의 만연은 정확하고 신뢰할 수 있는 정보에 대한 대중의 접근에 심각한 문제를 제기한다. 잘못된 정보를 퍼뜨리는 데 대한 법적 책임과 처벌이 존재하지만, 특히 유튜브와 같은 플랫폼의 사용자 생성 콘텐츠의 경우 집행이 현실적

751) Volokh, E. (2018). How can YouTubers be held legally responsible for their videos? The Volokh Conspiracy. Retrieved from https://reason.com/volokh/2018/03/02/how-can-youtubers-be-held-legally-respon/ (Accessed 2023년 1월 20일)

752) Bridy, A. (2017). Remediating social media: A layered approach to online copyright enforcement. Cardozo Arts & Entertainment Law Journal, 35(3), 447–498.

753) Wardle, C., & Derakhshan, H. (2017). Information disorder: Toward an interdisciplinary framework for research and policymaking. Council of Europe. Retrieved from https://rm.coe.int/information-disorder-report-november-2017/1680764666 (Accessed 2023년 1월 20일)

754) Larson, H. J., Jarrett, C., Eckersberger, E., Smith, D. M. D., & Paterson, P. (2014). Understanding vaccine hesitancy around vaccines and vaccination from a global perspective: A systematic review of published literature, 2007–2012. Vaccine, 32(19), 2150–2159.

755) Lewandowsky, S., Ecker, U. K. H., & Cook, J. (2017). Beyond misinformation: Understanding and coping with the "post-truth" era. Journal of Applied Research in Memory and Cognition, 6(4), 353–369.

756) Chou, W. Y. S., Oh, A., & Klein, W. M. P. (2018). Addressing health-related misinformation on social media. JAMA, 320(23), 2417–2418.

으로 어렵다. 피해는 순식간에 발생하지만 피해회복에는 많은 시간과 비용이 든다. 게다가 대중을 유인하고 건강에 위협을 가하는 저급한 건강 콘텐츠는 상업적 이익과 결탁하여 공중보건에 심각한 결과를 초래할 수 있다. 따라서 공공 커뮤니케이션 캠페인을 통해 디지털 미디어 환경에서 정확하고 검증된 건강정보가 유통될 수 있도록 노력할 필요가 있다.

제5절

미디어 캠페인을 통한 건강증진

1. 건강 커뮤니케이션의 활용과 미디어

건강증진 캠페인은 일반 대중의 인식을 제고하고 긍정적인 행동 변화를 장려하는 데 필수적이다. 언론은 그러한 캠페인을 전파하는 데 중요한 역할을 한다. 여기에서는 건강 커뮤니케이션 관련 이론, 전략 및 모델을 적용하여 미디어에서 다양한 건강증진 캠페인의 성공을 살펴본다. 특히 성공적인 공공 캠페인의 맥락에서 HBM(Health Belief Model), TTM(Transtheoretical Model) 및 SMM(Social Marketing Model)의 적용과 효과를 검토한다.

건강신념모델(HBM)은 건강 관련 행동에 영향을 미치는 요인을 이해하기 위해 널리 사용되는 분석틀이다.[757] HBM은 개인이 권장되는 건강 행동을 채택할 가능성이 인식된 감수성, 인식된 심각성, 인식된 이점, 인식된 장벽 및 자기 효능감에 달려 있다고 가정한다.[758] HBM의 성공적인 적용은 2000년 미국에서 시작된 금연 캠페인인 "Truth" 캠페인에서 관찰할 수 있다.[759] 이 캠페인은 흡연이 건강에 미치는 부정적인 영향과 담배 산업의 교활한 전략에 초점을 맞춰 십대들의 담배 사용을 줄이는 것을 목표로 했다. 이 캠페인은 노출 청중의 흡연 시작(smoking initiation)을 22%까지 성공적으로 줄였으며,

757) Rosenstock, I. M., Strecher, V. J., & Becker, M. H. (1988). Social learning theory and the Health Belief Model. Health Education Quarterly, 15(2), 175–183.

758) Janz, N. K., & Becker, M. H. (1984). The Health Belief Model: A decade later. Health Education Quarterly, 11(1), 1–47.

759) Farrelly, M. C., Davis, K. C., Haviland, M. L., Messeri, P., & Healton, C. G. (2005). Evidence of a dose-response relationship between "truth" antismoking ads and youth smoking prevalence. American Journal of Public Health, 95(3), 425–431.

이는 인지된 민감성 및 심각성과 같은 HBM의 핵심 구성 요소를 적절히 조절한데 기인했던 것으로 평가된다.

범이론적 모델(TTM)은 사전 숙고, 숙고, 준비, 조치 및 유지를 포함하여 다양한 변화 단계를 식별하는 행동 변화 모델이다.[760] 이 모델은 행동 변화의 다양한 단계에 있는 개인을 대상으로 하는 맞춤형 개입 설계에 초점을 둔다. TTM의 성공적인 적용은 미국에서 과일 및 채소 소비를 늘리는 것을 목표로 한 "5 A Day" 캠페인에서 찾을 수 있다.[761] 캠페인은 TTM 단계를 기반으로 맞춤형 메시지를 제공하기 위해 텔레비전, 라디오, 인쇄 등 다양한 미디어 채널을 사용했다. 결과적으로 이 캠페인은 대상 고객의 과일 및 채소 소비를 23% 증가시키는 데 기여했다.

소셜 마케팅 모델(SMM)은 건강 행동을 촉진하기 위해 상업적 마케팅 원칙을 적용하는 행동 변화에 대한 마케팅 기반의 접근 방식이다.[762] SMM은 대상 청중을 이해하고 그들과 공감하는 메시지를 디자인하는 것의 중요성을 강조한다. SMM을 활용한 성공적인 건강 증진 캠페인의 대표적인 예는 영국의 "Change4Life" 캠페인이다.[763] 이 캠페인은 대중 매체 광고, 소셜 미디어 및 지역 사회 기반 이니셔티브를 통해 비만 문제를 해결하고 건강한 라이프스타일을 촉진하는 것을 목표로 했다. 소비자 중심의 접근 방식을 채택함으로써 "Change4Life" 캠페인은 수백만 명의 사람들에게 성공적으로 다가갔고 인식 및 행동 변화의 상당한 개선으로 이어졌다.[764]

미디어에서의 건강증진 캠페인의 성공은 건강 커뮤니케이션 이론, 전략 및 모델의 효과적인 적용에 기인한다. 건강신념모델, 범이론적 모델 및 소셜 마케팅 모델은 "Truth",

---

760) Prochaska, J. O., & Velicer, W. F. (1997). The transtheoretical model of health behavior change. American Journal of Health Promotion, 12(1), 38–48.

761) Foerster, S. B., Kizer, K. W., Disogra, L. K., Bal, D. G., Krieg, B. F., & Bunch, K. L. (1995). California's "5 a day—For better health!" campaign: An innovative population–based effort to effect large–scale dietary change. American Journal of Preventive Medicine, 11(2), 124–131.

762) Lefebvre, R. C. (2013). Social marketing and social change: Strategies and tools for improving health, well–being, and the environment. San Francisco, CA: Jossey–Bass.

763) Department of Health. (2009). Change4Life Marketing Strategy. Retrieved from https://assets.publishing.service.gov.uk/government/uploads/system/uploads/attachment_data/file/215626/dh_128542.pdf (Accessed 2023년 2월 1일)

764) Department of Health. (2013). Evaluation of the Change4Life Campaign. Retrieved from https://assets.publishing.service.gov.uk/government/uploads/system/uploads/attachment_data/file/215675/dh_130970.pdf (Accessed 2023년 2월 1일)

"5 A Day" 및 "Change4Life"와 같은 캠페인의 설계 및 구현에 중요한 역할을 하였다. 이러한 캠페인은 대상 청중을 이해하고 그들과 공감할 수 있는 메시지를 맞춤화하여 궁극적으로 긍정적인 건강 행동 변화를 이끌어 내는 것의 중요성을 강조한다. 따라서 미래의 건강증진 캠페인은 이러한 이론과 모델을 계속해서 적용하고 조정하여 다양한 인구의 고유한 요구와 선호도를 다루는 목표를 정하고 효과적인 커뮤니케이션 전략을 만들어야 한다.

2. 공중보건 캠페인의 실패 사례 분석

공중보건 캠페인은 지역 사회 내에서 건강과 웰빙을 증진하는 데 중요한 역할을 한다. 그러나 모든 캠페인이 원하는 결과를 달성하는 것은 아니다. 여기에서는 일부 공중 보건 캠페인의 실패를 분석하고 성공하지 못한 이유와 실패의 결과를 파악한다.

첫째, "Scared Straight" 캠페인: 미국에서 1970년대에 시작된 "Scared Straight" 캠페인은 위험에 처한 청소년을 교도소 생활의 가혹한 현실에 노출시켜 범죄 행위에 가담하는 것을 막기 위해 고안되었다.[765] 그 인기와 초기에 인지된 성공에도 불구하고 후속 평가에서는 프로그램이 대체로 비효율적이며 어떤 경우에는 역효과를 낳기까지 하는 것으로 나타났다.[766] 실패의 이유는 다음과 같다. 이 캠페인의 주요 전략은 두려움과 위협을 불러일으키는 것이었고 이는 행동 변화에 비효율적인 방법으로 확인되었다.[767] 또한 이 프로그램은 빈곤, 가족 기능 장애 또는 정신 건강 문제와 같은 비행의 근본적인 원인을 다루지 않았다. 결과적으로 "Scared Straight" 캠페인의 실패로 인해 자원이 낭비되고 청소년 비행의 근본 원인을 효과적으로 해결할 수 있는 증거 기반 개입을 시행할 기

765) Finckenauer, J. O. (1982). Scared Straight! and the Panacea Phenomenon. Englewood Cliffs, NJ: Prentice-Hall.

766) Petrosino, A., Turpin-Petrosino, C., & Buehler, J. (2003). Scared Straight and other juvenile awareness programs for preventing juvenile delinquency: A systematic review of the randomized experimental evidence. The Annals of the American Academy of Political and Social Science, 589(1), 41-62.

767) Ringold, D. J. (2002). Boomerang effects in response to public health interventions: Some unintended consequences in the alcoholic beverage market. Journal of Consumer Policy, 25(1), 27-63.

회를 놓쳤다.

둘째, "Just Say No" 캠페인: 미국에서 1980년대에 시작된 "Just Say No" 캠페인은 단순하고 금욕에 기반한 메시지를 통해 청소년의 약물 남용을 예방하는 것을 목표로 했다.[768] 그러나 연구에 따르면 이 캠페인은 약물 사용을 줄이는 데 대체로 비효율적이며 약물 실험 증가에 기여했다.[769] 실패 이유는 다음과 같다. 캠페인의 단순한 메시지는 청소년의 약물 사용에 기여하는 복잡한 사회적, 정서적 및 환경적 요인을 인정하지 못했다. 더욱이 "Just Say No" 캠페인은 약물 남용 문제를 해결하기 위한 포괄적인 접근 방식이 부족하여 증거 기반 예방 및 개입 전략을 제공하기보다 개인의 의지력에만 의존했다. 결과적으로 "Just Say No" 캠페인의 비효율성은 보다 종합적이고 증거에 기반한 약물 예방 전략에서 자원과 관심을 다른 곳으로 돌림으로써 진행 중인 약물 위기에 기름을 붓는 역할을 했다.

셋째, "Play 60" 캠페인: 미국 NFL(National Football League)이 2007년 시작한 "Play 60" 캠페인은 어린이들에게 하루 최소 60분의 운동을 권장함으로써 신체 활동을 장려하는 것을 목표로 했다.[770] 야심 찬 목표와 광범위한 범위에도 불구하고 이 캠페인은 어린이의 신체 활동 수준을 높이는 데 제한적인 성공만 거두었다.[771] 실패 이유는 다음과 같다. "Play 60" 캠페인은 주로 안전한 레크리에이션 공간에 대한 접근, 가족 지원 및 사회경제적 요인과 같이 규칙적인 운동에 참여하는 아동의 능력에 영향을 미치는 광범위한 사회적 및 환경적 요인을 다루지 않고 신체 활동을 촉진하는 데 중점을 두었다. 또한 이 캠페인은 유명인의 지지와 마케팅에 크게 의존했기 때문에 다양한 배경을 가진 어린이들과 공감할 수 있는 능력이 제한되었다.[772] 결과적으로 "Play 60" 캠페인의 제

768) Hornik, R. (2002). Public Health Communication: Making Sense of Controversial Evidence. In R. Hornik (Ed.), Public Health Communication: Evidence for Behavior Change (pp. 1-20). Mahwah, NJ: Lawrence Erlbaum Associates.

769) Hansen, W. B. (1992). School-based substance abuse prevention: A review of the state of the art in curriculum, 1980-1990. Health Education Research, 7(3), 403-430.

770) NFL. (2007). NFL Launches Youth Health and Fitness Campaign. Retrieved from https://www.nfl.com/news/nfl-launches-youth-health-and-fitness-campaign-09000d5d802a3dbd (Accessed 2023년 2월 3일)

771) Centers for Disease Control and Prevention. (2019). Physical Activity Facts. Retrieved from https://www.cdc.gov/healthyschools/physicalactivity/facts.htm (Accessed 2023년 2월 3일)

772) Wenner, L. A., & Jackson, S. J. (2009). Sport, Beer Advertising, and Adolescent Drinking. Journal of Sport & Social Issues, 33(1), 78-99.

한된 성공은 개인 수준의 개입뿐만 아니라 건강에 영향을 미치는 더 광범위한 사회적 결정 요소를 다루는 다층적인 접근 방식을 채택하는 것이 중요함을 반증했다. 어린이의 신체 활동 수준에 유의미한 영향을 미치지 못한 결과는 결국 소아 비만 유행과 제2형 당뇨병, 고혈압 및 심혈관 질환과 같은 부정적 건강 결과에 기여했을 수 있다.[773]

결국 앞서 살펴본 캠페인 실패 사례들은 공중 보건 캠페인을 증거 기반 전략에 기반을 두고 건강 행동의 복잡하고 다원적인 특성을 다루는 것의 중요성을 강조한다. 이러한 캠페인은 단순한 메시지와 두려움에 기반한 접근 방식이 종종 비효율적이며 의도하지 않은 결과를 초래할 수도 있음을 보여준다. 따라서 미래의 공중 보건 캠페인은 건강의 사회적 결정 요인을 다루고 긍정적인 행동 변화를 촉진하기 위해 증거 기반 전략을 사용하는 포괄적이고 다면적인 접근 방식을 통합할 필요가 있다.

3. 미디어 콘텐츠가 청소년 및 취약계층에 미치는 영향

오늘날 미디어 산업의 발전에는 도발적이고 잠재적으로 유해한 콘텐츠가 눈에 띄게 증가하면서 대중의 소비가 늘어난 그늘진 측면이 존재한다. 여기에서는 흡연, 음주, 마약 및 폭력을 묘사하는 미디어에 대한 노출이 이러한 행동의 모방으로 이어지는지 여부를 파악하고 그러한 콘텐츠가 청소년 및 취약 계층에 미치는 부정적인 영향을 검토한다.

흡연, 음주, 마약 및 폭력을 다루는 미디어 콘텐츠에 대한 노출이 증가하면서 청소년 및 취약 집단의 행동에 영향을 미칠 수 있다는 증거가 점점 늘어나고 있다. 예를 들어, 청소년들 사이에서 영화에서 흡연에 대한 노출과 첫 흡연 사이의 용량-반응 관계가 입증되었다.[774] 또한 알코올 광고에 대한 노출은 청소년의 알코올 소비 증가 및 음주 시작과 연관되었다.[775] 마찬가지로 약물 사용을 묘사하는 미디어 콘텐츠에 대한 노출은 약물

773) Sahoo, K., Sahoo, B., Choudhury, A. K., Sofi, N. Y., Kumar, R., & Bhadoria, A. S. (2015). Childhood obesity: Causes and consequences. Journal of Family Medicine and Primary Care, 4(2), 187-192.

774) Dalton, M. A., Sargent, J. D., Beach, M. L., Titus-Ernstoff, L., Gibson, J. J., Ahrens, M. B., ... & Heatherton, T. F. (2003). Effect of viewing smoking in movies on adolescent smoking initiation: a cohort study. The Lancet, 362(9380), 281-285.

775) Anderson, P., de Bruijn, A., Angus, K., Gordon, R., & Hastings, G. (2009). Impact of

에 대한 태도에 부정적 영향을 미치고 청소년의 약물 남용 가능성을 높일 수 있다.[776] 게다가 폭력적인 미디어 콘텐츠에 대한 노출이 청소년의 공격성 증가와 폭력에 대한 둔감화에 기여할 수 있다는 증거도 보고되었다.[777]

자극적인 미디어 콘텐츠가 청소년과 취약 계층에 미치는 잠재적인 부정적인 영향을 고려할 때 공중 보건 증진 캠페인은 다음 사항을 고려해야 한다. 첫째, 유해한 메시지에 대응하는 것이다. 공중 보건 캠페인은 도발적인 미디어 콘텐츠에 묘사된 부정적인 메시지에 대응하기 위해 노력해야 한다. 예를 들어, 금연 캠페인은 미디어 콘텐츠가 흡연을 미화하는 것에 대응하기 위해 흡연의 건강 위험과 사회적 결과를 강조할 필요가 있다.[778] 둘째, 미디어 리터러시의 촉진이다. 청소년의 미디어 리터러시를 장려하면 미디어에서 접하는 메시지를 비판적으로 평가하고 유해한 행동을 모방할 가능성을 줄이는 데 도움이 될 수 있다. 공중 보건 캠페인은 도발적인 미디어 콘텐츠의 영향에 대한 회복력을 키우기 위해 미디어 리터러시 구성 요소를 통합할 수 있다.[779] 셋째, 이해 관계자의 참여이다. 학부모, 교육자, 정책 입안자를 포함한 이해 관계자와 협력하면 공중 보건 캠페인을 위한 지원 환경을 조성하는 데 도움이 될 수 있다. 이러한 협력은 도발적인 미디어 콘텐츠에 대한 청소년 노출을 제한하는 정책 및 지침 개발로 이어질 수 있다.[780] 넷째, 긍정적인 역할 모델의 활용이다. 공중 보건 캠페인은 청소년의 건강한 행동을 촉진하기 위해 긍정적인 역할 모델의 힘을 활용할 수 있다.[781] 캠페인의 메시지를 구현하는 관련성 있

---

alcohol advertising and media exposure on adolescent alcohol use: A systematic review of longitudinal studies. Alcohol and Alcoholism, 44(3), 229–243.

776) Primack, B. A., Gold, M. A., Switzer, G. E., Hobbs, R., Land, S. R., & Fine, M. J. (2006). Development and validation of a smoking media literacy scale for adolescents. Archives of Pediatrics & Adolescent Medicine, 160(4), 369–374.

777) Anderson, C. A., Berkowitz, L., Donnerstein, E., Huesmann, L. R., Johnson, J. D., Linz, D., ... & Wartella, E. (2003). The influence of media violence on youth. Psychological Science in the Public Interest, 4(3), 81–110.

778) Wakefield, M. A., Loken, B., & Hornik, R. C. (2010). Use of mass media campaigns to change health behaviour. The Lancet, 376(9748), 1261–1271.

779) Primack, B. A., Kraemer, K. L., Fine, M. J., & Dalton, M. A. (2012). Media exposure and marijuana and alcohol use among adolescents. Substance Use & Misuse, 47(5), 431–439.

780) Sargent, J. D., & Babor, T. F. (2020). The relationship between exposure to alcohol marketing and underage drinking is causal. Journal of Studies on Alcohol and Drugs, 81(1), 5–16.

781) Yancey, A. K., Siegel, J. M., & McDaniel, K. L. (2004). Role models, ethnic identity, and health-risk behaviors in urban adolescents. Archives of Pediatrics & Adolescent Medicine,

고 영향력 있는 개인을 등장시킴으로써 공중 보건 증진 노력은 도발적인 미디어 콘텐츠의 영향을 상쇄할 수 있다.

결론적으로 흡연, 음주, 마약, 폭력을 묘사하는 도발적인 콘텐츠로 특징지어지는 현재의 미디어 환경은 청소년과 취약 계층의 건강행동에 심각한 위험을 초래한다. 공중 보건 증진 캠페인은 이러한 위험을 인식하고 유해한 메시지에 대응하고, 미디어 리터러시를 촉진하고, 이해 관계자를 참여시키고, 긍정적인 역할 모델을 활용하기 위한 전략을 통합해야 한다. 그렇게 함으로써 공중 보건 캠페인은 취약 계층의 유해한 행동을 예방하고 줄이는 데 기여할 수 있다.

158(1), 33-39.

제6절

건강증진의 새로운 전략

1. 신뢰할 수 있는 매체와 정보원

미디어 환경은 디지털 기술이 수많은 새로운 정보원(information source)의 출현을 촉진함에 따라 점점 더 다양해지고 세분화되고 있다. 잘못된 정보와 가짜 뉴스의 만연은 전통적인 언론 매체에 대한 대중의 신뢰를 더욱 약화시켰다. 이러한 맥락에서 가장 신뢰할 수 있는 미디어, 정보 출처 및 언론인을 식별하는 것은 건전한 미디어 생태계를 구축하고 대중의 미디어 리터러시를 증진하는 데 중요하다. 여기에서는 최근 연구와 통계를 검토하여 신뢰할 수 있는 미디어와 정보원을 살펴본다.

2021년 로이터연구소의 디지털뉴스 보고서에 따르면 핀란드의 공영방송인 Yle은 65%의 신뢰도를 기록하며 가장 신뢰할 수 있는 정보원으로 선정되었다.[782] 이러한 높은 수준의 신뢰는 공정성에 대한 Yle의 약속과 상업적 이익과 정치적 압력 모두로부터 강력한 편집 독립성에 기인한 것이었다. 그 결과 Yle은 전 세계적으로 미디어에 대한 신뢰가 크게 하락하는 상황에서도 높은 수준의 대중 신뢰를 유지할 수 있었다.

공영방송은 일반적으로 상업방송보다 더 신뢰할 수 있다.[783] 이와 관련하여 British Broadcasting Corporation인 BBC는 세계에서 가장 신뢰할 수 있는 정보원 중 하나이다. 2021년 로이터연구소 디지털뉴스 보고서에 따르면 BBC는 62%의 신뢰도를 기록하며 전

782) Yle. (2021). Trust, independence and responsibility. Retrieved from https://yle.fi/aihe/artikkeli/2015/11/17/trust-independence-and-responsibility (Accessed 2023년 2월 5일)

783) Tsfati, Y., & Ariely, G. (2014). Individual and contextual correlates of trust in media across 44 countries. Communication Research, 41(6), 760-782.

세계에서 두 번째로 신뢰할 수 있는 뉴스 소스로 선정되었다.[784] BBC는 공정성, 정확성 및 고품질 저널리즘에 대한 오랜 명성을 가지고 있으며, 이는 디지털 시대에 신뢰성을 유지하는 데 도움이 준다.[785]

세계에서 가장 신뢰받는 저널리스트를 식별하는 것은 어려운 작업이다. 개별 언론인에 대한 신뢰는 종종 제휴 미디어 조직에 대한 신뢰와 얽혀 있기 때문이다. 그럼에도 불구하고 CNN의 수석 국제앵커인 Christiane Amanpour는 지속적으로 존경받는 언론인으로 선정되었다. Amanpour는 11개의 Emmy Awards, 4개의 Peabody Awards, International Women's Media Foundation의 Courage in Journalism Award를 포함하여 심도 있는 보도와 저널리즘 무결성에 대한 헌신으로 수많은 상을 받았다.[786] 정직하고 편향되지 않은 보도에 대한 그녀의 헌신은 세계에서 가장 신뢰받는 언론인 중 한 사람으로서 그녀의 위상을 확고히 했다.

오늘날 세계에서 가장 신뢰할 수 있는 미디어, 정보원 및 저널리스트는 각각 Yle, BBC 및 Christiane Amanpour이다. 물론 이것이 절대적인 평가는 아니다. 그러나 이러한 단체는 엄격한 보도윤리를 준수하고 공평성과 정확성을 우선시함으로써 혼란스러운 미디어 환경에서 신뢰를 유지해 왔다. 전통적인 미디어에 대한 대중의 믿음이 계속 약해짐에 따라 무결성과 신뢰성을 유지하는 데 성공한 이들의 특징을 파악하는 것은 중요하다. 언론과 저널리즘의 신뢰성은 민주 사회에 필수적이기 때문이다. 이를 통해 대중은 정확한 정보를 바탕으로 정보를 얻고 결정을 내릴 수 있다.

디지털 시대의 주요 과제 중 하나는 잘못된 정보와 그것의 확산이다. 소셜 미디어 플랫폼은 허위 정보의 급속한 확산을 가능하게 하여 뉴스 출처에 대한 대중의 신뢰를 약화시키고 양극화와 사회적 분열에 기여한다.[787] 이에 대응하여 언론 기관과 언론인은 보도

---

784) Newman, N., Fletcher, R., Schulz, A., Andi, S., & Nielsen, R. K. (2021). Reuters Institute Digital News Report 2021. Reuters Institute for the Study of Journalism. Retrieved from https://reutersinstitute.politics.ox.ac.uk/digital-news-report/2021 (Accessed 2023년 2월 5일)

785) Ofcom. (2021). News consumption in the UK: 2020. Retrieved from https://www.ofcom.org.uk/__data/assets/pdf_file/0016/202531/News-consumption-in-the-UK-2020.pdf (Accessed 2023년 2월 8일)

786) CNN. (2021). Christiane Amanpour - Chief International Anchor. Retrieved from https://edition.cnn.com/profiles/christiane-amanpour (Accessed 2023년 2월 8일)

787) Vosoughi, S., Roy, D., & Aral, S. (2018). The spread of true and false news online. Science, 359(6380), 1146-1151.

의 정확성과 신뢰성을 보장하기 위해 사실 확인 및 검증 프로세스를 우선시해야 한다. 다음으로 뉴스 콘텐츠의 알고리즘 큐레이션 및 개인화에 대한 의존도가 높아져 필터 버블과 반향실 효과(echo chamber effect)가 나타날 수 있다는 것이다.[788] 이에 대응하기 위해 뉴스 소스는 콘텐츠 선택 프로세스의 투명성을 위해 노력하고 보다 포괄적인 공개 담론을 촉진하기 위해 다양한 관점을 수용해야 한다. 마지막으로 미디어 조직은 광고 수익 감소와 대체 자금 조달 모델의 부상 속에서 독립성과 재정적 지속 가능성을 유지할 수 있는 방법을 찾아야 한다. 안정적인 자금원이 없으면 저널리즘의 질과 뉴스 소스에 대한 대중의 신뢰가 손상될 수 있다. 결론적으로 미디어 환경이 계속해서 변화하고 발전함에 따라 미디어, 정보원 및 언론인에 대한 신뢰의 중요성은 아무리 강조해도 지나치지 않는다. 세계에서 가장 신뢰할 수 있는 미디어, 정보 출처 및 저널리스트를 파악하고 관리하는 것은 공공 영역의 무결성을 유지하고 강화하는 데 중요한 역할을 계속할 수 있다.

2. 만연한 가짜 정보의 디스토피아적 결과

오늘날의 디지털 시대에 가짜 정보의 확산은 제도에 대한 대중의 신뢰에 영향을 미치고 양극화를 조장하며 정보에 입각한 의사 결정을 저해함으로써 민주 사회에 중대한 위협이 된다. 여기에서는 먼저 "misinformation"(단순 허위정보)과 "disinformation"(날조된 허위정보)를 구별한 다음 이와 관련하여 널리 퍼진 디스토피아적 결과를 살펴본다. 디지털 미디어 사회는 정보과잉의 상태를 야기할만큼 정보가 넘쳐나고 접근성도 좋지만, 그만큼 쓸모없거나 검증되지 않은 정보, 또는 잘못된 정보도 많아서 오히려 정보의 불확실성이 높아진 상태이다. 따라서 사실은 가짜뉴스이기 이전에 가짜인지도 알 수 없는 불확실한 정보가 개인의 의사결정과 신념에 부정적인 영향을 미치는 것이 문제가 된다.

잘못된 정보(misinformation)는 종종 정직한 실수, 오해 또는 사실 왜곡에서 비롯된 거짓 또는 오해의 소지가 있는 정보의 의도하지 않은 확산을 말한다.[789] 이와는 대조적

788) Pariser, E. (2011). The filter bubble: How the new personalized web is changing what we read and how we think. Penguin.
789) Lewandowsky, S., Ecker, U. K., & Cook, J. (2017). Beyond Misinformation: Understanding and Coping with the "Post-Truth" Era. Journal of Applied Research in Memory

으로 허위 정보(disinformation)는 속이거나 조작하거나 해를 입히려는 고의적 오보로 허위 또는 오해의 소지가 있는 정보를 의도적으로 생성하고 유포하는 것을 의미한다.[790] 잘못된 정보와 허위 정보는 모두 해로운 결과를 초래할 수 있지만 허위 정보 이면의 악의적인 의도는 특히 유해하다.

만연한 가짜 정보는 우리 사회에 다양한 디스토피아적 결과를 초래한다. 첫째, 신뢰의 침식이다. 가짜 정보의 확산은 미디어, 정부 및 기타 기관에 대한 대중의 신뢰를 약화시켜 광범위한 냉소주의와 시민 생활에서 이탈로 이어진다. 둘째, 양극화 및 파편화이다. 소셜 미디어에서 가짜 정보의 증폭은 사람들이 기존 신념을 재확인하는 정보에만 노출되게 이끌고 이를 주목하고 수용할 가능성이 더 높기 때문에 결국 정치적 양극화 및 사회적 파편화에 기여한다.[791] 셋째, 손상된 의사 결정의 문제이다. 가짜 정보의 만연은 공중 보건에서 정보에 입각한 결정을 내릴 수 있는 대중의 능력을 방해하여 잘못된 정책 선택과 민주적 책임 감소로 이어진다.[792]

살펴본 허위정보와 관련하여 중요한 두 가지 사례는 다음과 같다. 첫째, 2016년 미국 대통령 선거이다. 선거는 대중적 불화를 야기하고 선거 결과에 영향을 미치려는 러시아와 같은 외국의 광범위한 허위 정보 캠페인으로 인해 손상되었다.[793] 이 허위 정보 캠페인은 정치적 양극화를 악화시키고 민주적 절차에 대한 신뢰를 훼손했으며 선거의 정당성에 대한 의문을 제기했다. 둘째, COVID-19 팬데믹이다. COVID-19 팬데믹 동안 잘못된 정보와 그것의 확산이 바이러스의 기원, 전파 및 치료에 대한 혼란을 야기했다.[794] 가짜 정보의 확산은 백신 주저, 유해한 치료법 촉진, 공중 보건 조치에 대한 저항에 기여하여 궁극적으로 팬데믹을 악화시켰다.

그러므로 가짜 정보, 특히 허위 정보의 통제되지 않은 확산은 신뢰 약화, 양극화 증가,

---

and Cognition, 6(4), 353-369.

790) Fallis, D. (2015). What is disinformation?. Library Trends, 63(3), 401-426.

791) Sunstein, C. R. (2018). #Republic: Divided Democracy in the Age of Social Media. Princeton University Press.

792) Pennycook, G., & Rand, D. G. (2019). The Implied Truth Effect: Attaching Warnings to a Subset of Fake News Stories Increases Perceived Accuracy of Stories Without Warnings. Management Science, 66(11), 4944-4957.

793) Mueller, R. S. (2019). Report on the Investigation into Russian Interference in the 2016 Presidential Election. U.S. Department of Justice.

794) Chou, W. Y. S., Gaysynsky, A., & Vanderpool, R. C. (2021). The COVID-19 Misinfodemic: Moving Beyond Fact-Checking. Health Education & Behavior, 48(1), 9-13.

의사결정 장애로 특징되는 디스토피아 세계를 만들 가능성이 있다. 2016년 미국 대통령 선거와 COVID-19 대유행 사례 연구에서 볼 수 있듯이 만연한 가짜 정보의 결과는 회복 불가능한 손해를 끼칠 수 있다. 이러한 위험을 완화하기 위해 사회는 미디어 리터러시 교육을 우선시하고, 사실 확인 노력을 강화하고, 허위 정보를 퍼뜨리는 사람들에게 책임을 물어야 한다.

거짓 정보의 디스토피아적 결과를 완화하기 위한 대응전략에는 다음과 같은 것들이 있다. 첫째, 미디어 리터러시 교육이다. 교육을 통해 미디어 리터러시를 강화하면 정보 출처를 비판적으로 평가하고, 가짜 정보를 인식하고, 확산을 줄이는 데 필요한 기술을 개인에게 제공할 수 있다.[795] 둘째, 사실 확인이다. 사실 확인 이니셔티브를 확장하고 지원하면 가짜 정보를 식별하고 폭로하여 대중 담론에 미치는 영향을 줄이는 데 도움이 될 수 있다.[796] 셋째, 알고리즘의 투명성 및 책임성 강화이다. 소셜 미디어 플랫폼이 콘텐츠 큐레이션 알고리즘에 대해 투명성을 강화하고 가짜 정보의 확산에 대해 책임을 지도록 하면 거짓 정보의 확산을 제한하는 데 도움이 될 수 있다.[797] 넷째, 법적 규제 조치이다. 허위 정보 유포에 대한 처벌과 같은 법적 규제 조치를 구현하면 언론의 자유를 존중하면서 가짜 정보의 의도적 생성 및 확산을 막는 데 도움이 될 수 있다.[798] 다섯째, 부문 간 협력이다. 정부, 미디어 조직, 기술 회사 및 시민 사회 간의 협력을 장려하면 만연한 가짜 정보로 인한 문제에 대한 공동 대응을 용이하게 할 수 있다.[799] 이러한 전략을 구현함으로써 사회는 만연한 가짜 정보의 디스토피아적 결과를 완화하고 보다 정보에

795) McGrew, S., Breakstone, J., Ortega, T., Smith, M., & Wineburg, S. (2018). Can students evaluate online sources? Learning from assessments of civic online reasoning. Theory & Research in Social Education, 46(2), 165-193.

796) Nyhan, B., & Reifler, J. (2019). The roles of information deficits and identity threat in the prevalence of misperceptions. Journal of Elections, Public Opinion and Parties, 29(2), 222-244.

797) Diakopoulos, N. (2015). Algorithmic Accountability: Journalistic investigation of computational power structures. Digital Journalism, 3(3), 398-415.

798) Posetti, J., & Matthews, A. (2018). A Short Guide to the History of 'Fake News' and Disinformation. International Center for Journalists. Retrieved from https://www.icfj.org/sites/default/files/2018-07/A%20Short%20Guide%20to%20History%20of%20Fake%20News%20and%20Disinformation_ICFJ%20Final.pdf (Accessed 2023년 2월 11일)

799) Wardle, C., & Derakhshan, H. (2017). Information Disorder: Toward an interdisciplinary framework for research and policymaking. Council of Europe. Retrieved from https://rm.coe.int/information-disorder-toward-an-interdisciplinary-framework-for-researc/168076277c (Accessed 2023년 2월 10일)

입각하고 참여하며 탄력적인 공공 영역을 조성할 수 있다.

3. 가짜 뉴스에 대한 믿음의 심리적 토대

가짜 뉴스의 증가와 그것이 대중 담론에 미치는 영향은 최근 몇 년 동안 시급한 문제가 되었다. 사람들이 가짜 뉴스에 취약한 이유를 이해하는 것은 그것이 사회에 미치는 부정적인 영향을 완화하는 데 중요하다. 여기에서는 정보에 대한 인간의 욕구와 불확실성에 대한 혐오를 설명하는 이론을 바탕으로 가짜 뉴스에 대한 믿음의 심리적 이유를 분석한다.

정보에 대한 인간의 욕구와 불확실성에 대한 혐오는 몇 가지 심리학 이론으로 설명할 수 있다. 첫째, 정보격차 이론(Information Gap Theory)이다. 호기심은 정보 검색의 주요 동기이며 개인이 현재 지식과 알고 싶은 것 사이의 격차를 인식할 때 발생한다.[800] 정보격차 이론은 개인이 이 격차를 좁히기 위해 노력하고 있으며, 그것이 거짓이거나 오해의 소지가 있더라도 새로운 정보를 찾도록 이끈다고 가정한다. 둘째, 불확실성 감소 이론(Uncertainty Reduction Theory)이다. 커뮤니케이션 연구에 기초한 이 이론은 사람들이 정보를 추구함으로써 다른 사람과 환경에 대한 불확실성을 줄이려는 동기가 있다고 주장한다.[801] 불확실성을 줄이려는 욕구는 개인이 자신의 지식 부족을 해결하는 수단으로 가짜 뉴스를 받아들이는 데 쓰인다. 셋째, 인지 부조화 이론(Cognitive Dissonance Theory)이다. 인지 부조화는 개인이 상충되는 신념이나 태도를 유지함으로써 긴장을 경험할 때 발생한다.[802] 이러한 긴장을 줄이기 위해 사람들은 기존 믿음을 뒷받침하는 가짜 뉴스를 찾아 받아들이고 인지 부조화와 관련된 불편함을 제거하도록 동기를 부여할 수 있다.

그렇다면 인간은 왜 가짜뉴스를 믿을까? 여기에 대해서도 몇 가지 사회과학 이론이 존

800) Loewenstein, G. (1994). The psychology of curiosity: A review and reinterpretation. Psychological Bulletin, 116(1), 75-98.

801) Berger, C. R., & Calabrese, R. J. (1975). Some explorations in initial interaction and beyond: Toward a developmental theory of interpersonal communication. Human Communication Research, 1(2), 99-112.

802) Festinger, L. (1957). A Theory of Cognitive Dissonance. Stanford University Press.

재한다. 첫째, 확증 편향(Confirmation Bias)이다. 사람들은 모순된 증거를 무시하거나 기각하면서 기존 믿음을 확인하는 정보를 찾고, 해석하고, 기억하는 자연스러운 경향이 있다.[803] 이러한 인지 편향으로 인해 개인은 자신의 세계관과 일치하는 가짜 뉴스를 믿고 이에 도전하는 사실 정보를 무시하는 경향이 있다. 둘째, 발견적 처리(Heuristic Processing)이다. 오늘날 정보 환경의 급변하는 특성으로 인해 개인은 종종 뉴스의 신뢰성을 신속하게 평가하고자 인지적 지름길이나 휴리스틱 방법에 의존하게 된다.[804] 출처의 신뢰도 또는 주제의 친숙도와 같은 휴리스틱 기준은 비판적 평가 없이 가짜 뉴스를 수용할 수 있게 만든다. 셋째, 감정적 참여이다. 가짜 뉴스는 종종 두려움, 분노 또는 흥분과 같은 강한 감정적 반응을 불러일으키며, 이는 호소력을 높이고 확산을 촉진할 수 있다.[805] 정서적 각성은 이성적 사고를 손상시키고 개인이 콘텐츠의 정확성보다 콘텐츠의 정서적 영향을 우선시하여 가짜 뉴스를 사실로 받아들이도록 이끈다.

가짜 뉴스에 대한 믿음은 정보에 대한 인간의 욕구와 불확실성에 대한 혐오를 강조하는 심리학 이론의 렌즈를 통해 이해할 수 있다. 확증 편향, 휴리스틱 처리, 정서적 참여와 같은 요인은 가짜 뉴스에 대한 개인의 민감성에 기여한다. 가짜 뉴스가 사회에 미치는 부정적인 영향과 싸우기 위해서는 미디어 리터러시, 비판적 사고 및 열린 마음을 장려하고 정확한 정보를 보다 쉽게 가용하고 접근할 수 있는 환경을 조성하는 것이 필요하다.

가짜 뉴스에 대한 믿음의 심리적 토대를 이해하면 대응방안을 구축할 수 있다. 몇 가지 단상을 제시하면 다음과 같다. 첫째, 개입 개발(Developing Interventions)이다. 비판적 사고 유도, 공감 촉진 또는 사회적 규범 및 네트워크 활용과 같이 가짜 뉴스에 대한 믿음을 줄이기 위한 효과적인 개입을 조사하면 잘못된 정보 및 허위 정보에 대한 탄력성을 구축하는 데 도움이 될 수 있다.[806] 둘째, 미디어 리터러시 교육의 강화이다. 미디어

---

803) Nickerson, R. S. (1998). Confirmation bias: A ubiquitous phenomenon in many guises. Review of General Psychology, 2(2), 175-220.

804) Tversky, A., & Kahneman, D. (1974). Judgment under uncertainty: Heuristics and biases. Science, 185(4157), 1124-1131.

805) Brady, W. J., Crockett, M. J., & Van Bavel, J. J. (2020). The MAD Model of Moral Contagion: The role of motivation, attention, and design in the spread of moralized content online. Perspectives on Psychological Science, 15(4), 978-1010.

806) Pennycook, G., & Rand, D. G. (2020). Fighting misinformation on social media using crowdsourced judgments of news source quality. Proceedings of the National Academy of Sciences, 117(6),2775-2783.

리터러시 교육은 가짜 뉴스에 대한 믿음에 기여하는 심리적 요인에 대한 이해를 통합한다. 이를 통해 개인은 자신의 인지 편향을 인식하고 도전할 수 있는 기술을 갖추게 되어 정보 출처의 신뢰성을 식별하는 능력이 향상될 수 있다.[807] 셋째, 소셜 미디어의 역할 조사이다. 소셜 미디어 연구는 가짜 뉴스의 증폭에서 소셜 미디어 플랫폼의 역할과 그 전파를 유도하는 심리적 매커니즘을 분석한다. 이는 이러한 플랫폼에서 가짜 뉴스의 확산에 대응하기 위한 정책 및 전략의 개발을 이끈다.[808] 넷째, 문화 및 맥락적 요인의 조사이다. 교차 문화 연구(cross-cultural research)는 문화 및 맥락적 요인이 가짜 뉴스에 대한 믿음에 어떻게 영향을 미치는지에 대한 귀중한 통찰력을 제공한다. 이를 통해 우리는 다양한 인구집단에 걸쳐 근본적인 심리적 프로세스의 차이를 확인할 수 있다.[809]

결론적으로 가짜 뉴스에 대한 믿음의 심리적 이유를 이해하는 것은 그것이 사회에 미치는 악영향에 대응하기 위한 효과적인 전략을 개발하는 데 필수적이다. 미래의 연구 방향을 탐색하고 결과를 실제 적용으로 변환함으로써 우리는 보다 정보에 입각하고 탄력적인 공공 영역을 육성할 수 있다.

4. 리스크 커뮤니케이션 전략의 적용

리스크 커뮤니케이션은 자연 재해에서 공중 보건 위기에 이르기까지 다양한 위험을 관리하고 완화하는 데 중요한 커뮤니케이션 분야이다. 여기에서는 리스크 커뮤니케이션의 주요 이론을 살펴보고 미국과 한국의 사례를 통해 교훈을 얻고자 한다.

사회가 고도화되고 다양한 위험 인자가 증대되면서 리스크 커뮤니케이션이라는 분과 학문은 성장했다. 주요 이론을 살펴보면, 첫째 SARF(Social Amplification of Risk

---

807) Hobbs, R., & McGee, S. (2020). Teaching about fake news: An approach to media literacy for the early grades. Journal of Media Literacy Education, 12(3), 84–99.

808) Vosoughi, S., Roy, D., & Aral, S. (2018). The spread of true and false news online. Science, 359(6380), 1146–1151.

809) Friggeri, A., Adamic, L. A., Eckles, D., & Cheng, J. (2014). Rumor Cascades. Proceedings of the Eighth International Conference on Weblogs and Social Media, ICWSM 2014. Retrieved from https://www.aaai.org/ocs/index.php/ICWSM/ICWSM14/paper/view/8071 (Accessed 2023년 2월 1일)

Framework)는 위험 관련 정보가 위험에 대한 대중의 인식을 증폭시키거나 약화시킬 수 있는 일련의 사회적이고 개인적인 필터를 통해 처리되고 전달된다고 본다.[810] SARF는 위험 커뮤니케이션과 위험 인식에 영향을 미치는 사회적, 심리적 및 문화적 요인을 이해하는 것의 중요성을 강조한다. 둘째, 위험 인식 이론(Risk Perception Theory)은 사람들의 위험 인식이 인지적, 감정적, 경험적 요인에 의해 영향을 받는다고 주장한다.[811] 이 이론은 위험 커뮤니케이션이 객관적인 위험 평가뿐만 아니라 주관적인 위험 인식도 고려해야 함을 강조했다. 셋째, 정신 모델 접근 방식은 사람들의 기존 정신 모델 또는 특정 위험에 대한 믿음을 기반으로 위험 커뮤니케이션 전략 설계를 제안했다.[812] 위험 정보의 전달자는 사람들의 정신 모델에서 차이나 오해를 식별함으로써 메시지를 맞춤화하여 보호 행동을 촉진할 수 있다고 본다. 넷째, 위기 및 비상 위험 커뮤니케이션(Crisis and Emergency Risk Communication; CERC)은 위기 및 긴급 상황에서 효과적인 커뮤니케이션을 위한 포괄적인 프레임워크이다.[813] 신뢰를 구축하고 불확실성을 줄이며 대응 노력을 촉진하기 위해 시의적절하고 정확하며 공감하는 의사소통의 중요성을 강조한다.

리스크 커뮤니케이션과 관련된 주요한 실패와 성공 사례를 살펴보면 다음과 같다. 미국의 경우 실패 사례는 2005년의 허리케인 카트리나 사례가 꼽힌다. 허리케인 카트리나 동안 미국 보건당국의 위험 커뮤니케이션은 시의적절하고 정확한 정보의 부족, 당국 간의 혼란, 대중에 대한 부적절한 경고로 비판을 받았다.[814] 결국 허리케인과 관련된 위험을 효과적으로 제어하지 못하여 인명과 재산이 크게 손실되었다. 반면 미국의 위험 커뮤니케이션 성공 사례는 2009년에 있었던 H1N1 팬데믹 대응이다. 미국 질병통제예방센터는 H1N1 대유행 기간 동안 사전 예방적이고 투명한 위험 커뮤니케이션 전략을 구현하여 정기적인 정보 업데이트를 제공하고 대중과 소통하며 우려 사항을 해결했다.[815] 이러한

810) Kasperson, R. E., Renn, O., Slovic, P., Brown, H. S., Emel, J., Goble, R., ... & Ratick, S. (1988). The social amplification of risk: A conceptual framework. Risk Analysis, 8(2), 177–187.

811) Slovic, P. (1987). Perception of risk. Science, 236(4799), 280–285.

812) Morgan, M. G., Fischhoff, B., Bostrom, A., & Atman, C. J. (2002). Risk Communication: A Mental Models Approach. Cambridge University Press.

813) Reynolds, B., & Seeger, M. W. (2005). Crisis and emergency risk communication as an integrative model. Journal of Health Communication, 10(1), 43–55.

814) Spence, P. R., Lachlan, K., & Griffin, D. R. (2007). Crisis communication, race, and natural disasters. Journal of Black Studies, 37(4), 539–554.

815) Ratzan, S. C. (2009). Our worst enemy: Pandemic H1N1 risk communication. Journal of

성공적인 위험 커뮤니케이션 노력은 대중의 인식을 높이고 권장 예방 조치를 준수하는 데 기여했다.

반면 한국의 리스크 커뮤니케이션의 성공과 실패 사례는 다음과 같다. 우선 실패 사례로는 2014년에 있었던 세월호 참사가 꼽힌다. 세월호 참사는 잘못된 정보, 투명성 부족, 당국의 일관되지 않은 메시지가 대중의 혼란과 불신을 악화시켰기 때문에 한국의 위험 커뮤니케이션 인프라의 부적절함을 드러냈다.[816] 위험 커뮤니케이션의 실패는 위기 관리 및 커뮤니케이션의 포괄적인 개혁의 필요성을 강조했다. 반면 성공 사례로는 2020년 당시의 COVID-19 팬데믹 방역조치였다. 코로나-19 팬데믹 초기 상황에서 한국의 위기 커뮤니케이션 전략은 성공의 모델로 평가받았다. 정부는 대중에게 다가가기 위해 여러 채널을 사용하여 투명하고 시의적절하며 일관된 커뮤니케이션을 구현하고 시민의 관심사에 적극적으로 참여했다.[817] 이 효과적인 위험 정보 전달 전략은 봉쇄 조치에 대한 대중의 광범위한 준수와 상대적으로 낮은 COVID-19 사례 발생률이라는 성과를 낳았다.

위험 커뮤니케이션은 대중의 인식을 형성하고 보호 행동을 촉진함으로써 위험을 관리하고 완화하는 데 중요한 역할을 한다. 앞서 살펴본 이론적 토대를 이해하면 효과적인 위험 커뮤니케이션 전략을 개발할 수 있다. 미국과 한국의 사례 연구에서 본 바와 같이 위험 커뮤니케이션의 비교 분석은 신뢰를 구축하고 불확실성을 줄이며 대응 노력을 촉진하는 데 도움을 준다. 이는 결국 가짜 뉴스로 인해 야기될 수 있는 거대한 사회적 위협에 대해서도 대응할 수 있는 방안을 만드는 데 필요한 것이다. 위험 커뮤니케이션의 이론적 토대와 실제 경험을 바탕으로 향후 우리는 기후 변화, 기술 위험 및 공중보건 비상 사태와 같은 다양한 맥락에서 커뮤니케이션 전략을 활용할 수 있다. 또한 교차 문화 및 다학제 연구는 다양한 인구가 위험 정보를 인식, 처리 및 대응하는 방법에서 잠재적인 차이점과 공통점을 밝혀 위험 커뮤니케이션 효과를 개선하는 데 쓰일 수 있다. 따라서 우리는 보다 커뮤니케이션적인 사고에서 정보화 사회의 미래를 예측해볼 필요가 있다.

Health Communication, 14(4), 323–324.

816) Lee, J. K. (2014). The Sewol ferry disaster and crisis communication in South Korea. Journal of Business Continuity & Emergency Planning, 8(2), 108–117.

817) Lee, J. Y., & Lee, S. (2020). Lessons learned from battling COVID-19: The Korean experience. International Journal of Environmental Research and Public Health, 17(20), 7548.

제7절

결론을 대신하여

1. 오늘날의 디지털 미디어 환경에서 ICT 발전의 장점과 단점

정보통신기술(ICT)은 디지털 미디어를 포함한 다양한 분야로의 급속한 발전과 통합을 경험했다. 여기에서는 오늘날의 디지털 미디어 환경에서 ICT 개발의 장단점을 검토하고 이것이 정보, 통신 및 세계 경제에 미치는 영향을 검토한다.

ICT를 통해 인류가 얻을 수 있었던 혜택은 다음과 같이 정리할 수 있다. 첫째, 정보에 대한 접근성 향상이다. ICT는 다양한 배경과 위치에 있는 사용자가 정보를 쉽게 사용할 수 있도록 하여 정보 접근성을 혁신했다. ITU(International Telecommunication Union)에 따르면 전 세계 인터넷 보급률은 2005년 16.8%에서 2019년 53.6%로 증가했다.[818] 이러한 증가된 접근성은 전 세계적으로 지식 보급, 연구 및 협업을 촉진했다. 둘째, 향상된 커뮤니케이션이다. ICT는 이메일, 인스턴트 메시징, 소셜 미디어와 같은 다양한 채널을 통해 보다 빠르고 효율적인 커뮤니케이션을 가능하게 만들었다. 이것은 대인 커뮤니케이션을 향상시켰을 뿐만 아니라 기업과 조직 간의 협업도 향상시켰다. Radicati Group에 따르면 2017년 매일 2,690억 건 이상의 이메일이 송수신되었으며, 이는 커뮤니케이션에서 ICT의 중요한 역할을 증빙한다.[819] 셋째, 경제적 기회의 창출이다. ICT의

---

818) International Telecommunication Union (ITU). (2020). Measuring digital development: Facts and figures 2020. Retrieved from https://www.itu.int/en/ITU-D/Statistics/Documents/facts/FactsFigures2020.pdf (Accessed 2023년 2월 11일)

819) Radicati Group. (2017). Email Statistics Report, 2017-2021. Retrieved from https://www.radicati.com/wp/wp-content/uploads/2017/01/Email-Statistics-Report-2017-2021-Executive-Summary.pdf (Accessed 2023년 2월 11일)

발전은 전자상거래, 디지털 마케팅, 원격 근무와 같은 새로운 경제적 기회를 창출했다. eMarketer에 따르면 2019년 전 세계 전자상거래 매출은 3조 5,300억 달러로 전체 소매 매출의 14.1%를 차지했다.[820] ICT 발전은 전 세계 수백만 명의 사람들에게 유연한 소득 기회를 제공하는 긱 이코노미(Gig Economy)[821]의 출현으로 이어졌다.

그러나 ICT의 발전에는 그늘진 면도 존재한다. 이를 정리하면 다음과 같다. 첫째, 디지털 격차이다. ICT에 대한 접근성이 증가함에도 불구하고 특히 개발도상국과 농촌 지역에서 디지털 격차가 지속되고 있다. 세계은행에 따르면 아직도 37억 명의 사람들이 오프라인 상태를 유지하고 있으며 대다수는 저소득 국가에 거주하고 있다.[822] 이러한 디지털 격차는 기존의 사회적 및 경제적 불평등을 악화, 재생산시켜 ICT에 접근할 수 없는 사람들의 기회를 제한한다. 둘째, 프라이버시 및 보안 문제이다. ICT의 광범위한 채택으로 인해 데이터 유출, 사이버 범죄 및 감시 사례가 증가하면서 프라이버시 및 보안에 대한 우려가 제기되었다. Identity Theft Resource Center에 따르면 2019년 미국에서 1,473건의 데이터 유출이 발생하여 1억 6,400만 개 이상의 민감한 기록이 노출되었다.[823] 이러한 우려로 인해 데이터 처리 관행에 대한 대중의 감시가 강화되었고 더 강력한 규제가 요구되고 있다. 셋째, 잘못된 정보 및 가짜 뉴스이다. ICT의 성장은 잘못된 정보 및 가짜 뉴스의 급속한 확산을 촉진하여 디지털 미디어의 신뢰성에 심각한 문제를 제기했다. 허위 뉴스 기사는 실제 기사보다 리트윗될 가능성이 70% 더 높으며, 이는 디지털 미디어 환경에서 잘못된 정보가 빠르게 확산될 가능성을 증빙한다.[824]

디지털 미디어 환경에서 ICT의 발전은 장점과 단점을 모두 가지고 있다. 정보에 대한 접근성 향상, 커뮤니케이션 향상 및 경제적 기회는 분명한 이점이지만 디지털 격차, 개

820) eMarketer. (2019). Global Ecommerce 2019. Retrieved from https://www.emarketer.com/content/global-ecommerce-2019://www.(Accessed 2023년 2월 1일)

821) 긱 이코노미(Gig Economy)는 기업에서 그때 발생하는 업무 수요에 따라 계약직, 프리랜서 형태로 사람을 고용하는 경향이 커진 경제 현상을 말한다. 기업이 직원과 정식 계약을 맺은 뒤 채용해 고객에게 제품·서비스를 제공하던 기존 노동 시장의 변화다.

822) World Bank. (2020). World Development Report 2021: Data for Better Lives. Retrieved from https://www.worldbank.org/en/publication/wdr2021 (Accessed 2023년 2월 21일)

823) Identity Theft Resource Center. (2019). 2019 End-of-Year Data Breach Report. Retrieved from https://www.idtheftcenter.org/2019-end-of-year-data-breach-report/ (Accessed 2023년 2월 1일)

824) Vosoughi, S., Roy, D., & Aral, S. (2018). The spread of true and false news online. Science, 359(6380), 1146-1151.

인 정보 보호 및 보안 문제, 잘못된 정보의 확산은 심각한 문제이다. 이러한 장점과 단점의 균형을 맞추려면 디지털 격차를 해소하고 강력한 개인 정보 보호 및 보안 조치를 구현하며 사용자 간의 미디어 리터러시 및 비판적 사고를 촉진하기 위한 지속적인 노력이 필요하다.

2. 상충되는 건강정보와 가짜 뉴스

디지털 시대에 가짜 뉴스의 확산으로 인해 잘못된 정보와 가짜 뉴스를 근거에 기반한 건강정보와 구분하는 데 어려움이 생겼다. 상충되는 건강정보는 공중보건에 대한 신뢰에 심각한 영향을 미칠 수 있다. 여기에서는 건강정보가 가짜 뉴스와 충돌하는 문제의 현황과 원인을 검토한다.

상충되는 건강정보 및 가짜 뉴스와 관련된 문제에는 다음과 같은 것들이 있다. 첫째, 공중보건 위기대응에 있어서의 위험이다. 상충되는 건강정보와 가짜 뉴스는 개인이 해로운 행동을 채택하거나 부정확한 정보를 기반으로 유익한 개입을 실천하는 것을 막고 건강에 해로운 결과를 초래할 수 있다. 선행연구에 따르면 COVID-19에 대한 잘못된 정보의 노출이 손 씻기 및 사회적 거리두기와 같은 방역행동에 대한 수용도를 낮추었다.[825] 둘째, 신뢰의 침식이다. 상충되는 건강정보는 보건 당국과 전문가에 대한 신뢰를 약화시켜 대중이 신뢰할 수 있는 정보 출처를 식별하기 어렵게 만든다. Edelman Trust Barometer의 2020년 설문조사에 따르면 전 세계 응답자의 53%만이 자국 정부가 COVID-19 팬데믹에 대한 정확한 정보를 제공한다고 신뢰했다.[826]

그렇다면 상충되는 건강정보 및 가짜 뉴스는 얼마나 만연하고 있을까? 소셜 미디어와 온라인 플랫폼의 등장으로 잘못된 정보와 가짜 뉴스를 포함한 건강정보의 급속한 보급이 자행되고 있다. 선행연구에 따르면 소셜 미디어의 허위 건강 뉴스는 정확한 정보보다 공

825) Roozenbeek, J., Schneider, C. R., Dryhurst, S., Kerr, J., Freeman, A. L., Recchia, G., ... & van der Linden, S. (2020). Susceptibility to misinformation about COVID-19 around the world. Royal Society Open Science, 7(10), 201199.

826) Edelman Trust Barometer. (2020). Trust and the Coronavirus. Retrieved from https://www.edelman.com/research/trust/2020-trust-barometer/trust-and-the-coronavirus (Accessed 2023년 2월 2일)

유될 가능성이 더 높았고 더 많은 청중에게 도달하고 더 빠르게 퍼졌다.[827] 또한 세계보건기구의 보고서는 COVID-19 대유행 기간 동안 정확한 건강정보와 부정확한 건강정보가 모두 넘쳐나는 "인포데믹(infodemic)"의 유행을 우려했다.[828]

상충되는 건강정보가 이렇게 확산되는 원인에는 다음과 같은 것들이 꼽힌다. 첫째, 인지 편향(Cognitive Biases)이다. 확증 편향 및 가용성 휴리스틱과 같은 인간의 인지 편향은 상충되는 건강정보 및 가짜 뉴스의 확산에 기여할 수 있다. 개인은 정확성에 관계없이 기존 신념과 일치하는 정보를 받아들이고 공유하는 경향이 있기 때문이다.[829] 둘째, 경제적 인센티브이다. 광고 수익에 의존하는 디지털 미디어 환경은 클릭과 참여를 유도하기 위해 선정적이거나 논쟁의 여지가 있는 건강정보의 생산 및 전파를 장려할 수 있다.[830] 셋째, 파편화된 미디어 환경이다. 다양한 정보원과 전통적인 게이트키퍼의 감소로 인해 미디어 환경은 파편화되었고 이로 인해 상충되는 건강정보와 가짜 뉴스가 더 쉽게 확산되었다.[831]

결국 상충되는 건강정보와 가짜 뉴스는 보건 당국에 대한 신뢰에 심각한 문제를 야기한다. 디지털 플랫폼을 통한 건강정보의 급속한 전파는 인지적 편향, 경제적 인센티브, 분열된 미디어 환경과 결합되어 잘못된 정보와 가짜 뉴스의 만연에 기여하고 있다. 이 문제를 해결하려면 미디어 리터러시 증진, 사실 확인 및 검증을 위한 도구 개발, 건강정보의 정확성과 신뢰성을 보장하기 위한 보건 당국, 미디어 조직 및 기술 회사 간의 협력 촉진을 포함한 다각적인 접근 방식이 필요하다.

---

827) Broniatowski, D. A., Jamison, A. M., Qi, S., AlKulaib, L., Chen, T., Benton, A., … & Dredze, M. (2018). Weaponized health communication: Twitter bots and Russian trolls amplify the vaccine debate. American Journal of Public Health, 108(10), 1378–1384.

828) World Health Organization (WHO). (2020). Novel Coronavirus(2019-nCoV): Situation Report – 13. Retrieved from https://www.who.int/docs/default-source/coronaviruse/situation-reports/20200202-sitrep-13-ncov-v3.pdf (Accessed 2023년 2월 11일)

829) Lewandowsky, S., Ecker, U. K., & Cook, J. (2017). Beyond misinformation: Understanding and coping with the "post-truth" era. Journal of Applied Research in Memory and Cognition, 6(4), 353–369.

830) Vosoughi, S., Roy, D., & Aral, S. (2018). The spread of true and false news online. Science, 359(6380), 1146–1151.

831) Lazer, D. M., Baum, M. A., Benkler, Y., Berinsky, A. J., Greenhill, K. M., Menczer, F., … & Zittrain, J. L. (2018). The science of fake news. Science, 359(6380), 1094–1096.

3. 참과 거짓을 구별하는 논리적 기준

참 명제와 거짓 명제를 구별하는 과정은 인간의 이해와 의사결정에 필수적이다. 철학자와 논리학자들은 명제의 참과 거짓을 결정하기 위한 기준을 확립하기 위해 오랫동안 노력해 왔다. 여기에서는 이 과정의 기본이 되는 논리적 기준들을 검토하고 Aristotle, Gottlob Frege, Ludwig Wittgenstein과 같은 철학자의 핵심 작업을 통해 참과 거짓 명제를 구별하는 원리를 풀어본다.

첫째, 비모순 법칙이다. 아리스토텔레스(384-322 BCE)는 참과 거짓 명제를 구별하기 위한 최초의 논리적 기준으로 비모순의 법칙을 공식화했다.[832] 이 법칙에 따르면 명제와 그 부정은 동시에 같은 의미에서 둘 다 참일 수 없다. 즉, 명제(P)가 참이면 부정(not-P)은 거짓이어야 한다. 이 기준은 논리적 추론의 기초 역할을 하며 고전 논리의 초석이다.[833]

둘째, 2가 원리이다. 2원가 원칙은 참 명제와 거짓 명제를 구별하기 위한 또 다른 필수적인 논리적 기준이다. 이 원칙에 따르면 모든 명제는 참이거나 거짓이지만 둘 다는 아니다.[834] 이 원칙은 모순의 가능성을 배제한다는 점에서 아리스토텔레스의 비모순 법칙과 밀접한 관련이 있다. 양자 역학이나 모호한 술어와 같은 특정 영역에서 2가 원리의 적용 가능성에 대한 논쟁이 있었지만 2가 원칙은 여전히 고전 논리학의 기본으로 남아 있다.[835]

셋째, 진리대응 이론이다. 진리에 관한 가장 두드러진 이론 중 하나는 일치이론(Correspondence Theory)으로, 명제가 사실이나 세계의 상황에 일치하는 경우에만 참이라고 가정한다.[836] 이러한 관점에서 진실은 현실을 정확히 재현한다. 대응이론은 일관성 또는 실용주의 이론과 같은 진리의 대안적 개념을 주장하는 철학자들로부터 비판에 직면했지만, 참과 거짓 명제를 구별하는 중요 기준으로 남아 있다.[837]

832) Aristotle. (350 BCE). Metaphysics.
833) Loux, M. J. (2006). Metaphysics: A Contemporary Introduction. London: Routledge.
834) Smith, Q. (1989). The Multiple Uses of Indexicals. Synthese, 78(2), 167-191.
835) Priest, G. (2001). An Introduction to Non-Classical Logic. Cambridge: Cambridge University Press.
836) Russell, B. (1912). The Problems of Philosophy. Oxford: Oxford University Press.
837) Lynch, M. P. (2001). Truth and Truthmakers. Cambridge: Cambridge University Press.

넷째, 프레게의 감각과 준거이다. 고틀립 프레게(1848-1925)는 언어의 진실과 의미를 이해하는 데 중요한 공헌을 했다. 프레게는 "의미와 지시에 대하여"라는 논문에서 명제의 의미(Sinn)와 지시(Bedeutung)를 구별했다.[838] Frege에 따르면 명제의 의미는 참조를 나타내는 방식이며 참조는 참조하는 실제 대상 또는 상황이다. 프레게는 그 참조가 참된 생각이나 사실이라면 그 명제는 참이라고 주장했다. 이 견해는 진리의 일치 이론을 보완하고 언어, 의미 및 진리 사이의 관계에 대한 보다 정교한 이해를 돕는다.

다섯째, 비트겐슈타인의 그림 이론이다. 루트비히 비트겐슈타인(1889-1951)은 그의 초기 작품인 "논리철학논고"에서 언어의 그림 이론을 제안했다.[839] 이 이론에 따르면 명제는 세계의 상황에 대한 그림과 같다. 즉, 어떤 명제가 상황을 정확하게 "묘사"하거나 나타내면 참이고 그렇지 않으면 거짓이다. 비트겐슈타인의 그림 이론은 명제의 참 또는 거짓을 결정하는 데 있어서 언어와 세계 사이의 관계의 중요성을 강조하기 때문에 진리 대응 이론과 밀접한 관련이 있다.

결국 참 명제와 거짓 명제를 구별하는 논리적 기준은 논리학의 기본 원리와 언어 철학에 뿌리를 두고 있다. 주요 기준으로는 아리스토텔레스의 비모순 법칙, 2원가 원리, 진리 대응 이론, 프레게의 의미와 참조, 비트겐슈타인의 그림 이론 등이 있다. 이러한 기준은 일관성, 현실과의 관계 및 상황의 정확한 표현을 기반으로 명제의 참 또는 거짓을 판단하기 위한 분석틀을 제공한다. 그러나 논리 및 언어철학에서 진행 중인 논쟁이 이러한 기준에 도전하고 있다는 점에 유의하는 것이 중요하다. 예를 들어, 진리의 일관성 이론은 더 넓은 신념 체계와 명제 일관성의 역할을 강조하는 반면, 실용주의 진리 이론은 명제를 참으로 받아들이는 실제적인 결과에 초점을 맞춘다.[840] 그래서 대안적 관점은 참과 거짓 명제를 구별하기 위한 추가 기준에 기여하는 동시에 현실세계의 많은 명제가 참도 거짓도 아닌 판단이 불가능한 불확정 상황에 있음을 강조한다.[841] 결국 본고에서 다

838) Frege, G. (1892). On Sense and Reference. Zeitschrift für Philosophie und philosophische Kritik, 100, 25-50.

839) Wittgenstein, L. (1921). Tractatus Logico-Philosophicus. London: Kegan Paul, Trench, Trubner & Co.

840) Lynch, M. P. (2001). Truth and Truthmakers. Cambridge: Cambridge University Press.

841) 언어로 된 진술은 수학과 달리 참과 거짓을 정확하게 변별하기 어렵다. 그래서 가짜뉴스의 대부분은 정보의 부족과 불확실하고 모호한 진술에 기인하며 진위판단이 불가능하다. 예를 들어, 서울에서 부산까지의 거리가 400km라는 정보를 미디어를 통해 접했다고 가정하자. 이 경우 서울과 부산의 정확한 지점을 명시하지 않아서 거리를 측정하기 어렵고, "거리" 역시 직선거리인지, 고속도로인지, 국도

루는 정보의 충돌 문제는 형식 논리학, 인식론, 언어철학의 바깥인 인간의 인지적 상황에서 야기되는 현실적인 난제인 것이다.

4. 건강정보와 가짜 뉴스 문제에 대한 해법, 대응, 전망

건강정보 충돌과 가짜 뉴스는 보건 당국에 대한 신뢰에 중대한 도전을 제기한다. 여기에서는 이러한 문제를 해결하기 위한 솔루션과 대응 전망을 탐색한다. 보건 영역에서 잘못된 정보와 가짜 뉴스를 퇴치하기 위한 효과적인 전략에는 연구원, 정책 입안자, 보건 당국, 미디어 조직 및 기술 회사를 포함한 다양한 이해 관계자 간의 협력이 전제되어야 한다. 그 외의 대응전략에는 다음과 같은 것들이 꼽힌다. 첫째, 미디어 리터러시 증진이다. 미디어 리터러시를 촉진하는 것은 비판적 사고 기술과 정확한 건강정보를 분별할 수 있는 능력을 육성하는 데 중요하다. 선행연구에 따르면 미디어 리터러시 교육은 미디어에서 건강 메시지를 인식하고 평가하는 참가자의 능력을 크게 향상시켰다.[842] 따라서 정책 입안자와 교육자는 학교, 대학 및 지역 사회 프로그램을 포함한 모든 수준에서 미디어 리터러시 교육을 우선시해야 한다. 둘째, 팩트 체크이다. 미디어 조직은 사실 확인을 위한 도구를 개발하고 구현하기 위해 협력해야 한다. IFCN(International Fact-Checking Network)은 팩트 체크를 위한 일련의 원칙을 수립했으며 전 세계 80개 이상의 조직이 이러한 표준을 준수한다.[843] 이러한 도구는 사용자가 잘못된 정보를 식별하고 폭로하여 공중보건에 미치는 영향을 줄이는 데 도움이 될 수 있다. 셋째, 보건 당국, 미디어 및 기술 회사 간의 협력이다. 보건 당국, 미디어 조직 및 기술 회사는 건강정보의 정확성과 신뢰성을 보장하기 위해 협력해야 한다. 예를 들어, COVID-19 팬데믹 기간 동안 페이스북, 트위터, 유튜브와 같은 소셜 미디어 플랫폼은 세계보건기구 및 질병통제

인지에 따라 다르다. 따라서 위 진술은 불완전하기 때문에 진위를 정확히 판별하기 어렵다. 다만 인간은 이런 종류의 진술을 직관적으로 받아들이기 때문에 600km나 200km가 아닌 400km는 곧바로 틀렸다고 판단하지 않는다.

842) Jeong, S. H., Cho, H., & Hwang, Y. (2012). Media literacy interventions: A meta-analytic review. Journal of Communication, 62(3), 454-472.

843) International Fact-Checking Network (IFCN). (2021). IFCN Code of Principles. Retrieved from https://ifcncodeofprinciples.poynter.org/ (Accessed 2023년 2월 13일)

예방센터를 비롯한 보건 기관과 협력하였다.[844] 넷째, 법제화 및 자율규제이다. 정책입안자들은 잘못된 정보 및 가짜 뉴스 제공자들이 자신들의 행동에 대해 책임을 지도록 규제를 해야 한다. 유럽연합은 거짓 정보의 확산을 방지하기 위해 기술 플랫폼을 장려하는 것을 목표로 하는 허위 정보에 관한 실행 강령을 발표했다.[845] 또한 미디어 조직 및 기술회사는 건강정보의 책임 있는 보급을 촉진하기 위해 자율 규제 조치를 채택해야 한다.

건강정보의 충돌 및 가짜 뉴스를 해결하기 위한 지속적인 노력은 향후 이 문제를 개선할 것으로 보지만 과제는 남아 있다. 디지털 미디어의 역동적인 특성과 잘못된 정보 제공자가 사용하는 진화된 전략에 대응하여 지속적인 적응과 혁신이 필요하다. 이를 위해 다음과 같은 방안을 활용할 수 있다. 첫째, 인공 지능(AI) 및 기계 학습이다. AI 및 기계 학습 알고리즘의 개발은 잘못된 정보를 보다 효율적으로 탐지하고 대응하는 데 도움이 될 수 있다. 연구자들은 자동화된 사실 확인 및 콘텐츠 조정을 위해 이러한 기술을 탐색하기 시작했다.[846] 둘째, 부문 간 파트너십이다. 보건 당국, 미디어 조직, 기술 회사 및 시민사회 간의 부문 간 파트너십을 강화하면 건강정보 충돌 및 가짜 뉴스에 대한 보다 조율되고 효과적인 대응을 촉진할 수 있다.

결론적으로 건강정보 충돌 및 가짜 뉴스를 해결하려면 미디어 리터러시 교육, 사실 확인 및 검증 도구, 이해 관계자 간의 협업, 규제 및 자체 규제를 포함한 다각적인 접근 방식이 필요하다. 이러한 전략을 구현하고 AI 및 기계 학습과 같은 혁신적인 솔루션을 탐색함으로써 우리는 보다 정확하고 신뢰할 수 있는 건강정보 환경을 구축할 수 있다.

844) Newton, C. (2020). How Facebook, Twitter, and Google are working to prevent the spread of coronavirus misinformation. The Verge. Retrieved from https://www.theverge.com/2020/1/30/21113782/facebook-twitter-google-coronavirus-misinformation-prevention (Accessed 2023년 2월 17일)

845) European Commission. (2018). Code of Practice on Disinformation. Retrieved from https://ec.europa.eu/digital-single-market/en/news/code-practice-disinformation (Accessed 2023년 2월 1일)

846) Shu, K., Sliva, A., Wang, S., Tang, J., & Liu, H. (2020). Fake news detection on social media: A data mining perspective. ACM SIGKDD Explorations Newsletter, 19(1), 22-36.

4. 디지털 미디어 환경에서 건강증진 캠페인을 위한 소셜 마케팅 전략

건강증진 캠페인은 디지털 플랫폼의 확산, 풍부한 정보, 잘못된 정보의 증가와 같은 오늘날의 미디어 환경에서 고유한 문제에 직면해 있다. 그래서 건강증진 캠페인의 성공을 위해서는 소셜 마케팅 원칙을 활용한 증거 기반 전략을 사용하는 것이 필요하다. 여기에서는 오늘날의 미디어 환경에서 성공적인 건강증진 캠페인을 설계하고 구현하기 위해 소셜 마케팅의 STP(Segmentation, Targeting, and Positioning) 프레임워크와 4P (Product, Price, Place, and Promotion)를 적용한다.

건강증진 캠페인의 STP 프레임워크를 설명하면 다음과 같다. 첫째, 세분화(Segmentation)이다. 세분화는 대상 모집단을 인구통계, 심리통계 또는 행동 요인과 같은 공유된 특성을 기반으로 별개의 그룹으로 나누는 것이다. 건강증진 캠페인에서 세분화는 다양한 인구 집단의 특정 요구사항과 선호도를 식별하는 데 도움을 주는 맞춤형 메시지와 중재전략을 개발할 수 있다. 예를 들어, 금연 캠페인은 대상 고객을 연령, 흡연 습관 또는 금연 준비 상태로 분류할 수 있다. 둘째, 목표설정(Targeting)이다. 타겟팅에는 세그먼트의 크기, 성장 잠재력 및 접근성과 같은 요소를 고려하여 캠페인에 집중하기 위해 하나 이상의 세그먼트를 선택하는 작업이 포함된다. 건강증진 캠페인은 개입의 효과와 효율성을 극대화하기 위해 고위험군, 얼리어답터 또는 오피니언 리더를 대상으로 할 수 있다. 예를 들어, HIV 예방 캠페인은 성적으로 활동적인 젊은 성인을 대상으로 할 수 있다. 이 그룹은 감염 위험이 더 높고 동료의 행동에 영향을 미칠 수 있기 때문이다. 셋째, 포지셔닝(Positioning)이다. 포지셔닝은 대상 청중의 마음 속에 캠페인에 대한 독특하고 매력적인 이미지를 각인하는 과정이다. 잘 배치된 건강증진 캠페인은 핵심 메시지를 명확하게 전달하고 경쟁 메시지와 차별화하며 대상 청중의 가치와 열망에 공감한다. 예를 들어, 비만 예방 캠페인은 건강한 라이프스타일, 신체 양성 및 자신감을 촉진하는 운동으로 자리매김할 수 있다.

한편 건강증진 캠페인에서 소셜 마케팅의 4Ps를 적용할 수 있다. 첫째, 제품이다. 소셜 마케팅에서 "제품"은 원하는 행동 변화 또는 행동 변화를 지원하는 유형의 상품 및 서비스를 의미한다. 성공적인 건강증진 캠페인은 대상 고객의 요구와 선호도를 충족시키는 매력적인 제품을 제공할 필요가 있다. 여기에는 문화적으로 적절한 개입 설계, 기존 사회적 규범의 활용 또는 인센티브 및 지원 서비스 제공이 포함될 수 있다. 백신 접종 캠페인에서 제품으로는 백신 자체뿐만 아니라 교육 자료 및 예약 알림도 포함될 수 있다. 둘째, 가격이다. 소셜 마케팅의 "가격"은 원하는 행동을 채택하는 것과 관련된 인식된 비용 및 장벽을 포함한다. 건강증진 캠페인은 이러한 비용과 장벽을 최소화하는 것을 목표로 하여 대상 청중이 행동 변화에 보다 쉽게 접근하고 매력적으로 만들 수 있도록 해야 한다. 이를 위한 전략에는 재정적 인센티브 제공, 오해를 없애기 위한 정보 제공 또는 변화에 대한 사회적 및 심리적 장벽 해결이 있다. 예를 들어, 정신보건 캠페인은 개인적인 이야기를 공유하고 공감을 촉진함으로써 도움을 구하고 관련된 낙인을 줄일 수 있다. 셋째, 장소이다. "장소"는 대상 고객이 캠페인의 제품 및 서비스에 액세스할 수 있는 채널이다. 오늘날의 미디어 환경에서는 미디어 습관, 지식 수준, 다양한 정보원에 대한 신뢰도 등을 고려하여 대상 청중에게 효과적으로 도달할 수 있는 적절한 채널을 선택하는 것이 중요하다. 건강증진 캠페인은 광범위한 도달 범위와 참여를 보장하기 위해 텔레비전, 라디오, 인쇄물, 소셜 미디어 및 모바일 애플리케이션과 같은 전통적인 미디어 채널과 디지털 미디어 채널을 혼합하여 활용할 수 있다. 넷째, 판촉이다. "판촉"은 대상 청중 사이에서 인식을 높이고 관심을 불러일으키고 행동 변화에 동기를 부여하는 데 사용되는 커뮤니케이션 전략이다. 성공적인 건강증진 캠페인은 설득력 있고 기억에 남을 메시지를 만들기 위해 스토리텔링, 증언, 사회적 근거, 인플루언서와 같은 다양한 홍보 기법을 사용한다. 소셜 리스닝 및 고객 분석과 같은 데이터 기반 전략을 사용하면 캠페인의 메시징 및 타겟팅을 최적화할 수 있다. 또한 신뢰할 수 있는 파트너와 협력하고 소셜 네트워크를 활용하면 캠페인의 신뢰도와 도달 범위를 높일 수 있다. 예를 들어, 신체활동 홍보 캠페인은 지역 스포츠클럽, 인플루언서 및 의료 제공자와 협력하여 메시지를 증폭하고 참여를 독려할 수 있다.

오늘날의 복잡한 미디어 환경에서 건강증진 캠페인은 대상 청중에게 효과적으로 도달하고 참여를 유도하기 위해 소셜 마케팅 원칙을 활용하는 근거 기반 전략을 사용해야 한다. STP 프레임워크와 소셜 마케팅의 4P는 성공적인 건강증진 캠페인을 설계하고 구현하기 위한 기반을 제공한다. 대상 인구를 세분화하고, 영향이 큰 세그먼트를 타겟팅하고, 청중의 가치에 공감하도록 캠페인을 포지셔닝하고, 제품, 가격, 장소 및 판촉을 최적화함으로써 건강증진 실무자는 개입의 영향을 극대화하고 더 나은 건강 결과에 기여할 수 있다. 요약하면 디지털 미디어 환경에서 건강증진 캠페인의 성공 여부는 STP 프레임워크의 전략적 적용과 소셜 마케팅의 4P에 달려 있다. 대상 청중의 고유한 요구 사항, 선호도 및 장벽을 이해하고 해결하고 혁신적이고 데이터 중심적인 커뮤니케이션 전략을 사용함으로써 건강증진 캠페인은 행동 변화를 효과적으로 주도하고 공중 보건을 개선할 수 있다.

백신접종을 둘러싼 건강정보 충돌과 보건 캠페인

| 보론

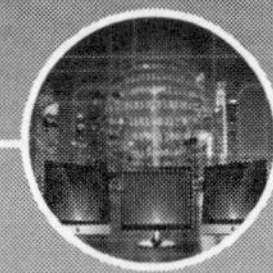

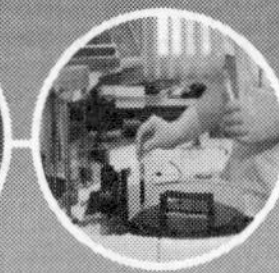

보 론

백신접종을 둘러싼 건강정보 충돌과 보건 캠페인

Ⅰ. 코로나-19, 백신, 그리고 예방접종

백신(vaccine)은 예방접종(vaccination)을 통해 인간 및 기타 동물에게 특정 질병에 대한 면역을 부여하는 의약품을 말한다. 백신은 치료제가 아니며[847] 약화시켰거나 무력화된 항원을 투여하여 면역계가 해당 항원에 대한 면역을 만들도록 하는 것이 백신이므로, 오히려 일부 백신의 종(특히 생백신의 경우)에 따라서는 병이 악화될 가능성은 있다. 그럼에도 불구하고 백신의 발명으로 인류는 각종 감염병을 관리할 수 있게 되었고 생존율도 크게 올라갔다. 나아가 과학적인 집단 면역의 구현도 가능해졌다. 그 예로 미국의 경우 1921년 디프테리아 발병이 1년에 20만 6939회로 최고조를 찍었으나 1998년에는 1년에 단 1회로 확 줄어버렸으며, 뇌수막염은 백신이 개발되면서 발병 빈도가 유럽에선 90%, 미국에선 99%나 줄었다. 또한 소아마비 역시 엄청난 수가 줄었는데, 1988년도엔 35만 명이었던 소아마비 감염자가 2015년엔 74명으로 감소되었다. 즉, 백신이 수많은 사람들을 장애와 생명의 위협으로부터 지켜준 것이다. 게다가 인류 역사상 가장 많은 사람들의 목숨을 앗아간 천연두는 백신을 통해 박멸되었다.

감염병은 언제든 창궐할 수 있기 때문에 사회 전체적으로 봤을 때 백신 접종 시의 이득은 손해보다 압도적으로 크다. 그러나 백신 접종 시 매우 낮은 확률이라 하더라도 중

847) 그러한 기능을 수행하는 것은 항생제나 항바이러스제지, 백신은 아니다. 광견병과 같이 바이러스의 본격적인 감염에 시간이 걸리는 경우(신경계를 타고 바이러스가 뇌에 도달해야 증상이 나타남) 치료제와 유사하게 백신을 맞는 경우가 간혹 있지만, 이마저도 바이러스가 이미 퍼진 경우라면 소용없다. 일반적으로 치료제로 쓰이는 것은 다른 동물에 감염시킨 뒤 혈액을 정제한 항혈청이다.

증의 부작용이 발생할 수 있다. 따라서 접종을 받는 사람의 입장에서는 나에게 부작용이 발생할 경우 그 확률은 100%가 된다. 이는 소위 말하는 '소수의 식별 가능한 생명 대 다수의 통계적 생명 문제'(identifiable vs. statistical lives)이다. 게다가 백신접종으로 인한 부작용은 그 인과성을 쉽게 인정받기 어렵다. 그 이유는 첫째, 인과관계처럼 얼핏 보였지만 상관관계일 뿐인 경우가 많다. 즉, 우연히 독립된 두 개의 사건(백신접종과 질병)이 발생할 가능성을 배제할 수 없는 것이다. 둘째, 백신 자체가 아닌 접종 프로세스에 의한 부작용의 가능성이 존재한다. 오접종이나 백신관리 부실, 예진에서 중증 알러지 반응의 기왕력이 있는 사람을 걸러내지 못한 경우 등이 해당한다. 셋째, 복합적인 원인의 연쇄 과정을 통해 백신 부작용이 발생한 경우 백신접종에만 전적인 책임을 묻기 어렵다. 예를 들어, 수술로 인해 면역력이 저하된 상태인데 의료진이 이를 파악하지 못하고 백신접종을 승인한 경우이다. 넷째, 백신접종의 부작용을 폭넓게 인정할 경우 접종 거부 운동으로 인해 감염의 확산을 억제할 수 없고 접종자들의 집단면역 효과도 반감된다. 게다가 백신을 만든 제약회사는 배상책임으로 인해 새로운 백신을 개발하는 것을 기피할 수 있다.[848] 이는 해당산업의 붕괴를 야기할 가능성도 있다. 따라서 정부당국은 백신에 대한 신뢰를 높이기 위해 노력해야 한다.

현재 백신이 개발되어 있는 질병을 열거하면 다음과 같다: 탄저병, 디프테리아・파상풍・백일해(DTaP 백신), B형 헤모필루스 인플루엔자(뇌수막염, Hib 백신), A, B형 간염(Hep A・B 백신), 인플루엔자, 일본뇌염, 라임병, 홍역・볼거리・풍진(MMR 백신), 폐렴구균(PCV 백신), 소아마비, 광견병, 유행성 출혈열(한타바이러스), 로타바이러스, 대상포진, 천연두, 결핵(BCG 백신), 장티푸스, 수두, 에볼라 출혈열, 황열, 콜레라, 인유두종 바이러스(HPV), 코로나바이러스감염증-19. 대부분의 선진국에서 이들의 백신접종률은 90%를 상회한다.[849] 반면 종교적 이유나 개인적 신념 등으로 인해 백신접종을 면

848) 섣부르게 인과성을 인정하여 한 나라의 백신 개발 역량을 붕괴시킨 사건이 있다. 1992년 12월 18일 일본의 도쿄고등법원은 1952~1974년 인플루엔자, 홍역, 볼거리 등의 백신을 접종한 자녀가 부작용으로 장애를 입거나 사망했다고 주장하는 부모와 가족 160명이 제기한 집단소송에서 법원은 국가의 책임을 인정하고 배상을 명령했다. 이에 일본 정부는 피해자 구제의 길을 열어준 획기적인 판결이라는 여론에 밀려 상고를 포기했고 백신 의무접종을 폐지하였다. 이로 인해 백신 수요가 급감하자 제약사들은 일제히 백신 사업에서 철수했고 일본의 자국산 백신 개발 능력은 추락했다. 당시 법원에서 책임 소재를 분할하여 따지고 정부 역시 백신 접종 의무화는 유지하되 판결을 참고해 보상안을 마련했다면 이런 사태는 피할 수 있었을 것이다. 결국 백신 부작용에 대한 승인은 인과관계와 과학적 증거에 따라 면밀하게 이루어져야 한다.

제받는 이들의 비율은 인구의 2%에도 미치지 않는다. 그러나 백신접종 거부자들(anti-vaxxers)은 도처에 존재하며 백신접종 주저(vaccine hesitancy) 현상은 언제든 백신접종률을 떨어뜨릴 수 있다. 이는 공중보건에 심각한 위협을 가할 수 있다. 부모들의 백신접종 기피로 인해 매년 150만 명의 어린이들이 사망한다는 WHO의 보고서가 있다.[850] 백신 접종을 거부하거나 기피하는 것은 백신이 정신지체와 자폐증 등을 유발한다고[851] 오해하기 때문이다.[852]

물론 백신접종 주저와 접종 회피(vaccine avoidance) 사이에는 상당한 간극이 있다. 이를 '의도-행동 격차'라고 부르는데[853], 백신의 안전성에 대해 의심하면서도 백신접종을 받는다는 것이다. 이는 담배가 해로운 것을 알면서도 흡연하는 것도 유사하다. 차이점은 금연에는 상당한 기간이 걸리지만 접종 주저의 경우 언제든 접종 회피나 접종 거부로 의사결정을 바꿀 수 있다는 점이다. 백신이 한 사회에 도입되는 과정에는 여러 매커니즘이 작동한다. 간암을 예방하기 위한 B형 간염 백신처럼 별다른 논란 없이 쉽게 도입되는 경우도 있지만 자궁경부암을 예방하는 가다실(Gardasil)은 여성의 혼전 성관계를 부추길 것이라는 일부 기독교 단체의 반대로 인해 도입에 어려움을 겪었다.[854] 이러한

849) Hill HA, Yankey D, Elam-Evans LD, Singleton JA, Sterrett N. Vaccination coverage by age 24 months among children born in 2017 and 2018: National Immunization Survey, Child, United States, 2018-2020. MMWR Morb Mortal Wkly Rep. 2021; 70(41): 1435-1440.

850) Sadaf A, Richards JL, Glanz J, Salmon DA, Omer SB. A systematic review of interventions for reducing parental vaccine refusal and vaccine hesitancy. Vaccine. 2013; 31(40): 4293-304; Matos CCSA, Gonçalves BA, Couto MT. Vaccine hesitancy in the global south: towards a critical perspective on global health. Glob Public Health. 2022; 17(6): 1087-1098.

851) 이 오해의 근거가 된 연구는 일찌감치 기각됐지만 공포는 해소되지 않고 있다. 홍역·볼거리·풍진 예방 혼합백신인 MMR을 맞은 뒤 자폐증이 나타났다는 논문이나 소아용 백신에 첨가된 부패방지 보존제인 티메로살 안에 수은이 들어 있는데 이것이 아동의 뇌에 쌓여 자폐증을 일으킨다고 주장이 대표적인 사례이다. 해당 논문은 철회되었고 관련 주장도 근거가 없는 것으로 결론이 났지만 백신에 대한 공포는 사라지지 않고 있다. 더 상세한 내용은 후술하겠다.

852) Taylor B, Miller E, Farrington CP, Petropoulos MC, Favot-Mayaud I, Li J, Waight PA. Autism and measles, mumps, and rubella vaccine: no epidemiological evidence for a causal association. Lancet. 1999; 353(9169): 2026-9.

853) Godin G, Conner M, Sheeran P. Bridging the intention-behaviour 'gap': the role of moral norm. Br J Soc Psychol. 2005; 44(Pt 4): 497-512.

854) Haber G, Malow RM, Zimet GD. The HPV vaccine mandate controversy. J Pediatr Adolesc Gynecol. 2007; 20(6): 325-31; Kahan DM. Social science. A risky science communication environment for vaccines. Science. 2013; 342(6154): 53-4; Colgrove J. The ethics and politics of compulsory HPV vaccination. N Engl J Med. 2006; 355(23): 2389-91.

사례는 공동체의 보호를 위해 백신접종을 의무화할 때 더욱 거친 나타난다. 취학연령의 아동에게 학교를 보호하기 위하여 홍역 예방접종을 의무화할 경우 비의학적인 면제를 받으려는 시도는 더 증가한다. 많은 필수예방접종은 아동기에 시행되기 때문에 결국 부모는 자녀의 건강에 민감할 수밖에 없고 마지못해 '예방접종'을 하지만 마음 한편으로는 불안과 걱정을 안고 있다. 이런 상황에서 백신이 유료이거나 의료기관의 접근성이 낮다면 백신접종률은 저조할 가능성이 높다. 따라서 백신접종률이 낮은 국가는 접종 기관을 확대하고 무상으로 백신을 맞게 해야 한다. 우리나라의 경우 국가필수예방접종사업을 법제화하여 가까운 동네 소아과에서 무상으로 백신을 맞게 함으로써 높은 백신접종률을 유지하고 있다. 백신접종률이 낮으면 기초감염재생산수(basic reproductive ratio; R0)가 1 이상인 감염병은 빠르게 확산될 수 있다. 따라서 백신을 개발하는 것만으로는 감염병이 종식되지 않기에 보건당국에서는 적절한 위험 커뮤니케이션을 통해 백신에 대한 신뢰를 제고하고 가짜뉴스와 거짓정보를 관리하여 백신접종률을 높이는 것이 무척 중요하다.

2. 백신이란?

백신은 외부에서 침입하는 병원체(항원)에 대한 면역(항체)을 만들어낸다. 인간이라는 숙주가 항원으로부터의 공격을 막고 보호하는 역할을 하는 면역계는 태어날 때부터 주어지지만 불완전하다. 그래서 선천적 면역계는 적응적 면역계에 의해 보완될 필요가 있다. 즉, 박테리아, 바이러스, 기생충에 대해 우리 몸은 기본적인 방어체계를 갖추고 있지만 특정 항원들에 대해서는 열세이다. 그래서 백신 접종을 통해 적응적 면역계(B세포와 T세포)를 강화할 필요가 있다. 예방접종은 인체에 치명적인 결과를 초래하는 항원들에 미리 노출시켜[855] 적응적 면역계를 활성화하고 감염의 재발을 억제한다. B세포는 특정 병원체를 기억하고 T세포는 맞춤형 항체를 생성한다. 병원체에 처음 감염되면 항체를 만들어내는 시간이 오래 걸리지만 다시 감염될 경우에는 이를 기억하고 있는 적응 면역계가 빠르게 활성화되어 병원체를 제압한다. 그러나 모든 사람이 백신을 접종할 수 있는 것은 아니다. 기저질환이 있거나 고령자나 아동의 경우에는 의학적인 사유로 접종을 면제하는

855) 이미 죽었거나 약독화된 형태로 인체에 주입된다.

것이 필요할 수 있다. 따라서 건강한 성인이 가급적 예방접종을 많이 받아서 충분한 접종률에 이르러야지(대략 80~90%) 집단면역(herd immunity)을 통해 접종을 면제받은 취약한 집단을 감염의 전파로부터 보호할 수 있다. 이때 전염병은 종식된다.

3. 백신 이전의 세상

볼테르(Voltaire)에 따르면 그가 살던 시절에는 대략 계산해서 100명당 60명이 천연두를 앓았고 이 60명 중 20명은 인생의 가장 좋은 계절에 죽었고 남은 사람들의 경우 얼굴에 천연두가 남긴 흉측한 자국을 갖고 살아갔다.[856] 불과 100년 전만 하더라도 우리는 암이나 심・뇌혈관 질환보다 감염성 질병으로 죽을 가능성이 더 높았다. 흑사병은 주기적으로 발병해 유럽을 초토화시켰고 콜레라와 장티푸스, 천연두도 일상화된 삶의 일부분이었다. 1750년 영국인의 기대수명은 약 35세였는데[857], 이는 높은 영아사망률과 전염병에 의한 높은 치사율이 복합된 결과였다. 산욕열(puerperal fever)은 모성사망에 치명적인 원인이었으며 임신중독증과 아두골반불균형에 대한 의학적 치료도 불가능했다. 운 좋게 건강하게 태어났다 하더라도 감염병의 공포는 상당했다. 예를 들어, 천연두는 피부와 점막에 발진이 생기는데 치사율이 30%에 달하고 천연두의 원인균인 Orthopoxvirus는 말라리아와 달리 북반구에서도 횡행했다. 인류는 오랜 희생 끝에 천연두에 한번 감염된 후 회복되면 재감염은 없다는 사실을 경험적으로 알게 되었다. 그래서 천연두의 딱지나 물집에 잡힌 체액을 코로 흡인하는 인두법(variolation)을 시도했다.[858] 그러나 이는 여러 부작용과 위험을 감수해야 했기에 민간요법일 뿐 과학은 아니었다. 우리가 아는 백신은 과학혁명을 배경으로 현상에 대한 관찰과 귀납추론, 그리고 광학 현미경 같은 도구가 우리의 인식구조를 바꾸면서 등장하게 된다.

856) Voltaire, Philosophical Letters: Letters Concerning the English Nation. New York, NY: Dover Publications, 2011.
857) Wrigley EA, Davies RS, Oeppen JE, Schofield RS. English Population History from Family Reconstitution 1580-1837. Cambridge, UK: Cambridge University Press, 1997.
858) Boylston A. The origins of inoculation. J R Soc Med. 2012; 105(7): 309-13.

4. 최초의 백신

바이러스는 무생물이 아니라 지방이나 당으로 변형된 단백질 껍질로 둘러싸인 DNA나 RNA 같은 유전물질의 절편이다. 이는 숙주의 세포를 감염시켜 DNA나 RNA를 복제하고 단백질을 생산하는 방식으로 번식하며 생존한다. 그러나 이런 복제는 불완전해서 돌연변이가 생기는데, 다양한 환경에서 잘 적응하고 증식하면서 감염력이 큰 방향으로 변이된 종들만 선택적으로 생존하고 진화한다. 인류가 천연두 백신을 개발할 수 있었던 배경에는 우두(cowpox)라는 인수공통감염병이 있었다. 우두는 젖소의 천연두라고 할 수 있는데 인간 천연두보다 증상이 가볍고 덜 치명적이다. 그러나 분자생물학적으로 둘은 유사한 바이러스이기 때문에 인간 면역계는 우두에 걸렸을 때도 천연두에 감염된 것과 유사한 반응을 일으킨다. 그래서 인두법의 대용물로 우두를 사용할 수 있는데, 최초로 우두 백신 접종을 한 인물이 바로 제너(Edward Jenner)로 알려져 있다. 물론 엄밀하게 말하면 이보다 20년 전에 우두에 감염된 소의 고름을 바늘에 묻혀 가족들에게 상처를 냈다는 기록들이 존재한다.[859] 이들은 상처에 염증 반응이 있었으나 이후 천연두에 감염되고도 살아남았다. 제너가 역사에 처음 기록될 수 있었던 이유는 우두에 노출되면 천연두 감염을 막을 수 있다는 가설을 실험했고 천연두 예방접종으로 개념화했기 때문이다.[860] 체계적인 관찰과 증례를 모아 가설을 검증하고 일반화한 시도는 과학의 이름으로 대중들에게 설파되었고 거의 반백년이 지나 1840년 영국의 백신접종법이라는 결실을 낳았다. 그리고 이후 무료접종을 통해 공공서비스로 예방접종이 보편화되는 방향으로 발전했다. 그러나 백신접종의 대중화는 곧 접종 거부 운동의 시작이기도 했다. 당대는 개인의 권리 개념이 정치철학의 전면에 등장한 시기였고 로크(J. Locke)나 홉스(T. Hobbes)가 주창한 자연권은 생명, 자유, 재산이 개인에게 귀속되는 것임을 천명했다. 따라서 집단을 위해 개인을 희생해야 한다는 일방적 주장이 전폭적으로 수용되기는 어려웠다. 특히 법정에서 법관들의 판단은 개인의 권리에 기하여 백신접종을 거부하는 사람들의 손을 들어줬기 때문에 논란은 계속되었다.[861]

---

859) Hammarsten JF, Tattersall W, Hammarsten JE. Who discovered smallpox vaccination? Edward Jenner or Benjamin Jesty? Trans Am Clin Climatol Assoc. 1979; 90: 44-55.

860) Pead PJ. The origins of vaccination: history is what you remember. J R Soc Med. 2014; 107(1): 7.

5. 백신과학과 예방접종의무

1853년 영국 정부의 백신접종법은 생후 4개월 이상의 모든 유아에게 천연두 백신 접종을 의무화했다.[862] 그러나 소의 고름을 사람에게 주입하는 행위는 당대의 지식과 관념으로는 부자연스럽고 고통을 주며 국가의 지나친 간섭이라는 인식을 만들었다. 당시 근대과학의 위상은 확고하지 않았고 체액학이나 동종요법, 민간의료 같은 대안적 사상들과 경쟁하고 있었기 때문이다. 무엇보다 아직 감염되었거나 아프지 않은 일반인에게 예방접종을 국가가 강제하는 것은 개인의 주체적 권리를 침해하는 것으로 여겨졌기 때문이다. 그러나 당대의 과학자들이 예방접종을 의무화할 수 있었던 배경에는 확률론을 바탕으로 한 통계학의 발전이 백신접종의 효과를 강력하게 지지하는 결과들을 보여주었기 때문이다. 체리피킹(cherry picking)과 같은 선택편향 없이 인구집단의 모수(parameter)를 추정하는 통계학적 가설검정 방식은 백신접종의 부작용이 대부분 인과관계가 아닌 상관관계에 의한 것임을 증명했다. 천연두 예방접종은 사망률을 획기적으로 감소시켰는데, 일례로 런던에서 백신 미접종자의 사망률이 35%인데 반해 접종자의 사망률은 0.5%에 그쳤다[863] 게다가 당시는 하수처리 시스템을 위생적으로 개선하여 콜레라를 예방하는 가시적인 성과도 있었기 때문에[864] 대중들은 점차 과학에 대한 신뢰를 보내기 시작했다.

---

861) 일례로 1905년 미국 연방대법원의 Jacobson v. Massachusetts 판례에 따르면 대중의 안전을 위협할 경우 개인의 권리는 제한될 수 있지만 백신접종을 일괄적으로 강제하는 것은 금지되며 의학적 면제와 같은 경우를 인정하여 개인과 집단 사이의 권리에 대한 법적 균형을 취해야 한다고 보았다.

862) Salmon DA, Teret SP, MacIntyre CR, Salisbury D, Burgess MA, Halsey NA. Compulsory vaccination and conscientious or philosophical exemptions: past, present, and future. Lancet. 2006; 367(9508): 436-42.

863) Guy WA. Two hundred and fifty years of small pox in London. Journal of the Statistical Society of London, 1882; 45(3): 399-443.

864) 존 스노우(J. Snow)는 염소로 식수를 소독하고 펌프의 손잡이를 제거하며 콜레라가 수인성 전염병이라는 사실을 밝혀내 이천년 동안 이어져온 독기 이론(miasma theory)을 물리치는데 큰 기여를 했다.

6. 백신의 성과와 법정 다툼

19세기 중반부터 시작된 백신의 역사는 늘 백신접종 거부 운동과 함께 해왔다. 둘은 대립했지만 늘 포문을 먼저 연 쪽은 백신 옹호론자들이었다. 이는 미생물학과 세균학이 급속히 발전하면서 병원균에 대한 인류의 이해가 비약적으로 깊어졌기 때문이다. 이 분야를 이끌었던 파스퇴르(L. Pasteur)는 탄저(anthrax)가 박테리아에 의해 유발된다는 것을 입증하면서 천연두 이후 두 번째 백신인 탄저 백신을 개발했다.[865] 백신의 원리에 기반한 약독화 방식으로 파스퇴르는 광견병 백신까지 연이어 성공했다. 예방접종의 가시적인 성과는 이를 강제하는 방식으로 사회에 도입되기 시작했다. 예를 들어, 미접종자는 공립학교에 입학할 수 없는 식의 백신 의무화가 그러했다. 이런 방식의 불이익에 반기를 든 일부 사람들은 정부에 저항하는 정치인들의 백신접종 거부운동과 조우하거나 종교와 도덕적 이유로 예방접종을 거부하는 세력들과 만나 목소리를 키워갔다. 그러나 이들의 집합적인 움직임은 연이어 개발된 백신의 눈부신 성과에 비해서는 미약했다. 1952년 조너스 소크(J. Salk)의 소아마비 백신이 개발되었고 1955년 알버트 세이빈(A. Sabin)은 이를 약독화 방식으로 만들었다.[866] 소아마비 예방 기금이 만들어지고 공중보건학적인 접종 캠페인이 시행되면서 소아마비 발병률은 현저히 떨어졌다. 게다가 백신의 효능과 효과에 대한 비교・검토가 시작되었고 디프테리아, 백일해, 파상풍을 예방하는 복합백신인 DTaP도 개발되었다. 그러나 모든 사람에게 100% 안전한 백신은 없다. 접종자가 늘어날수록 이상반응 사례도 점점 증가했다. 이는 백신접종으로 피해를 입었다고 주장하는 이

865) Pasteur L, Chamberland, Roux. Summary report of the experiments conducted at Pouilly-le-Fort, near Melun, on the anthrax vaccination, 1881. Yale J Biol Med. 2002; 75(1): 59-62.

866) 소아마비는 3천년 넘게 90가지의 이름으로 불리며 인류를 괴롭혔는데 바이러스에 의한 전염병이라는 사실은 불과 100년 전에 밝혀졌다. 1940년대에는 소아마비로 다리가 마비되거나 목숨을 잃는 사람이 해마다 50만 명을 넘을 정도로 심각했다. 그러나 소아마비 백신이 개발되면서 미국은 1991년, 영국은 1994년에 소아마비가 종식되었다. 우리나라는 1996년부터 국가 필수예방접종에 포함된 후 2000년 9월 WHO로부터 종식을 인정받았다. 그리고 마지막까지 소아마비가 풍토병으로 남아 있던 아프리카에서는 2020년에 소아마비가 박멸되었다. 그런데 2022년 6월 영국의 하수도에서 소아마비 바이러스가 검출되었고 실제 하지마비 증세를 보인 환자까지 발생했다. 영국 보건국은 긴급 백신접종을 권고했는데 감염자의 95%가 무증상이고 감염 2주 이내에 빠르게 전파되는 특성상 이 1명의 환자 뒤에는 숨은 감염자가 최대 1000명까지 존재할 수 있기 때문이었다. 소아마비 백신은 경구용 생백신과 주사용 사백신으로 각각 개발되었는데, 학계에서는 약독화된 생백신을 먹은 사람의 장에서 바이러스가 10년 넘게 생존하다가 다시 독성이 있는 바이러스로 진화한 것으로 추정하고 있다.

들의 협회가 발족되도록 이끌었고 정부에 보상을 요구하는 목소리도 터져나왔다.[867] 공동체의 집단면역을 위해 백신접종에 동참했다가 심각한 피해를 입은 소수의 개인들에게 보상을 해야 한다는 주장은 윤리적으로 설득력이 있었다.[868] 그 결과 1979년 영국에서는 백신접종 피해자들에게 보상을 하는 Vaccine Damage Payment Act가 제정되었다. 여론에 따라 백신접종률은 요동을 쳤고 그에 대응하는 질병의 감염률도 따라 올랐다. 피해자들은 백신을 생산한 제약회사를 상대로도 소송을 제기했고 배상금도 늘어갔다.[869] 제약회사들은 백신을 팔아 돈을 버는 데 부담을 느끼기 시작했다. 역학적으로 백신접종과 특정 질병의 발생 간에 인과관계가 입증되지 않아도 법정에서는 이를 다르게 판단할 수 있기 때문이다. 판사들은 피해가 발생했을 때 그 책임을 어느 편에 얼마만큼 귀속시키는 것이 법적으로 정당한지 따진다.[870]

7. 자폐증과 백신 논쟁

자폐 스펙트럼 장애(autism spectrum disorder; ASD)는 아동기에 사회적 상호작용의 장애, 언어성 및 비언어성 의사소통의 장애, 상동적인 행동, 관심을 특징으로 하는 신경발달장애로 대개 3세 이전에 의사소통과 반복행동의 측면에서 발달상의 차이가 도드라진다.[871] ASD에 대한 발병 매커니즘이 제대로 알려지지 않은 1990년대에 백신접종 거부자들은 두 가지 논쟁적인 주장을 했다. 하나는 홍역(measles), 볼거리(mumps), 풍진(rubella)을 동시에 예방하는 MMR 백신이 퇴행성 자폐증을 야기한다는 것이고, 다른 하나는 백신에 사용된 방부제인 티메로살(thimerosal)이 중금속 중독을 통해 자폐증을

867) Help for victims of immunizations. Br Med J. 1973; 1(5856): 758-9.
868) Millward G. A Disability Act? The vaccine damage payments act 1979 and the British Government's response to the pertussis vaccine scare. Soc Hist Med. 2017; 30(2): 429-447.
869) Freed GL, Katz SL, Clark SJ. Safety of vaccinations. Miss America, the media, and public health. JAMA. 1996; 276(23): 1869-72.
870) Jung M, An Investigation of the Causal Inference between Epidemiology and Jurisprudence. Springer, 2018.
871) Lord C, Risi S, DiLavore PS, Shulman C, Thurm A, Pickles A. Autism from 2 to 9 years of age. Arch Gen Psychiatry. 2006; 63(6): 694-701.

일으킨다는 것이다. 이 둘은 모두 최종적으로 거짓으로 판명났지만 오랜 기간 대중들에게 회자되면서 백신의 신뢰성을 크게 떨어뜨렸고 일부 사람들은 여전히 이를 믿고 있다. 오늘날 백신거부 운동의 도화선은 단연 앤드류 웨이크필드(A. J. Wakefield)가 1998년에 Lancet에서 발표되었고 같은 저널에서 2010년에 철회한 "아동의 회장 결절성 림프증식증, 비특이적 염증, 전반적 발달장애"이다.[872] 그는 이 논문에서 영국의 MMR 백신 접종과 아이들의 퇴행성 자폐증 간에 연관성이 있다고 주장했다. 그러나 웨이크필드의 논문은 재현이 되지 않았는데 그 원인은 여러 편향을 통제하지 않았고 이해상충을 보고하지 않는 등 과학적 절차[873]를 지키지 않았기 때문이었다.[874] 문제는 이 연구가 미디어를 통해 대중에게 퍼지면서 예방접종에 대한 공포를 낳았다는 것이다.[875] 분명한 사실은 MMR 백신접종과 자폐증 간에 생물학적·역학적 연관성에 대한 증거는 웨이크필드의 논문을 제외하고는 사실상 없었다는 점이다.[876] MMR 백신 접종에 사용된 홍역 바이러스가 염증성 장 질환의 원인이라는 증거도 없었고 1988–1999년 사이에 영국에서 MMR 백신접종률은 일정했으나 자폐증 진단만 7배 증가했다는 점에서 양–반응 관계도 성립하지 않았다. 문제는 학계에서 신중하게 이 문제에 접근하여 논문이 최종 철회되는데 10년이 넘게 걸렸고 그 동안 미디어에서는 소위 균형을 맞추는 보도를 했다.[877] 양측의 입장을 들어보는 것은 정치적 사안에서는 미덕이라 할 수 있지만 참과 거짓이 존재하는 과학적 명제에서는 잘못된 견해에 진실의 가능성과 권위를 부여하여 억지로 균형을 맞춘다. 이러한 방식은 결국 과학을 정치화시키는 것이며 많은 대중들에게 거짓 정보를 주입하는 것이다. 올바른 미디어라면 과학자들이 제시한 증거의 강도에 비례하여 참을

872) Wakefield AJ, Murch SH, Anthony A, Linnell J, Casson DM, Malik M, Berelowitz M, Dhillon AP, Thomson MA, Harvey P, Valentine A, Davies SE, Walker-Smith JA. Ileal-lymphoid-nodular hyperplasia, non-specific colitis, and pervasive developmental disorder in children. Lancet. 1998; 351(9103): 637–41. doi: 10.1016/s0140-6736(97)11096-0. Retraction in: Lancet. 2010; 375(9713): 445.

873) Coughlin SS. Recall bias in epidemiologic studies. J Clin Epidemiol. 1990; 43(1): 87–91.

874) 부연설명하면 연구에 대조군이 없었고 이중맹검법에 따라 환자를 선택하지도 않았으며 발달 지연에 대한 측정과 백신접종과 자폐증 간의 시간적 원인관계 설정 역시 문제의 소지가 있었다.

875) Chen RT, DeStefano F. Vaccine adverse events: causal or coincidental? Lancet. 1998; 351(9103): 611–2.

876) Nicoll A, Elliman D, Ross E. MMR vaccination and autism 1998. BMJ. 1998; 316(7133): 715–6.

877) Dixon B. Triple vaccine fears mask media efforts at balance. Curr Biol. 2002; 12(5): R151–2.

가려내야 한다. 그러나 새롭고 자극적인 것을 추구하며 부정적 프레임을 즐겨 사용하는 언론의 특성상 백신이 위험하다고 주장한 웨이크필드의 연구는 주목을 받기에 충분했다.[878]

8. 백신접종의 위험과 효용 판단

과학적 명제는 참과 거짓을 판별할 수 있는 진술이다. 그래서 유클리드 기하학 같은 경우 참인 명제인 공리들로만 이루어졌기 때문에 거짓은 논리적으로 포함되어 있을 수가 없다. 스피노자가 쓴 "에티카(Ethica)"도 그 구조가 기하학적인 순서로 진리를 증명하고자 했으며 한동안 지식인들은 이와 같이 지식의 체계에서 거짓을 완전히 제거하려 했다. 그러나 오늘날은 상황이 완전히 다르다. 사람들은 더 이상 엄밀하게 진리를 추구하고 그것을 증명하려 하지 않으며 자신의 신념을 고집한다. 그릇된 신념이라도 인터넷을 통해 검색하면 체리피킹할 수 있는 정보는 많다. 믿고 싶은 것만 믿을 수 있고 거짓을 믿을 권리도 보호된다. 2016년 웨이크필드가 만든 다큐멘터리 영화 백스드(Vaxxed)는 그런 의미에서 매우 자극적이다. 그는 논문이 철회된 이후 백신거부 운동을 이끌었고 이 영화도 만들었다. 그런데 백신 거부론자들이 좋아할만한 증거와 편향된 정보원만을 이용하여 만든 영화이기 때문에 거짓 신념을 강화할 뿐, 백신의 효용을 객관적으로 판단하지 못하게 만든다. 음모론에 기반하여 과학적 합의를 거부하고 가짜 전문가를 내세우며 그릇된 논리로 편향된 연구결과만을 조합한다는 점에서 소위 말하는 과학 부정론(denialism)의 요소들을 모두 갖춘 다큐멘터리인 셈이다.[879] 물론 정보가 넘쳐나는 세상에서 인지적 검약성을 추구하여 가급적 '중심 경로'가 아닌 '주변 경로'로 정보를 처리하는 것은 필요하다.[880] 그런데 건강 문제이고 확률상 미약하나마 위험이나 부작용의 가능성이 존재한다면 우리는 경계심을 갖기 마련이다. 예를 들어, 매우 드물지만 백신접종 후 길랑-바레

878) Siegrist M, Cvetkovich G. Better negative than positive? Evidence of a bias for negative information about possible health dangers. Risk Anal. 2001; 21(1): 199-206.

879) Diethelm P, McKee M. Denialism: what is it and how should scientists respond? Eur J Public Health. 2009; 19(1): 2-4.

880) Petty R, Cacioppo JT. Communication and Persuasion: Central and peripheral routes to attitude change. Berlin, Germany: Springer-Verlag, 1986.

증후군(Guillain-Barre syndrome; GBS)이 나타날 수 있다. GBS는 말초신경과 뇌신경에 광범위하게 나타나는 원인이 명확하지 않은 염증성 자가면역질환이다.[881] 그러나 GBS의 정확한 원인을 아직 규명하지 못했기 때문에 이것의 발병이 독감 백신 때문인지는 아직 판단할 수 없으며 증거 수준이 가장 우월한 연구에서도 연관성은 발견되지 않았다.[882] 따라서 백신을 거부했을 때 기대할 수 있는 이득에 비하여 백신 접종을 통해 얻는 효용이 훨씬 크다. 우리나라를 포함하여 미국 등 대부분의 선진국에서는 영・유아에 대하여 국가에서 권장하는 표준예방접종일정표가 있다. 이는 전문가들이 연령별 안전성, 예방하려는 질병의 심각성, 접종 집단과 미접종 집단 간의 감염율 차이, 잠재적 합병증 등을 고려하여 결정한 과학적 합의의 결과물이며 최종적으로 권위 있는 보건당국에서 발표한다.[883] 티메로살(thimerosal)에 대한 논쟁 역시 마찬가지이다.[884] 이는 살균력이 강한 유기 수은 화합물로 1930년대부터 다회 용량(multidose vials) 백신에서 박테리아와 균 침입을 막기 위한 보존제로 쓰였다. 수은이 뇌에 축적되면 경련이나 신경통, 지능저하를 일으킬 수 있는데 보통 사람에게 유입되는 경로는 물고기 섭취, 치과 아말감, 직업상 수은에 노출되는 경우 등이다. 그러나 약동학적으로 볼 때 티메로살에 대한 인체 노출량, 체내 배출에 걸리는 시간이나 속도, 혈뇌 장벽의 통과 여부 등을 따져야 위험도를 평가할 수 있다. 백신 거부자들의 우려와 달리 백신의 티메로살 성분과 자폐증 발병 간에는 인과관계가 없었다.[885] 그리고 수은의 반감기를 고려할 때 2개월 이상 간격을 두고 백신을 투여하면 접종자에게 해를 끼칠 정도로 수은이 축적되지는 않는 것으로 보인다.[886]

---

881) Sejvar JJ, Baughman AL, Wise M, Morgan OW. Population incidence of Guillain-Barré syndrome: a systematic review and meta-analysis. Neuroepidemiology. 2011; 36(2): 123-33.

882) Yih WK, Weintraub E, Kulldorff M. No risk of Guillain-Barré syndrome found after meningococcal conjugate vaccination in two large cohort studies. Pharmacoepidemiol Drug Saf. 2012; 21(12): 1359-60.

883) 미국의 경우 예방접종자문위원회와 질병통제예방센터가 그 역할을 하며 우리나라도 동일한 성격의 위원회와 질병관리청이 이를 관리한다. 미국 CDC에서 제시하는 백신 스케쥴은 다음을 참고할 수 있다. https://www.cdc.gov/vaccines/parents/schedules/index.html

884) 변호사인 케네디 주니어(R. F. Kennedy Jr.)가 쓴 〈Thimerosal: Let the Science Speak〉란 책이 대표적이다. 그는 이 책을 쓰기 거의 10년 전부터 티메로살과 자폐증 발병 간의 연관성을 주장했다. 그러나 이는 과학적으로 검증되지 않았다.

885) Stehr-Green P, Tull P, Stellfeld M, Mortenson PB, Simpson D. Autism and thimerosal-containing vaccines: lack of consistent evidence for an association. Am J Prev Med. 2003; 25(2): 101-6.

886) Clarkson TW, Magos L, Myers GJ. The toxicology of mercury--current exposures and clinical manifestations. N Engl J Med. 2003; 349(18): 1731-7.

9. 대중의 위험 지각과 대체요법

사실의 진위 여부를 떠나 '무엇'이 건강에 해롭다는 사실이 대중에게 퍼지게 되면 그 '무엇'과 직·간접적으로 연관된 사람들은 대안적 행동을 모색하게 된다. 예를 들어, 백신접종을 통해 수두를 예방하는 것이 합리적이지만 그 '백신'의 부작용에 대해 근거 없이 과대평가하게 되면 백신접종을 회피할 것이다. 이러한 과대평가는 대개 상술한 것처럼 매스 미디어를 통해 촉발되며 대중의 위험 지각(risk perception)은 여기에 상당한 영향을 받는다.[887] 백신접종률과 접종 회피(vaccine avoidance) 행동은 역(逆)의 상관관계이기 때문에 미디어가 예방접종에 대해 부정적으로 다루게 되면 당연히 백신접종률은 떨어진다. 아동용 수두백신에 문제가 있다는 언론보도가 나오면 부모들은 민감하게 반응할 수밖에 없고 자녀를 위해 더 나은 대안이 있는지 찾아보고 그래도 백신을 접종할 것인지 의사결정을 해야 한다. 혹자는 고의로 자녀를 질병에 노출시키는 것이 면역력을 높이는 방법이라 믿고 일명 수두 파티를 주장하기도 한다.[888] 그러나 이는 인두법이 그랬던 것처럼 질병 감염에 따른 사망이라는 위험을 수반한다. 각각의 경우에 발생하는 건강위험을 정확하게 평가할 수 있어야 한다. 과연 백신접종과 수두 파티 중에서 무엇이 더 위험한가? 많은 대안들은 백신접종의 위험은 과대평가하면서 과학적으로 검증되지 않은 대체요법에 대해서는 관대하다. 동종요법은 플라시보 효과에 다름 아니며 모유 수유나 프로바이오틱스, 비타민 과량복용이 면역계에 주는 영향은 과학적 근거가 없다. 그럼에도 불구하고 이런 대체의학적 접근방법이 꾸준히 대중의 심리를 파고드는 이유는 인체에 대한 전일적인 세계관에 근거하여 개인의 결정권을 더 존중하는 것처럼 포장하기 때문이다. 일련의 대체의학은 표준 의료에 과학적이고 합리적인 방식으로 보완적인 역할을 한다. 그러나 현대 의료체계를 불신하여 처음부터 대체요법에만 귀를 기울인다면 질병을 치료하기 위하여 굿을 벌이고 퇴마의식을 행하는 논리도 수용하게 될지 모른다.

887) Jung M, Choi M, Lee TR. Determinants of public phobia about infectious diseases in South Korea: effect of health communication and gender difference. Asia Pac J Public Health. 2015; 27(2): NP833-43.

888) 조혜림, 정민수. 자연주의 의료에 대한 언론보도와 미디어 프레이밍의 탐색적 연구. 2019; 39(2), 332-357.

10. 소셜 미디어와 가짜 뉴스

우리나라에서는 카카오톡을, 미국에서는 트위터나 스냅챗을 사용하지 않는 사람을 찾기는 매우 어렵다. 페이스북이나 인스타그램을 거의 모든 나라에서 쓰는 앱이며 유튜브는 매스 미디어의 견고한 지위를 위협한지 오래다. 인터넷의 등장 이후 정보에 대한 접근성이 비약적으로 개선되었고 SNS는 정보가 유통되고 소비되는 속도를 엄청나게 가속화시켰다. 문제는 소셜 미디어가 게이트 키퍼가 없는 탈중앙화된 방식으로 커뮤니케이션하는 방식이라서 정보의 질을 담보할 수 없다는 점이다. 지상파의 경우 언론규범에 따라 정보를 유포하기 전 감독을 하고 이른바 방송통신심의위원회 같은 기관에서 정보통신망을 통해 유통되는 정보에 대해 사후심의도 한다. 그러나 소셜 미디어는 개인 간 커뮤니케이션에 기반하는 것이라서 가짜 뉴스가 유포되더라도 규제하기 어렵다.[889] 그래서 소셜 미디어 플랫폼을 통해 거짓 정보는 빠르고, 멀리, 그리고 광범위하게 전파되며 대중들은 이를 쉽게 믿고 있다.[890] 진실이 아닌 것을 믿는다는 것은 개인의 자유에 맡겨야 할까? 그건 아닐 수 있다. 거짓과 비과학적 사실을 믿을수록 개인의 의사결정은 왜곡된다.[891] 예를 들어, 오염된 정보에 노출되어 백신을 불신할수록 접종 주저(vaccine hesitancy)를 할 가능성이 높다.[892] 그런데 사실 더 큰 문제는 잘못된 신념이 한번 마음 속에 자리를 잡으면 인지 휴리스틱 과정을 통해 편향성이 생겨서 자신의 현재 신념에 부합하는 증거들은 더 적극적으로 수집하고 반대되는 증거들을 마주할 경우에는 비판적인 자세를 갖는다는 점이다.[893] 선택적 지각(selective perception)에 따른 인지 편향성은 올

889) Lazer DMJ, Baum MA, Benkler Y, Berinsky AJ, Greenhill KM, Menczer F, Metzger MJ, Nyhan B, Pennycook G, Rothschild D, Schudson M, Sloman SA, Sunstein CR, Thorson EA, Watts DJ, Zittrain JL. The science of fake news. Science. 2018; 359(6380): 1094-1096.

890) Vosoughi S, Roy D, Aral S. The spread of true and false news online. Science. 2018; 359(6380): 1146-1151.

891) Davies P, Chapman S, Leask J. Antivaccination activists on the world wide web. Arch Dis Child. 2002; 87(1): 22-5.

892) Betsch C, Renkewitz F, Betsch T, Ulshöfer C. The influence of vaccine-critical websites on perceiving vaccination risks. J Health Psychol. 2010; 15(3): 446-55.

893) Lord CG, Ross L, Lepper MR. Biased assimilation and attitude polarization: the effects of prior theories on subsequently considered evidence. Journal of Personality and Social Psychology, 1979; 37(11): 2098-2109; Metzger MJ, Flanagin AJ, Medders RB. Social and heuristic approaches to credibility evaluation online. Journal of Communication, 2010;

바른 정보를 제공하는 것만으로는 신념을 교정하기 어렵게 만든다. 불확실성이 높아서 상황에 대한 판단이 어려운 경우 초기에 우연히 접한 일부 정보들이 결국 강한 신념을 만드는 요인일 수 있다. 사람들은 대개 자신이 틀렸다는 것을 인정하기 싫어하며 인지적 일관성을 추구한다. 그래서 인간은 매몰비용에 집착하는 경제적 비합리성을 보이곤 한다. 때로는 종교적 신앙이 백신접종을 거부하는 이유가 되기도 한다. 그러나 이는 종교적 사유로 접종 면제권을 얻어 공립학교 입학과 같은 불이익을 받지 않기 위한 접종 거부자의 기만일 수도 있다. 접종 거부자들은 종종 음모론을 주장한다. 예를 들어, 코로나-19는 빅 파마(Big Pharma)가 떼돈을 벌기 위해 퍼트린 바이러스라는 것이다. 그러나 이를 뒷받침할 객관적 증거는 없다. 오히려 제약회사의 입장에서 백신은 규제가 많고 관리가 어려우며 수익성은 낮은 제품군이기 때문에 이윤동기가 적다.

11. 코로나-19가 인류에게 남긴 것들

COVID-19 팬데믹은 감염률, 사망률, 사회경제적 결과 측면에서 전세계 국가에 여러 심각한 피해를 남겼다. 여기에서는 COVID-19의 영향을 가장 많이 받았던 국가와 가장 적게 받았던 국가를 비교, 분석하고 이러한 차이에 기여하는 주요 요인에 대해 살펴본다. 특히, 의료 인프라, 정부 대응 및 사회경제적 조건과 같은 요인을 검토하여 COVID-19 불평등의 원인에 대한 포괄적인 이해를 시도한다.

우선 COVID-19에 가장 심각한 영향을 받았던 국가에는 미국, 브라질, 인도 및 이탈리아, 스페인, 영국과 같은 여러 국가가 꼽힌다.[894] 이 국가들은 높은 감염률, 막대한 사망률, 의료 시스템에 대한 상당한 부담을 경험했다. 그렇다면 이들 국가가 상대적으로 심각한 피해를 입었던 원인은 무엇일까? 첫째, 의료 인프라의 문제이다. 의료 시스템에 자금이 부족하고 부담이 많은 국가는 급증하는 COVID-19 사례를 관리하는 데 어려움을 겪었다. 병상, 인공호흡기, 개인보호장비(PPE)의 가용성 제약은 이들 국가에서 팬데

60(3): 413-439.

894) World Health Organization. (2021). WHO Coronavirus (COVID-19) Dashboard. Retrieved from https://covid19.who.int/

믹의 심각한 결과로 이어졌다.[895] 둘째, 정부 대응이다. 팬데믹에 대한 정부 대응이 지연되거나 일관성이 없었던 국가는 감염률과 사망률이 더 높았다. 어떤 경우에는 정부가 바이러스의 위협을 경시하거나 적시에 봉쇄 조치를 시행하지 못했고 공중보건 지침이 부적절했다.[896] 셋째, 사회경제적 조건이다. 높은 인구 밀도, 빈곤, 의료 서비스에 대한 불평등한 접근성은 일부 국가에서 COVID-19의 영향을 악화시켰다. 저소득 근로자 및 소외된 지역 사회와 같은 취약한 인구집단의 존재는 의료 서비스에 대한 접근성 제한, 바이러스에 대한 노출 증가, 사회적 거리두기의 미실천으로 이어져 팬데믹의 피해를 더 키웠다.[897]

다음으로 COVID-19에 영향을 가장 적게 받은 국가에는 뉴질랜드, 대만, 한국 등이 꼽힌다.[898] 이 국가들은 신속하고 효과적인 조치를 통해 대유행을 성공적으로 관리하여 상대적으로 낮은 감염률, 사망률 및 사회경제적 안정을 유지했다. 그렇다면 이들 국가가 상대적으로 적은 피해를 입었던 원인은 무엇일까? 첫째, 정부 대응이다. 엄격한 국경 통제, 광범위한 검사, 접촉자 추적을 포함한 초기의 단호한 조치는 이들 국가에서 바이러스 확산을 억제하는 데 도움이 되었다. 대중이 봉쇄 조치를 준수하도록 하려면 공중보건 지침에 대한 명확한 의사소통과 방역당국의 일관된 메시지도 중요한데 그것이 유효하게 작동했다.[899] 둘째, 의료 인프라이다. 증가하는 의료 수요를 감내할 수 있는 적절한 자원과 역량을 갖춘 강력한 의료 시스템은 이들 국가에서 COVID-19를 효과적으로 관리하는 데 기여했다. 강력한 공중보건 감시 시스템의 개발을 포함하여 팬데믹 이전에 의료 인프라에 투자했던 전략은 위기 대응 국면에서 빛을 발했다.[900] 셋째, 사회문화적 요인

---

895) Legido-Quigley, H., Mateos-García, J. T., Campos, V. R., Gea-Sánchez, M., Muntaner, C., & McKee, M. (2020). The resilience of the Spanish health system against the COVID-19 pandemic. The Lancet Public Health, 5(5), e251-e252.

896) Hale, T., Angrist, N., Goldszmidt, R., Kira, B., Petherick, A., Phillips, T., ... & Webster, S. (2021). A global panel database of pandemic policies (Oxford COVID-19 Government Response Tracker). Nature Human Behaviour, 5(4), 529-538.

897) Guan, W. J., Liang, W. H., Zhao, Y., Liang, H. R., Chen, Z. S., Li, Y. M., ... & Ou, C. Q. (2020). Comorbidity and its impact on 1,590 patients with COVID-19 in China: a nationwide analysis. The European Respiratory Journal, 55(5), 2000547.

898) World Health Organization. (2021). WHO Coronavirus (COVID-19) Dashboard. Retrieved from https://covid19.who.int/

899) Chowell, G., & Nishiura, H. (2021). Early transmission dynamics of COVID-19 in a southern hemisphere setting: Lima-Peru: February 29th-March 30th, 2020. Infectious Disease Modelling, 5, 338-345.

이다. 팬데믹에 잘 대처했던 일부 국가의 성공은 강력한 사회적 결속력, 정부 기관에 대한 신뢰, 공중보건 조치의 준수 같은 사회문화적 요인도 도움을 주었다.[901]

결국 COVID-19 대유행은 국가마다 상이한 피해를 낳았다. 이러한 차이에 기여했던 주요 요인에는 의료 인프라, 정부 대응, 사회경제적 조건 및 사회문화적 요인이 포함된다. 이러한 원인을 이해하면 미래의 공중 보건 전략에 정보를 제공하고 미래의 위기에 더 잘 대처할 수 있는 보다 탄력적인 의료 시스템을 개발할 수 있다.

12. 코로나-19가 주는 교훈

소셜 미디어 플랫폼의 가입자가 늘어난 최근 5년 동안 백신 접종률은 정체되었고 주요 감염성 질환자는 증가했다.[902] 국가필수 예방접종 프로그램을 통해 우리가 구한 생명이 늘어났지만 백신 접종률이 집단면역에 필요한 수준인 95%에 못 미칠 경우 면역저하자의 감염률은 높아진다. 기초감염재생산지수(basic reproductive ratio)란 어떤 집단에서 최초로 감염자가 발생했을 때 그 결과로 인해 생긴 이차감염자의 수를 말한다. 즉, 정부가 전염병 방역 조치를 하지 않고 노출되는 모두가 감수성이 있다는(즉 면역을 가진 사람이 0명이라는) 전제하에 만든 수치이다. 이는 간단하게 R_0로 나타내며 수치가 클수록 감염 전파력이 크다. 기초감염재생산지수를 통해 아래와 같이 대유행, 풍토병, 사멸을 판별할 수 있다.

1) $R_0 > 1$: 유행 규모는 제곱해서 늘어나며 대유행(pandemic)이 발생함
2) $R_0 = 1$: 한 사람이 다른 한 사람에게만 전염성 질병을 전달하므로 풍토병(endemic)이 발생

900) Lee, D., Heo, K., Seo, Y., & Ahn, Y. (2020). A comparative study of healthcare system resilience in 11 high-income countries before and during the COVID-19 pandemic. International Journal of Environmental Research and Public Health, 17(24), 9398.

901) Chang, S. L., Harding, N., Zachreson, D., Li, M., & Annas, G. J. (2021). Comparative evaluation of risk management frameworks for the COVID-19 pandemic in high-performing countries. Health Policy and Technology, 10(3), 100542.

902) World Health Organization. Measles cases spike globally due to gaps in vaccination coverage. November 29, 2018. https://www.who.int/news/item/29-11-2018-measles-cases-spike-globally-due-to-gaps-in-vaccination-coverage

3) $R_0 < 1$: 전염성 질병은 점차 사라짐

R_0의 예측은 [1 + 전염병의 전파율×세대 기간[903]]의 공식을 사용하여 대략적으로 산출할 수 있다. R_0는 전염병 발생의 이상적인 상황을 가정하고 추산하는 이론적인 수치이며 당연히 정확한 R_0값을 알아내는 것은 사실상 불가능하다. 또한 사람간의 접촉에 외부 개입(방역 조치)이 전혀 없다고 가정하더라도 문화권, 국가, 지역마다 사람들의 행동 양상도 다르고 접촉 수준도 천차만별이기 때문에 같은 균이어도 지역마다 수치가 다르게 산출된다. 대표적으로 코로나-19의 경우 미국에선 R_0가 6 이상으로 추산되었을 때 한국은 2.5~3 정도였다. 또 사람들의 행동에 변화가 생기는 즉시 전파력에도 영향이 가기 때문에 R_0는 이론적 참고치로 두고 실시간감염재생산수인 R_t를 산출하여 대신 사용하거나 둘을 혼용하기도 한다. 집단면역의 기준을 측정할 때 가장 많이 참고하는 지수가 R_0이며 집단면역 기준은 대개 다음과 같다.

$$1 - \frac{1}{R_0} = \frac{R_0 - 1}{R_0}$$

따라서 $R_0 = 5$라면 최소한 4/5, 다시 말해 80%가 면역을 확보해야 한다는 뜻이다. 그러나 앞서 언급했듯 정확한 R_0값은 누구도 알 수 없는지라 집단 면역 기준 역시 정확한 측정은 불가능하며 대도시 인구 밀집이나 교류량 증가로 인한 생일 문제 등 다양한 위험 변수가 있는지라 실제로는 계산한 것보다 더 엄격한 집단면역 기준을 적용해야 한다. 앞선 기준($R_0 = 5$)을 평균적인 유동인구 기준으로 하고 특정 지역의 유동인구를 그 2배라 가정하면 추가적인 감염 위험을 4배로 가정해($R_1 = R_0 * 2.0^2 = 20$) 최소한 95%가 면역을 확보해야 한다. 한편 집단면역을 계산하기 위해서는 백신의 감염 차단율(E_v)도 고려해야 하는데 감염 차단율이 낮으면 돌파감염이 쉬워지며 그만큼 집단면역은 어려워진다. 이러한 공식에 따르면 홍역 백신의 효과는 97%이지만 R_0는 12~18 또는 그 이상이라서 집단면역을 위해 필요한 백신접종률은 95% 이상이다. 그러나 전세계적인 홍역 백신의 접종

903) 세대 기간(serial interval)이란 첫 전염병 발생자의 증상 발병 시기와 2차 감염자의 증상 발병 시기 사이의 시간 차이를 말한다.

률은 85% 수준이라서 홍역은 종종 발병하며 아이들을 위협한다.

이러한 상황에서 우리가 할 일은 백신접종에 대한 올바른 정보를 꾸준히 제공하는 것이다. 권위 있는 기관에서의 정보제공과 캠페인, 접종독려는 백신접종을 위한 역량을 강화시키고 접종 주저(vaccine hesitancy)는 약화시킨다.[904] 오늘날의 정보통신 환경에서 가짜뉴스를 원천적으로 막을 수도 없고 무엇이 가짜인지 따져 묻게 되면 문제는 훨씬 복잡해진다. 많은 정보는 참과 거짓을 판별할 수 없는 형태의 명제로 유통되며 실제로는 불확실한 정보들이 홍수를 이루고 있다. 그래서 대중들의 정보 욕구를 충족할 필요가 있다. 불확실성에 기대 만연하는 거짓정보에 속아 넘어가지 않게 '팩트'를 제공하고 잘못된 정보를 논박해야 한다. 이는 매우 지루한 작업이지만 이 과정을 통해 대중들은 누가 신뢰할 수 있는 커뮤니케이터인지 알게 되며 백신접종에 대한 신뢰도 역시 높아질 수 있다. 특히 자녀들을 대리하여 백신접종 여부를 결정해야 하는 부모 집단은 위험 커뮤니케이션 이론에 따르면 중요한 활동 청중이다. 따라서 그들이 어떻게 의사결정하는지 알아볼 필요가 있다. 코로나-19 이후 인류는 더욱 백신에 의존하게 되었다. 백신은 나만 맞아서는 효과가 적으며 가능한 우리 모두가 함께 접종을 해야 한다. 자, 그렇다면 우리는 백신을 어떻게 대할 것인가? 가짜뉴스와 충돌하는 건강정보들 속에서 어떻게 백신접종 수용도를 높일 것인가?

본고에서 살펴본 것처럼 COVID-19 팬데믹은 백신주저 현상과 인포데믹(infodemic)이라고도 알려진 잘못된 정보의 확산 문제가 얼마나 큰 거시적 결과를 낳을 수 있는지 보여주었다. 즉, 두 현상 모두 전염병을 통제하려는 공중보건의 노력을 약화시켰다. 따라서 우리는 백신 수용성을 촉진하고 잘못된 정보에 대응하는 데 사용되는 전략과 인포데믹을 효과적으로 해결한 이니셔티브의 모범 사례를 적극 적용해야 한다. 성공적인 공중보건 중재와 캠페인을 통해 우리는 COVID-19 대유행을 종식할 수 있고 여타 건강증진 캠페인에도 이러한 우수사례를 확장·적용할 수 있다.

첫째 사례는 이스라엘의 지역사회 참여였다. 이스라엘의 신속하고 성공적인 COVID-19 백신 접종 캠페인은 지역사회 참여 및 표적 메시지의 성공에 기인했다. 지역보건 당국은 백신에 대한 우려를 해소하고 백신 활용을 촉진하기 위해 유대교 및 아랍 공동체의

904) Clayton EW, Hickson GB, Miller CS. Parents' responses to vaccine information pamphlets. Pediatrics. 1994; 93(3): 369-72.

지도자들과 협력했다.[905] 이 접근 방식은 인구집단 내에서 백신에 대한 신뢰를 구축하고 백신 수용성을 높이는 데 일조했다. 둘째 사례는 호주의 커뮤니케이션 캠페인이다. 호주의 “Arm Yourself” 캠페인은 COVID-19 백신 접종을 홍보하기 위해 고안된 전국 단위의 광고였다. 이 캠페인은 백신 접종을 장려하기 위해 명확하고 일관되며 문화적으로 적절한 메시지를 사용하여 개인과 지역사회를 위한 백신 접종의 이점을 강조했다.[906] 이 캠페인은 맞춤형 메시지를 활용해 다양한 인구통계학적 소그룹을 대상으로 하여 백신에 대한 우려와 오해를 불식시키고 백신 신뢰도를 높이는 데 기여했다. 셋째 사례는 세계보건기구의 디지털 리터러시 이니셔티브이다. 세계보건기구와 IFCN(International Fact-Checking Network)와 같은 조직은 COVID-19 및 백신과 관련된 잘못된 정보의 확산에 대응하기 위한 조직적 활동을 벌였다.[907] 이러한 노력에는 팩트체크, 정보 확인을 위한 온라인 도구 개발, 대중의 디지털 리터러시 역량 증진이 포함되었다.[908] 특히 개인이 접하는 정보를 비판적으로 평가할 수 있는 권한을 부여함으로써 잘못된 정보를 줄이고 근거 기반 의사 결정을 촉진하였다.

우리는 코로나-X를 준비하기 위해 다음과 같은 전략을 구사할 필요가 있다. 첫째, 신뢰 구축이다. 지역사회 지도자, 지역 보건당국 및 신뢰할 수 있는 정보원과 협력하면 백신 수용성을 높일 수 있다. 신뢰 구축을 위한 노력은 문화적 민감성과 효율성을 보장하기 위해 다양한 인구집단의 관심사를 반영할 필요가 있다. 둘째, 명확하고 일관된 메시지 개발이다. 명확하고 일관되며 근거 기반 메시지를 활용하는 커뮤니케이션 캠페인은 백신 주저와 잘못된 정보를 효과적으로 해결한다. 메시지는 개인과 지역사회를 위한 예방 접종의 이점에 초점을 맞추고 오해와 우려 사항을 해결하는 데 집중하는 것이 좋다. 셋째, 디지털 리터러시 역량의 증진이다. 인포데믹에 대응하기 위한 노력은 대중의 디지

905) Rosen, B., Waitzberg, R., & Israeli, A. (2021). Israel's rapid rollout of vaccinations for COVID-19. Israel Journal of Health Policy Research, 10(1), 1-14.

906) Australian Government Department of Health. (2021). Arm Yourself - COVID-19 vaccination campaign. Retrieved from https://www.health.gov.au/initiatives-and-programs/arm-yourself-covid-19-vaccination-campaign

907) International Fact-Checking Network (IFCN). (2021). IFCN Code of Principles. Retrieved from https://ifcncodeofprinciples.poynter.org/

908) World Health Organization. (2020). Infodemic management: A key component of the COVID-19 global response. Retrieved from https://www.who.int/news-room/feature-stories/detail/infodemic-management-a-key-component-of-the-covid-19-global-response

털 리터러시 역량 증진과 관련 기술 개발을 통해 시민이 스스로 정보를 비판적으로 평가하고 근거에 입각한 결정을 내릴 수 있도록 돕는다.

그러므로 COVID-19 대유행 당시 나타난 백신 주저 현상과 인포데믹을 극복하려면 이러한 현상의 근본 원인을 해결하는 다각적인 접근 방식이 필요하다. 지역사회 참여, 커뮤니케이션 캠페인, 팩트 체크, 그리고 디지털 리터러시 이니셔티브와 같은 중재 전략은 백신 수용성을 높이고 잘못된 정보에 대응할 수 있는 사회적 조건을 만든다. 이러한 사례를 바탕으로 공중보건 당국과 정책 입안자는 백신 공포와 인포데믹을 극복하기 위한 효과적인 전략을 개발하여 공중보건 위기대응 전략에 보건 커뮤니케이션의 시각을 반영하는 것이 필요하다.

찾아보기

ㅊ

ㅋ

ㅌ

ㅍ

ㅎ

:: 저자 약력

정 민 수 PhD, MPH

- (현) 동덕여자대학교 보건관리학과 부교수
- 미국 하버드 의과대학 및 대나-파버 암 병원 종양의학과 연구위원
- 미국 하버드 대학교 보건대학원 박사후 과정
- 서울대학교 보건대학원 석사 및 박사 졸업
- 연세대학교 사회학과 및 법학과 졸업

[주요 논문]

Kwon RH, Kim SH, Jung M*. 2023. Behavioral predictors associated with HIV screening needs in gay Korean men during the COVID-19 pandemic. PLoS One, 18(6): e0287061.

Kwon RH, Jung M*. 2022. Associations between conventional healthy behaviors and social distancing during the COVID-19 pandemic: Evidence from the 2020 Community Health Survey in Korea. Journal of Preventive Medicine and Public Health, 55(6): 568-577.

Sohn M, Jung M*, Choi M*. Self-rated health status based on the type of health insurance: A socioeconomic perspective. Inquiry, 2021; 58: 469580211028171.

Jo EB, Kwon RH, Jung M*. 2020. Contextual effects of social integration and dis-integration on health status: evidence from South Korea. BMC Public Health, 20(1): 940.

Sohn M, Jung M*. 2020. Effects of empowerment and media use by women of childbearing age on maternal health care utilization in developing countries of Southeast Asia. International Journal of Health Services, 50(1): 32-43.

Sohn M, Jung M*. 2020. The influence of exposure to smoking in movies on cigarette cravings among adolescents: A contextual quasi-experimental model. Health Communication, 35(1): 83-88.

Jung M*. 2019. Risk factors of sexually transmitted infections among female sex workers in Republic of Korea. Infectious Disease of Poverty, 8(1): 6.

Sohn M, Lin L, Jung M*. 2018. Effects of maternal decisional authority and media use on vaccination for children in Asian countries. Medicina (Kaunas), 54(6): E105.

Jung M*. 2018. The effect of maternal decisional authority on children's vaccination in East Asia. PLoS One, 13(7): e0200333.

Kim J, Jung M*. 2017. Associations between media use and health information-seeking behavior on vaccinations in South Korea. BMC Public Health, 17(1): 700.

Jung M*. 2017. Effects of implementing the act of prohibition on sex trafficking on female sex workers' sexually transmitted infections. PLoS One, 12(8): e0182465.

Sohn M, Jung M*. 2017. Effect of viewing smoking scenes in motion pictures on subsequent smoking desire in audiences in South Korea. JMIR Public Health Surveillance, 3(3): e46.

Lin L*, McCloud RF, Jung M, Viswanath K. 2017. Facing a health threat in a complex information environment: a national representative survey examining American Adults' Behavioral Responses to the 2009/2010 A(H1N1) Pandemic. Health Education & Behavior, 45(1): 77–89.

Jung M*, Kwon D, Oh JY. 2017. Associated with differences in sexual risk-taking behaviors among migrants in South Korea. Journal of Immigrant and Minority Health, 19(1): 24–32.

Jung M*. 2017. Breast, prostate, and thyroid cancer screening tests and overdiagnosis. Current Problems in Cancer. 41(1): 71–79.

Sohn M, Jung M*. 2016. Effects of public and private health insurance on medical service utilization in the National Health Insurance System: National panel study in the Republic of Korea. BMC Health Service Research, 16(1): 503.

Sohn M, Choi M, Jung M*. 2016. Working conditions, psychosocial environmental factors, and depressive symptoms among wage workers in South Korea. International Journal of Occupational and Environmental Health, 22(3): 209–217.

Jung M*. 2016. Exploring socio-contextual factors associated with male smoker's intention to quit smoking. BMC Public Health, 16: 398.

Jung M*. 2016. Implications of graphic cigarette warning labels on smoking behavior: an international perspective. Journal of Cancer Prevention, 21(1): 21–25.

Jung M*, Lin L, Viswanath K. 2015. Effect of media use on mothers' vaccination of their children in sub-Saharan Africa. Vaccine, 33(22): 2551–2557.

Jung M*. 2015. National cancer screening programs and evidence-based healthcare policy in South Korea. Health Policy, 119(1): 26–32.

Jung M*, Chan CK, Viswanath K. 2014. Moderating effects of media exposure on associations between socioeconomic position and cancer worry. Asian Pacific Journal Cancer Prevention, 15(14): 5845–5851.

Lin L*, Jung M, McCloud RF, Viswanath K. 2014. Media use and communication inequalities in a public health emergency: a case study of 2009–2010 pandemic influenza A virus subtype H1N1. Public Health Reports, 129(Suppl 4): 49–60.

Jung M*. 2014. Associations of self-rated health and socioeconomic status with information seeking and avoiding behavior among post- treatment cancer patients. Asian Pacific Journal Cancer Prevention, 15(5): 2231–2238.

Jung M*, Bigman–Galimore CA, Viswanath K. 2014. Contextual effects of community mobilization and communication capacity as a positive factor for self–rated health status: a multi–level analysis. International Journal of Public Health, 59(2): 289–299.

Jung M*. 2013. Associations of physical and sexual health with suicide attempts among female sex workers in South Korea. Sexuality and Disability, 31: 275–286.

Jung M*, Ramanadhan S, Viswanath K. 2013. Effect of information seeking and avoidance behavior on self–rated health status among cancer survivors. Patient Education & Counseling, 92(1): 100–106.

Faulkenberry R*, Jung M, Gray S, Viswanath K. 2013. Class, race and ethnicity and information avoidance among cancer survivors. British Journal of Cancer, 108(10): 1949–1956.

Jung M*. 2013. Cancer control and the communication innovation in South Korea: implications for cancer disparities. Asian Pacific Journal Cancer Prevention, 14(6): 3411–7.

Jung M*, Lin L, Viswanath K. 2013. Associations between health communication behaviors, neighborhood social capital, vaccine knowledge, and parents' H1N1 vaccination of their children. Vaccine, 31(42): 4860–4866.

Jung M*. 2013. Sexual behavior and condom use among gay men, female sex workers, and their customers: evidence from South Korea. PLoS One, 8(6): e66867.

Jung M*, Arya M, Viswanath K. 2013. Effect of media use on HIV/AIDS–related knowledge and condom use in sub–Saharan Africa: a cross–sectional study. PLoS One, 8(7): e68359.

Jung M*, Choi MK, Lee TR. 2014. Determinants of public phobia about infectious diseases in South Korea: effect of health communication and gender difference. Asia–Pacific Journal of Public Health, 27(2): 833–843.

Jung M*, Viswanath K. 2013. Does community capacity influence self–rated health? Multilevel contextual effects in Seoul, South Korea. Social Science & Medicine, 77: 60–69.

Jung M*, Chung DJ. 2013. Evidence of social contextual effects on adolescent smoking in South Korea. Asia–Pacific Journal of Public Health, 25(3): 260–270.

Jung M*. 2013. Framing, agenda setting, and disease phobia of AIDS–related coverage in the South Korean mass media. Health Care Manager, 32(1): 52–57.

Jung M*. 2013. Health disparities among wage workers driven by employment instability in the Republic of Korea. International Journal of Health Services, 43(3): 483–498.

Viswanath K*, Nagler RH, Bigman CA, McCauley MP, Jung M, Ramanadhan S. 2012. The communications revolution and health inequalities in the 21st Century: implications for cancer control. Cancer Epidemiology, Biomarkers & Prevention, 21(10): 1701–1708.

*: 교신저자

미디어의 건강정보 충돌 분석과
근거기반 건강증진 전략

값 28,000원

2023년 11월 20일 제1판 인쇄
2023년 11월 25일 제1판 발행

지 은 이 : 정 민 수
발 행 인 : 주 영 일
발 행 처 : **계 축 문 화 사**

서울특별시 종로구 통일로12길 16-17
우편번호 03029
TEL : 735-2257 · 738-9746
FAX : 723-9025
E-mail : gyechuk@hanmail.net
홈페이지 : http://gyechuk.co.kr
1973. 10. 31 등록번호 제300-1973-8호
ISBN 978-89-5629-742-2 93510